· 四川大学精品立项教材 ·

显微形态学实验教程

XIANWEI XINGTAIXUE SHIYAN JIAOCHENG

主编 郑 翔

四川大学出版社

项目策划：周　艳　谢　瑞
责任编辑：周　艳
责任校对：谢　瑞
封面设计：墨创文化
责任印制：王　炜

图书在版编目（CIP）数据

显微形态学实验教程 / 郑翔主编．— 成都 ：四川
大学出版社，2020.8
　　ISBN 978-7-5690-3372-4

　　Ⅰ．①显… Ⅱ．①郑… Ⅲ．①人体形态学－显微术－
实验－高等学校－教材 Ⅳ．① R32-33

中国版本图书馆 CIP 数据核字（2020）第 160957 号

书名	**显微形态学实验教程**
主　　编	郑　翔
出　　版	四川大学出版社
地　　址	成都市一环路南一段 24 号（610065）
发　　行	四川大学出版社
书　　号	ISBN 978-7-5690-3372-4
印前制作	四川胜翔数码印务设计有限公司
印　　刷	四川盛图彩色印刷有限公司
成品尺寸	185mm×260mm
印　　张	25.25
字　　数	538 千字
版　　次	2020 年 8 月第 1 版
印　　次	2020 年 8 月第 1 次印刷
定　　价	198.00 元

◆ 读者邮购本书，请与本社发行科联系。
　电话：(028)85408408/(028)85401670/
　(028)86408023　邮政编码：610065
◆ 本社图书如有印装质量问题，请寄回出版社调换。
◆ 网址：http://press.scu.edu.cn

四川大学出版社
微信公众号

《显微形态学实验教程》编委会

主　编：郑　翔

副主编：毕文杰

参编人员（按参与章节的先后排序）：

郑　翔　　四川大学华西基础医学与法医学院
　　　　　基础医学专业实验室

毕文杰　　成都医学院基础医学院
　　　　　人体解剖与组织胚胎学教研室

张淑鑫　　四川大学华西基础医学与法医学院
　　　　　人体解剖与组织胚胎学教研室

李小京　　南昌大学抚州医学院
　　　　　组织胚胎学教研室

王红仁　　四川大学华西基础医学与法医学院
　　　　　病原生物学系

潘　倩　　四川大学华西基础医学与法医学院
　　　　　基础医学专业实验室

汪　洁　　富士通研究开发中心有限公司

前　言

　　显微形态学技术是现代生物学和医学领域的基础性技术，包括显微制片、生物染色、组织化学术、体外培养和显微成像分析与处理等方法门类。在生物结构观察、生物分子定位研究、临床诊断和法医取证等工作中，显微形态学技术具有不可替代的地位。过去，国内外的本科生和研究生的实验课程，几乎都不对该技术进行系统性培训。实验室的高年技师成为真正掌握和传播该技术的中坚力量。四川大学从2005年起在本科阶段设立生物显微技术的实验操作课程，并逐步扩展教学内容，力求使更多学生和一线研究人员熟悉和掌握相关技能，迄今已有十余年。《显微形态学实验教程》就是在总结过去教学经验的基础上，结合原有讲义手稿的内容，并融入近年的技术改进和新进展而编写的一本全新的教材。本教材完全面向实验教学，目标是使学生掌握独立开展显微形态学实验的能力，熟悉实验原理，能够根据研究目的自主改进相关的技术方法。

　　本实验教程的内容安排遵循实际操作优先、能力梯次递进的原则，根据技术方法的门类分为16课，大部分的课又分为3个递进的部分。其中，第一部分为1到3个具体项目的操作指引。该部分主要针对实验课的现场操作教学。短学时课程的操作教学可优先完成第2、3、4、5、9、12、13课的第一部分，这些内容是显微形态学技术必不可少的基础与核心技能。第6、11、14课的操作教学，需要在全周上课的长学时课程中才能完成。第二部分的内容为实验原理详解和理论知识拓展，是学生课前预习和课后复习的重要材料，也是系统性培训课程的教学素材。第三部分主要涉及能力提高和综合应用，研究生和入职培训的专业技师，应继续完成这个部分的学习。多数课的末尾还有一个知识框，介绍有实用意义但并未纳入教材正文的信息以及新近的技术发展等，在此处以高度概括和通俗易懂的方式呈现出来，帮助学生快速理解、熟悉。某些不属于显微形态学技术，但可能有助于增进学生业务水平的内容，在书末整理成推荐学习资料，供感兴趣且学有余力的学生参考。上述内容的安排，使本教程可适用于不同层次的教学活动。技术学校、本科生、研究生和新进技术员的相关课程，都可以使用本教程。

教程选用的内容兼顾了实用性和系统性，以帮助学生掌握足以胜任显微形态学实验工作的全套技术为目标。首先，基础操作技术和教学、科研中广泛使用的技术均有详细介绍。操作流程和试剂配方翔实可靠，全部经过实践检验，直接参照执行可获得良好的结果。其次，本教程坚持了传承与发展并重的理念。一方面，确有重要应用价值，目前还有某些优势的"老"技术，如镀银染色法、火棉胶制片法等，本教材仍然保留了足够的教学信息。另一方面，近年的新进展，如超高分辨率显微术、全景数字化切片等，也及时纳入教学范围。采取这些举措的目的，就是要培养具有历史发展观和全面知识体系的专业技术人才。

在全书16课的编写工作中，第5、10、11课由毕文杰主笔，第12、13和14课由潘倩主笔，其余各课及附件由郑翔主笔；郑翔还参与了第5、10、11、12课部分内容的编写，毕文杰还参与了第1、7、9课和附录部分内容的编写；此外，张淑鑫编写了第1课第三部分有关超高分辨率显微术的内容和第8课部分内容，王红仁编写了第11课病原微生物染色法的内容，李小京编写了第6课部分内容，汪洁编写了第15课的部分内容。郑翔、毕文杰负责对全部稿件进行交叉审阅。书中的显微图像与手绘图等，未标注供图人或引用来源的，均为四川大学华西基础医学与法医学院基础医学专业实验室自制。

本教程的编写和准备工作获得"四川大学实验技术项目"资助，并由"四川大学立项建设教材"经费资助出版。由于编者水平有限，书中难免有不足之处，恳请读者提出宝贵意见。

郑　翔

2019年12月于四川大学华西校区

目 录

第 15 课　显微图像采集、分析与处理

第 16 课　显微手绘图与二次图像绘制

第1课
显微形态学技术绪论

本课内容提要

　　本课是显微形态学实验的第一课，"认识显微形态学实验室"部分的主要实践内容是参观实验室和显微切片的识读训练。实验室参观主要针对技术操作区，熟悉主要仪器设备的用途，了解使用方法，培养安全操作的意识；同时，了解其显微形态学实验室建设和运行的知识。显微切片识读训练中，重点在于启发学生在观察的过程中注意细节，保持思考，为后续的标本制作技术学习做好铺垫。"知识拓展"部分重点介绍光学显微技术的发展历程以及光学显微镜、切片机以及必要辅助设备的相关知识。"进展中的光学显微技术"部分，将简要介绍共聚焦显微术、超高分辨率显微术的知识，并展示建设和运行显微形态学实验室的相关知识和经验。

第一部分 认识显微形态学实验室

任务1 参观实验室

❯ 【参观目的】

通过实地参观实验室，熟悉显微形态学实验室的特点、仪器设备类型及其用途，以及实验室安全规范，了解实验室的常用实验操作和日常运行管理。主要目的是为技术学习和显微形态学的实验研究铺垫基础。

❯ 【参观内容指引】

1.显微形态学实验室的一般布局。

2.实验用水与废液的处理。

3.常用技术设备。

（1）制片设备：石蜡包埋工作台、轮转式石蜡切片机、摊烤片仪、恒冷箱切片机、滑行切片机、振动切片机。

（2）体外培养设备：超净工作台、生物安全柜、二氧化碳培养箱、液氮罐。

（3）观察设备：普通生物显微镜、荧光显微镜、倒置相差显微镜、解剖显微镜、共聚焦显微镜、数字切片扫描成像系统。

（4）操作辅助设备：普通冰箱、低温冰箱、托盘天平、电子天平、恒温磁力搅拌器、通风橱、恒温箱、自动高压蒸汽灭菌器。

4.实验室安全风险和安全规范。

5.标本和数据资料的保留与调用。

❯ 【思考】

1.哪些仪器设备可以开机过夜？

2.恒温箱有哪些类别？分别有何用途？

3.如果让你组建一个小型研究用显微形态学实验室，只有3个各16平方米的房间，你打算怎样安排房间用途？各房间的仪器设备应怎样摆放？

4.显微形态学实验室有哪些常见的安全隐患？应如何降低安全风险？

任务2 光学显微镜切片观察

➔ 【实验目的】

1. 掌握生物光学显微镜的正确操作方法。

2. 熟悉切片标本显微结构的观察和识读要点。

➔ 【实验材料】

1. 观察对象：HE染色组织切片。

2. 取材部位：输尿管、气管、胰腺、脑、卵巢。

3. 观察工具：普通生物学显微镜。

➔ 【操作指引】

1.规范操作，用尽可能短的时间把输尿管标本置于高倍镜视野的中央。

2.观察气管切片，回答：

（1）气管软骨的基质呈现什么颜色？为什么？

（2）气管的腺体属于何种类型？

（3）气管切片上可以见到哪些人工假象？

（4）气管内壁被覆何种上皮？有何依据？

3.观察胰腺切片，回答：

（1）根据HE染色组织切片是否可以区分胰岛细胞的类型？

（2）外分泌部腺泡细胞的胞质有什么特点？

4.观察脑切片，回答：

（1）大脑皮质神经元的胞质是嗜酸性的吗？为什么？

（2）通过HE染色是否能描述大脑皮质神经元的排布和构筑方式？为什么？

5.观察卵巢切片，回答：

（1）怎样准确区分卵泡发育的不同阶段？

（2）可以通过切片计数各阶段卵泡的数量吗？如果可以，应该怎么做？

第二部分　显微形态学技术知识拓展

一、光学显微观察技术的发展简史

光学显微观察技术的发展已有300年以上的历史，最早可追溯到近代荷兰列文虎克（1665年）的年代。列文虎克并不是第一个观察生物显微结构的人，但他利用自己制作的简式显微镜观察了大量的生物显微结构，描述之精细在当时引起轰动，因此他的工作和贡献得到大部分学者的肯定。

但是光学显微观察技术并未因为列文虎克等的工作而立即蓬勃发展起来。要用显微镜观察，必须确保光线穿透标本，使标本被透镜折射放大，太厚的标本显然无法成像。列文虎克时代的显微观察，采用了特殊处理的植物叶片、撕下的洋葱皮或充满微小生物的液滴，薄而透光。此外，植物细胞有细胞壁，折光性质与周围结构不同，标本无需处理就能看出轮廓结构。而动物材料本身较柔软，难以制成透光薄片，且动物细胞没有细胞壁，即使透光也呈现透明状。所以，早期研究的选材有一定的偶然性，简易制片—镜下直接观察的技术无法在其他场合广泛适用。

为了解决动物组织观察中的技术困难，科学家们在19世纪上半叶找到了第一个解决方法：用酒精或甲醛溶液处理标本。新鲜的动物标本浸泡在酒精或甲醛溶液中一段时间后，标本变硬了。由于硬化，徒手切片成为可能。此外，人们很快发现酒精和甲醛这类液体的另一个更有意义的作用：标本浸泡在其中不会发生自溶或者腐败。由于这个特性，人们把组织标本经过这类液体处理的过程称为"固定"（fixation），酒精和甲醛成为经典的"固定剂"（fixative）。后来，人们又发现了很多种固定剂，比如重铬酸钾、氯化汞、乙酸和锇酸等，并逐渐开始将某些成分混合使用以弥补单一固定剂的不足。

虽然攻克了标本保存和制片操作的难题，但动物组织在光学显微镜下呈半透明状而难以分辨的问题仍没有得到解决。于是人们想到了用传统染料着染组织。经过摸索和改进，一种从巴西苏木的树干芯材中提取的天然染料–苏木素（hematoxylin）脱颖而出。用苏木素浸染组织切片后，细胞核变成蓝色，在光学显微镜下非常鲜明；而且细胞膜的位置也能着染成很淡的蓝色，使整个组织的结构和轮廓清晰可辨。后来，人工合成的染料伊红（eosin）问世后，人们能将细胞质等成分染成红色，使镜下组织结构的对比度进一步加大，此即苏木素–伊红（HE）染色法。与此同时，结晶紫、苯胺蓝、天青和胭脂红等染料也纷纷用于切片染色。因此，到19世纪中叶，组织固定—染色—徒手切片成为当时流行的技术模式。

　　19世纪有两个重要的技术改进使生物组织制片工作的效率和质量产生了巨大飞跃。第一个重要的技术改进是科学家浦肯野（1830年代）率先采用机械切片取代徒手切片。这一改进，使切片变得更薄，厚度也更均一。时至今日，沿袭着最早的机械切片思路，切片机（microtome）已经充分发展，如出现了轮转式切片机、滑行切片机、冰冻切片机等。此外，浦肯野还发明了用树胶封存切片的办法，解决了染色结果保存时间不久的问题。第二个重要的技术改进就是组织包埋法（embedding）。固定后的组织标本虽然有所硬化，可以徒手切片，但如果用精密的机械进行切片操作其仍然显得太软；此外，需要长期研究的标本如果一直浸泡在固定液中，会发生化学变化。19世纪末一篇不太起眼的技术报告宣告了石蜡包埋法的诞生。石蜡包埋法的原理是：石蜡与水不相溶，用一种"脱水剂"（dehydrating agent）将组织内的水分置换掉，这种脱水剂需要满足的条件是既要能溶于水又要能溶解石蜡，然后用加热熔化的石蜡浸泡组织，于是石蜡又将组织内的脱水剂置换掉，充分填充组织，冷凝后形成石蜡包埋的组织块。这样的包埋组织块有足够的硬度，机械切片的厚度能够下降到1~2μm，而且标本可以保存多年不变质。石蜡切片在染色前需要经过与包埋相反的程序脱去石蜡，才能够与染料充分反应。

　　由于以上技术改进，20世纪初，用于光学显微镜观察的组织制片工作已经形成了组织固定—包埋—切片—染色的技术模式。该模式一直沿用至今，成为现代组织学和病理学实验观察的基础。其中，石蜡切片—HE染色已经成为一种常规的技术，广泛应用于医学教学、临床诊断和组织学研究。除了用染料染色的方法，借助化学反应产生有色反应产物的方法，也可用来观察切片上特定的分子。这类技术统称为组织化学技术（histochemical techniques）。

　　随着20世纪中叶人们对生物体内酶蛋白功能的深入研究，酶组织化学技术应运而生。该技术要求最大限度保全酶的反应活性，因此冰冻切片法凭借其优势得以广泛应用，即组织冷冻到冰点以下、硬度达到要求后，直接用恒冷箱切片机切片。恒冷箱切片机的机械结构与石蜡切片机相同，只不过在外层套了一个能制冷的冰箱，并能直接给标本底座降温。冰冻切片法还广泛用于荧光标记成像的实验。

　　20世纪60年代，基于抗原–抗体特异性反应的免疫组织化学（immunohistochemistry）检测技术逐步发展和完善。为了检测组织标本上是否有某种大分子（如蛋白质）分布，可将该分子提纯并适当加工后多次注射到动物体内。引起动物产生针对该分子的抗体，随后取动物血清分离出该抗体，使之与某个酶分子结合。将酶标抗体滴加在切片上，抗体会与待检分子特异性结合。由于抗体上标记有酶蛋白，通过酶组织化学反应，如果能检出阳性信号，就证明组织切片上有待检的目标分子分布。这就是免疫组织化学检测的基本技术原理。后来在此基础上继续发展，检测的灵敏度提高了数百倍。酶标记的方法不仅可用于检测大分子蛋白质的免疫反应，还能通过将酶标记在核酸链上，检测碱基序列与之互补的核酸分子。这就是20世纪60年代末发展起来的原位杂交（in situ hybridization）组织化学技术。至此，基于显微切片的生物染色和组织化学（包括常规、免疫和原位杂交组织化学）技术成为生物学和医学中研究显微结构和各类分子定位信息不可缺少的手段。

为了对活细胞展开显微研究，细胞体外培养的技术也在19世纪末开始发展。19世纪80年代，最早的细胞学技术萌芽。生物学家Roux将鸡胚转入温热生理盐水中，发现鸡胚可继续存活较长时间。这一实验证明，只要条件恰当，动物细胞和组织可以在体外存活。科学家Arnold通过静置抗凝的血液，分离获得了白细胞，这是第一个成功在体外分离特定种类细胞的实验。1903年，Jolly等对动物组织浸没在血清、淋巴液等环境下就能快速生长这一特点进行了反复观察研究，为后来的营养性培养基的开发奠定了基础。至此，细胞在体外能够存活、营养得以保证就能快速生长以及利用人工手段能分离纯化细胞这3个细胞培养技术前提已经具备，但实际操作中细胞极易污染，成功率很低，无法持续观察。1906年，Beebe发明了盖片悬滴培养法，即在盖玻片上的一滴血清或组织液中培养细胞，并将盖玻片有液滴的一面朝下，悬挂在厚玻片上凿出的半球形凹孔中，周边用石蜡或凡士林密封。整个操作在灯焰外围完成，培养液滴所在的封闭小室内可保持无菌。虽然这一原始方法不利于调节培养条件，换液麻烦，但大大推动了细胞培养技术的发展。

1923年，Carral设计出培养瓶。早期的培养瓶为玻璃材质，瓶身为扁圆柱形，有一个倾斜向上的圆形瓶颈，用纱布棉塞或橡胶塞封口，后来演变为方形、尺寸统一且便于重叠放置的塑料瓶（即今天通用的样式），瓶口略弯向上，采用螺口盖封口。培养瓶的出现使体外培养实验的质量大幅提升。一方面，瓶底薄而平展，便于直接从下方观察（借助倒置显微镜）。另一方面，将瓶口靠近火焰操作，可确保瓶内不被污染，同时又能较方便地换液，使持续、长时间的培养和观察不再困难。如果培养液中含有碳酸氢钠等，还可利用瓶口可以半通气的特点，通过灌输二氧化碳来影响细胞生长的液体环境，即通过气相条件控制液相环境。

1943年，Earle等创建基于培养瓶的单层培养法规范。20世纪50年代，大量合成培养基被开发出来。1951年，来源于人类上皮细胞恶性肿瘤的Hela细胞系建立。这些进展，使细胞体外培养技术成为科学研究和医疗药物开发的一门可靠的技术。20世纪70年代后，随着基因工程和组织工程的蓬勃发展，细胞体外培养技术更是在分子机制研究、药物合成、单克隆抗体制备、医疗供体增殖和无性繁殖（如英国的"多莉"克隆羊的出生）等领域持续发挥着基础性作用。

二、明场光学显微镜的结构及工作原理

最常见的普通生物显微镜即明场光学显微镜，成像光源为反射的自然光或电光

源，光线透射标本后，经透镜组折射放大成像，借此观察标本内部的显微结构。明场光学显微镜可用于观察染色的标本薄切片。

（一）普通生物显微镜的结构及光路

普通生物显微镜由3套系统组成：光学系统、照明系统和机械系统。如图1-1，聚光器、物镜、目镜以及显微镜内部平常我们看不到的光学器件，属于光学系统，是决定显微镜成像质量的最关键部分。光源和反射镜属于照明系统。20世纪80年代以前大多采用自然光，通过平面镜或凹面镜反射提供照明。通过该方式光色纯正，照明系统的故障率低，但对观察场所的要求高，须靠近窗户或配备日光灯。现在绝大多数显微镜采用电光源照明，操作更灵活，但照明系统的故障率升高，光色变化对图像分析

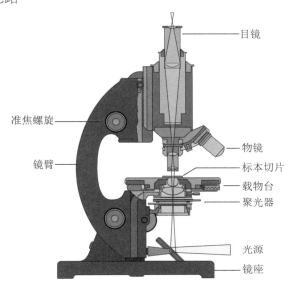

图 1-1　普通生物显微镜的结构模式图

有一定的影响。镜座、镜臂、载物台等属于机械系统，虽然不直接参与成像，但精良的制造加工水平和材料的耐用性，是长期准确成像的重要保障。

（1）物镜。

物镜（objective）在光学显微镜中是重要的部件，其性能参数与成像质量的关系最密切。普通生物显微镜的质量，主要通过物镜的效能来体现。物镜镜上的铭文显示了该物镜的主要光学性能参数，例如图1-2，其中，首行为消除成像伪差的方式。"63×"为放大倍率，"1.3"为数值孔径（numeral aperture）或称镜口率，这两个参数共同决定该物镜能以多大的放大倍数清晰观察物像。可以这样理解：数值孔径越大，通过单位面积的光线信息越多，物像的细节就越清晰。"∞"代表无限远光学系统；"0.19-0.15"为盖玻片的厚度范围，单位为毫米。

（2）聚光器。

聚光器的作用是将发散的光聚集到标本，产生与物镜相适应的光束，形成明亮、均匀的视场。聚光器的作用不可忽视，它与光阑配合调节，关系到成像的分辨率、对比度、景深和亮度（见"照明和聚光器的工作原理"部分）。

（3）光阑。

光阑控制着显微镜入射光路的性质，分为视场光阑（field diaphragm）和孔径光阑（aperture diaphragm）。视场光阑在普通生物显微镜中通常位于底座光源出口，调

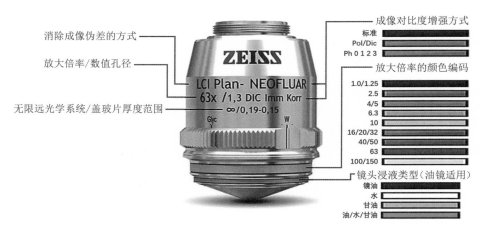

图1-2 物镜的性能参数及一般标识方法

节视场的照明范围，控制视野；孔径光阑一般与聚光器连在一起，须根据不同物镜的实际数值孔径进行调节（图1-3）。光阑的作用是控制光路，而非调节亮度；亮度的调节应通过调节光源来实现。

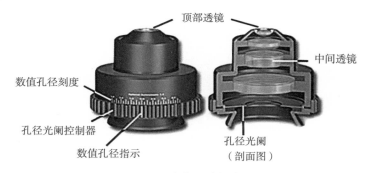

图1-3 聚光镜和孔径光阑

（4）目镜。

目镜（eyepiece）位于光路的末端，用于最后一级放大，供人眼观察。目镜只起放大作用，对提高显微镜的分辨率无贡献。有的目镜中有内置的测微标尺或指针，可方便地进行测量和示教。

显微镜的总放大倍率＝物镜放大倍率×中间镜放大倍率×目镜放大倍率。由于中间镜产生的放大倍率一般用户并不清楚，且屏幕显示或纸张打印时尺寸会进一步改变，故记录和报告显微图像时，采用诸如"400×"的形式并不准确。规范的方法参见后文。

（二）光学伪差

通过透镜折光进行放大成像的光学设备，均存在光学伪差。显微镜透镜的光学伪

008

差主要为球面像差（spherical aberration）和色像差（chromatic aberration）。

（1）球面像差。

球面像差是指单色光因为在透镜边缘区和中心区的折射角度不同，边缘区折射角度大于中心区，聚焦时不在一点上而形成的伪差（图1-4）。球面像差的消除依赖无色差透镜，同时需要以特定的距离准确地同轴排列这些透镜。现代显微镜的物镜几乎均有消除球面像差的设计，内部固定着多重透镜，称"平场"物镜。因此，物镜需要妥善维护，尤其应避免摔落在硬物上。

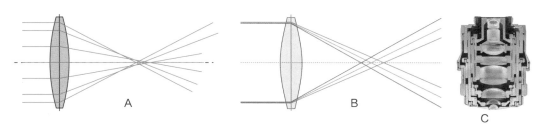

图 1-4　球面像差和色像差的产生原理以及平场消色像差透镜的剖面结构
（A）球面像差；（B）色像差；（C）平场消色像差透镜的剖面结构。

（2）色像差。

当成像光束为混合色光（如白光）时，由于各色光波长不同而折射角不同，聚焦时不同色光不在一点上，这就是色像差。消除色像差的基本方式是在凸透镜的后面同轴排列一个用折光和色散能力更强的玻璃材料制成的凹透镜，利用凹透镜的反向色散对色像差加以纠正，该凹透镜称"消色差"透镜。因此，物镜内部的多重透镜中，既有凸透镜，又有凹透镜（图1-4）。

此外，透镜的光学伪差还有场曲（过大的标本聚焦成像于曲面所致）、像散（大角度光线两次成像不重合）、彗差（透镜光轴以外的点光源造成的靠近光轴部分的物像小、远离光轴部分的物像变大的现象）、畸变（通常由透镜曲率不均或形状不规则造成）等。如果对此感兴趣，可进一步查阅光学的专业书籍。

（三）照明光源的类型

电光源显微镜的照明光源，主要有卤素灯（halogen lamp）、汞灯（mercury vapor arc-discharge lamp）、氙灯（xenon short arc plasma lamp）和发光二极管（light-emitting diodes，LED）等类型。如图1-5，卤素灯的连续光谱主要分布在可见光的暖色区，其是传统光学显微镜的主要照明光源，使用时要配备蓝色滤光片矫正光色。汞灯为非连续光谱，主要发射光谱分布在紫光和绿光附近，一般用于荧光显微镜照明。氙灯与汞灯相比，虽然红外部分占比较高，但可见光区的连续性较好，对需要多色荧光激发的实验更适合。LED也非连续光谱，但在多个光色范围内都有发射光谱分布，并具有发热少、寿命长等优势，故可应用于多种类型光学显微镜的照明。

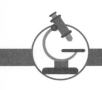
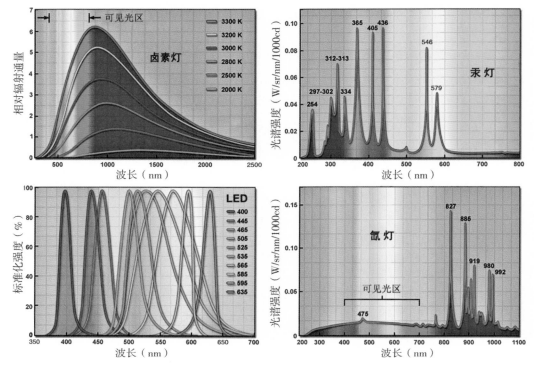

图1-5　常用显微镜照明光源及其光谱分布特点

（引自Zeiss Education in Microscopy and Digital Imaging并作修改）

（四）照明和聚光器的工作原理

现代明场光学显微镜的透射照明光路都采用了柯勒照明（Köhler illumination）的方式。该照明法由19世纪末蔡司公司的工程师奥古斯特·柯勒发明，很快在全球推广应用。过去显微镜的照明光路与幻灯机、电影胶片放映机等的光路相似，虽然亮度损失小，但光源物像（如白炽灯的灯丝）与标本物像重合，不易使整个视野均匀；长期强光照明还有可能灼伤标本。柯勒照明的主要改进是：光源发出的光经过光源聚光器和可变视场光阑后，在聚光器孔径光阑处形成第一次光源物像，其第二次物像位于物镜后焦平面，从而使光源物像与标本物像分开（图1-6）。柯勒照明的优点是影像背景均一，光源的热焦点不在标本的观察平面，长期观察不会灼伤标本。此外，聚光器可将视场光阑成像在标本的观察平面，通过改变视场光阑大小可直接控制照明范围。

因此，使用显微镜前应根据柯勒照明的原理对照明光路进行调节，方法是：

（1）取一张试样切片，在低倍镜下聚焦清楚；

（2）将视场光阑调至最小，上下调节聚光器，直至视场中光阑边缘清晰成像；

（3）调节聚光器对中旋钮，使光阑位于视野中央；

（4）放大视场光阑，调节至光阑像与视野外切；

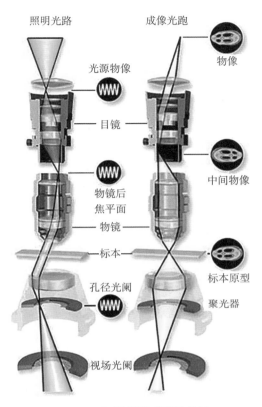

照明光路　　　　成像光跑

物像

光源物像

目镜

中间物像

物镜后
焦平面

物镜

标本

标本原型

孔径光阑

聚光器

视场光阑

图 1-6　柯勒照明光路示意图
（引自 Zeiss Education in Microscopy and Digital
Imaging 并作修改）

（5）每次更换其他物镜，都应根据物镜数值孔径值调节聚光器的孔径光阑数值（物镜数值孔径值 ×0.7，聚光器上通常标有刻度；为得到较大景深，可稍微缩小孔径光阑）。

（五）光学显微镜的日常使用和维护

显微镜属于精密设备，规范的操作和恰当的维护对提高观察精度和延长使用寿命有重要作用。光学显微镜有 3 个非常容易出问题的地方：光轴精确性、光路洁净度和光源。针对这 3 个方面做好日常使用和维护工作，可确保设备长期保持良好的状态。

显微镜光轴指光源发出的光经过的一条准确的轴线，这条轴线上有聚光器、标本、物镜、中继镜和目镜等。其中，聚光器、标本（载物台）的位置可调节，而物镜、中继镜和目镜的位置是出厂时校准的，平时不能改变。另外，即使聚光器可调整，但光源 - 聚光器的位置如果偏移太多，也会导致物镜成像不准。因此，显微镜一般都有结实的镜身材料，防止各部位

发生形变。搬动显微镜时，务必一手握紧镜臂，一手托住镜座，同时用力抬起整个显微镜，移动到目的位置后轻轻放下，大型显微镜还应增加人手稳妥地托住镜座，不可单手抓住镜臂提起（大型显微镜尤应禁止这种操作）。搬运过程中切不可碰撞其他物体，轻抬轻放，避免造成光轴对位不准。

光路污染是长期使用后造成不少显微镜成像质量下降的常见原因。常见污染物有灰尘、油渍和霉菌。灰尘污染主要存在于光源聚光镜、滤光片处和聚光器最上方的镜片处，在长期使用而不清洁的情况下易出现，一般表现为照明亮度不足，用软布、擦镜纸或棉签简单擦拭后即可解决。显微镜使用后待光源冷却，要及时盖上防尘罩。油渍常见于高倍物镜镜头（外侧）和目镜前的最后一个中继镜的上表面。物镜镜头的油渍通常是镜油使用不当造成的其他倍数物镜的污染，表现为成像始终模糊或浑浊。油镜使用后未及时清洁，本身的成像也会浑浊。新近污染的，用擦镜纸反复擦拭可以解决；陈旧性油渍污染，可蘸少许二甲苯快速擦拭（不要一直用二甲苯），然后按常

规方法处理。目镜前的中继镜污染物一般是由于取下目镜转接其他光学设备的操作造成的。取下目镜后该区域开放，灰尘、转接口的油性物质等均可沾染。此时应采用优质棉签（不可有残留物脱落）蘸乙醇–乙醚1∶1（v/v）混合液以从心逐渐向外画圈涂擦的方式清洁（图1-7）。一次未能完全洁净时，可换新棉签蘸液再擦。不要来回擦拭，那样只会将污染物带到别的位置，但不能清除。

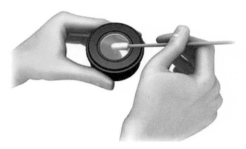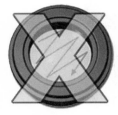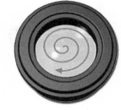

错误涂擦方向　　　　　　　正确涂擦方向

图 1-7　透镜表面污染物的擦拭方法
（引自 Zeiss Education in Microscopy and Digital Imaging 并作修改）

光路污染中，由霉菌造成的污染最为棘手。霉菌孢子可沿任何空隙沾染显微镜内部的镜片，生成霉点、菌丝等，产生明显的背景杂质。如果经同一台显微镜成像，不论何种标本，背景同一位置都有暗的点状、条状或片状阴影，处理了能接触到的镜片后仍不能解决问题，很可能就是霉菌污染。这种情况一般需要联系显微镜制造厂的专门技师，拆开后才能处理。所以，预防十分重要。不要把显微镜置于频繁用水或进行液体加热操作的房间；空气湿度较大的地方，应开启空调的除湿功能，或使用空气干燥设备；在显微镜室安置红外灯，也可有效杀灭真菌。

过去的反射光显微镜不受光源故障的困扰。电光源显微镜中，光源故障是出现频率非常高的问题之一。卤素灯的寿命相对较短（3~5年），平时一定要有相同型号的备份，随时准备更换。高压汞灯的寿命更短（累计约300 h），虽不至于随时可能报废，但实验室也应常备多个，避免工作中断。为了维护电光源，延长其使用寿命，应做好两个方面的工作。其一，把光亮度关到最小再接通显微镜电源，避免开机时电流冲击发光元件造成损伤；关机时也要先调暗光亮度再断电。其二，整理好待检标本，有计划、有目的地观察和采集图像，避免因搜寻目标结构而长时间保持高照明强度，或因计划不周而反复开关光源。

三、其他类型的光学显微镜

生物学、医学研究中，明场光学显微镜使用场合较多，但其他类型的显微镜也发挥着重要作用。其中，倒置相差显微镜、荧光显微镜、偏光显微镜和体视显微镜使用频率较高。

（一）倒置相差显微镜

倒置显微镜（inverted microscope）主要用于观察未经染色处理的活细胞。体外培养实验中，培养器皿底部生长的活细胞用明场光学显微镜无法观察。一方面，物镜不能从上方接近细胞，须隔着培养器皿的底面观察。如果将器皿翻转过来，培养液甚至细胞将流失，不利于持续培养。倒置显微镜采用了将光源与物镜上下倒置的设计（如图1-8A）：培养器皿放在载物台上，物镜

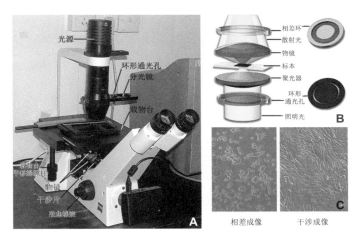

图1-8　倒置相差显微镜结构及成像原理与效果

（A）倒置相差显微镜外形结构；（B）相差成像原理，注意在倒置显微镜中光路上下反转；（C）相差成像与干涉成像的效果比较：左图为体外混合培养的神经细胞和胶质细胞，右图为体外层叠生长的肿瘤细胞。

在通光孔下方，光从上方照射下来。这样就不需要对培养器皿做任何改变。另一方面，未染色的活细胞折光反差很小，常规照明无法观察其显微形态，视野几乎透明。倒置显微镜配有相差成像的装置（图1-8A、B）以解决这一问题，故又称为倒置相差显微镜（inverted phase contrast microscope）。

相差成像的基本原理是：物体不同结构的折射率和厚度有所差别，把透过物体不同部分的光程差转变为振幅（光强度）的差别，经过带有环状光阑的聚光器和带有相位片的相差物镜就可观察到折光反差十分微小的结构（图1-8B、C）。因此，相差成像实际上采用了与明场光学显微镜不同的斜射式照明。进行相差成像时，要把环形通光孔插入照明光路中。

如果培养的细胞增殖为多层（如某些肿瘤细胞），或观察含有多层结构的厚标本，即使有相差成像功能，要看清众多细胞的排列和界限也十分困难。此时干涉（interference）成像就派上用场。干涉成像的基本原理是：利用样品内和样品外的相干光束产生干涉，把光程差转换为振幅（光强度）变化，根据干涉图形分辨样品的结构。相差成像的细胞，能清晰呈现胞核等结构；干涉成像则主要突出表面特征，呈现类似浮雕的效果（图1-8C）。进行干涉成像时，物镜后方须插入干涉片，同时将分光镜置于光路中。

（二）荧光显微镜

明场光学显微镜观察到的是白色背景、有色结构的图像。在传统的显微形态观察

中，该方法已形成了一系列配套的技术体系，具有结构显示全面、观察条件简便和结果保存性好等优点。在分子原位检测的实验中，反应的显色产物有时可能被背景的杂质干扰，判断显色结果和分子分布的特异性有一定困难。荧光显微术较好地解决了这个问题，其基本原理是：用荧光染色剂或荧光基团标记的反应物与标本作用，使待检结构具有特异性荧光发光。荧光显微镜（fluorescence microscope）观察到的影像背景全黑，目标结构发光。一般标本中发荧光的杂质很少，因此保证了检测的特异性。

荧光（fluorescence）是一种受激辐射发光。当特定波长的光照射到某些原子时，光的能量使核周的部分电子由原来的轨道跃迁到能量更高的轨道（激发态）；但激发态是不稳定的，电子会从激发态恢复到基态，能量以光的形式释放，产生能量低于（波长长于）原激发光的荧光（图1-9）。生物医学领域最常用的单纯荧光光色有蓝色、绿色和红色，激发它们的色光分别为紫外光、蓝光和绿光。因此，多数荧光显微镜都至少要配置紫外光、蓝光、绿光3种滤光片。

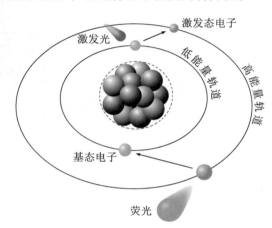

图 1-9 荧光产生的原理

观察荧光发光，须采用落射式照明系统（图1-10示例），光路与明场光学显微镜的投射式照明不同，光源发出的光先穿过物镜反向发出，落射在标本上，激发荧光；标本发出的荧光经过物镜折射放大，按传统的光路通过目镜被观察到。在落射式照明光路中，物镜事实上还充当了聚光器的作用。切片的显微观察，先要用白光按投射式照明找到目标部位，然后关闭透射光源，开启落射式照明。由于需要用到高能量（小波长）的激发光，荧光显微镜的光源通常为高压汞灯或氙灯。

荧光显微成像技术虽然解决了背景干扰的问题，但在结构反差、标本保存性等方面尚不能取代明场成像技术。不过，在检测分子水平的反应结果时，荧光显微镜观察的是点光源，定位精度高于传统的明场成像。20世纪90年代以后，不同模式的超高分辨率显微镜无一例外地是以荧光显微术为基础发展起来的。

（三）偏光显微镜

偏光显微镜（polarizing microscope）可用于鉴定标本中具有特殊光学性质的物质；与明场光学显微镜最大的不同是其光路中有产生偏振光的起偏器和检查偏振光的检偏器（图1-11）。偏光显微镜成像的物理基础是光的偏振现象，可区分物质的各向异性（双折射性）。光源发出的照明光通过起偏器后，形成只在一个平面上振动的偏振光；此时检偏器的方向如果与起偏器垂直，称正交检偏位，偏振光完全不能通过。

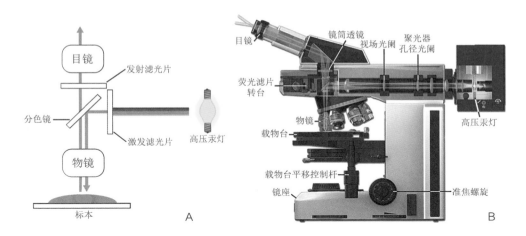

图 1-10　荧光显微镜的落射式照明光路示意图

（A）荧光显微镜中绿光激发红色荧光的滤片组的光路模式图；（B）荧光显微镜正中剖面的侧视图，荧光滤片转台当前位于光路中的滤片组能透过绿光，激发产生红色荧光。

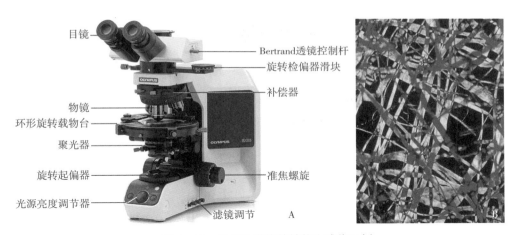

图 1-11　偏光显微镜的结构和成像示例

（A）偏光显微镜结构图；（B）胶原蛋白的偏光显微镜高倍成像［显微图像引自 *Junqueira's Basic Histology - Text & Atlas*（15th Edition），2018］。

在正交检偏位转动载物台，如果视野始终黑暗，说明待检标本的成分呈各向同性；如果转动载物台1周，标本图像出现4次，说明该成分呈各向异性。

生物体的纤维蛋白结构显示出明显的各向异性，使用偏光显微镜可观察到这些纤维中的分子排列形式。胶原蛋白（图1-11）、细胞分裂时的纺锤丝等都属于这类结构。此外，生物体内某些分子或结构的鉴定也可用偏光显微镜完成，如DNA晶体、淀粉样蛋白、结石、尿酸结晶、有髓神经纤维等。这些场合应用偏光显微镜，效率通常高于使用生物染色法。

（四）体视显微镜

体视显微镜（stereomicroscope）在生物医学领域又称"立体显微镜""解剖显微镜"等，用于观察物体的表面放大结构，相当于高倍率、视野均一的放大镜。该类显微镜的焦深很长，适于进行镜下解剖操作（图1-12）；镜下的放大物像正立、移动方向与实物一致，视场直径（视野范围）较大。照明光源可采用普通照明灯，以恰当角度和亮度侧向照射标本表面即可。标本观察前可不经固定、切片、染色等处理。与其他光学显微镜通过转换倍数不同的物镜来改变放大倍率不同，体视显微镜的倍率变化通过调整中间镜的距离来实现，是一种连续的变倍。不过，总的放大倍率一般不超过200倍。显微形态学实验室配备体视显微镜的目的，主要是便于微小结构的取材、手术等操作，偶用于显微计数。

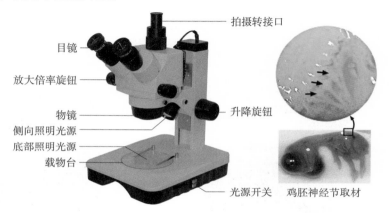

图1-12 体视显微镜结构及成像示例（示孵育9~10 d鸡胚的神经节）

四、切片机

切片机（microtome）是显微形态学实验室的核心设备之一。光学显微水平的研究中，轮转式切片机和恒冷箱切片机的使用最多，其次是特种制片用的滑行切片机和振动切片机。

（一）轮转式切片机

轮转式切片机（rotary microtome）一般用于石蜡切片，故有时又称为"石蜡切片机"。教学实验室和技术工作室通常配备手动型号（图1-13示例）；生产性实验室和临床病理科室则可配备带有半自动或自动切片功能的机型，虽切片质量并无提升，但速度更快。目前多数轮转式切片机采用了外套封闭的设计，看不见内部的机械结构。这种样式有利于防尘，但如果时间久了出现微小故障，操作人员自行调整、维修就有些困难。

轮转式切片机可调的有标本座的方向和前后位置，切片刀座的倾斜角和前后左右位置，切片厚度（标本座前进步长）等，此外还有修结蜡块的粗切按钮，按下后可按更大的（一般有"5×"和"10×"两档）厚度切片。手动式机型需要在标本座前进到极限位置前，摇动手摇柄对侧的小摇柄，将标本座退回靠近机身的起始位置。如果不退回，机器将报警，并导致标本座的前后移动脱离控制，切片操作无法继续进行。大部分机型在手摇柄的一旁有转轮锁死装置（手摇柄根部，图1-13中被挡住，看不见），按下后手摇柄将不能转动，可避免标本座意外移动造成标本损坏或操作者手部被割伤。恒冷箱切片机、滑行切片机等都有这一保护性设计。

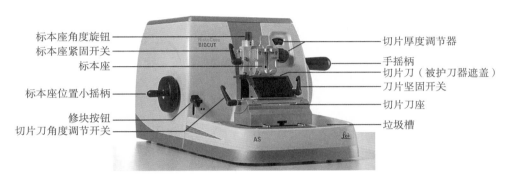

标本座角度旋钮 —— 切片厚度调节器
标本座紧固开关 —— 手摇柄
标本座 —— 切片刀（被护刀器遮盖）
标本座位置小摇柄 —— 刀片坚固开关
修块按钮 —— 切片刀座
切片刀角度调节开关 —— 垃圾槽

图 1-13　手动轮转式切片机的外形结构

轮转式切片机的标本座有两种固定标本蜡块的方式，分别适用于粘结在尺寸统一的塑料包埋盒的标本和包埋在独立蜡块中的标本。前者适用于临床病理科室，后者在科研和教学实验室更具灵活性，选配部件时要注意这一区别。刀座传统上也会配备三类刀片：磨制钢刀、宽刀片（如Leica 818型）和窄刀片（如Leica 819型）。石蜡切片通常仅需选配安装窄刀片的刀座。

轮转式切片机需要与摊烤片仪配对使用，以便石蜡切片的平展与裱贴。切片和展片的具体操作将在后面学习。

（二）恒冷箱切片机

恒冷箱切片机（cryostat microtome）用于冷冻切片操作，基本构造其实就是在轮转式切片机的外面套上一个特制的冰箱（图1-14）。冷冻切片操作中，恒冷箱内的温度和标本座的温度可以分别独立调节。由于恒冷箱遮挡了操作区的自然光照，恒冷箱切片机总是配有长寿命的照明光源，操作期间须开启。标本切片前可粘结在活动标本座上，置于恒冷箱底部预冷。该区通常配有金属材质的接触冷冻装置，可通过接触传导使下方的标本迅速冻结。刀座的上方总是配有可揭开和放下的防卷板，一般为玻璃材质。

恒冷箱的制冷原理与冰柜相同，故日常不必断电停机，反复开关机对压缩机反而不利。不操作的时候，关闭照明光源并将盖板封闭即可。搬运后静置到次日再开机等适用于冰柜的维护事项，也同样适用于恒冷箱切片机。冷冻切片的具体操作方法将在第5课学习。

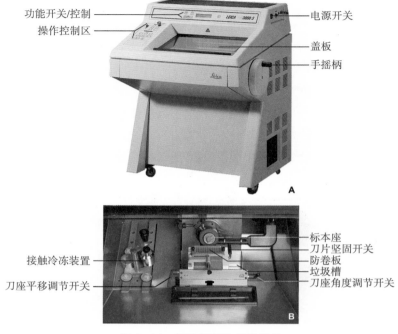

图 1-14　恒冷箱切片机的结构

（A）外形；（B）恒冷箱内的切片操作区。

（三）滑行切片机

在轮转式切片机和石蜡制片法普及之前，滑行切片机（sliding microtome，图1-15示例）是主要的切片设备。现在滑行切片机一般用于特殊制片工作，比如火棉胶包埋块的切片。与轮转式切片机比较，滑行切片机能处理尺寸更大、硬度范围更宽的标本，且可制作200 μm甚至更厚的切片；但是在制备4 μm及以下的薄切片、连续切片等方面，精度难以达到要求，故常规制片已很少使用。滑行切片机每次切割前要将刀片退回起点，然后调节切片厚度，使标本座向上抬起至与切片厚度值相同的高度。因此切片操作的速度比轮转式切片机慢。第6课学习火棉胶制片法时将用到该设备。

（四）振动切片机

振动切片机（vibrating blade microtome，图1-16示例）适用于未固定或未包埋标本的切片操作。在生理学干预和检测实验、细胞活性检测等场合，振动切片机制备切片时不需硬化组织块，甚至可不固定，因而有利于保持活组织的生物学特点。其基本工作原理是利用以恰当方式振动的刀片将柔软组织切割成薄片。刀片的振动由电动机件控制；在机身面对操作者的右后方（图1-16中被遮挡）有紧急停止开关。待切标本用腈基丙烯酸酯粘结剂固定在缓冲液槽底部的标本座上。切出一张片子后刀片自动复位，组织切片悬浮于缓冲液中，需用玻钩、毛笔或载玻片捞起进行后续处理。

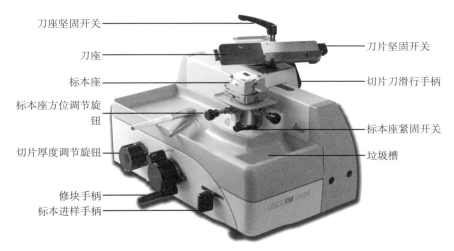

图 1-15　滑行切片机的外形结构

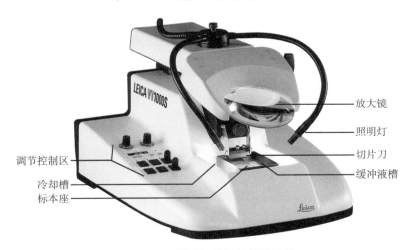

图 1-16　振动切片机的外形结构

五、显微制片辅助设备

除了切片机，显微制片操作还需要几种重要的辅助设备，其中重要的有石蜡包埋工作台、摊烤片仪、恒温箱和通风橱。在没有这些设备的条件下，通常用烘箱、干燥箱熔化石蜡，用水浴锅展平石蜡切片，室内通风排气则依赖排风扇。实验工序相对繁琐，环境条件欠佳。随着辅助设备成为实验室的标配，工作效率和环境条件均有大幅提升。

（一）石蜡包埋工作台

该设备的工作原理很简单，其主体就是一台能加热和恒温控制的电热锅，内装石蜡，加热并稳定在60 ℃左右，维持石蜡的液体状态。有的机型配有冷台，把石蜡包埋标本放在冷台上可加速冷凝，加快操作速度。多数包埋机有3个蜡缸，一个盛包埋用的蜡液，另外两个用于标本浸蜡。机器结构一般如图1-17所示。

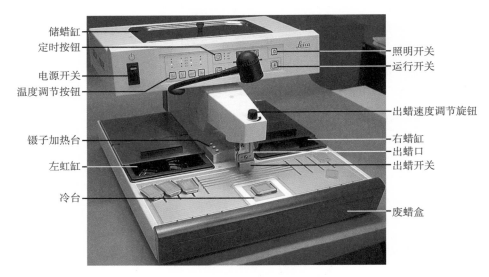

储蜡缸
定时按钮
电源开关
温度调节按钮
镊子加热台
左虹缸
冷台

照明开关
运行开关
出蜡速度调节旋钮
右蜡缸
出蜡口
出蜡开关
废蜡盒

图 1–17 　石蜡包埋工作台的结构

石蜡包埋工作台的温度控制精度很重要，如果读数显示60 ℃，而缸内蜡温实测误差超过2 ℃，或者缸底温度高于读数3 ℃，是不能保证包埋质量的。装标本的两个蜡缸尤其要注意监测温度。常年有操作任务的实验室，设定自动开关机时间应慎重。浸蜡期间通常不必留守，所以操作开始时务必注意预设的时间，避免标本放入后自动关机带来麻烦。

日常还应注意工作台的清洁维护。有的机型将台面上熔化的石蜡通过一个滤孔回流入标本蜡缸，有的则引流入机身下方的废蜡收集器中；后者需要在使用后（机器冷却前）及时将废蜡清除。台面沾染石蜡、灰尘或杂质的，可在关机后尚有余温时，用塑料刮片剔除，并用卫生纸或布擦干净。未彻底冷却前，不要用湿布或湿手进行清洁，以免水落入石蜡。各蜡缸如果沉淀较多，可在关机后完全冷却之前，趁蜡还柔软的时候整块揭起，然后重新熔化新的石蜡。

（二）摊烤片仪

石蜡切片操作必须配备摊烤片仪，它是轮转式切片机的配对设备。该类设备带有一个恒温水浴槽，借助水面张力展开石蜡切片；有的机型还带有烤片架或烘片板（图1-18），便于临时排放、烤干裱贴了标本切片的载玻片。如果石蜡制片经常用到富含血液的标本，或者经常采用短时间的操作规程，就需要尽快烤片，选择带有烤片架的型号会更适用。

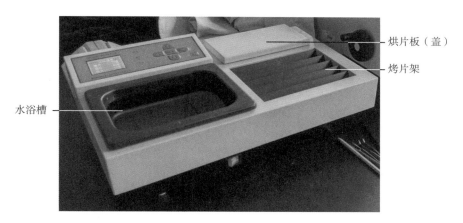

图 1-18 摊烤片仪的结构

摊烤片仪的故障很少，属于长寿命设备。最常见的问题是保险丝熔断，更换随机配备的备用保险丝即可恢复工作。

（三）恒温箱

恒温箱是维持温热操作条件的加热设备，在预制包埋石蜡、配制试剂和预热、组织化学反应等场合有很高的使用频率。由于经常有恒温过夜的要求，显微形态学实验室的恒温箱最好采用带有水套的机型（如图1-19）。水的比热容较大，因此恒温水套层可使箱内温度更稳定，可克服短时断电或经常开箱门造成的温度波动。从安全角度看，水套层模式也比单纯电热恒温的模式多了一层保险；万一温度控制失灵，在水套层的保护下，温度短期内不至于超过水的沸点。

恒温箱也属于长寿命设备，但偶尔也有加热设备的共同故障——保险丝熔断。日常维护的要点是必须向水套中添加蒸馏水或去离子水，不能用自来水。如果长时间不用或使用了硬水，应及时放水，重新加注新的蒸馏水。加水时须找出配套的胶管和漏斗，加到低水位警报停止即可。

（四）通风橱

配制甲醛固定液、标本染色等产生有毒有害挥发物的操作，应在通风橱（fuming cupboard / ventilation hood，如图1-20）内部的台面上进行。显微形态学实验所需的通风橱，应既可向上排出加热的气体，又可收纳排出温度低于空气的废气。有的通风橱上部有活性炭吸附层，可避免直接排空气对环境的污染。这类机型要注意定期更换吸附材料。安装通风橱的位置需要长期占用，因此只要不是并排安装多台，最好紧贴与窗户垂直的墙。这样既便于就近布置排气管道，不影响室内采光，也不会完全背光操作。

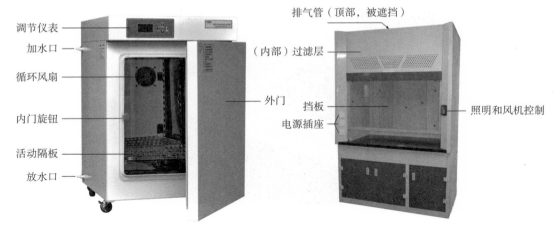

调节仪表
加水口
循环风扇
内门旋钮
活动隔板
放水口
外门

排气管（顶部，被遮挡）
（内部）过滤层
挡板
电源插座
照明和风机控制

图1-19　水套式恒温箱的结构　　　　　　图1-20　通风橱外形结构

（五）冷藏、冷冻设备

过去实验室通常配备普通家用冰箱，上部用于4~8 ℃冷藏，下部用于-20 ℃冷冻。如果实验室工作量小，仅供不超过5人使用，这是不错的紧凑方案。但是，家用冰箱内部空间普遍狭小，空间利用率低，冷冻室的操作和维护相对麻烦，不适合具有一定专业性和人数规模的实验室。按照低温保存条件的不同，常用的冷藏、冷冻设备有冷藏柜、卧式冰柜、超低温冰箱和液氮罐等类型（图1-21）。

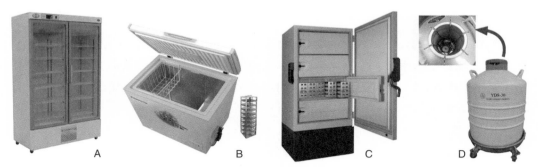

A　　　　　　　B　　　　　　　C　　　　　　　D

图1-21　常用冷藏和冷冻设备
（A）冷藏柜；（B）卧式冰柜及一旁的保存架；（C）立式超低温冰箱及其中的保存架；
（D）液氮罐外形及开口后内部的空间。

（1）冷藏柜。

冷藏柜用于4~8 ℃冷藏试剂或标本，为立式，内部分隔为上下多层，配备单开或双开的透明玻璃门。冷藏柜内的物品务必写清名称、使用人姓名、日期等信息，并按分配好的固定位置存放，避免放置混乱或妨碍取用。由于柜内温度低于室温，即使设备自带除水功能，玻璃门上还是难免带有水雾或水滴。需要用普通粘合剂长期张贴纸质标签或警示标志时，不要贴在玻璃门的正面。有的机型在内部靠近背板的位置，温度容易降到冰点，不能冻存的物品注意适当远离背板。冷藏柜通电状态下四周均应至少留出8~10 cm的空间用来散热。冷藏柜是长寿命设备，只要使用得当，通常十余年时间可无故障运行。

（2）卧式冰柜。

卧式冰柜用于-20 ℃冻存物品。当使用人数较多时，必须借助上提式样品保存架归纳物品，才能有效利用冰柜的空间，避免物品堆砌、冻结后无法找寻。保存架顶部要清晰标明信息。卧式冰柜的使用寿命与冷藏柜相当。需注意的是，频繁开闭顶部柜门，或经常长时间开门翻找物品，可使柜门附近堆积较厚的冰层，有时甚至导致门关不严。出现这种情况时，应将内部物品临时转移到别的冰柜中，关机彻底化霜、清洁后再回纳物品。严禁用坚硬或锐利的工具直接刮除冰层。显微形态学实验室还应单独留一个小型卧式冰柜，专用于冷冻制片和体外培养相关的低温操作。

（3）超低温冰箱。

立式超低温冰箱一般用于提供-85~-70 ℃的低温保存环境。还有提供-150 ℃冷冻条件的卧式机型，但不如立式搭配液氮罐灵活实用，且故障率较高。超低温冰箱有二级制冷装置，耗电量较大，需要专门占用墙上的大功率电插孔，实验室改装或安排设备位置的时候应予注意。人员较多的实验室，立式超低温冰箱须配备抽屉式样本保存架，避免物品堆积后难以及时找出。超低温冰箱开门的时间不能太长，否则结霜严重，故应在每个冻存盒表面和保存架端头做好显眼、准确的标记，做到开门后即可立即正确定位。箱门关闭后通常会有较长时间（数分钟）不能顺利打开，不得使蛮劲开门，必须等一会儿再操作。如果箱门附近结霜严重，也需要及时断电化霜，严禁用锐器或硬物暴力除霜。

超低温冰箱在夏季温度升至28 ℃以上时，蜂鸣器和指示灯常发出高温警报。如果环境温度持续过高，将缩短制冷压缩机的寿命。因此，放置超低温冰箱的空间，夏季必须保持空调持续运行。如果室温并未达到日常报警的水平，仪表提示环境超温，应检查周围留出的间距是否足够；仍然报警的，可清洗冰箱通风口的防尘网。有条件的实验室应专门隔出小间放置冰箱，既减轻空调负担，又避免压缩机工作带来持续的噪音干扰。

维护良好的条件下，超低温冰箱的使用寿命通常为10年左右。最早的故障一般来自第二级制冷压缩机，表现为箱内温度读数维持在-55~-40 ℃，箱体发热加剧。及时更换第二级制冷压缩机，冰箱一般还能继续使用至少5~8年。

（4）液氮罐。

液氮罐外壳为金属或塑料，内面有厚实的隔热保冷材料，罐口有挂金属样品勺、提篮的把手设计，平时加盖密封。容积较大的液氮罐一定要选择带轮子的型号，或者配备专用轮架，否则装满液氮后质量增大，难以移动。液氮罐加一次能维持多久，与其本身的容积、密封性能和开盖频率有关。完全不开盖的情况下，小型液氮罐有时也只能维持2周。因此，添加液氮是一项经常性的工作，相关服务条件必须方便、有持续性，联系渠道要通畅。实验室还应准备隔热良好的金属保温杯、泡沫冻存盒若干，以便盛装少量液氮用于临时操作。

（六）试剂配制相关设备

试剂配制操作还会用到一些小型的通用设备，常见且必备的有如下几种。

（1）天平，分机械托盘式和电子式。托盘天平用于整克数的固体试剂称量、某些紧急称量（不需开机预热）和离心配平等。电子天平用于称量配方中质量克数带小数点的试剂，使用前一般需要提前开机预热。实验室里至少应配备1台万分之一（精确到0.0001 g）的电子分析天平，否则有的试剂无法准确称取。在放上称量纸或变更称量纸后，托盘天平应重新配平，电子天平应重新调零，这是不少学生容易忘记的操作。

（2）磁力搅拌器，最好带有加温功能，可控制恒温的更好。诸如甲醛、明胶、EDTA盐等溶解耗时较长的试剂，可借助磁力搅拌器溶解，以便腾出手做别的事。使用磁力搅拌器时，应根据容器形状和试剂的量选用大小合理的搅拌磁子。

（3）小型台式离心机，显微制片工作中主要用于样品浓缩和抗体等试剂使用前的富集；其在体外培养实验中的用途更多。

（4）纯水发生仪，用于获取去离子水或超纯水。3级和2级水可直接购买，通常质量有保证且成本远低于自制。显微形态学实验的绝大多数项目，使用3级和2级水足够满足要求。但是，涉及某些分子检测和体外培养实验时，电阻率18.2 MΩ·cm的超纯水必须临用前制备。纯水发生仪的外过滤柱必须经常冲洗，内部的滤柱和反渗装置也有一定使用寿命。使用频繁的情况下，即使维护得当，一般2年左右也必须更换上述耗材，有的机型费用不菲。如果实验室所在的楼层或附近的服务单位能统一提供超纯水，将节省一笔可观的开支。

（5）微波炉，在多种实验操作中都会用到。由于安全和配套条件的问题，现在电炉、天然气灶等加热设备已几乎不用了，微波炉成为最常用的快速加热设备。加热实验用水、融化冷冻（藏）试剂、抗原修复等是常见的几个操作。注意金属物品一定不要放入微波炉加热，因为微波加热金属可能导致爆炸事故。鸡蛋、密闭试剂瓶也严禁用微波炉加热，否则容易炸裂。加热明胶、琼脂糖等试剂时应短时、多次加热，随时监控，避免突然沸腾喷溅。

如果进行体外培养实验，还需要另一套设备条件。相关内容将在第12课介绍。

第三部分　进展中的光学显微技术

一、激光扫描共聚焦显微镜

随着免疫荧光技术（详见第9课）在生物医学研究领域的广泛应用，研究人员对标本成像分辨率的要求也越来越高。传统广视场荧光显微镜下，标本相邻结构受衍射和散射干扰，细微结构成像不够清晰。如图1-22，由于光的衍射现象，点状发光结构被透镜聚焦后的物像为一个光斑；中心明亮区称"艾里斑"（Airy disc），周围呈现多个同心圆形光环。艾里斑的横向（X-Y）和轴向（X-Z）三维光强度的分布形状表征了整个光学系统元件以及样本光点衍射的情况。两个发光点之间的距离如果小于艾里斑的直径，会使这两个光强度最大的点之间相对"黑暗"的距离变得很短，显微镜无法将它们分辨开。因此，要提高显微镜的分辨率，必须设法缩小艾里斑的直径。然而，仅靠提升透镜性能很难进一步显著缩小这个分辨距离，需要寻求辅助手段，或者改变成像的技术模式。

激光扫描共聚焦显微镜（laser scanning confocal microscope，LSCM）在传统荧光显微镜的基础上进行了改造，添加了激光扫描装置，通过激光光源的照明针孔和成像端的探测针孔在焦平面的共轭聚焦，逐点扫描后利用计算机进行图像处理，从而提高标本细微结构的分辨率。简而言之，LSCM在扫描-探测的过程中，每次只记录下能通过针孔的最清楚的物像，屏蔽其他非焦点物像，最后将所有清晰的影像合成，从而解决了厚切片单焦点成像时大量结构模糊不清的问题。LSCM技术是现代生物医学图像仪器领域极其重要的进步之一，已成为多个学科领域不可或缺的研究工具。该技术可在细胞或亚细胞水平观察细胞连接、细胞器和细胞骨架结构、蛋白定位、细胞迁移、钙波等生理过程。

（一）共聚焦显微镜的结构和工作原理

LSCM的基本原理提出于20世纪50年代中期，至20世纪80年代才在科研工作中推广应用。此后，共聚焦显微镜迅速实现商业化生产。目前各生产厂商制造的共聚焦显微镜，几乎都采取图1-23A的功能模块组织形式。标本成像时，显微镜采用了逐点照明、逐点检测的方式，利用针孔排除不在焦点上的非清晰物像。因此，LSCM能够从样品的不同深度获取聚焦良好的图像，这一过程称为"光学切片"。传统的广视场荧光显微镜下，焦平面以外的图像信号形成干扰，会引起图像的眩光、失真和模糊（图1-23B）。LSCM成像受片厚的影响较小，在扫描期间沿着Z轴（深浅方向）和X、Y轴

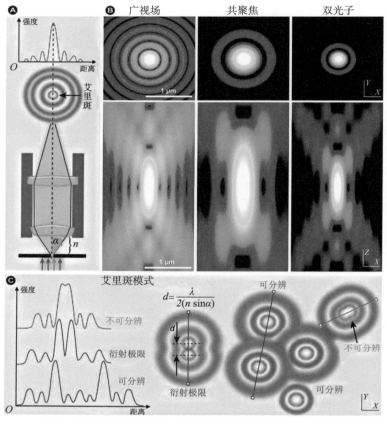

图 1-22 光的衍射和显微分辨能力示意图

（A）显微镜物镜光路，焦平面上的点光源成像并投影为由衍射产生的明亮中心光斑（艾里斑）和同心环图案；（B）特定光学参数和不同显微镜成像技术条件下，点光源的X-Y轴（上）和X-Z轴（下）光强度分布（对数比例）；（C）用艾里斑解释光学分辨率（图片引自Ishikawa-Ankerhold HC, et al. *Molecules*, 2012, 17(4): 4047-4132，并作修改）。

（水平方向）聚焦，逐层连续扫描合成标本的清晰物像，并具有一定的三维结构重建功能。

（二）多光子荧光成像

多光子荧光成像的概念最早出现于20世纪30年代，于20世纪60年代实现标本观察。与共聚焦显微镜类似，多光子荧光显微镜（multi-photon fluorescence microscope）也使用聚焦激光束以光栅模式逐点扫描标本生成图像，且具有光学切片能力。不过，共聚焦显微镜的光学切片能力是在光路中产生的，由探测器前的探测针孔实现（图1-23A，C）；而多光子荧光显微镜的光学切片能力是在激光激发侧产生的，原因是多光子（包括双光子）的激发焦平面限于飞米级（10^{-15} m），样本的离焦发射可忽略不

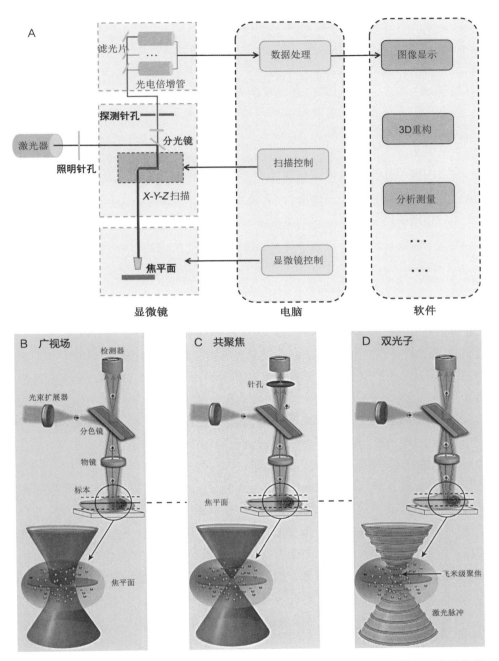

图 1-23　共聚焦显微镜工作原理及普通广视场荧光显微镜、共聚焦显微镜与双光子荧光
显微镜成像原理的比较

（A）共聚焦显微镜构成及工作原理；（B）普通广视场荧光显微镜成像原理；（C）共
聚焦显微镜成像原理；（D）双光子荧光显微镜成像原理，与共聚焦显微镜成像不同，双
光子荧光成像不需配置探测针孔（图片B~D引自Ishikawa-Ankerhold H C, et al. *Molecules*，
2012, 17(4): 4047-4132，并作修改）。

计，因此，激光激发侧即可保证形成聚焦良好的光学切片（图1-23D）。

多光子荧光成像的基本原理可简述为：样本焦平面中荧光基团同时吸收两个或多个光子，电子从基态到激发态的能量由两个各具有约一半能量的光子提供。光的能量与其波长成反比，一半的能量意味着激发光的波长更长（向光谱中红光的方向移动）。因此，多光子荧光成像的可穿透厚度更大，光漂白和光毒性效应更小，用于显示标本的空间层次有一定优势。

多光子激发荧光的前提条件是大幅提高光子密度。为了减少显微结构的损伤，多光子荧光显微镜须使用高能量锁模脉冲激光器。该型激光器发出的激光具有峰值能量高和平均能量低的特点，脉冲宽度仅为100飞秒，频率可达80 MHz至100 MHz。用高数值孔径的物镜将脉冲激光的光子聚焦时，物镜焦点处的光子密度最高，双光子激发只发生在这个焦点。所以，双光子荧光显微镜不需要共聚焦针孔，提高了荧光检测的效率（图1-23D）。

二、超高分辨率显微术

LSCM和多光子荧光成像虽然提高了荧光显微成像的清晰度，但X-Y平面的分辨率并无实质性提升。按照阿贝公式（图1-22C）推算，用可见光成像，X-Y平面的极限分辨率约为0.2 μm（200 nm），不能再小了。这个物理学的极限是否可能突破呢？经过多国科学家的探索，循着改变成像策略的思路，三类超高分辨率光学显微技术在20世纪90年代后期集中涌现出来。它们的分辨能力迅速提升，硬件支持逐步完善，各有特色。

（一）受激发射损耗（STED）显微镜

受激发射损耗（stimulated emission depletion，STED）显微术的概念最早在20世纪90年代初提出。简单地说，STED显微镜的基本原理是使用第二个激光器（STED激光器，产生环形激光）来抑制激发中心以外荧光基团的荧光发射（图1-24）。这种抑制是通过受激发射过程实现的：当激发态荧光基团遇到与激发态和基态之间的能量差相匹配的光子时，可以在自发荧光发射发生之前通过受激发射回到基态。这一过程有效地耗尽了激发态荧光基团的荧光发射能力。

STED显微镜一开始就是在共聚焦显微镜的基础上改造而来，因此与共聚焦和多光子荧光成像的技术兼容性好，在活组织检测中用途广泛。STED成像相应的荧光化学基团需要具有高的光稳定性和大的受激发射截面，首选发射光谱的范围为可见光到近红外光。至2016年，STED成像在X-Y面的最小分辨尺度已接近20 nm，即因衍射而存在的理论分辨极限的1/10。

（二）随机光学重建显微术（STORM）和光激活定位显微术（PALM）

随机光学重建显微术（stochastic optical reconstruction microscopy，STORM）和

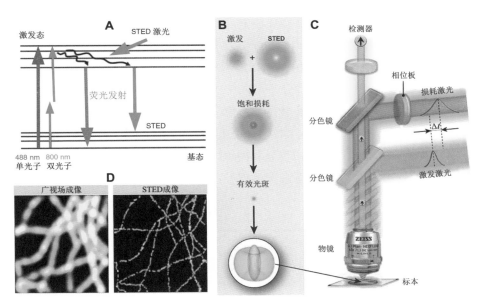

图 1-24　STED 超高分辨率显微成像原理

（A）受激发射荧光和STED的湮灭作用，（B）在X-Y平面观察，施加一个"甜甜圈"形状的STED
激光器，其中心零点与激发激光焦点最大值重叠，随着饱和损耗，零点附近以外的区域，荧光被抑
制，从而使有效光斑的尺寸大幅减小；（C）STED显微镜光路结构示意图，激发激光和STED激光通
过物镜组合并聚焦到样品中，相位板放置在STED激光器的光路中，以便在目标焦点处产生特定的图
案；（D）微管在广视场和STED成像模式下分辨效果的比较［图A~C引自Ishikawa-Ankerhold H C, et
al. *Molecules*, 2012，17（4）：4047-4132，并作修改；图D引自*Zeiss Micro-Imaging GmbH*，2019］。

光激活定位显微术（photoactivated localization microscopy，PALM）是基本原理相
同、由不同团队独立研发的两类超高分辨率光学显微技术，2006年后在生物医学领域
应用。目前的光学成像技术中，STORM和PALM提供了最好的空间分辨率（X-Y平面
20 nm和纵深轴向50 nm），但时间分辨率相对较差，因为图像必须由从数秒到数分钟
捕获的连续帧进行重建。

　　STORM和PALM的基本原理是：通过拟合二维高斯函数来确定显微镜形成光斑的
质心，从而高精度地定位单个荧光源（例如荧光基团）。质心的运算精度仅取决于收
集的光子数，分辨尺度可达几十纳米或更小。要达到这种精度，要求被检测荧光分子
的密度足够低，使两个荧光基团的光斑不太可能重叠。

　　以STORM成像为例，其本质是免疫组织化学荧光成像（见第9课）的一种超高分
辨率变体。比如，可使用与第二抗体结合的光开关荧光基团如Alexa Fluor 647（简写
为A 647）来实现，成像过程中，红色激光激发A 647分子强烈但短暂地发射荧光，然
后迅速切换回稳定的暗态。如果荧光染料（例如A 488）位于附近并且用其激发峰匹
配的激光（在这种情况下为488 nm）照射，则可有效地重新激活该荧光基团。重新激

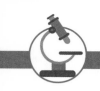

活的A 647分子可以在它们再次切换到稳定的暗态之前被检测和定位。该激发光的强度（可以是脉冲的或连续的）可调整，于是在每个成像周期，视野中只有一小部分荧光基团被激发，从而使单个激活的荧光基团可与其他荧光基团分辨开。在最终的光漂白（荧光消失）之前，每个A 647分子可以多次打开和关闭。数千个这样的开关周期的局部图像被组合起来重建成超高分辨率图像（图1-25）。将其他激活基团（如A 405或Cy3）通过不同的第二抗体与A 647结合可实现多色STORM。这些配对组合（例如A 405-A647或Cy3-A 647）的A 647荧光基团可以通过与激活剂的激发峰（A 405和Cy3的激发峰分别为405 nm和562 nm）匹配的波长照射来选择性地重新激活。

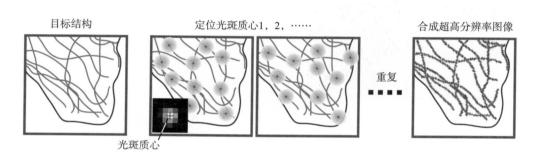

图1-25 STORM与PALM超高分辨率成像的原理示意图

（图片引自Huang B，et al.Annual Review of Biochemistry，2009，78: 993-1016，并作修改）

STORM成像利用可激活荧光基团来记录超高分辨率影像，而PALM则是借助了融合到目标蛋白质分子的光开关基因编码蛋白（PAFPs）的表达。PAFPs在特定波长的光照下，荧光特性会发生实质性变化。一些PAFPs显示从暗（非荧光）形式到明亮荧光形式（例如PAmCherry1、PAmRFP1、PA-GFP）的光开关性质，而其他（例如mEos2、Dendra、Kaede）则显示荧光发射波长的光开关。使用这些PAFPs进行超高分辨率成像的原理，与STORM成像基本相同。PAFPs还可进一步用于追踪活细胞内单个分子的运动轨迹。单粒子跟踪PALM的实验在稀疏激活和定位方面再次遵循与STORM、PALM相同的基本原理，并通过分析算法将连续帧中相邻荧光点的位置连接在一起以创建粒子轨迹。

经典的STORM和PALM成像仅提供二维图像信息。经过在图像检测器之前引入圆柱形透镜，并结合图像计算，也可实现三维成像功能。

（三）结构照明显微镜（SIM）和饱和结构照明显微镜（SSIM）

STED、STORM、PALM成像可得到很高的分辨率，美中不足的是需要很强的激发光进行照明，使得标本的荧光基团很快被漂白，且产生的自由基容易损伤标本。因此，这几种成像模式特别适合固定处理过的标本，而不利于活性生物标本的观察研究。2002年后，一种通过改变照明而实现超高分辨率成像的模式出现了。

　　结构照明显微镜（structured illumination microscopy，SIM）将图案化照明场（有别于广视场传统照明）应用于样本，提高了光学显微镜的空间分辨率，在活细胞的观察中有优势。在这种方法中，照明模式的空间频率与样本特征的空间频率混合，将高频特征转换为显微镜可检测到的较低频率。通过多个光源在轴向（Z）、横向（X-Y）或两者上的干涉产生周期性照明图案（莫雷纹，Moiré fringes），并在获取多幅不同相位和方向光照图像的基础上，重建出高分辨率的图像。由于光照模式本身也受到光衍射的限制，SIM只能通过组合两个衍射有限的信息源使空间分辨率加倍，在X-Y和Z轴方向上分别获得100 nm和300 nm的分辨率。

　　饱和结构照明显微镜（saturated structured illumination microscopy，SSIM）通过在激发模式中引入亚衍射极限空间特征，将饱和过程的概念应用于SIM。当荧光基团被强度很高的激发光照射时，荧光发射趋于饱和。在这种强激发下，荧光基团每次回到基态就立即被激发到激发态，荧光寿命成为荧光发射率的限制因素。因此，当荧光基团的荧光强度接近饱和水平时，它不再与激发光强度成正比。在SSIM中，当样品被强激发光的正弦模式照亮时，激发模式的峰值被荧光饱和截断并变得平坦，而荧光发射仍然处于低谷（图1-26A）。这些效应为激发模式增加了更高阶的空间频率，将该激发模式与样本中的高频空间特征混合可以有效地把亚衍射极限空间特征引入显微镜的检测范围（图1-26B）。最后以与SIM中类似的方式重建超分辨率图像。与STED和PALM一样，SSIM的空间分辨率从根本上不再受衍射的限制，而是受荧光饱和程度的限制。SSIM目前已能达到50 nm的X-Y方向分辨率（图1-26），且分辨尺度可进一步缩小。不过，SSIM在追求结构上的高分辨率的同时，增加了光毒性和光色选择的限制（表1-1）。

　　综上，STED、STORM和PALM、SIM和SSIM是目前已形成成熟技术体系的三类超高分辨率光学显微成像模式。连同LSCM，高分辨率光学显微领域，共有四大类远场成像技术（透射成像的一般模式；与此相对的"近场"则指抵近标本扫描成像，但后者不能观察标本内部）可供选择。这些技术各有优势和弊端（表1-1，图1-27）。比如，共聚焦显微镜特别适合活细胞研究，但分辨率不足；STED弥补了LSCM的分辨率缺陷，但限制条件增多了。SIM和SSIM理论上虽可无限制提升分辨能力，但伴随激发光强度过度升高和光色选择等问题。STORM和PALM实际上是一种成像算法，分辨率高，但依赖大量数据的后期合成，对颗粒物和细纤维的成像优于显色切片。目前还没有一种技术能显示出明显的领先优势，或者胜任大多数研究项目。今后哪些技术模式能得到更快的发展和更广泛的应用，还有待应用实践的检验。

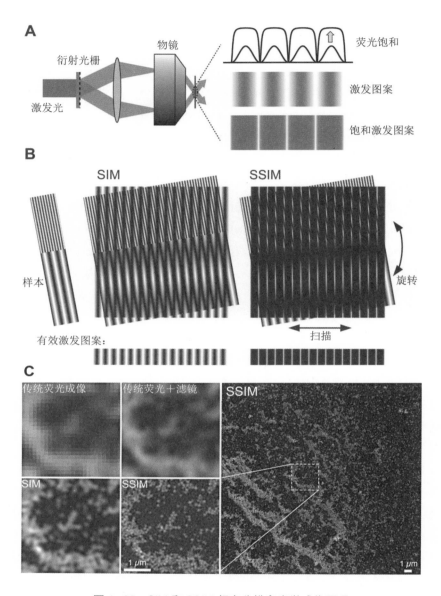

图 1-26　SIM 和 SSIM 超高分辨率光学成像原理

（A）照明图案的产生光路。激发路径中的衍射光栅将光分成两束，并列到达样品后，其干扰产生了一个峰值和零点交替的正弦光照模式；强激发光使荧光发射在峰值处饱和，而在零点不激发荧光基团，从而导致有效照明模式中的锐化暗区。（B）用 SIM 和 SSIM 观测精细结构。将正弦光照模式应用于样品时，可生成比样品空间频率低得多的莫雷纹，并由显微镜成像；然后利用扫描和旋转激发模式得到多幅图像重建的样本结构；然而，空间频率远高于照明图案的精细结构在 SIM 模式下仍然是不可见的（样本上部）；SSIM 将高频成分引入照明图案中，使得远低于衍射极限的特征得以解析。（C）不同模式下的成像对比。［（A）、（B）引自 Huang B, et al. *Annual Review of Biochemistry*, 2009,78: 993-1016，（C）引自 Gustafsson M G L. *PNAS*, 2005, 102(37): 13081-13086，各图按教学需要作了适当修改］

表 1-1　主要高分辨率光学显微成像技术的比较 *

比较参数	LSCM	STED	STORM/PALM	SIM	SSIM
光学原理	共聚焦激光扫描	激发光斑周边的饱和损耗修饰	点状光开关定位	结构照明与莫雷纹效应	
检测器	扫描 PMT/APD	扫描 PMT/APD	广视场 CCD/CMOS	广视场 CCD/CMOS	
X-Y 分辨率	180~220 nm	20~100 nm	20~50 nm	100 nm	50 nm
Z 分辨率	500~700 nm	560~700 nm	50~75 nm	250~350 nm	—
时间分辨率	毫秒~秒	毫秒~分	秒~分	毫秒~秒	秒~分
荧光基团	不限	有限制	有限制	稳定即可	有限制
同时标记光色	> 3	2	2	3	1
激发光强度	中	中-高	中-高	中	高
活细胞成像	√	有限制	有限制	有限制	×
后期图像处理	无	无	大量重建	少量重建	中量重建
图像处理假像	无	无	可能有	可能有	可能有

　　备注：APD，雪崩光电二极管；CCD，电荷耦合器件；CMOS，互补金属氧化物半导体感光元件；PMT，光电倍增管；*，本表信息为2016年数据。

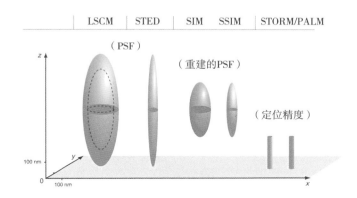

图 1-27　主要高分辨率光学成像的分辨尺度比较

PSF：点扩散函数（point spread function），即点目标图像的三维强度分布，有效PSF的尺度大小表征显微镜分辨率的大小[图片改编自Schermelleh L, et al. *The Journal of Cell Biology*, 2010,190(2): 165-175]。

三、建设显微形态学实验室

　　怎样建设一个布局合理、功能适用的显微形态学实验室，与实验室的任务角色和近期业务专长有关，也与能够支配的室内空间有直接关系。为了使问题尽可能简化，这里以科研团队的小型工作室、公共科研服务平台、教学实验室以及专业技师的独立工作室为四种基本类型，介绍实验室建设和运行方面的基本问题。

（一）科研团队的小型工作室

科研团队达到一定规模，需要经常进行显微标本的加工操作后，应当建立专用的显微形态学工作室。因为形态学设备与多数桌面实验设备差异较大，且操作过程中可能污染环境，独立出来更便于管理。自用的工作室，即使团队规模达到40人，通常对空间的要求也不会太高。能摆放恒温箱2台、冰箱1台、各式切片机各1台就达到最低要求；如果需要做体外培养，空间面积还应翻倍。有必要将显微标本制备操作独立出来的科研团队，事先一般已有试剂准备、显微观察和库房等专门空间，因此新建的显微形态学实验室一般不必为低温冰箱、显微镜、离心机和灭菌器等专门腾挪地方。由于操作过程对环境有较大影响，即使室内空旷，显微镜、扫描成像系统等精密设备也最好不要与实验操作在一个房间，而应单独摆放在无水的房间内。

除了空间和设备，管理人员也很关键。目前多数科研团队的设备由学生或秘书兼管。如果学生擅长相关技术，且后续有连续的人员梯队，这一模式尚可；否则设备的维护难以保证。首先，要保持显微形态学操作空间的洁净度，这本身就有一定困难。其次，显微形态学技术并不像表面上那么容易，往往需要操作者投入较长时间，然后才能有所进步。在此之前，相关设备难以发挥出应有的功效，甚至容易被损坏。所以，只要决定建立专门的显微形态学工作室，就一定要事先在技术专家的指导下，做好操作培训和制订标准规程。日常管理的秘书或学生务必对照规程仔细监督。

（二）公共科研服务平台

公共科研服务平台与项目团队专属的实验室比较，在全面性和人员配备方面有重大差别。作为相对完整的服务平台，显微技术有关的设备都应配备，并放置在统一管理的空间内，不能把某些设备放在平台以外的其他空间。为了保证技术条件的连续性，必须配有专门的技术型管理人员，负责调试、维护和操作指导。

为了满足上述条件，平台所需的空间远大于科研团队的专属实验室。具体需要多大空间，可以用常用设备的台套数来估计。以冷冻切片机为例，假设学院一级的平台，有潜在技术需求的科研团队为40个，每次冷冻切片操作的平均耗时一般为1.5 h，而冷冻标本至少可安全保存2天。也就是说，2天内每台切片机可安排不少于16次操作任务。那么，40个团队同时来平台切片的情况下，3台切片机足够满足需要。其他设备所需的台套数可按本例的方式估计。得到设备数量的数据后，就能计划需要多大的空间。

由于公共科研服务平台的空间通常不低于200平方米，如果设备摆放位置不当，长期进行实验操作的人员，可能每天仅在室内走动这一项活动就会耗费巨大的体力。因此，公共科研服务平台一定要在建设之初就设计好整体布局。基本原则是：设备尽可能按操作流程摆放，各类操作的"交通线"彼此尽量少交叉或重叠，在此基础上兼顾功能区域的划分。不要一厢情愿把同类设备放在一起，或者把库房藏得远远的。水槽等设施也不见得必须集中到某个角上；拉到房间正中做成多龙头，让各种用水操作都既少走路又互不冲突，也未尝不可。

公共科研服务平台的另一个问题是通风和废弃物的处理。在落实上面的各项安排时，一定要关注丢弃废弃物的地点，以及需要向外抽排、换气的位置。确保这些部位的废气能在不影响主要操作空间的前提下顺利地排出。

（三）教学实验室

显微形态学技术的专用教学实验室目前在国内还很少见。如果确有规模化技术培训的需要，在建立教学实验室时应充分考虑显微形态学技术的操作特点。显微形态学技术教学的内容，至少应包括动物标本处理、各类显微制片法、生物染色、生物分子原位检测（组织化学）和体外培养；此外，图像分析处理也应涉及。要在面积足够、功能相对集中的空间里安排教学活动，必须对室内空间或某些精密设备进行适当分隔。图像采集的专用显微镜、显微扫描系统、电子计算机等，须分隔在相对干燥、台面结实稳定的位置。超净工作台等应当与其他操作区隔开，减少污染。教学实验中通风橱必不可少，并且可能需要占据较大面积。

要按上述功能分隔一间大面积的实验教室供几十人同时使用，还要同时兼顾少跑路、交通线少交叉重叠、相对集中供水供电等原则，可采用中央操作台+周围隔间的布局形式（图1-28）。中央操作台用于容纳学生同时进行教学操作；周围的功能性隔间，分别为通风橱操作间、库房、化学准备间、消洗间、显微镜间、切片间、恒温加热仪器操作间、体外培养操作间等。

教学实验室拟采购设备时主要应考虑台件数足够、经久耐用这两个因素。只要性能参数、工作稳定性和耐用性满足教学需要，可采购价格低的基本型号，而不选择功能丰富的高端型号。这样既避免浪费，又能相对降低故障率，还能在经费有限时一次采购足够教学需要的台件数，避免日后同一型号机型因停产等原因无法补充，出现同一种教学设备五花八门的情况。

（四）专业技师的独立工作室

具备研发和创新能力的实验室，不论其功能性质和服务对象，通常长期驻有相关技术领域的研发型专业技师。专业技师与绝大多数学生相比，技术稳定性更好，对技术原理掌握透彻，且有更充裕的时间和精力专注于解决团队急需解决的技术问题。一些运行良好的实验室，还采用了专业技师通过研究和预试制订技术规程，其他操作员和实习学生具体执行的模式，质量控制和工作效率提升很快。这样的实验室，有必要给专业技师配备一个小而全的专门工作室。该工作室可以很小，但须具有所涉技术领域的全套设备，由专业技师独立管理和使用。平时该工作室仅用于技术研发和实习技师的培训。

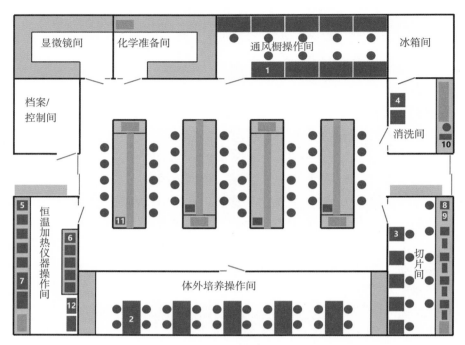

图 1-28　教学用显微形态学实验室的中央操作台 + 周围隔间布局

注：房间的进深设定为15 m，中央操作台宽度为标准1.5 m，其他尺寸以此为准估计。本图示例的场所足以容纳40~50人同时坐下进行教学实验。如果还需扩大，可增加开间，使通风橱操作间、体外培养操作间和中央操作台的容量同步扩大。设备摆放：1 通风橱，2 超净工作台，3 恒冷箱切片机，4 高压灭菌器，5 恒温箱，6 二氧化碳培养箱，7 石蜡包埋工作台，8 轮转式切片机，9 摊烤片仪，10 纯水发生仪，11 离心机，12 气瓶柜；此外，显微镜间、体外培养操作间、化学准备间内还有诸如显微镜、扫描系统、天平、搅拌器、微波炉等设备。■实验设备；▨实验台、柜，衣帽柜等；▨水槽；●额定的实验凳；垃圾桶和其他小型用具未显示。

目前国内极少有单位具备这种独立工作室，可借鉴的案例有限。工作室空间不必太大，但也不应小于15平方米，否则全套设备难以布置。室内布局宜采用环形边台的形式，尽可能顶天立地安装实验柜、架，最大限度发挥室内空间的容量。专业技师对设备的操作很熟练，维护也更好，因此各种实验设备通常仅配1台；而非关键设备只要满足性能需要，采购低配型号即可。由于室内采用紧凑的布置，天平、通风橱、切片设备、恒温设备、冰箱、超净工作台、常规检片显微镜等都要共处一室，必须做好防护。其中最重要的是通风排气、防潮和设备保护。

独立工作室如果面积很小，仅靠开窗通风一般不足以避免有害挥发物对健康的影响。排风扇或其他抽排设施必不可少。室内的冰箱、恒温设备等可能成为微生物污染源，防潮也要重视。较潮湿的地区或季节，可常规启动空调的抽湿功能。设备使用后冷却至室温，及时用合格材质的保护罩隔离，避免散发到空气中的某些试剂成分影响到精密部件。

延伸阅读

实验室安全

实验室工作虽然有趣多彩，但也充满危险。不论是否显现出来，各类危险因素客观上是存在的，演变成事故和实质性损害，往往只需要一个诱发条件，或者经过一定时间的积累。因此，实验室的管理、研究和教学工作中，涉及安全的内容务必高度重视。

显微形态学实验室的安全隐患如下（注意此处仅列举常见隐患，并不完整），请经常留意是否存在这些隐患的具体形式，并及时报告、排除。

生物安全：动物疫病传播，动物咬伤，动物逃逸后破坏设施，家鼠啃咬；

化学安全：吸入有毒、有害挥发物，接触过敏，接触或吸入致癌，腐蚀性试剂损伤，易燃试剂着火，易爆试剂爆炸；

水电气安全：触电，停电损害，加热设备过热着火或爆炸，管道或钢瓶气体泄漏，漏水或渗水；

设备操作安全：切片刀割伤，离心机飞溅或离心容器碎裂，紫外线照射损伤，液氮冻伤，加热设备烫伤；

财产与生命安全：物品失窃，打砸，人身攻击；

信息安全：国家、单位的保密信息泄露，个人信息泄露，其他信息泄露。

本专业常用危险化学品的信息应熟记，可在附录2查询。此外，对下面几种设备和用具应提高安全管理的级别：高压蒸汽灭菌器，微波炉，电磁炉，非水套式的恒温箱，离心机，气体钢瓶，紫外灯，酒精灯。

（郑翔，毕文杰，张淑鑫）

第 2 课
组织标本的化学固定

本课内容提要

化学固定是标本用于显微形态学研究的首要处理步骤。本课的实验操作内容为配制最常用的中性缓冲多聚甲醛固定液，并用该液进行小型动物的经心脏灌注固定。灌注固定操作需要反复练习，才能确保熟练和稳定。知识拓展部分，要求熟悉主要固定剂的性质、固定原理和优缺点，掌握常用固定液的配方、配制过程和用途。这些知识对实验室开展具备基本水平和质量的显微形态学研究必不可少。在此基础上，进一步了解固定剂和固定操作中的相关因素对显微观察的影响，为提升技术水平和研究质量奠定基础。

第一部分　组织标本化学固定实验

实验1　中性缓冲多聚甲醛固定液配制

➤ 【实验目的】

掌握配制中性缓冲多聚甲醛固定液的基本方法。

➤ 【实验材料】

试剂：多聚甲醛，氢氧化钠（固体），磷酸二氢钠（注意结晶水数），1 mol/L氢氧化钠水溶液，蒸馏水。

用具：称量纸，锥形瓶，搅拌磁子，吸管，滤纸，漏斗，烧杯，玻棒，容量瓶，生物pH试纸，溶液瓶。

设备：天平，恒温磁力搅拌器，通风橱。

➤ 【操作指引】

本实验的缓冲甲醛配方为：多聚甲醛40 g，$NaH_2PO_4 \cdot 2H_2O$ 16.88 g，NaOH 3.86 g，蒸馏水定容到1000 ml。

操作步骤如下：

1. 准确称取多聚甲醛，倒入锥形瓶。

2. 将搅拌磁子小心放入锥形瓶，然后倒入250 ml蒸馏水；将锥形瓶置于恒温磁力搅拌器上，在通风橱中启动恒温搅拌[1]。

3. 准确称取氢氧化钠和磷酸二氢钠，分别用蒸馏水少量多次溶解，转入容量瓶中。

4. 锥形瓶中的液体温度升高后，用吸管滴加1 mol/L氢氧化钠溶液4~6滴（约0.2 ml）助溶。

5. 待多聚甲醛完全溶解[2]，离开磁力搅拌器冷却。

6. 过滤多聚甲醛溶液到容量瓶中，充分混匀。

7. 用pH试纸检测，pH在7.2~7.4范围内可不必调整[3]。

8. 按使用量分装到大小合适的溶液瓶中[4]，避光保存。

➤ 【备注】

（1）搅拌速度以刚好能够搅动全部固体为准，温度设定为60 ℃，搅拌期间不能封闭瓶口。

（2）溶解后溶液澄清透明，该过程需要20~40 min。

（3）如果pH不在该范围内，应首先检查试剂和操作步骤是否有问题；确保无问题后，可用1 mol/L氢氧化钠或1 mol/L盐酸的水溶液调整。

（4）分装时每瓶尽可能装满，密闭瓶口，减少瓶内空气；请勿冰冻。

【结果和质量控制】

配制好的固定液应无色澄清，无任何浑浊、悬浮物或沉淀，pH介于7.2~7.4；标本在固定期间不收缩变形。

【思考】

1. 搅拌溶解多聚甲醛时，蒸馏水加注过少或过多分别有何不利影响？

2. 为什么要先进行溶解多聚甲醛的操作？

3. 如果某种标本在固定期间发生收缩，应采取怎样的调节和优化措施？

4. 如需配制含有苦味酸的缓冲多聚甲醛固定液（每1 L成液含150 ml饱和苦味酸溶液），上述配方应怎样改变？为什么？此外，还需要增加哪些试剂、用具和操作步骤？请自拟一个新的操作流程。

实验2　小鼠经心脏灌注固定操作

【实验目的】

掌握小动物经心脏灌注固定的操作方法；熟悉主要器官的取材操作要点。

【实验材料】

动物：成年健康KM小鼠。

试剂：2%戊巴比妥钠麻醉剂，灌注盐溶液，中性缓冲多聚甲醛固定液。

用具：注射器（15 ml），带软导管的头皮针，手术剪，眼科剪，平镊，止血钳，手术刀片，小烧杯，离心管（15 ml），标签，标记笔，生物垃圾桶。

设备：通风橱，电子秤，冰箱。

【操作指引】

1. 腹腔注射麻醉小鼠[1]，腹部朝上固定在操作台上。

2. 在胃下缘、小肠区上部以横切口开腹（图2-1），沿腹壁外侧向头端扩展切口，直达肋外侧下缘，暴露腹腔中、上部结构[2]。

3. 从剑突下小心剪破膈肌，使肺回缩，随后向两侧扩大破口，与腹壁切口靠近。

4. 剪断两侧肋骨，继续向头端扩展切口，直到暴露心房（或覆盖心房的胸腺）。

5. 夹持剑突，将胸廓整体向头端外翻并固定，充分暴露心脏。

6. 用注射针头从左心室穿刺（图2-2），针头停留在左心室内，轻推注射器确认液体未漏出，然后用止血钳将心壁和针头一并夹持住，防止针头位置移动。

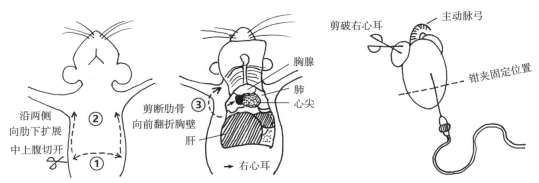

图 2-1　小鼠心脏灌注前的手术开腹、开胸过程　　　图 2-2　小鼠心室穿刺部位示意图

7. 剪破右心耳放血，并开始缓慢推注灌注盐溶液[3]，直到右心耳流出的液体基本不带血色。

8. 小心取下盐溶液注射器，换吸有15 ml固定液的注射器（倒立轻弹注射器以排出接口部位的气泡），继续推注固定液。

9. 待小鼠停止抽搐后，灌注速度减半，直到灌注完成。

10. 撤去灌注器械，转移小鼠尸体到洁净托盘中，手术依次分离肝、胰—脾、胃、十二指肠、输尿管、肾上腺、肾、v睾丸—附睾（雄）或卵巢—子宫（雌）、脑、脊髓，按图2-3所示方式进行切割[4]，在盛有固定液的小烧杯中漂洗。

11. 全部标本放入加注有中性缓冲多聚甲醛固定液的15 ml离心管（标本堆积不能超过液面深度的1/3），及时标记。

12. 密闭管盖，移入4~8 ℃冰箱继续浸泡固定[5]。

➤ 【备注】

（1）2%戊巴比妥钠麻醉剂用于小鼠腹腔注射，手术剂量为0.0046 ml/g（按体重，下同），终末麻醉剂量为0.006 ml/g。

（2）教学操作要求暴露腹腔和胸腔，以便观察灌注过程；实际操作中如果需要保持腹腔脏器的位置，可在膈以上开胸。

（3）灌注盐溶液配方为：NaCl 8.5 g，肝素钠0.04 g，盐酸普鲁卡因5 g，蒸馏水定容到1000 ml。推注速度应恰当，控制在0.15~0.2 ml/s，固定液注入时也保持该速度；抽搐减弱后应适当降低灌流速度。

（4）实质性器官可根据观察部位采取灵活的切割方式，有层次结构的器官注意保留全部层次；管道器官可横切或纵切，纵切时应使管道的切面保持笔直；囊状空腔

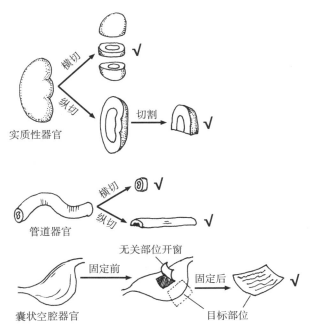

图 2-3 器官标本的主要切割和修整方式

器官在非观察部位开窗再固定，保持囊壁结构的真实形态（固定前如果剪开，平滑肌强直收缩会使囊壁反向弯曲）。

（5）只要灌注固定充分，浸泡固定的时间无明确要求；一般可浸泡过夜。注意长达数周的固定可能进一步改变生物分子的反应特点，在某些类别的组织化学实验中应避免。

【结果和质量控制】

灌注后小鼠全身僵硬，黏膜血色完全褪去；肝脏颜色由深红色转为肉色，腹部脏器表面无血丝；肺为淡粉色，无膨胀或渗液；肾呈均一的肉色，无深色斑块或条纹；脑表面无血丝。

手术获取的器官标本不应有破裂、划伤或挤压痕迹。

【思考】

1. 灌注穿刺和夹持针头的操作会损伤心脏，如果需要保全心脏，应如何调整灌注方法？

2. 本实验中，肺被固定在过度收缩的状态，肺泡塌陷使结构失真。如果需要保存肺组织的自然形态，应如何操作？

3. 灌注盐溶液和灌注固定液分别适宜保持何种温度？为什么？

4. 在不损伤结构的前提下，怎样防止输尿管在化学固定时弯曲变形？

第二部分　化学固定的知识拓展

一、化学固定剂的类型及作用机理

组织浸入某些化学试剂中，在化学反应的作用下，结构得以稳定，保持在刚离开机体或刚死亡的状态，这一过程称为化学固定（chemical fixation），一般简称固定。固定可有效防止组织的自溶作用和微生物对组织的侵蚀，确保显微观察的真实性。同时，固定还能保存生物分子的结构或反应特性，有利于分子在组织原位的检出。此外，恰当的固定还能使组织具有一定硬度，有利于制成显微观察用的薄切片。

具有固定效能的试剂，按照使用频率由高到低可分为醛类、醇类、酸类、重金属盐类以及其他类型。不同类型的固定剂，对组织的固定机理有所不同，常见的有分子交联、沉淀、氧化等。下面择常用的基本固定剂，对试剂性质和固定作用做具体的介绍。

（一）醛类

最常用的醛类固定剂是甲醛和戊二醛。

甲醛（formaldehyde，CH_2O）分子较小，常温常压下为气态，易溶于水。市售 37%~40%甲醛水溶液又名福尔马林（formalin），常以此液稀释成恰当浓度来制备固定用的甲醛溶液。福尔马林在空气中易发生氧化，形成甲酸，影响固定效能和后续实验中胞核的着色，过去有的生产商会加入甲醇作稳定剂。含有甲醇的福尔马林会破坏生物膜，故禁用于超微结构（电子显微镜）的观察。即使不加甲醇，福尔马林久存也易形成三聚或多聚甲醛沉淀，浓度有所降低，此时应过滤后使用。生物固定所用的甲醛浓度通常为4%（质量体积比，w/v，即4 g甲醛溶解于100 ml水），可将新制的福尔马林与缓冲液按1∶9混合。早期文献描述的10%福尔马林，就是指4%甲醛溶液。多聚甲醛为白色固体粉末，使用前在热水中搅拌并加微量碱助溶，可得到单体甲醛的水溶液。通过多聚甲醛溶解制备甲醛溶液，纯度更高，在定量形态学和超微结构观察中为首选方案。

甲醛的固定原理是使蛋白质分子之间发生交联，通过缩合反应等，把彼此相对独立的蛋白质连接成网络。宏观上，组织硬度变大。甲醛能与蛋白质中的多种氨基酸残基反应；在固定蛋白质的同时，也能把与蛋白质连接的脂类和糖类保存在原位。甲醛溶液渗透力强，固定均匀，组织变形很小，对大尺寸和需要长期保存的标本特别适合。但是，甲醛作为固定剂也有一些缺陷。首先，它是非沉淀性固定剂，对白蛋白和核蛋白没有固定效应。其次，甲醛固定过程中要消耗氧并产生水合氢离子，产生诸如细胞器变形、某些膜性结构（如细胞表面胞饮小泡）融合、胞内粒子移位等现象，通常不易引起注意。尽管如此，甲醛以其众多优势，目前仍然是使用最广泛的基础固定剂。

戊二醛（glutaraldehyde，$C_5H_8O_2$）在1960年代后随着电子显微镜标本制备技术的发展才开始用于组织固定，也属于交联固定剂，基本性质类似甲醛，但固定作用更稳固，固定作用不可逆，在处理精细结构时有优势，目前主要用于超微结构研究。戊二醛还可固定糖原等。组织在戊二醛中长时间浸泡，硬度变大的趋势明显小于甲醛，有利于某些特殊制片。但戊二醛对脂类也无固定效应，且渗透速度相对缓慢，不适合用浸泡法固定大标本。经戊二醛处理的组织，生物分子的反应性（如酶活性）通常有较大损伤，因此较少用于光学显微水平的组织化学实验。

市售戊二醛一般为25%水溶液，一定要选择纯度较高的类型，平常冷藏于4~8 ℃冰箱。戊二醛久置也会变酸，当液体发黄或pH低于3.5应丢弃。戊二醛的固定浓度通常为2.5%，在显微研究中一般需要与甲醛搭配，而不单独使用。

（二）醇类

最常用的醇类固定剂为乙醇，涂片标本等特殊场合也使用甲醇。

乙醇（ethanol，有时用"alcohol"或"EtOH"指代，C_2H_6O）为无色有刺激气味的液体，可与水互溶。乙醇有还原剂性质，与强氧化剂共存易生成乙醛和乙酸。其有效固定浓度为70%~95%，作用类型属于沉淀固定，能沉淀固定糖原、白蛋白、球蛋白与核蛋白（核蛋白固定后仍可被水溶解），对纤维蛋白和弹性蛋白的固定效果也良好。经高浓度乙醇固定的标本，硬度明显升高，常有一定的色素洗脱（即褪色，需要保存血色素、叶绿素时避免使用浓度50%以上的乙醇），体积缩小。乙醇能溶解脂质，对生物膜的脂结构有破坏作用，故不用于需要观察超微结构的实验。乙醇通常与其他成分搭配配制混合固定液，极少单独用于化学固定。

（三）乙酸

乙酸（俗称"醋酸"，acetic acid，$C_2H_4O_2$）为有酸性刺激性气味的无色液体，室温低于15 ℃可能凝结为固态，故又称"冰乙酸""冰醋酸"。其常用有效固定浓度为0.3%~5%，故可用市售36%乙酸溶液稀释配制。乙酸属于沉淀固定剂，可固定核蛋白，对保存染色体结构有显著优势，但不能固定白蛋白与球蛋白，对糖类和脂类也没有作用。需要保全红细胞、线粒体或高尔基体复合体等结构的实验禁用高浓度（如5%）乙酸固定，否则这些结构将被破坏。不过，光镜常规染色的研究中，有时反而感觉胞质着色均一，背景清亮。乙酸可造成胶原纤维和某些纤维蛋白膨胀，组织固定后切勿直接水洗（而应浸入较高浓度的脱水剂），否则这些结构会溶解流失。乙酸通常见于混合固定液配方中，极少单独用于化学固定。

（四）重金属盐

重金属盐在组织固定技术的发展过程中具有重要地位。古代墓葬中保存尸体使用的朱砂含有汞盐，说明人类很早就认识到重金属盐的防腐效应。近代生物染色技术兴起后，由于经重金属盐固定的组织着色鲜艳，因此发展出很多重金属盐的复方固定液。随着技术的改良以及人们的环保和健康意识的增强，剧毒的重金属盐逐渐退出常规操作。但是，仍有一些特殊技术（特别在骨科学、神经科学、超微结构观察等领域）依赖重金属盐固定剂。常用于化学固定的重金属化合物有氯化汞、重铬酸钾和四氧化锇。

（1）氯化汞。

氯化汞（旧称"升汞"，mercuric chloride，$HgCl_2$）为白色或半透明针状结晶，溶解缓慢，一般提前配制成较高浓度溶液储备，通常固定浓度为2%~5%。氯化汞可沉淀固定蛋白质，对脂类和糖类无固定效应。由于渗透较慢，标本尺寸应尽可能小。固定后的组织有汞盐沉淀，切片标本应使用0.5%碘酒（70%乙醇配制）洗脱汞盐，再用0.5%硫代硫酸钠溶液脱碘，充分水洗后才能继续染色操作，否则镜下可见着色沉淀。

（2）重铬酸钾。

重铬酸钾（potassium dichromate，$K_2Cr_2O_7$）为橘红色结晶，有强氧化性，常用固定浓度为1%~3%。重铬酸钾溶液的固定效应与溶液pH有关，未酸化时，可使蛋白质变性而不溶，达到固定效果（非沉淀），同时固定脂类，使之不再溶于脂溶剂。此时胞质固定良好，高尔基体和线粒体等保存完好，但染色质溶解，核固定的效果不良，需要与胞核固定剂组成复方。如果加入乙酸酸化，产生铬酸可沉淀固定蛋白质，并能保全染色质，但线粒体、高尔基体等结构会被破坏。因此，须根据实验观察的目的选择是否酸化溶液。重铬酸钾固定剂的渗透速度快，作用后的组织酸性染料着色力强，但碱性染料着色较差。染色前，组织应在流水中充分漂洗过夜。除镀银染色等少数场合单独使用外，重铬酸钾一般用于配制混合固定液。

（3）四氧化锇。

四氧化锇（osmium tetroxide，OsO_4）为淡黄色结晶，有强氧化性，可升华，对环境和健康具有高危险性。一般密闭在安瓿瓶内，使用前将干净的安瓿瓶浸入溶剂，再弄破瓶身使四氧化锇溶解，以避免升华到空气中。常用固定浓度为1%~2%。水溶解常称为锇酸（osmic acid），不稳定，易还原成氢氧化锇沉淀，应加入铬酸或氯化汞提高稳定性。锇酸主要优势是能固定脂类，也能通过交联的方式固定蛋白质。有脂质膜包裹的亚细胞结构（如某些膜包颗粒），用锇酸处理比单纯用甲醛处理，观察到的细节更清晰和真实。锇酸渗透能力很弱，易致标本硬脆，故标本应尽可能小。处理后的标本对碱性染料亲和力提高，酸性染料着色性下降。在染色前，标本也要进行过夜的流水冲洗，并需要增加化学洗脱锇酸的繁琐操作。

（五）其他

除了上述固定剂，尚有其他试剂可用于化学固定，如三硝基苯酚、丙酮等。

三硝基苯酚（trinitrophenol，俗名"苦味酸"，picric acid）为黄色晶体，固体状态高危易爆，市售的包装均用蒸馏水封存。其溶解缓慢，须提前配制成饱和水溶液储备。苦味酸可沉淀固定蛋白质（包括白蛋白和核蛋白），对糖类和脂类无固定作用。固定后的组织易收缩，但并无显著硬化。苦味酸用于皮肤、肌腱等坚韧组织的固定，可起到一定的软化作用，有利于降低连续切片的难度。由于可溶解软化火棉胶，需要行火棉胶包埋的标本应避免用含苦味酸的固定液处理。此外，需要检测组织中的微小钙化灶或某些强嗜酸性结构的场合，以及核酸相关实验，也应避免使用含苦味酸的配方，否则会因溶解、破坏而产生假阴性结果。

丙酮（acetone，C_3H_6O）为有刺激性气味的无色液体，易挥发，能与水、乙醇、三氯甲烷等互溶，能沉淀固定蛋白质，对糖原、核酸等无固定效果。丙酮过去常用于酶的低温、短时固定，渗透快，但标本收缩和硬化均较严重。

其他固定剂成分目前使用频率不高，或效果不佳。

二、常用固定液配方

仅用单一固定剂成分，无法达到良好的固定效果，需要采用酸碱缓冲、固定作用互补搭配等方式，才能发挥化学试剂的固定效能。这里介绍的固定液种类，满足了生物医学相关研究的绝大部分场合的需要，是使用频次较高的配方，是基于前人宝贵的实践经验。除此以外，还有新的优良固定液配方等待大家进一步去开发。

（一）缓冲甲醛溶液

所谓缓冲甲醛（buffered formaldehyde），就是用盐溶液形成酸碱缓冲对，使甲醛溶液的pH稳定在中性或略偏碱性，从而使甲醛的固定效能达到最佳。缓冲甲醛溶液，既有甲醛固定剂的诸多优点，也是少数几种可以在长时间储存的条件下保持性质稳定的固定液。

（1）中性缓冲甲醛。

基本配方：多聚甲醛40 g，$NaH_2PO_4 \cdot 2H_2O$ 4 g，$Na_2HPO_4 \cdot 12H_2O$ 13 g，蒸馏水定容到1000 ml。溶解多聚甲醛时尚需加入1 mol/L NaOH溶液0.2 ml（下文相同，不再赘述）。成液无色澄清，pH为7.3左右。

用途和特点：可用于大多数的动物显微研究；固定效果良好。本液渗透压很高，对多数成年哺乳动物组织固定是适合的，但处理某些标本时（如水生动物或胚胎组织），可能需要调整缓冲盐溶液的浓度，使渗透压维持在合理范围，以避免标本收缩。

（2）氢氧化钠-磷酸盐缓冲的中性甲醛。

基本配方：多聚甲醛40 g，$NaH_2PO_4 \cdot 2H_2O$ 16.88 g，NaOH 3.86 g，蒸馏水定容到1000 ml。成液无色澄清，pH约为7.2。

用途和特点：和中性缓冲甲醛一样，可用于大多数的动物显微研究；固定效果良好，总体效能（考虑组织切削难度、染色均一性和成像细节等）略好于中性缓冲甲醛。某些特殊场合同样需要注意调整缓冲盐溶液的浓度。若用于免疫电镜检测的标本，可在原配方基础上增加25%戊二醛40 ml，使之终浓度为1%。

（3）中性缓冲甲醛–戊二醛。

基本配方：多聚甲醛20 g，25%戊二醛100 ml，$NaH_2PO_4·2H_2O$ 4 g，$Na_2HPO_4·12H_2O$ 15 g，蒸馏水定容到1000 ml。成液无色澄清，pH约为7.4。

用途和特点：明确需要用于电子显微镜观察的标本应采用此液固定。光镜研究中，一般仅用于特殊制片。常规制片场合，本液处理的标本，由于背景着色加深，染色区分度反而不及单纯甲醛的配方。

（4）缓冲甲醛–苦味酸固定液。

基本配方：多聚甲醛20 g，饱和苦味酸150 ml，$NaH_2PO_4·2H_2O$ 3.74 g，$Na_2HPO_4·12H_2O$ 45.12 g，蒸馏水定容到1000 ml。成液黄色澄清，pH约为7.3。

用途和特点：该类固定液（Zamboni液）最早是为观察精子超微结构而设计，目前广泛应用于免疫组织化学和免疫电镜的标本制备。该液性质稳定，对光照破坏相对不敏感，可长期储存，标本固定后也可较长时间滞留固定液中保存。经其处理的标本，磷酸盐成分残留较多，应充分水洗后脱水；否则过早浸入乙醇，盐成分不能溶出，会增加某些精细制片的操作难度。此外，苦味酸对某些观察项目有干扰。比如经苦味酸处理过的小肠，潘氏细胞嗜酸性降低，伊红染料着色不明显；苦味酸成分对原位杂交实验也有干扰。

需进行荧光标记或共聚焦扫描成像的标本，为减少背景的自发荧光和降低厚切片制作的难度，可在此液的基础上改变，形成下述配方：多聚甲醛5 g，饱和苦味酸150 ml，$NaH_2PO_4·2H_2O$ 2.49 g，$Na_2HPO_4·12H_2O$ 30.08 g，蒸馏水定容到1000 ml。改变后，制作精细薄切片的质量不如原配方，且超微结构保存欠佳，不再适合电镜研究。

（二）含醇类的固定液

含醇类的固定液过去属于常规配方广泛使用，自从电镜观察实验普及以后，用量已大幅下降，目前主要用于需要固定糖分子的实验，在快速病理检验场合也经常使用。

（1）乙醇–乙酸–甲醛（AAF固定液）。

基本配方：40%甲醛100 ml，乙酸50 ml，无水乙醇850 ml，蒸馏水50 ml，临用前混匀。成液无色澄清。乙酸和乙醇的用量配比可根据标本性质，通过预试调整。一般乙酸终浓度应控制在0.5%~5%，乙醇则为50%~95%。若标本含水量高，乙醇浓度应降低；标本坚硬时，乙醇浓度降低的同时还应适当提高乙酸的比例。

用途和特点：本液配制方便（液体临用前混合，不用检测和调整pH，甚至可不用蒸馏水），固定速度很快，标本迅速漂白，便于判断固定深度，整体硬化程度良好，且能固定各种蛋白质和糖类，是快速检验、植物制片和科研预实验的上佳选择。固定时间为4~24 h，标本勿长时间保存在本液中。切片染色后背景清亮，对比鲜明。但是，用本液固定后膜脂质溶解，红细胞、线粒体、高尔基体等均被破坏，镜下见不到这些结构，因此本液不能用于超微结构观察。此外，由于具有红细胞破坏性和一定的膨胀性，本液用于灌注固定会堵塞小血管造成灌注失败。

（2）Bouin固定液。

基本配方：40%甲醛250 ml，乙酸10 ml，饱和苦味酸750 ml，临用前混匀。成液黄色澄清。

用途和特点：本液过去曾用于大多数组织的常规固定，细胞核着色鲜艳，现主要用于结缔组织染色和某些特殊染色场合（如Mallory三色法）。皮肤连续切片标本用本液固定后，切片难度有所下降。富含脂肪组织或黏液性腺体的标本经该液处理后结构清晰，但肾固定后则呈现结构紊乱、肾小管边界不清等缺点。固定时间12~24 h，标本勿长时间保存在本液中。本液处理的标本不宜进行火棉胶包埋和核酸相关的实验。

（3）含乙醇的Bouin固定液。

基本配方：40%甲醛150 ml，乙酸50 ml，95%乙醇饱和的苦味酸800 ml，混合后可保存一定时间。成液为黄色澄清。

用途和特点：与Bouin固定液性质相似，对糖类固定良好。建议配制后密闭放置1周以上再用，效果更佳。

（4）乙醇–甲醛。

基本配方：40%甲醛100 ml，无水乙醇850 ml，蒸馏水定容到1000 ml，临用前配制。

用途和特点：主要用于含有大量脂肪的大尺寸标本。固定后脂质被溶解，标本质地更均一，有利于制片。

（三）含重金属盐的固定液

含重金属盐的固定液目前仅有如下少数几种还在部分实验室常规使用。注意经该类固定液处理的标本，染色前应去除残留的铬盐和汞盐沉淀。

（1）Helly固定液。

基本配方：重铬酸钾2.5 g，氯化汞5 g，蒸馏水100 ml，混匀后为母液；临用前加入新制的微碱性40%甲醛溶液5 ml。成液为桔色澄清。

用途和特点：该液对细胞核和细胞质均有良好的固定效果，不损伤红细胞、线粒体等结构，对细胞质内的颗粒结构保存较精细，适合造血组织、免疫器官和分泌腺的观察，也很适合心肌闰盘的观察。标本尺寸宜小，固定时间6~20 h，切勿久置，否则甲醛被氧化成甲酸会造成固定效应改变。固定后的标本先用足量水漂洗再进入脱水程序。原配方中每100 ml成液还含有1 g硫酸钠，但实践证明该成分无实际意义，现已不用。

（2）Heidenhain固定液。

基本配方：氯化汞4.5 g，氯化钠0.5 g，三氯乙酸2 g，乙酸4 ml，40%甲醛20 ml，蒸馏水80 ml。先溶解氯化汞，临用前混匀各成分。

用途和特点：本液适合固定含有厚实角质层的标本，如足底皮肤、某些寄生虫、昆虫幼虫等，渗透速度较快，固定时间为4~24 h，固定后放入95%乙醇开始脱水，防止结缔组织膨胀。

（四）脱钙固定液

含骨或钙化灶的标本，显微切片前应设法软化。固定或后固定的同时，通过化学方法脱去组织的钙盐，是处理该类硬质标本的重要技术。脱钙固定液根据操作需求的缓急程度，可分为螯合脱钙液和酸性脱钙液两类。螯合脱钙液利用螯合剂缓慢吸附和溶解钙盐，对组织损伤很小，但耗时长，以EDTA−甲醛配方最为常用。酸性脱钙液作用迅速，但对组织有一定伤害，以甲酸−苦味酸混合脱钙液最为常用。脱钙固定液既可用于首次固定，也可在缓冲甲醛溶液固定充分后进行脱钙兼后固定。除非时间特别紧迫，尽可能不单纯使用硝酸、盐酸或甲酸进行脱钙操作。

（1）EDTA−甲醛。

基本配方：40%甲醛100 ml（用于后固定时减为50 ml），EDTA·Na$_2$ 55~80 g，用NaOH调整pH至7.0，蒸馏水定容至1000 ml。

用途和特点：本液脱钙过程温和，长时间浸泡对组织几乎无损伤。脱钙时间很长，一般每5天换液1次，需要5天~3周才能完成脱钙，适合时间要求宽松，而对结构精细度要求较高的场合。溶液pH应控制在中性，偏酸EDTA不易溶解，过碱会影响组织的化学成分，造成某些碱性染料着色困难。

（2）甲酸−苦味酸混合脱钙液。

基本配方：饱和苦味酸500 ml，40%甲醛167 ml，甲酸33 ml，临用前混匀。

用途和特点：本液为相对快速、稳定的脱钙固定液，即使脱钙充分后再超出一定时间，组织的损伤仍不至于太明显。固定时间根据含钙质的多少确定，8小时至数天均可。固定后使用自来水充分漂洗，去除酸液的影响。

（五）其他类型的混合固定液

根据实验目的，还有数十种可供选择的现成固定液配方，此处仅介绍常用的两种。实际工作中如需其他配方，可查阅技术手册，或按固定原理自行研制。

（1）Carnoy固定液。

基本配方：乙酸10 ml，三氯甲烷30 ml，无水乙醇60 ml。成液无色透明，易挥发。

用途和特点：本液适于固定染色体，显示核酸的实验效果良好；在需要固定糖原或粗面内质网的场合也有良好表现。本液兼有常规组织固定的用途，渗透速度很快，不易硬化，外层结构致密不易渗透的标本可考虑使用本液。本液对脂类没有固定作用。

（2）PLP固定液。

基本配方：由A、B两份储备液混合配制。A液：赖氨酸盐酸盐（分子量182.24）1.827 g溶于50 ml蒸馏水，然后加入0.1 mol/L $Na_2HPO_4 \cdot 12H_2O$ 使pH为7.4，再用0.1 mol/L、pH 7.4的PB（磷酸缓冲盐溶液）补足液量至100 ml；B液：8 g多聚甲醛，蒸馏水溶解后过滤，定容到100 ml。临用前A、B两液按体积比3∶1混匀，加入结晶过碘酸钠，使之终浓度为2%；调整pH为6.2。

用途和特点：本液适合固定富含糖分子的结构，原理是过碘酸氧化糖分子形成醛基，后者与赖氨酸的氨基交联发挥固定效应。虽然不涉及蛋白质反应，但与糖连接的糖蛋白也可同时被保存，此外，配方中的甲醛也可辅助固定蛋白质。固定后，标本的蛋白质抗原决定簇改变较少，故特别适合糖蛋白的免疫化学检测。

第三部分　固定对显微观察的影响

一、pH和渗透压

　　大多数固定液的固定效能与pH水平的关系并不十分明确。已知含甲醛的固定液，如果pH低于5.7，易与血红蛋白的代谢产物反应形成棕黑色不溶的色素颗粒；pH低于5.0时这种色素增加得更为明显。虽然色素沉淀通常不影响研究阅片和病理诊断，但极不美观。长期浸于未缓冲甲醛固定的标本，用苦味酸的乙醇溶液充分浸洗，可除去色素沉淀。在过酸或过碱的环境下，甲醛与蛋白质的固定反应也有所改变。实验证实，在酸性条件下，甲醛的固定速度最快，对日后免疫检测反应的影响最小；然而，酸性甲醛又不利于储存和减少人工假象。因此，应根据实验目的选择合适的pH水平。大多数场合，可用缓冲盐溶液将pH稳定在中性或微碱性，以同时兼顾试剂的保存性和固定效能的稳定性。

　　缓冲盐溶液不仅可平衡酸碱度，还能维持渗透压。磷酸盐、砷酸盐、碳酸盐、三羟甲基氨基甲烷（Tris）等形成的缓冲对均可起到良好的缓冲作用，大部分光镜实验制样更常使用磷酸盐缓冲对，因为其生理温度下稳定性良好，且有效成分不易挥发。理论上，磷酸缓冲液的渗透压维持在400~450 mOsm/L对固定效能的发挥最有利。但实践证明，更高的渗透压并无不妥。比如，多种中性缓冲甲醛的渗透压就介于940~1500 mOsm/L，此时固定效果良好。但是，高渗盐溶液带来的副作用有两方面：一是某些标本（如睾丸）极易收缩塌陷，造成切面结构失真；二是组织中会残留较多的盐成分，比如磷酸盐无法溶解于脱水乙醇，会给后续精细切片造成一定干扰。因此，在确保高渗的前提下，应根据标本刚好不收缩的原则，适当降低缓冲盐的摩尔浓度。

　　另外，标本的收缩不完全由渗透压过高引起，还与盐溶液的离子成分有密切关系。以磷酸缓冲盐溶液为例，如果仅有NaH_2PO_4和Na_2HPO_4（或NaOH），细胞不易收缩；如果加入NaCl（形成磷酸缓冲生理盐水"PBS"），即使渗透压远低于不含NaCl的磷酸缓冲盐溶液，肾小管、胰腺外分泌部等富含上皮细胞的结构都会显著收缩，实质性腺体的腺泡之间则会出现较大的空隙。

二、固定时机和固定时长

标本与固定液接触的时间，只要不晚于细胞自溶或停止血供后出现结构改变的时间，就不影响固定结果。如果无灌注条件，须直接从新鲜尸体获取组织，取材的先后顺序至关重要。一定要首先切取不耐受缺血损伤的结构，如脑、脊髓、肾上腺、胰、胎盘等，避免显微形态的破坏。有的器官即使取材固定不及时，形态上也无不利改变；但不能大意，因为改变仍在发生，只是光镜下难以发现。以胃为例，死后立即固定和2.5 h后再固定，光镜下的形态几乎无区别，这可能与胃壁受各种耐酸保护因素的作用有关；但后者HE染色整体偏浅，染色对比度极难进一步提高，说明亚细胞结构和分子成分在长时间缺血后已有损伤。

对于小型实验动物，基本上可保证及时取材固定；对人体和某些患病禽畜进行尸检则难以保证及时性。目前法医病理学有针对较长死亡时间的组织改变的研究，但尚缺乏3 h以内的可靠观察资料。如果实验取材的操作需要较长时间，不同标本从机体死亡到开始固定的时间有相差大于30 min的情况，就应当通过预试证明这种时间差不会对实验结果产生干扰。

开始固定后，标本需要浸泡多久，一般通过经验确定，原则是：下限不低于标本被固定液刚好完全浸透的时间；上限更灵活，不超过标本出现明显不利改变（如出现甲醛结晶、色素沉淀、抗原决定簇过度遮蔽等）的时间即可。大多数情况下，灌注固定的标本，后固定的浸泡时间为"过夜"（8~20 h）；非灌注标本的浸泡时间延长1倍。

三、不同固定方式

实验动物标本的化学固定主要采用灌注法和浸泡法两种，各有优势和缺点。

灌注固定的优势是速度快，各部分不论位置深浅均可立即得到充分固定；脑、脊髓等受到坚硬骨组织保护的柔软结构，以及必须快速固定的场合（如电镜标本取材）特别适用。动物实验通常采用灌注法。其缺点是压力需要准确控制，且难免使血管变形。生理条件下，动脉随着心搏而节段性地鼓胀；固定液注入后，动脉被固定在鼓胀的状态，其余血管和某些结构也一同充盈。这与真实结构不同，属于人工假象。灌注后，血细胞全部流失，不利于观察血液在组织的自然分布。对于初学者，灌注法略显困难，需要多次练习才能熟练掌握。

浸泡法的优势是简单易行，不伤害血细胞，血管形态相对更自然。其缺点是标本尺寸大或较为致密时，深部组织有固定不良的风险。此外，由于固定较慢，有的结构（如甲状腺滤泡内容物、肝细胞的糖原等）可能出现向一边偏斜或富集的现象，造成染色深浅不均。临床病理检验的取材和法医尸检，通常采用浸泡法固定标本。

四、标本厚度与渗透时间

对于非灌注标本，取材的厚度原则上不超过5 mm。这是一个重要的经验标准，为此要先解释两个概念：标本的厚度和试剂的渗透性。

厚度（distance，D）指固定液完全渗透标本时经过的最短路径的长度。图2-4示例了不同形状标本的厚度估计方式。同种标本，厚度越大，相同液体完全渗透所需的时间越长，固定处理的耗时越久。注意不能简单地将标本的"尺寸"和"厚度"的概念等同起来，二者并无直接关联。比如大鼠肾上腺的短径（厚度）约为2 mm，整体大小（尺寸）只有绿豆大小；而大鼠胃的尺寸和鹌鹑蛋相近，远远大于肾上腺，但由于剖开固定，胃壁厚度通常不足2 mm。因此，固定液完全渗透肾上腺的时间通常反而比渗透胃组织的时间更长。标本厚度与渗透时间相关，标本尺寸则决定了所需固定液的总量。

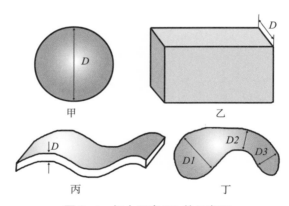

图 2-4　标本厚度(D) 的示意图

（甲）球形标本，厚度为直径；（乙）矩形标本，厚度为最短的边长；（丙）板状标本，厚度为板层的厚度；（丁）不规则标本，不同部位的厚度各异。

固定液渗透标本所需时间的长短，除厚度因素外，还受固定剂渗透性的影响。针对相同的标本，不同固定剂的渗透速度各异。根据测算数据，常用固定剂成分的渗透性由高到低排序为：5%乙酸＞4%甲醛＞95%乙醇≥4%氯化汞＞2.5%重铬酸钾＞饱和苦味酸＞2%锇酸。其中，乙酸比乙醇的渗透速度大约快1倍，且略快于甲醛。本课第二部分介绍的AAF固定液就是这3种渗透非常快的试剂混合而成，该液中，乙酸和乙醇的渗透速度有明显差异，如果标本厚度大，各成分到达深部组织的时间将很不整齐。此时深层和浅层组织相当于经由不同的试剂实现首次固定，显微形态上有较明显的差别。需要指出，上面的渗透性排序中，重铬酸钾的位次尚有争议，因为在不同的配方和固定机制下，其渗透速度颇为不同。

要估计固定液完全渗透的时间，应同时考虑标本厚度和试剂渗透性这两个因素。

一个简易的经验公式是：

$$T = (D / K)^2$$

上式中，D 为标本的厚度，K 为渗透常数。渗透越快的试剂 K 值越大。由于标本质地不同，组织内孔洞结构各异，以及其他环境条件难以预测，该公式用于计算渗透的绝对时间准确性不高；但非常适用于估计和比较相对用时。比如，根据预试确定厚度为 2 mm 的标本需要 2 h 才能被完全渗透，那么相同条件下，厚度为 6 mm 的标本则需要 9 h 才能完全渗透。之所以要求标本厚度尽量不超过 5 mm，就是确保深部组织能在 6~8 h 内实现充分、均一的化学固定，以免显微结构遭受破坏。

五、固定对标本化学反应性的破坏

化学固定保存了标本的微管结构和化学成分，也可能同时改变某些化学成分的性质。任何与组织化学反应有关的检测，都有可能受到化学固定的影响。常见的影响有溶解流失、反应位点遮蔽、化学结构破坏等类型。认识和熟悉这些破坏作用，才能准确判断和解读显微观察的结果。

（一）溶解流失

化学成分在固定环节即已溶解流失的例子不少，但大多未引起充分注意。为大家熟知的是脂类的流失。用含有较高浓度醇、酮类固定剂的配方处理标本，脂类易溶解，此后即使采用冷冻制片法，脂类相关的检测也很可能显示假阴性或出现反应性大幅减弱的结果。在常用固定剂中，仅有重铬酸钾和锇酸能在特定条件下固定脂类。醛类等其余固定剂均只能通过固定蛋白质或糖类，使脂类分子暂时维持在原位；后续操作中，脂类仍有溶解流失的风险。

除了脂类，还可能有其他成分被水或某些有机固定剂溶解。根据实验设计的原理，待检物是否发生溶解流失，应针对相应固定液设立操作对照。

（二）反应位点遮蔽

某些生物化学中常见的反应是以分子的空间三维结构为基础的。酶蛋白的催化反应、抗体识别并结合蛋白质抗原的反应均属于此类。醛类固定剂能引起蛋白质的广泛交联，形成的分子网络可能改变原来的空间结构，或者成为阻碍反应物接近的屏障。原有的反应位点被遮蔽，但并未被实质性破坏。

醛类固定剂的遮蔽效应非常普遍。而针对具体的某种分子，要想了解是否存在遮蔽效应，可通过查阅文献和预实验获知。报道显示需要经过抗原修复才能被免疫反应检出的蛋白质，或者须经特殊处理才能可靠检出的其他生物活性分子（如被蛋白质包裹的核酸），其反应位点都极易在醛类的交联作用下被遮蔽。甲醛固定造成的遮蔽，在免疫检测等场合还有修复的可能（参见第9课）；戊二醛固定造成的交联则难以逆转，因此较少用于涉及组织化学反应的实验。

论标本微观形态的保存效果，目前最好的固定剂仍然是醛类，尚无真正可靠的替代试剂。另外，几十年来全球临床、科研、教学和法医鉴定单位建立的组织标本库，均基于醛类固定和石蜡包埋的技术体系；转变固定技术后，与既往资料无法比较，回顾研究的一致性难以保证。因此，在需要保存标本精细结构的场合，通过灌注固定、降低醛类的浓度或微波处理等方法减少醛类固定剂的作用强度，减少交联造成的遮蔽，相较弃用醛类而牺牲形态结构，是更为可取的措施。

（三）化学结构破坏

与反应位点遮蔽不同，固定剂对有的化学成分可能造成实质上的结构改变，从而破坏其发生反应的基础。这类破坏作用难以逆转和补救。在设计实验前，应充分了解和进行预试，以确保待检结构及其关键化学成分不被固定剂损伤。根据经验，很多有分泌颗粒的细胞，检测时应特别注意该问题。比如观察消化管壁中肥大细胞的分泌颗粒，如果用正常浓度的甲醛固定液处理，颗粒内含的酶和其他物质将发生结构改变，检出的阳性率和反应强度都将大幅降低。原因在于，酶的反应位点本身就可能在甲醛的交联作用下发生结构改变。此时，依靠酶促反应原位检出酶蛋白的技术不再有效，应改用针对空间结构的方法（如免疫组织化学法）。

延伸阅读

微波固定法

本课介绍的化学固定方法，依靠的是试剂浸透组织，并与组织的生物分子基团发生恰当的反应。其实，"固定"的概念不止于此。冷冻、加热、微波照射等对生物分子造成的变性，有时也属于一种固定作用。为了加快化学固定的速度，使厚度较大的组织能达到各层次相对均一的固定，微波固定（microwave fixation）方法在1970年以后被引入显微形态学技术。

微波固定的基本原理是：在高频微波照射的作用下，组织内部的生物分子之间发生快速振荡；在分子热运动和相互碰撞过程中，迅速产生较大热量，加速固定剂对组织的渗透，并使固定反应大大加快，从而实现在很短时间内对标本组织的充分固定。有报道显示，不加固定剂而直接使用生理盐溶液浸泡标本，微波照射也能达到一定的固定效果，说明微波本身也具有引发固定反应的特性。

微波固定强调的是分子快速振荡和化学反应的提速，而不是使标本所处环境达到高温条件。标本应始终浸没于温度适中的固定液，并确保液量充足。用预冷的固定液浸泡标本，中等功率（600~800 W，可根据预试确定）微波照射20 s；快速冰浴降温后，再照射20 s，重复该操作3~5次，即接受微波照射总共约100 s。全程注意监控固定液温度，以不超过40 ℃为宜（最高不超过45 ℃，温度过高时标本易收缩变形）。微波固定操作中，挥发性固定剂成分（如甲醛）更易逸出到空气中，威胁操作人员健康，因此尽可能保持良好通风，或在通风橱操作。

微波固定法特别适合尺寸大、结构致密且无法及时灌注固定的标本。比如临床手术获得的厚度约1 cm的病变肝组织，常规浸泡固定需要10 h以上方可渗透，且深部难免固定不良。经微波照射后，继续室温浸泡约1 h，可确保达到充分、均匀的固定。

微波固定法处理的组织，核膜清晰，染色质着色柔和，但形态结构的保真度和分子反应特性的保持，与微波处理条件有很大关系。虽然该方法目前已在科研和临床诊断中广泛应用，但教学标本制作和追求精细成像的场合，还需要进一步摸索和规范。

（郑翔）

第 3 课
石蜡显微制片法

本 课 内 容 提 要

　　石蜡显微制片是显微形态学技术的常用基本方法。本课的实践部分，要求掌握石蜡包埋和轮转式石蜡切片机的操作。知识拓展部分，首先，应熟悉标本脱水和包埋的不同技术流程，并能根据实验需要做出选择。其次，通过知识学习，熟悉石蜡制片技术的原理和技能提高的技巧，了解切片刀的类型和参数，以及载玻片防脱处理的方法。最后，进一步熟悉、了解石蜡制片可能给实验研究带来的人工假象、化学特性改变等干扰因素。本课的操作内容需要花时间认真练习、巩固，逐渐形成自己的经验，并在操作中理论联系实际，才能达到稳定和精细的技术水平。

第一部分　石蜡显微制片操作

实验1　组织脱水与石蜡包埋

➔ 【实验目的】

掌握动物组织标本的常规石蜡包埋法。

➔ 【实验材料】

标本：第2课操作中获取的小鼠组织标本（其中，肝、胰、十二指肠、肾上腺和肾不要遗漏）。

试剂：蒸馏水，无水乙醇（用于配制70%乙醇），四氢呋喃（分析纯，新近生产，未开封），包埋用微晶石蜡（熔点54~56 ℃）。

用具：广口瓶（瓶盖和密封部耐四氢呋喃溶解），平镊（2套，分别用于脱水和浸蜡），手术刀片，包埋模具，标签纸，标记笔，水盆（如无冷却台）。

设备：恒温箱，石蜡包埋工作台，冷却台（非必需）。

➔ 【操作指引】

1. 组织标本浸入自来水漂洗1 h。

2. 70%乙醇浸泡1 h[1]。

3. 70%乙醇–四氢呋喃1∶1（v/v）混合液浸泡30 min[2]。

4. 四氢呋喃Ⅰ脱水1 h。

5. 四氢呋喃Ⅱ脱水1 h。

6. 四氢呋喃Ⅲ脱水1 h。

7. 石蜡Ⅰ恒温60 ℃浸透1 h[3]。

8. 石蜡Ⅱ恒温60 ℃浸透1.5 h。

9. 在恰当的模具[4]中，倒入石蜡，然后立即放入标本，调整切削面方位。

10. 在冷却台或水盆中使模具从底面开始冷却，等待10 min以上，确保完全凝结。

11. 取下蜡块，根据需要修结[5]。

➔ 【备注】

（1）从本步骤开始，脱水容器放在摇床上摇动，以加快脱水速度。

（2）四氢呋喃极易挥发，标本在各级四氢呋喃间转移的动作不可太慢，避免标本变干。

（3）浸蜡的操作，在恒温箱或包埋工作台操作均可。

（4）纸质、塑料盒、金属凹片、双"L"铜框、固定多孔铜框等均可。

（5）用手术刀片切去标本周边的多余石蜡，使标本边缘和蜡块边缘相距2~4 mm。

➔ 【结果与质量控制】

标本完全镶嵌在石蜡中，周围无气泡或发白的区域；蜡块整洁，切削面方位正确。试切无困难，切面及时用热蜡封闭。保存蜡块的环境温度不高于35 ℃。

➔ 【思考】

1. 为什么要用石蜡把组织从里到外包埋起来？

2. 包埋操作中，模具内为什么要先倒石蜡再放入标本？

3. 当需要批量、分组包埋标本时，包埋蜡块应怎样进行可靠的标记？

实验2　石蜡切片

➔ 【实验目的】

掌握石蜡切片的基本操作。

➔ 【实验材料】

标本：肝、十二指肠、肾的石蜡包埋块。

试剂：30%乙醇溶液（非必需），包埋石蜡。

用具：切片刀片，软毛笔，小弯镊，防脱载玻片（带磨砂边），铅笔，金属小铲。

设备：轮转式石蜡切片机，摊烤片仪，恒温箱。

➔ 【操作指引】

1. 安装切片刀片，检查、调整刀片的角度到4°~5°[1]。

2. 将切片机的标本座（夹）退回，并检查、调整标本夹的角度[2]。

3. 将标本蜡块（或连同其底座）安装到切片机标本座（夹）上，并适当紧固。

4. 根据蜡块切削平面调整刀座的位置，使刀刃刚好接触切削平面。

5. 按15~20 μm厚度修块，直到断面满足取片要求。

6. 按4~8 μm厚度切片[3]。

7. 用摊烤片仪恒温40 ℃水浴展片。

8. 用防脱载玻片捞片，并使标本蜡片裱贴在玻片的合适位置。

9. 重复6~8步，直到完成同一标本的切片操作。

10. 卸下标本蜡块。如有多个标本需要切片，重复2~9步。

11. 收集切片玻片，恒温箱中40 ℃烤片过夜。

12. 清洁切片机和废蜡盘，拆卸刀片妥善保管，然后给切片机盖上防尘罩。

➤ 【备注】

（1）一般切片工作中，刀片可以常规保持在某个角度，通过手法和经验来适应。也可以根据情况临时改变角度，原则是：标本块越硬，刀片与标本切削面之间的倾角越小。

（2）教学切片操作中，保持标本座方位不变，要求在标本修块和包埋时做成规范的方向和切削平面。

（3）切片操作的方法是：左手持软毛笔，右手旋转机器的手柄，完成切片；用软毛笔托起蜡带或引导蜡片展开（图3-1）。

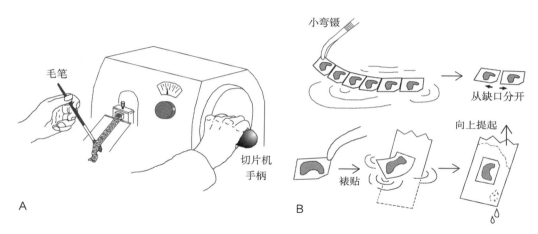

图 3-1 石蜡切片和切片裱贴
（A）石蜡切片时双手的操作；（B）展片与裱贴切片的操作。

➤ 【结果与质量控制】

标本断面与蜡片紧密结合，切面厚度均一，无裂痕、破损、局部缺失等现象。展片未造成标本结构松散或分离。切片在裱贴于载玻片除磨砂边以外的正中部位，标本边缘距玻片长边边缘至少3 mm，距短边边缘至少5 mm。系列切片彼此裱贴部位和角度一致；阵列切片排列整齐，间距适当。

➤ 【思考】

1. 切片刀片和标本蜡块切削面的夹角最小为多少？

2. 如需制作一个标本蜡块的连续阵列切片，修块和切片时应注意哪些操作要点？

3. 切过的标本蜡块，如果今后需要再用，应如何处理和保存？

第二部分　石蜡显微制片法知识拓展

一、脱水剂的类型及其应用

石蜡包埋法中，由于石蜡是烃类有机物，与水完全不相溶，因此需要先将标本中的水置换成能够溶解石蜡的溶剂，才能实现包埋。该置换过程称为脱水（dehydration）。脱水剂一般选择既能溶于水又能溶解石蜡的试剂。为了缩短脱水时间和提高操作稳定性，广泛采用分步法（如先用乙醇脱水，但乙醇并不溶解石蜡；然后再用二甲苯置换乙醇，此时石蜡可溶于二甲苯）脱水。

（一）乙醇、二甲苯

乙醇兼有固定和脱水的效能，是最常用的脱水剂，脱水期间可使组织充分硬化。由于高浓度乙醇可造成组织收缩，因此标本应先用较低浓度开始脱水，然后逐级提高浓度。浓度越高，提升的梯度应越小，直至浸入无水乙醇。根据经验，大部分哺乳动物组织从50%乙醇开始脱水，经过70%、80%、90%和95%的乙醇浸透后再浸入无水乙醇，收缩相对较少；水生动物或胚胎组织等，从30%乙醇开始，结构保真度更高。如遇经由乙酸或高浓度乙醇固定的标本，则应从70%~90%乙醇或不低于固定浓度的乙醇开始脱水，否则会对固定效果造成破坏。为确保彻底脱水，浸入二甲苯之前，标本须浸两份新制的无水乙醇；每份停留时间不少于20 min，两份的时间加起来最好不超过4 h，以防组织过硬、脆化。脂肪或富含油脂的组织，浸入无水乙醇前应在多份95%乙醇中充分脱脂。

经无水乙醇充分脱水的标本方可浸入二甲苯。二甲苯为无色液体，有特殊气味，易挥发，折光指数较高，组织浸透后呈透明状。故二甲苯浸透的操作常称为"透明"（clearing）。如果乙醇脱水不充分，组织会呈现浑浊雾状，此时必须退回无水乙醇重新彻底脱水。二甲苯易造成组织进一步收缩、脆化，故标准5 mm厚的标本，两份二甲苯的浸透总时间应不超过1.5 h。

表3-1给出了标准5 mm厚实质器官组织块在室温下的乙醇-二甲苯脱水步骤和时间。

表3-1　标准5 mm厚实质器官组织块的乙醇-二甲苯脱水流程

试剂与浓度	处理时间	备注
50% 乙醇	2 h	含水多或柔嫩标本先经30%乙醇；特殊固定的标本应从高浓度开始

续　表

试剂与浓度	处理时间	备注
70% 乙醇	2 h	如果没有时间连贯处理,大部分标本可在本浓度长期停留
80% 乙醇	2 h	大部分成年哺乳动物标本可在本浓度长期停留
90% 乙醇	2 h	
95% 乙醇	2 h	如果组织含大量脂肪,本浓度应确保充分脱脂,可换液或延长时间
无水乙醇 I	1.5 h	
无水乙醇 II	1.5 h	
二甲苯 I	40 min	如果已经充分透明,时间可酌情减少
二甲苯 II	40 min	

（二）三氯甲烷

三氯甲烷（trichloromethane，又名"氯仿"，chloroform），是无色有刺激性气味的液体，易挥发，比重大于水。三氯甲烷可与乙醇和石蜡互溶，但不能有效置换水，因此也用在乙醇脱水后的透明步骤。与二甲苯相比，三氯甲烷浸透速度更慢，但组织不易过度收缩和硬化，适于处理对时间的要求不紧迫，柔软而尺寸很大的标本。此外，三氯甲烷并非完全不吸水，标本无需浸入无水乙醇彻底脱水，也可避免过度硬化。标本投入三氯甲烷后浮于表面，应加盖干燥洁净的脱脂棉压住标本，防止表面干燥。表3-2给出了标准5 mm厚实质器官组织块的乙醇–三氯甲烷的脱水步骤和时间。

表 3-2　标准 5 mm 厚实质器官组织块的乙醇 – 三氯甲烷脱水流程

试剂与浓度	处理时间	备注
50% 乙醇	2 h	含水多或柔嫩标本先经 30% 乙醇;特殊固定的标本应从高浓度开始
70% 乙醇	2 h	如果没有时间连贯处理,大部分标本可在本浓度长期停留
80% 乙醇	2 h	大部分成年哺乳动物标本可在本浓度长期停留
90% 乙醇	2 h	
95% 乙醇	2 h	如果组织含大量脂肪,本浓度应确保充分脱脂,可换液或延长时间
95% 乙醇－三氯甲烷 1:1 (v/v)	1 h	
三氯甲烷 I	2 h	标本上方覆盖脱脂棉,下同
三氯甲烷 II	2~4 h	大尺寸标本此步用时可延长

（三）丁醇

丁醇（butanol）按羟基的位置分为正丁醇（n-butanol）、异丁醇（i-butanol）和叔丁醇（t-butanol，又名"第三丁醇"），各自的理化性质有所不同。与二甲苯相比，几种丁醇的渗透速度均较慢，但对组织的收缩、硬化作用更弱，尤其是几乎不会造成过度硬化。经丁醇处理的标本，通常切片难度不大，易形成较高质量的切片。其中，叔丁醇与正丁醇相比，硬化作用更小，脱水能力更强（水溶性更大）；叔丁醇挥发性更强，从包埋石蜡中清除较正丁醇快。美中不足是丁醇（包括正丁醇和叔丁醇，下同）熔点过高，室温低于20 ℃常发生凝固，常规须在37 ℃恒温箱操作。此外，丁醇脱水的浓度梯度设置较多，操作耗时长，因此一般用于难切标本或较大尺寸标本的脱水。由于渗透慢，丁醇脱水完成后，还要经过丁醇–石蜡1∶1（v/v）中继，才能浸入纯蜡液中。表3-3给出了乙醇–叔丁醇脱水的详细步骤和时间。

表3-3　标准 5 mm 实质器官组织块的乙醇 – 叔丁醇脱水流程

试剂与浓度	处理时间	备注
50% 乙醇	2 h	含水多或柔嫩标本先经 30% 乙醇；特殊固定的标本应从高浓度开始
70% 乙醇	2 h	如果没有时间连贯处理，大部分标本可在本浓度长期停留
80% 乙醇	2 h	大部分成年哺乳动物标本可在本浓度长期停留；此步常过夜
80% 乙醇 - 叔丁醇 2∶1（v/v）	2 h	经常或持续摇动，下同
80% 乙醇 - 叔丁醇 1∶1（v/v）	2 h	
80% 乙醇 - 叔丁醇 1∶2（v/v）	2 h	
80% 乙醇 - 叔丁醇 1∶5（v/v）	2 h	
96% 叔丁醇	2 h	叔丁醇∶乙醇∶水＝96∶4∶1
叔丁醇Ⅰ	2 h	一般在 37 ℃恒温箱进行，下同；注意多次摇动
叔丁醇Ⅱ	过夜	
叔丁醇Ⅲ	4 h	
叔丁醇 - 石蜡 1∶1（v/v）	1 h	在 60 ℃恒温箱进行

（四）四氢呋喃

四氢呋喃（tetrahydrofuran）为有刺激性气味的无色液体，极易挥发。四氢呋喃可与水和石蜡互溶，且渗透速度很快，可直接用于脱水而不必经乙醇中继。四氢呋喃的优点一方面是对标本的收缩作用小，结构保真度高于二甲苯、三氯甲烷和丁醇；另一方面是渗透速度远快于其他常用脱水剂，适用于需要快速脱水包埋的场合。其缺点是本身长时间接触空气易发生化学反应而氧化变质，使组织结构的保真度下降，且可能产生易爆的过氧化物。此外，四氢呋喃挥发很快，使用自动脱水设备时浪费严重，提高成本（但从石蜡中清除很容易）。四氢呋喃处理的标本，并不发生过度硬化，与三氯甲烷的优点相当，易切性略次于叔丁醇。

本课实验操作的"实验1"使用的就是标准5 mm组织块的四氢呋喃脱水流程。由于有的标本可能采用含乙酸或醇类的固定剂处理，因此实验室统一的脱水流程一般还是先用70%乙醇脱水，再通过70%乙醇-四氢呋喃1:1（v/v）过渡到纯的四氢呋喃完成脱水，以便分批采集的标本停留，等待收齐后一起操作。

（五）其他脱水剂

日常显微制片工作主要使用上述4种脱水方案。此外尚有环保脱水剂"T·O"、乙醇代用品异丙醇、强脱水剂丙酮等，但使用频率不高。除此之外的其他脱水剂，要么性能无优势，要么健康毒害作用过大，目前已基本不再使用。

（1）T·O。

T·O透明剂提取自松节油，无色，无挥发毒性，能溶解乙醇和石蜡，一般用于替代二甲苯，作为标本包埋前浸透或切片染色前脱蜡（透明性不如二甲苯，不用于染色后透明）用。使用T·O透明剂的实验室，空气中没有其他脱水试剂特有的刺激性气味。T·O透明剂比二甲苯柔和，标本不易过度硬化和收缩，但包埋块易切性不如丁醇；渗透速度慢于二甲苯，快于丁醇。T·O透明剂可回收重复使用的次数远少于二甲苯和丁醇，多次使用后粘性会升高，固定标本结构保真效果明显下降。

（2）异丙醇。

异丙醇（isopropanol，C_3H_8O）是普通制片、染色实验中无水乙醇的代用品，对组织的硬化和收缩作用比乙醇轻微；但不能溶解火棉胶和多数常用染料，故不能广泛用于乙醇擅长的火棉胶包埋、染色切片处理等场合。

（3）丙酮。

丙酮（acetone，C_3H_6O）脱水能力强于乙醇，且兼具强效脱脂的作用。乙醇–二甲苯流程中，将第二份无水乙醇变更为丙酮-无水乙醇1:4（v/v），脱水时间不变，脱水、脱脂不彻底的问题可得到改善。但是，丙酮脱水后组织的收缩和硬化程度均有增高的风险，应严格控制脱水时间。

（六）标本脱水程序

前面介绍各种常用脱水剂时，已列出了相应的标本脱水程序。具体实验中，选择何种程序，主要由固定液类型、操作日程安排和脱水操作的器械条件决定。根据现有研究，不同脱水程序对石蜡切片标本的染色性和分子的原位可检出性无显著影响。

固定液方面，各种缓冲甲醛配方固定液、Helly固定液或脱钙固定液处理后，本书所列的脱水程序均可选用。凡含有醇类或酸类的固定液，固定后不能水洗，须从70%以上浓度的乙醇开始脱水；其中，AAF、Bouin（包括含乙醇的Bouin）或Carnoy固定的标本，经丁醇–叔丁醇脱水程序处理，收缩程度和切片难度均最小，该方法特别适合皮肤、肌腱等坚韧标本的制片。柔软而尺寸很大的标本（如脑半球），乙醇–三氯甲烷程序的处理效果相对更理想。

日程安排方面，四氢呋喃程序耗时最短（半日内完成），具有绝对的速度优势，但对试剂纯度要求高，因而成本也较高。乙醇–丁醇程序耗时最长（3天），但标本硬化程度恰当，不担心脆化，切片难度低。乙醇–二甲苯程序和乙醇–三氯甲烷程序耗时居中（1天或1天半），前者少用2~4 h，后者结构保存更精细。

器械条件方面，如果常规使用自动脱水机，四氢呋喃和三氯甲烷则均不适合。这两种试剂挥发很快且溶解有机材料的能力很强。一方面，机器无法确保密封，挥发损失太大；另一方面，密封部件和管道在试剂的侵蚀作用下老化较快。乙醇–叔丁醇脱水程序在冬季使用时，必须配备37 ℃恒温箱，否则试剂会凝固，无法操作。

二、包埋石蜡

（一）石蜡的性质

石蜡的化学本质是一种碳原子数为18~30的烃混合物，以直链烷烃为主要成分；室温下为白色无气味的固体，重压易碎裂，切削成薄片时有一定柔韧性；熔点高低与烃分子的长度和结构有关；碳链长的烃分子占比越高，石蜡的熔点越高，室温下硬度也越大，一般熔点在42~65 ℃，包埋用的石蜡，通常熔点为54~56 ℃，在没有空调的情况下，冬夏两季均可使用，且对绝大多数标本和各类检测无不利影响。

石蜡不溶于水和乙醇，可溶于二甲苯、三氯甲烷、丁醇、四氢呋喃等试剂。经过脱水操作浸入石蜡的标本，原来充满水的结构和空隙，将全部被烃分子取代填充。石蜡对整个标本能形成良好的支撑，有利于切出微米级的高质量切片。为了降低切片难度，二甲苯和四氢呋喃程序处理的标本，包埋石蜡的熔点可以适当升高2~4 ℃；叔丁醇处理的本身质地柔软的标本，可适当降低2 ℃。这样可使蜡和标本的硬度保持一致。

（二）包埋石蜡的制备

组织包埋应采购精制的微晶石蜡。精制程度不高时，石蜡中会混有少量非烃化合物或稠环芳烃等杂质，经常熔化和暴露在光照下，易氧化变质，呈现明显的黄色或灰褐色，并伴有气味改变。这些改变对包埋于其中的标本有何不利影响尚未明确。

新购石蜡最好不要立即使用，可置于恒温箱或包埋机缓慢熔化，然后自然冷凝。即使精制微晶石蜡也应至少经过1次熔化和凝固操作，既验证熔点和性能，也可沉降固体杂质、排除挥发性杂质及混入的微小气泡，使石蜡的质地更均一。除非加入添加剂，一般不用明火快速加热，以免造成性质改变或使混入的其他成分过快变质。制备包埋石蜡时，不要把熔点差异在4 ℃及以上的石蜡混合在一起。

过去为改善切削韧性，有时向包埋石蜡中添加蜂蜡。蜂蜡与石蜡的体积比约为1∶200~1∶100。蜂蜡是一种动物蜡，熔点在60 ℃以上，淡黄色，有特殊香气。加入蜂蜡并充分熔化混匀后，包埋石蜡略显淡黄色，有清香，熔点并不升高。凝固的蜡质地细腻均匀，晶体更细微，对组织的伤害很小，切片时韧性良好，蜡片不易碎裂破损，在较低的水温也能成功展片。需注意的是，包埋用微晶石蜡和低熔点石蜡不需要常规添加蜂蜡，因为添加后反而增加展片和炎热夏季切片操作的难度。

（三）回收利用

包埋石蜡需要经常回收并循环利用。使用过的回收石蜡，切削性能通常略优于新石蜡。因此，回收利用的目的不仅是节约，更多的是在于提升包埋质量。

每次完成包埋操作后，应及时修结包埋块，把标本周边多余的蜡切去（通常大部分蜡都被切去）。切下的余蜡如果表面未沾上水分，可立即倒回化蜡容器内熔化备用；沾上水分的，晾在托盘中过夜，然后回收熔化。

第1、2份浸蜡蜡液也有必要定期净化回收，但频率不必过高，每学期最多1次即可。可在熔化状态将蜡液倒在一个托盘中铺成薄层，刚冷凝而未变硬之前立即揭起；晾置过夜，让残留的脱水剂或透明剂从薄层中挥发出去；然后打碎，重新倒回化蜡容器。

包埋石蜡长期使用和回收后，熔点会稍有上升，硬度略有提高，切削韧性显著加强。熔点升高是因为石蜡本来是混合物，熔点略低的烃分子更快地蒸发掉，使高熔点成分的占比逐渐增大。控制化蜡的温度，使之恒定在高于石蜡熔点4 ℃的温度，可大大减慢这种改变。切削韧性加强可能是标本含有的某些油溶性成分进入石蜡所致。熔点和韧性的改变对常规切片没有不利影响。

三、轮转式切片

目前石蜡包埋标本主要采用轮转式切片机切片。轮转式切片机有操作方便、精度高和易制作连续切片的优点。为实现这些优点，须做好包埋、修块、切片、展片、裱贴等各个环节的工作。

（一）包埋方式和蜡块修结

对包埋蜡块进行正确修结，既是规范性要求，也是技术性保障。一方面，受到标本座的前进距离和刀片–标本间距的限制，标本蜡块不能太大；另一方面，在制作连续切片或阵列切片的场合，为使断面之间尽可能靠近，标本周围不能留有过多石蜡。因此，标本的包埋方式和蜡块的正确切割、修结都很重要。

（1）包埋方式。

标本的包埋方式，与自身尺寸、切片机标本座的夹持方式和实验制片的目的有关。常用的包埋方式有单标本直接包埋、单标本带盒包埋、多标本同时包埋、复合阵列标本包埋等。各种包埋方式及所用模具见图3-2。

单标本包埋通常采用简易金属凹片模具；尺寸超过模具限制的标本，可采用自制的纸包埋盒（图3-3）。如果切片机标本座不能直接夹持蜡块，而需将标本粘结在标

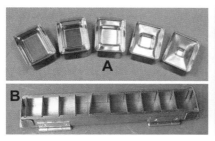
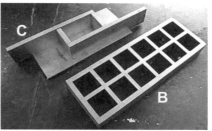

图 3-2　石蜡包埋方式和模具

（A）简易金属凹片模具，用于单标本包埋；（B）多孔金属包埋模具（焊接式
与活叶式），用于一次包埋多个不超过常规尺寸的标本；（C）双"L"形包埋
框，较灵活，可用于单标本、多标本和复合阵列标本的包埋。

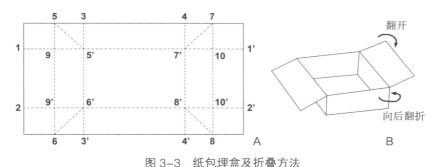

图 3-3　纸包埋盒及折叠方法

（A）数字示意折叠顺序；（B）折好的纸包埋盒。

准样本盒上，可在模具内的蜡液冷凝前放上盒子，冷透后蜡块就与盒子粘在一起了。因此，带盒包埋时使用简易金属凹片做模具通常最为快捷。

　　如果一次包埋多个标准尺寸的标本，可采用多孔金属包埋模具。该类模具有活叶式和焊接式两种。活叶式稍灵活一些，中间的金属插片可根据需要取走一部分以便放下超长标本，且多数情况下取出包埋块时没有焊接式那么费劲。不过，活叶式发生局部变形、插片丢失的几率更高。

　　如果包埋复合阵列蜡块，或标本长度超过模具限制，可采用双"L"形包埋框（也可采用自制纸盒）。这种模具围成的蜡块，短边固定为普通盖玻片宽度，长边尺寸则可灵活变化。

　　（2）蜡块的修结。

　　蜡块切割修结的意义有3点：便于后续切片和展片操作；减少序列切片之间的间隔距离；及时回收利用多余的包埋石蜡。

　　修结的基本要求是（如图3-4）：以标本的切削面为基准，切去多余石蜡，使该平面刚好或即将暴露为宜；与切削面垂直的4个侧面，切去多余石蜡形成矩形，使蜡块边缘与标本边缘之间间距为2~4 mm，并做到对边平行；根据标本特点和实验需要，切去4个侧角之一，形成贯穿包埋块侧边的一个小的斜面；切削面相对的底面与切削面要基本平行（粘有标本盒或插有标记时可不修结）。

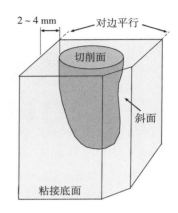

图3-4　包埋蜡块修结的要求

（二）基本操作过程

包埋蜡块准备好后，石蜡切片的操作过程分为轮转切片、展片、贴片、烤片4个步骤。

本课的操作部分已经介绍和实践了轮转切片的具体操作，需要一定的练习和经验积累，才能自如应对各种特殊的困难。比如，有的标本难以切出完整的断面，此时首先需要准确判断原因。如果是过度硬化所致，就应当采用软化蜡块的办法，如热敷、吹气，并加快切割时的手柄转动速度；如果是标本过软所致，则需要采取冰敷、加大刀片倾角、减慢手柄摇动速度等措施；如果有时能切出满意断面，有时又出现困难，还要检查切片机各部位是否紧固。表3-4总结了部分常见的切片困难的原因和解决方案。实际工作中可能还会遇到其他的麻烦，应结合知识和操作经验，根据出现的现象进行具体分析。

表3-4　轮转式石蜡切片操作中常见困难的原因和解决方案

操作遇到的困难	通常的原因	常用解决方案
标本切面粉末化	乙醇脱水或二甲苯处理超时，组织脆化	重要或难以再取的标本，见下文"难切标本的纸辅助法"；不紧要的标本建议丢弃，重新获取和处理
标本切面破碎较多	1）吹热气后改善：脱水超时或浸蜡温度过高造成的过度硬化； 2）吹热气后加剧：脱水不足造成浸蜡不充分，或石蜡硬度与组织硬度明显不匹配	1）过度硬化：热敷切削面，每切一张吹一口热气，或加快切割速度； 2）浸蜡不充分或硬度不匹配：尝试冷敷切削面，适当增大刀片倾角，或减慢切割速度（如不奏效，非紧要标本应丢弃重做）
有时出现切片脱失或厚薄明显不均	1）标本座、刀座之一未充分固定； 2）偶尔为机器内部的机械故障所致	检查并紧固各个机件
切面出现横向裂纹	1）刀片倾角过大； 2）偶尔为机件未充分固定所致	1）适当减小刀片倾角； 2）检查机件紧固情况
切片横向褶皱明显	1）石蜡熔点过低（过软）； 2）刀刃不够锋利； 3）刀片倾角偏大	1）冷敷蜡块，夏天可适当降低室内温度； 2）换刀刃位置或换新刀片； 3）稍减小刀片倾角，或改变切割速度

续　表

操作遇到的困难	通常的原因	常用解决方案
切面出现纵向划痕甚至纵向裂口	1）标本以外区域有毛发、骨片、细砂粒等微小异物残留； 2）组织含有微小骨片、钙化灶等结构； 3）刀刃出现异常磨损或豁口； 4）偶尔见于刀片背面污染	1）用针挑去异物； 2）按硬化标本的方法处理； 3）换一处刀刃，或换新刀片； 4）清洁刀片背面
切片卷起	1）切片刀倾角过大； 2）刀刃锋利程度下降； 3）切片厚度过大； 4）刀片表面不清洁	1）适当减小刀片倾角； 2）更换锋利刀片； 3）调小切片的厚度； 4）清洁刀片表面
切片分离，不能连接成蜡带	1）蜡块上下边缘不平滑； 2）蜡的熔点过高（硬度过大），或室温过低	1）重新修结蜡块上下边缘； 2）必须做连续片时，改用手工逐张贴片拼接
蜡带弯曲	1）蜡块上下两边不平行； 2）标本相对应范围内的刀刃锋利程度不一致	1）重新修结使蜡块上下边平行； 2）换刀刃的位置，或换新刀片
切片粘刀	1）新刀片粘有机油未充分擦拭； 2）刀片倾角过小	1）清洁刀片； 2）适当增大刀片倾角
切片粘蜡块	1）室内干燥，反复切片产生静电； 2）刀片背面粘有蜡或标本废屑； 3）刀刃钝化	1）用湿手接触蜡块和附近机件，等待片刻再切，室内可适当加湿； 2）清洁刀片背面； 3）换刀刃位置或换刀片

　　获得切片后，需要展平并裱贴于载玻片。最常用的方法是水浴法，即让石蜡切片漂浮在温水表面，利用水面张力使切片展平，然后用载玻片捞起切片，晾干后切片就可贴附在玻片上。展片和贴片是一个连贯过程。水浴法展片的水温一般恒定在低于石蜡熔点15 ℃的水平。温度过高，展片太快易使组织结构松散；温度过低，展片能力不足，易出现切片局部褶皱、小叶结构之间过分靠拢等现象。裱贴的切片，应位于载玻片除去磨砂区域的中央位置，角度方位符合观察习惯；如为序列切片，还要求两张叠放时，彼此之间基本重合。

　　裱贴的石蜡切片应及时烤片，才能确保贴稳。含血液成分较多的组织，如脾和肝，从水浴捞起后应尽快开始烤片，否则局部可能贴附不牢。常规烤片的条件为37~40 ℃过夜。紧急操作可采用60 ℃烤片1~2 h的办法；但此时支撑、保护标本的石蜡将流失，切片必须立即进入后续处理程序，不能继续保存。

　　至此，整个石蜡制片的各道工序全部完成（流程总结见图3-5）。

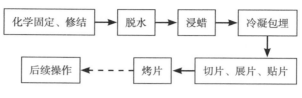

图3-5 石蜡制片总流程

四、切片刀

如果仅针对石蜡切片，目前市售的一次性切片刀就完全能满足日常操作的需要。一次性切片刀是预先按批量标准制好的薄刀片，分窄型和宽型两种。目前轮转式切片机几乎都配窄型刀片（如Leica 819或其仿制型）。每处刀刃可切普通软组织至少500个断面，不会出现明显钝化；刀片长度约7.6 cm，按1.6~1.8 cm的未修结蜡块宽度估计，刀刃全长可至少移动4次；因此，一张刀片可胜任不少于1200个断面的切片任务。

过去切片普遍采用的是磨制的钢刀，如今钢刀几乎只用在特殊制片法中。但是，火棉胶制片（第6课学习）仍需使用这种刀，且基于磨制钢刀发展的一套理论和方法，在一次性刀片上仍然适用，本课还是要对相关的基本知识和技能做简要介绍。

（一）钢刀的类型

磨制钢刀主要有平凹形、平楔形、双凹形、刨形4种断面类型（图3-6）。其中，平凹形刀一边的刀面平直，另一边凹陷呈弧面，整个刀体很长（常有20 cm以上），主要用于火棉胶块的滑行切片操作，尚不能完全被一次性刀片代替。平楔形刀的两面均平直，刀体不长，主要用于普通或带恒冷箱的轮转式切片机，用途最广。双凹形刀的两面均呈凹陷的弧面；由于刀刃附近的刀体收窄，此类钢刀可切割更有韧性的组织，并获得更薄的切片，一般用于轮转式石蜡切片操作。目前的一次性刀片，刀体很薄，两面平行，与双凹形刀的性能接近。刨形刀一般为硬质合金或金刚刀材质，主要用于树脂包埋块或硬组织的切片操作。

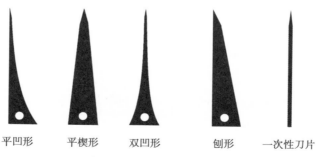

图3-6 磨制钢刀的断面类型及一次性刀片

（二）切片刀的刀刃角度参数

切片刀的性能主要由刀刃角度参数和刀刃材料体现（刀刃材料不是本课程的内容）。刀刃角度参数包括楔形角、斜面角和清除角（图3-7）。以平楔形刀为例，楔形角为刀身两面之间的夹角（15°~20°），是刀的固有参数，不能更改。双凹型刀的刀刃楔形角很小，而一次性刀片的楔形角则接近0°。斜面角为磨制后刀刃面和刀身平面之间的实际夹角。在有经验的技术人员手中，钢刀经过长年磨制，斜面角可几乎不变或变化很小。清除角为刀刃面和标本切削面之间的夹角，是个变量。石蜡制片时，通常应使清除角维持在4°~6°，此时最有利于切出优良切片。

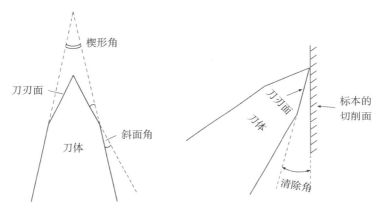

图 3-7　平楔形刀的刀刃角度参数

（三）钢刀磨制的方法

每把钢刀均配备了一把刀柄和一个刀背，以便磨制。刀背和刀体是配对的，始终不能混用，否则刀背和刀刃的磨损程度不一，将改变斜面角，加速刀刃的损失，缩短使用寿命。磨刀的必要工具是平整度很高的油磨石，表面涂布液体石蜡作润滑剂。磨制操作如图3-8，一般从图左下位置开始，如图构成一个循环，来回磨刀大约30 min，以镜下刃口

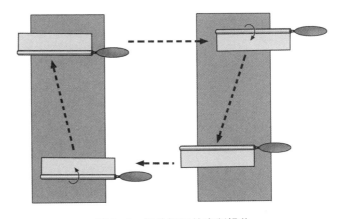

图 3-8　切片钢刀的磨制操作

完全均匀平直，或指腹垂直于刀刃方向横向轻触有均匀毛刷感为准。然后进行鐾刀操作，在专用的平整皮革表面进行；鐾刀方向与磨刀方向相反，即刀背在前、刀刃在后

"退着走"，以消除刃口附近的微小突起，增加锋利程度，避免刮伤切片。一般鐾刀30~40次即可。

石蜡切片操作需要一定的练习，具备足够经验才能稳妥应对各种困难。表3-1罗列的问题是常见的情况，解决起来较容易。下面介绍几种特殊和困难切片应采用的针对性处理措施。

（一）难展平切片

硬度较大的环状结构（如气管、小鼠脱钙长骨或膀胱的横切片等），通常难以均匀地展平，易出现褶皱、局部折叠或隆起。延长展片时间不一定能解决问题，并有使结构散开、变形的风险。对于此类切片，手法上首先应保证切出平整的切面。对于脂肪、脑等组织，如果切出来的断面有一些波浪状起伏或微小褶皱，展片时几乎都能自然伸展、消失。而气管等结构则不然，即使切片基本平整，仍然可能在展片环节重新出现褶皱。因此，切面必须非常平整，才可能减少后续起皱的几率。将切片放上水面时，应使整个蜡片以切片中心为底保持"U"形弯曲，让"U"形的底部首先接触水面，然后慢慢放平。这样可以最大限度限制褶皱产生的范围，展平所花的时间最少。

靠操作手法不能解决时，可考虑将展片的水更换为20%~30%的乙醇。水面牵张效果明显增强后，切片的褶皱更易展平。但这种方法应小心控制展片时间，不能让组织结构出现松散变形。

如果标本较大，且不必展示整个环状结构，可在标本处理的环节，切去一部分，使最终的切面为局部的一段弧形。此时按上述方法展片，通常难度将大为降低。

（二）阵列切片裱贴方法

阵列切片的裱贴，根据断面排列方式，可采用4种方法（图3-9）。

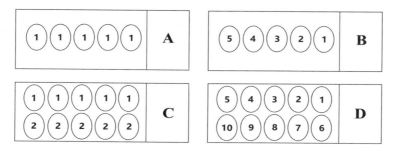

图3-9　阵列切片的裱贴方法示意图

（A）单列连续切片；（B）单列非连续切片；（C）多列连续切片；
（D）多列非连续切片。阿拉伯数字表示贴片的先后次序，数字相同的
切片同时裱贴。

（1）单列连续切片。该方式操作最简单，比如鼠脑断面的面积较大，在载玻片上只能排成单列。由于是连续切片，因此切出的蜡带不必分离，直接裱贴在玻片上即可。

（2）单列非连续切片。由于切片彼此并不连续，需要将蜡带分离成单张切片，逐一裱贴。这种情况相当于多次进行单片裱贴操作。为避免影响已经贴稳的切片，从水浴中捞起切片时应按照固定的方向（如先贴靠近"右侧"磨砂边的片子，逐次贴附直到靠近"左侧"端的边界）进行。玻片表面的防脱剂在反复、长时间浸水后，黏附作用可能相对降低。因此，捞片动作应熟练，裱贴操作间隙玻片应立起斜靠在烤片架上，防止积水破坏防脱剂涂层。

（3）多列连续切片。与单列连续切片类似，这种情况不必分离蜡带，可一次性裱贴整列。与单列连续切片操作不同的是，需要将玻片横过来捞片，才能确保先贴稳的列不受影响。如果各列之间不连续，也应注意操作速度和操作间隙玻片立放的问题。

（4）多列非连续切片。该方式的裱贴操作最为繁琐，经验不足时造成的瑕疵最多。由于各列内部和各列之间的切片均不连续，从水浴中捞起切片时难免影响先贴稳的切片，因此水浴展片法不适合这种情况。一般采用玻片表面直接展片的方法。首先平放经过防脱处理的载玻片，将平整的切片放在玻片的恰当位置；如果切片不平，一定要先用解剖针或小镊子适当牵拉、整平。然后将玻片背面在酒精灯火焰上方快速烘烤，切片随即与玻片贴牢。每裱贴一张切片均进行上述操作，直到载玻片贴满。这种展片法要求切片十分平整、操作仔细、烘烤温度和时间掌握恰当，否则易出现局部褶皱、切片开裂变形或其他损伤。

（三）难切标本的纸辅助法

按照表3-1所列的解决方案，均不能切出完整、美观的切面，而标本又十分重要的场合，可用纸辅助法进行挽救。首先准备称量纸或稿签纸（薄而光滑，略有吸水性），裁成稍大于蜡块切削面的尺寸。在即将摇动手柄切片之前，将纸片在展片仪水浴中蘸湿（温水，温度再高一些也无妨），使之湿透但不滴水；随即贴附在蜡块切削面上，轻触赶去气泡后，立即摇动手柄切片。切片切下后与纸片紧贴，切面完整。此时翻转纸片，使蜡片在上，没入展片仪的水浴中，含有标本切面的蜡片就与纸片分离，漂浮停留在水面（图3-10）。

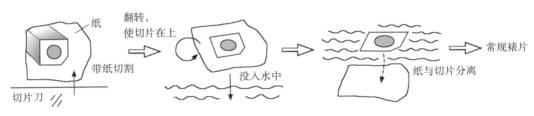

图3-10　难切标本的纸辅助法展片示意图

（四）切片操作的其他常见问题

熟悉上述制片方法及问题解决的预案，辅以足够的操作练习，制作优良的石蜡切片并非难事。但是，本课程无法面面俱到，一些具体操作经验还有待大家在日常操作中自行总结。比如，将组织块夹持到标本座上的时候，较软的部分朝下先接触刀刃，切片难度往往比较硬的部分朝下小得多。如果遇上难切标本，适当旋转一下切削面角度，说不定能奏效。又比如，进行连续切片操作时，要预先更换新刀片或调整到新的刀刃位置，中途尽可能不更换刀片及位置；如果出现小的问题，应遵循刀不动、块不动、刀片正面不擦的原则，设法以最小的清理和调整来消除障碍。否则，切片条件的改变会使后面多张切片出现残损、脱失、厚度不均等问题，破坏切片的连续性。类似例子不再赘述。

六、玻片防脱处理

对于进行石蜡切片裱贴的载玻片，不论后续做何种实验操作，均应进行防脱处理。防脱处理的基本方法是在玻片表面覆盖一层防脱剂，涂布或浸泡均可。常用的防脱剂有蛋清甘油、钾矾明胶、APES和多聚赖氨酸，其中APES应用最为普遍。

（一）蛋清甘油

蛋清甘油是免疫组织化学技术发展起来以前的传统防脱剂，配制方便、成本和毒性均低，目前仍经常使用。在不加热、不进行蛋白质相关反应的场合，其贴附效果好，对染色的干扰小，可常规使用。配制方法是：取新鲜鸡蛋清适量，与等体积丙三醇（甘油）混合，充分搅拌混匀至起泡。然后加入芝麻大小的麝香草酚颗粒（约0.01 g/100 ml），再次充分混匀。平时密闭冷藏备用。玻片防脱处理时，用玻棒蘸取一小滴，点在载玻片表面，然后用手掌大鱼际部将防脱剂均匀涂抹在除磨砂以外的整个玻片表面，薄薄一层即可。晾干后可用于切片裱贴，存放时间不超过1月。

本法处理少量玻片，具有速度快、即涂即用等优势。当玻片数量大，或切片可能用于加热、蛋白质反应时，须改用其他防脱剂，并采用浸泡的处理方法。

（二）钾矾明胶

钾矾明胶防脱剂的主要成分为明胶，对某些进行蛋白质反应的场合并不适合；该剂型在碱性液体浸泡的环境中加热，防脱性能不佳。因此，钾矾明胶实际上是蛋清甘油的一种改进型试剂，具有成本低、配制方便等优点，黏附效果更好，但用途未有实质性拓展。配方为：钾明矾（十二水硫酸铝钾）1 g，明胶1 g，丙三醇1 ml，麝香草酚0.01 g，蒸馏水定容到100 ml。配制过程须加热到60 ℃，日常密闭冷藏备用。

处理玻片前，将钾矾明胶充分预热到60 ℃，玻片彻底洗净后，装载在染片架上浸泡5 min，取出自然晾干，收入玻片盒中防尘保存，1月内使用。

（三）APES

APES的学名全称为3-氨丙基三乙氧基甲硅烷，是一种用途很广的玻片防脱剂。它对玻璃表面进行化学修饰，改变玻璃表面的理化特性，使组织切片牢固地贴附在玻片上。APES可用于常规染色、特殊染色、各类组织化学检测等，使用范围广，对实验结果无干扰。此外，在需要长时间加热（如高温抗原修复）的场合，APES也能保持良好的黏附能力。

APES室温下为液体，临用前与丙酮按1∶50（v/v）混匀作为防脱处理工作液。彻底洗净的干燥载玻片装架后，浸入丙酮1 min；转入防脱工作液浸30 s；提起晾干1 min后转入丙酮快速浸洗；自然晾干。玻片收入盒中防尘保存，室温下至少半年内不会失效。注意防脱处理和之后的切片、烤片过程中，玻片应一直处于直立位，不要平放，避免防脱剂分布不均和产生气泡。此外，石蜡切片水浴法裱贴的操作中，应一步到位贴好，否则有时难以使贴好的切片移位。

（四）多聚赖氨酸

玻片防脱处理使用的是左旋多聚赖氨酸，即多聚-L-赖氨酸，用途较广，对热稳定性良好，高温下脱片率很低，但成本高于APES。先配制0.1%（w/v）浓缩液于室温密闭备用（保存1年有效）。使用前用蒸馏水按1∶10（v/v）稀释混匀成工作液（此液冰箱冷藏可保持3月，但不得用玻璃容器盛装）。将洁净、干燥的载玻片在此液中浸泡1 min，室温过夜晾干或60 ℃烘干1 h均可。收入盒中防尘保存，3月内使用。注意每100 ml工作液最多只能处理载玻片80~100张，此后继续处理，防脱性能明显下降。

第三部分　石蜡显微制片法对标本的不利影响

石蜡制片法工序较多，耗时较长，人工假象可产生于多个环节，并可能彼此叠加。凡与标本的自然、真实形态不同，且主要由操作产生的变化，均属于人工假象。第2课已介绍过固定方式带来的假象，此外还有很多常见的其他人工假象。人工假象是可以通过技术改进减少甚至消除的。但是，受观察目的、技术通用性和标本特点的影响，有的假象目前还无法或没有必要完全消除。表3-5罗列了石蜡制片法主要的人工假象及其处理或改进措施。

表 3-5　石蜡制片法的主要人工假象及其处理或改进措施

人工假象	产生原因	处理或改进措施
尺寸缩小	主要在脱水环节产生，与浓度梯度设置不当、高浓度脱水剂停留过久有关；其次是固定剂配方或缓冲盐溶液的成分不恰当；蜡温过高也有收缩作用	换用收缩效应更小的脱水剂，改进脱水梯度或适当缩短处理时间；固定液尽可能不含 Cl^- 等
结构之间出现缝隙或缝隙变大	主要是由于固定剂配方或缓冲盐溶液的成分不恰当；也可能由于水浴展片时间过长；其次是高浓度脱水剂停留过久	优化固定剂，尽可能不含 Cl^- 等；展片时严格控制时间；缩短高浓度脱水剂的处理时间
神经、肌细胞等纤维状结构呈波浪弯曲	主要在脱水环节产生，是标本收缩的表现；有时也在固定环节产生，是周围的平滑肌等受刺激强直收缩、拉扯的结果	非关键观察项目可不处理；如为固定环节产生，采用拉拽标本或延迟固定的方法；如为脱水环节产生，换用收缩效应更小的脱水剂
脂肪组织空泡状	脱水剂溶解脂质	一般形态观察可不处理；需要检测脂质的实验，用锇酸固定或换用冷冻制片法
条形破损痕迹	切片刀产生的刀痕损伤；也可能是标本附近有影响切片操作的坚硬杂质	换新刀片；标本取材和脱水时小心检查是否残留骨片或粘有异物
局部组织褶皱、重叠	主要是展片环节产生；切片局部粘贴不牢造成染色时局部脱片，也可产生该假象	调整、改进展片操作；玻片防脱处理和烤片操作做好质控

二、化学和免疫反应性的损伤

石蜡制片起初并非组织化学检测的标准方法。但是，由于固定后结构精细、标本长期保存方便，石蜡制片现已成为医院、学校和研究单位必不可少的技术条件。与冷冻制片法比较，石蜡制片法对标本的化学反应性损伤相对较大。除了来自固定剂的破坏作用（见第2课），石蜡制片不可避免地还要受脱水剂的影响。有的化学成分容易被脱水剂溶解，后续检测必然得到阴性结果。神经组织中的儿茶酚胺类递质被二甲苯等有机溶剂溶解就是一例。此外，浸蜡的步骤需要升温到60 ℃，此时如果标本内部尚有固定后未除尽的游离醛基残留，核酸成分就可能被破坏，影响后续检测相关的化学反应。

标本包埋入石蜡块后，一般不再发生进一步的不利改变，可以保存多年。如果进行了切片操作，标本的局部就会暴露出来，不利于继续保存。可在切片后用熔化的石蜡涂于切面，使标本重新密封。已切下来的石蜡切片，如果进行常规和特殊染色，一般也能保存数周到数年，基本不影响效果；但如果要进行组织化学反应，则不应拖延太久。暴露在空气中的石蜡切片会发生不利改变，有可能影响化学反应特性，增加实验检出的难度。比如脑组织NMDA受体的免疫组织化学检测实验中，保存10年以上的和新近包埋的石蜡标本之间，阳性反应并无差别；但是，切片后即使密闭冷藏，3月后的阳性反应也要显著弱于新切的切片。所以，安排实验日程应考虑减少切片后的等待时间，尽可能以蜡块的形式保存标本，集中切片后尽快做检测。

三、尺寸收缩的问题

最后再回到标本尺寸收缩这个人工假象的问题上来。结构保存精细、便于连续切片是石蜡制片法的优点。然而，标本在包埋、切片过程中发生尺寸收缩或因此产生变形，就会抵消一些优点，使石蜡制片法的优势不能完全发挥。因此在技术选择和优化的过程中务必重视这个问题。

石蜡标本的收缩，尽管可通过优化固定液配方、更换脱水剂、适当减少处理时间来最大限度地避免，但无法完全消除。常用的脱水剂（或透明剂）对标本的收缩作用，通常排序是二甲苯＞丙酮＞乙醇＞异丙醇≥三氯甲烷＞丁醇≥四氢呋喃。图3-11显示了二甲苯、三氯甲烷和四氢呋喃处理后标本尺寸的显著差别。丁醇渗透性不如四氢呋喃，浓度梯度设计不恰当时，标本也会有明显收缩。即便用四氢呋喃脱水，标本的体积最终也会缩小6%~8%，只不过肉眼不易观察到。因此，如果实验研究的内容涉及尺寸测定，应确保各组标本使用相同的制片方法，且尽可能使用相对数据（如核质比、皮层厚度占标本全厚的比例等）。

受切片机尺度的限制，用于石蜡切片的标本不能太大；猫、狗、猴的全脑这类组

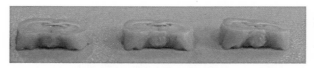

70%乙醇
脱水后

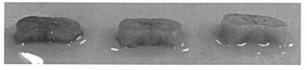

脱水完成后

乙醇—二甲苯　　　乙醇—三氯甲烷　　　乙醇—四氢呋喃

图 3-11　二甲苯、三氯甲烷、四氢呋喃处理后大鼠脑组织块的比较
二甲苯处理的标本收缩最明显。

织，在不切分的情况下无法完成切片操作。制作定位图谱或需要重建空间结构时，事先把组织切分成几块，染色成像后再合成，本来是不错的办法。有时为了完成不同的染色操作，也需要将标本分成对称的两部分，染色后相互比较。但是，标本处理发生的收缩经常使切分的办法失效。如图3-12，幼鼠头部脱钙标本在脱水前切分成左右对称的两半；在石蜡制片过程中由于脑组织收缩，原来的切面——中央矢状面发生弯曲，并连带产生其他变形。出现这种情况后两侧标本无法准确对合；如果要检测定位标志，这样的误差是不能接受的。

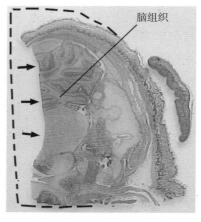

脑组织

图 3-12　切分的幼鼠头部标本在脱水过程中发生收缩变形
➤示变形的中央矢状面；虚线示原来的轮廓。

　　除了宏观的收缩，微观的收缩同样难以完全避免。图3-13显示了不同操作环节引起的显微结构收缩。通常固定液配方问题造成的收缩是胞质的均质、广泛的收缩；脱水环节产生的收缩主要表现为结构向内缩小，腺泡等内腔并不扩大，小叶、腺泡等结构之间缝隙拉大；切片染色过程中的干燥收缩则主要改变显微结构的边缘，呈不均匀的边缘变形。认识这些收缩变化，对正确解读实验中的形态变化和优化技术条件有重要意义。

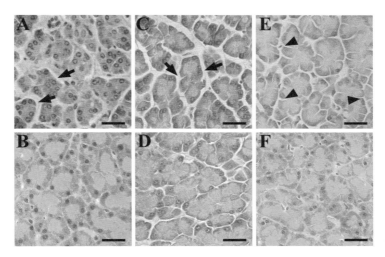

图 3-13 不同操作环节造成的胰腺外分泌部显微结构收缩
（A）固定液含苦味酸；（B）固定液不含苦味酸；（C）3梯度叔丁
醇脱水；（D）6梯度叔丁醇脱水；（E）染色过程中切片有过干燥；
（F）染色过程中切片保持湿润。➡️，收缩造成的大缝隙；▲，干燥
形成的裂隙；各图均为8 μm厚石蜡切片，HE染色，标尺 = 50 μm。

延伸阅读

标本玻片的清洗

　　显微制片法中，标本玻片是关键的用品之一。载玻片用于裱贴和黏附切片，盖
玻片则对切片标本起到密封和保护的作用。目前经过防脱处理的载玻片和清洁度很
高的盖玻片很容易购买，因此一般实验人员很少关心玻片的清洗。在教学实验室或
制片工作量很大的单位，直接购买处理好的玻片，并在使用后不加区分地丢弃，将
大幅提高成本，造成资源浪费。至少应回收未完成制片全流程的、状态全新的载玻
片，彻底清洗后行防脱处理。

　　回收的载玻片先用温热洗衣粉（三聚磷酸钠）充分浸泡，有条件的可煮沸，
以便去除沾染的杂质和油污等。自来水充分冲洗后，摊开晾干。逐张浸入酸洗液浸
泡，并保持过夜。酸洗液配方为：重铬酸钾1200 g，浓硫酸2000 ml，蒸馏水10 L。配
制时先溶解重铬酸钾，再缓慢注酸入水；如果使用玻璃容器，尤应分次加酸以免过
热。载玻片浸酸后，沾染的杂质将完全清除。次日捞出玻片，用大量自来水充分冲
洗，洗净后用蒸馏水漂洗1次，然后装载到玻片架上再用蒸馏水浸泡1小时。在60 ℃

干燥箱烘干载玻片，进行防脱处理（本课第2部分）。如果没有认真、彻底地清洗，载玻片在防脱处理时可能出现防脱剂覆盖不均甚至未有效保留防脱剂的情况，增加后续实验的脱片风险。

　　通常盖玻片的回收价值不大。但如果实验室有大量库存的、防尘保护不佳的盖玻片，也可按上述方法洗涤、浸酸、清洗、干燥，回收后正常使用。也可不经过浸酸步骤，第一次干燥后即用95%或无水乙醇浸泡过夜，再晾干备用。

（郑翔）

第4课
显微切片的常规染色法

本课内容提要

常规染色是显微形态学实验工作中最为频繁的操作之一。本课首先要求掌握生物医学领域最为常用的HE染色法。理论学习部分，重点掌握生物染色的原理和常用染色剂的性质和用途。同时，熟悉吉姆萨、副品红-甲苯胺蓝、番红-固绿等常规广谱染色剂。专业技术人员还应掌握苏木素染液的配制方法，熟悉染色工作中常见问题的解决方案。经过对本课的学习，结合之前的内容，应该能独立进行从标本取材到染色成片交付的基本工序。

第一部分　HE染色实验

实验　HE染色基本操作

➤ 【实验目的】

掌握生物石蜡切片苏木素–伊红（HE）染色的基本操作方法。

➤ 【实验材料】

标本：第3课操作获得的石蜡切片。

试剂：蒸馏水，自来水，无水乙醇（用于配制各级脱蜡和脱水的乙醇），二甲苯，0.5%盐酸乙醇，Ehrlich苏木素染液，1%水溶性伊红染液，中性树胶。

用具：托盘，大烧杯（切片漂洗），立式染缸（按图4-1顺序摆放），平镊，吸水纸，树胶瓶，盖玻片，铅笔，晾片板，切片盒。

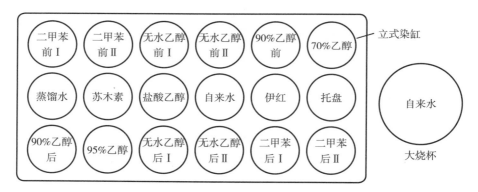

图 4-1　HE 染色操作套件的摆放顺序

设备：恒温箱（用于干燥染色切片），生物光学显微镜。

➤ 【操作指引】

1. 切片浸入二甲苯Ⅰ，停留5 min[1]。

2. 二甲苯Ⅱ浸3 min[2]。

3. 无水乙醇Ⅰ浸3 min。

4. 无水乙醇Ⅱ浸3 min。

5. 90%乙醇浸1 min。

6. 70%乙醇浸1 min。

7. 自来水充分漂洗切片。

8. 蒸馏水浸1 min。

9. 吸水纸除去切片的多余水分[3]，入苏木素染液5~15 min[4]。

10. 自来水充分漂洗去掉多余的染液。

11. 除去多余水分，盐酸乙醇分色约10 s[5]。

12. 足量自来水充分漂洗1 min。

13. 自来水浸10 min返蓝。

14. 除去多余水分，入伊红染液3~5 min。

15. 自来水快速漂洗至切片基本不掉色，蒸馏水漂洗。

16. 除去多余水分，90%乙醇浸1 min[6][7]。

17. 95%乙醇浸3 min。

18. 无水乙醇Ⅰ浸3 min。

19. 无水乙醇Ⅱ浸3 min。

20. 二甲苯Ⅰ浸5 min。

21. 二甲苯Ⅱ浸3 min。

22. 向切片上滴加中性树胶，加盖玻片封盖。

23. 做标记或加贴标签，转入37 ℃干燥箱过夜，然后收纳入盒。

➤【备注】

（1）如果从冰箱取出切片，开始操作前应恢复至室温，并检查切片是否完全干燥。

（2）各级液体之间转移切片应快速沥去多余液体，避免污染后面的试剂，但切不可使切片变干；下同。

（3）不要让切片完全失水干燥，以下需要除去液体的操作都应注意。

（4）本操作的步骤适用于明矾苏木素配方。

（5）实际研究工作中，可根据标本切片的具体情况预试、调整分色时间。

（6）90%乙醇对伊红有明显分色作用。如果伊红过染，可延长该步的时间。

（7）染色后脱水和染色前脱蜡的各级液体不能混用，各为一套容器。

➤【结果与质量控制】

细胞核呈蓝紫色或蓝色，核内异染色质斑点及核仁等清晰可辨；细胞质的嗜碱性颗粒、软骨基质等结构呈蓝紫色，细节清楚，背景无蓝色或灰色着染。多数细胞的胞质和胶原纤维等呈粉红色到红色，骨骼肌纤维、红细胞等呈鲜红色。

标本断面完整，无裂痕、折叠、收缩、位移等人工假象，无染色不均或着色不良；切片在玻片上的位置适中，盖玻片封盖良好，树胶封填、局限良好；玻片洁净，无破损或划痕；标记（或标签）位置恰当，标记内容简明、准确。

❖ 【思考】

1. 基本操作步骤的时间加起来多长？实际操作下来需要多久？为什么？

2. 哪些步骤对染色结果的清晰度有关键性影响？

3. 仔细观察已染色的标本切片，你认为还有哪些地方可以改进？应该如何改进？

第二部分　常规广谱生物染色法

一、生物染色的理论术语

生物染色的目的是增强标本结构在显微镜下的分辨率。随着近代对生物显微结构的观察研究，染色技术从原始的染料着色操作演变成一门系统的学问。生物染色涉及的科学原理逐渐揭示，并出现了专门术语。迄今为止，染色技术仍在不断探索和发展，而专业术语需要保持一定的延续性和稳定性。因此，不少染色法相关术语带有强烈的历史色彩。学习这些术语的时候，应注意这一点。要从科学原理上理解生物染色术语，而不必从字面意思生硬地去理解。

介绍术语之前，先通过表4-1简要展示生物染色技术发展史中的里程碑事件。这些突破性进展距今几乎都有很长时间了。20世纪以后，生物化学的研究使反应机理明确的组织化学技术逐渐进步，染色技术的发展速度趋缓。原有的染色技术大部分无法被取代，至今仍然被广泛使用。

表 4-1　生物染色技术发展史中的里程碑事件

年代（约）	代表人物	贡献和进展
1714	列文虎克（Leeuwenhoek）	使用藏红花着染肌组织切片并在镜下观察[1]
1770	希尔（Hill）	最早用染色法观察微生物形态
1856	珀金斯（W. Perkins）	发现苯胺紫，开始人工合成染料
1858	盖拉克（Gerlach）	发明胭脂红染色法，阐述神经组织的网状形态
1865	伯玛（Bohmer）	明矾苏木素染色法建立[2]
1867	施瓦茨（Schwartz）	用胭脂红-苦味酸对比染色，开创了双重染色法
1880	弗莱明（Flemming）	对生物染色进行了大量、系统性的尝试和开发；后又发展出三色染色法
1884	魏格特（Weigert）	改变苏木素配方，研究神经髓鞘等结构
1884	革兰（Gram）	建立细菌学的革兰氏染色法
1891	乌纳（Unna）	发现亚甲基蓝染色剂的异染性
1893	高尔基（Golgi）	发展重金属浸染技术
1896	达迪（Daddi）	用苏丹Ⅲ为脂肪组织染色
1900	马洛里（Mallory）	建立稳定的酸性品红-苯胺蓝-橘黄三色染色法
1900	卡哈尔（Cajal）	改良和发展重金属浸染技术，建立神经组织研究的经典形态学方法
1922	本赫德（Bennhold）	最早用刚果红特异性着染淀粉样蛋白

续　表

年代（约）	代表人物	贡献和进展
1973	志方俊夫（T. Shikata）	建立显示乙肝表面抗原的地衣红染色法
1987	克洛克（Crocker）	发明核仁组织区嗜银蛋白染色法

备注：（1）列文虎克之后直到1850年代，还有不少使用染料研究生物显微结构的案例，此处不一一列举。（2）伯玛并非最早提出苏木素有染色价值的人，但他成功研制了稳定有效的苏木素染液，并建立了科学、可靠的媒染技术。

思考：为什么在1850年代到1900年代的半个世纪中，生物染色技术呈现繁荣发展的局面，并集中获得大量的突破性进展？

（一）生色团和助色团

使有机物分子产生颜色的基团称为"生色团"（chromophore）。生色团含有不饱和键，当有机物分子中具有生色团结构时，其吸收光谱将由紫外光向可见光（波长变长）方向移动，从而显示出特征性颜色。基本原理是这些基团能发生$\pi \rightarrow \pi^*$或$n \rightarrow \pi^*$跃迁。含有生色团的有机分子并非一定有颜色，还需要形成较大的共轭体系，使π电子的活动性增大，更容易发生跃迁。如图4-2，联苯是无色分子；加入乙烯基这个生色团后，二苯乙烯仍然无色；但加入多个乙烯基形成的二苯基共轭辛四烯，由于共轭体系较大，就显示出绿色。

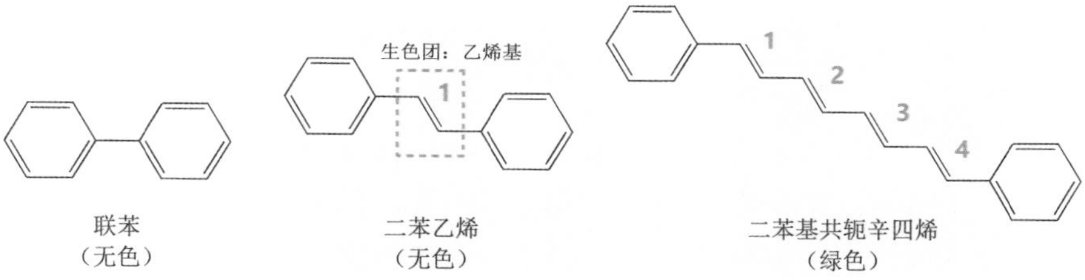

图 4-2　生色团的颜色效应一例

生色团的种类很多，比如乙烯基、（亚）硝基、偶氮基、对（邻）醌基等。生色团的化学性质、吸收波长和吸光能力的参数可在化学手册上查到。如果具有生色团的有色分子同时又与某种生物分子具有亲和力，则具备了充当生物染色剂的基本条件。仅有颜色而不能着染生物分子的化合物，称为"色原"（chromogen）。

此外，能使色原或潜在色原分子颜色加深，或极性加大，或与生物分子着染的亲和力增强的基团，称为"助色团"（auxochrome）。助色团通常是含有杂原子的饱和基团，如羟基、巯基、氨基、卤素等。杂原子的未共用p电子对形成p-π共轭，使助色团产生$n \rightarrow \pi^*$跃迁，于是吸收光谱向长波方向移动，且吸光能力可能增强（颜色更深）。图4-3展示了颜色加深、极性加大和着染亲和力增强的3个例子。

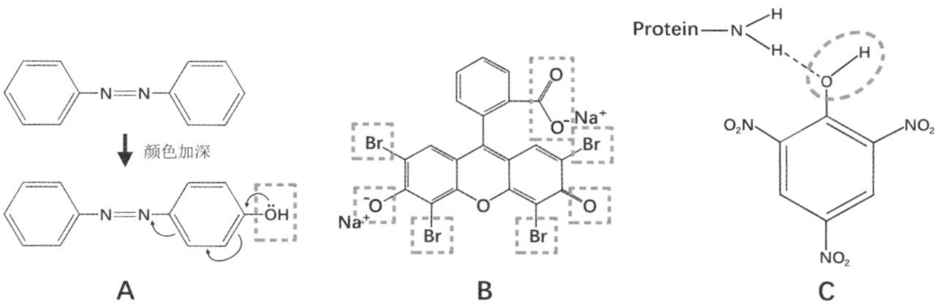

图 4-3 助色团作用 3 种机制的示例

（A）颜色加深效应，对-羟基偶氮苯的颜色深于偶氮苯；（B）极性加大，伊红
Y 中—ONa、—COONa、—Br 均为助色团，溶于水后电离出的阴离子呈红色；
（C）亲和力增强，三硝基苯在加入助色团成为三硝基苯酚后，与蛋白质的亲和
力增强，成为真正的染色剂。图中虚线框内示助色团。

（二）生物染色剂的酸碱性及其用途分类

具有颜色且能与生物分子亲和的生物染色剂有很多种。其中有的提取自天然的动植物成分，如苏木素、胭脂红、地衣红等；更多的则是根据生色团和助色团原理人工合成的化合物，如伊红、苏丹 Ⅲ、甲苯胺蓝等。

按照染色剂的化学性质，可大致分为酸性和碱性两种。这里的酸碱性并不是指染色剂的溶液呈酸性或碱性，而是针对助色团而言的（图 4-4）。酸性染色剂含有酸性助色团，水溶液中电离出的有色且有染色亲和力的离子为阴离子，故又称阴离子染色剂。伊红、橘黄 G、三硝基苯酚、刚果红等属于此类。酸性染色剂通常着染细胞质等"嗜酸性"的成分。

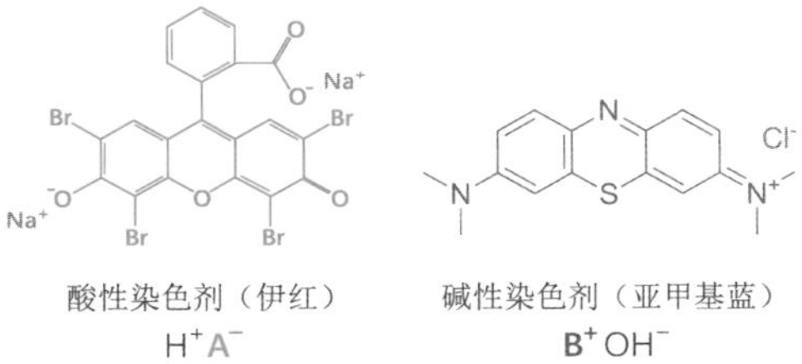

酸性染色剂（伊红）   碱性染色剂（亚甲基蓝）
H^+A^- B^+OH^-

图 4-4 酸性和碱性染色剂的概念示例

相反，碱性染色剂含有碱性助色团，在溶液中电离出的有效染色成分为阳离子，故又称阳离子染色剂。中性红、亚甲基蓝、甲苯胺蓝、甲基绿等属于此类。碱性染色剂通常作为细胞核染色剂，并可显示其他某些"嗜碱性"的成分。

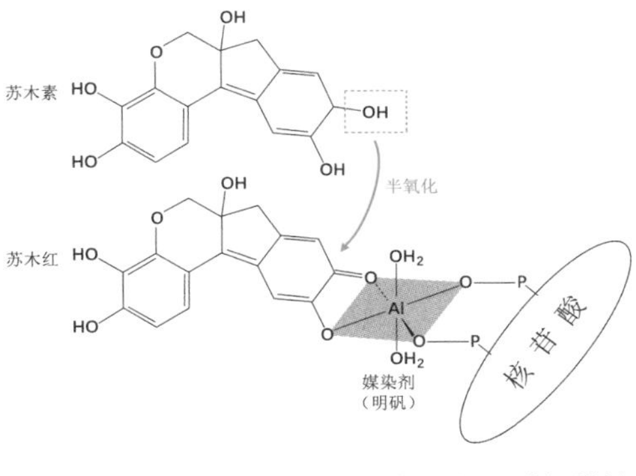

苏木素（hematoxylin）等少数染色剂的性质比较特殊。苏木素分子需要适当氧化［称"苏木红"（hematein），如图 4-5］才具有染色亲和力。此时，分子内含有酸性助色团酚羟基，但该基团酸性很弱，对染色亲和力无实质性贡献。半氧化的苏木

图 4-5 半氧化苏木素（苏木红）通过铝媒染剂与核酸分子结合

素必须与铝或铁等化合物结合，成为带正电荷的染色离子。故苏木素虽然没有碱性助色团，但实际上构成的染色离子为阳离子，当属碱性染料。

按照着染结构的不同，可将生物染色剂分为细胞核染色剂、胞浆染色剂和特殊成分染色剂（如着染糖类、脂类、核酸等）。常用染色剂的类别和用途见表4-2。

表4-2　常用染色剂的类别和用途

染色剂	颜色	着染结构	主要用途
苏木素	蓝 / 蓝紫	细胞核、肌横纹、神经髓鞘[*]等	切片常规染色、特殊染色
亚甲基蓝	蓝 / 紫[#]	细胞核、嗜碱性颗粒	涂片标本染色
甲苯胺蓝	蓝 / 紫[#]	细胞核、嗜碱性颗粒、糖类	某些光谱染色、神经元尼氏染色
硫堇	蓝 / 紫[#]	嗜碱性颗粒、骨小管等	神经元尼氏染色、骨染色等
甲基绿	蓝绿	DNA	DNA染色
藩红O	红	细胞核、孢子、花粉外壁、角质、木质等	植物切片常规染色
胭脂红	红	细胞核、糖类	特殊染色、糖原染色
三硝基苯酚	黄	胶原纤维等	骨基质衬染、结缔组织染色
伊红Y	红	细胞质成分	切片常规染色、特殊染色
伊红B	蓝	细胞质成分	特殊染色
固绿	绿	细胞质、纤维素壁等	植物切片常规染色
酸性品红	红	细胞质成分、胶原纤维	特殊染色
苯胺蓝（水溶）	蓝	细胞质成分	特殊染色
派诺宁	红	RNA	RNA染色
碱性品红	紫红	弹性纤维、糖类	糖原染色、结缔组织染色
阿利新兰	蓝	黏多糖	软骨染色、黏多糖染色
橘黄G	橙黄	某些蛋白质、胶原纤维	结缔组织染色、蛋白质染色
地衣红	紫红	弹性纤维等[△]	结缔组织染色
硝酸银	黑 / 棕	网状纤维、神经元、神经胶质、胆小管等	特殊染色
苏丹Ⅲ	红	脂类	脂肪染色
油红O	红	脂类	脂肪染色
苏丹黑	黑	脂类	脂肪染色

注：[*]，需要通过不同媒染剂实现，可显示的结构不止这3类；[#]，有异染性；[△]，着染结构与染液配方有关。

（三）媒染、分色和返蓝

像苏木素那样本身亲和力不强，借助金属离子的作用后就能与生物分子紧密结合的染色剂，须采用媒染的染色方式。其中，充当媒介作用的、与染色剂和生物分子均能牢固结合的金属盐或含金属原子的含氧酸称为"媒染剂"（mordant）。常用的媒染剂有钾明矾（硫酸铝钾）、铵明矾（硫酸铝铵）、铁铵矾（硫酸铁铵）、钾铬矾（硫酸铬钾）等。借助媒染剂，苏木素可与核酸牢固结合，从而实现细胞核的染色（图4-5）。

生物组织中能以这种方式与苏木红结合的成分不止核酸。胞质中的某些嗜碱性颗粒、细胞外基质糖胺多糖等往往也有一定的亲和力。为了更突出、清晰地显示细胞核，可通过稀酸洗去亲和力不强的其他结合，只保留细胞核的染色。这一操作称为分色（differentiation）。苏木素染色后用0.5%盐酸的70%乙醇溶液浸泡数秒就是这个目的。分色的化学反应还涉及对苏木素分子中醌结构的破坏，因此分色不可过度，否则会导致颜色过浅，需要重新着染。

分色后，苏木素在酸性环境下的离子显示红色。此时要用微碱性的液体浸泡组织，使苏木素重新转变为本来的蓝紫色。这一操作称为"返蓝"（bluing）。返蓝可用自来水（一般为微碱性），也可用淡氨水或浓度很低的磷酸氢二钠溶液。染色—分色—返蓝是明矾苏木素染液通用的操作模式。这种先过染再分色的染色方式又称为退行性染色（regressive staining）。

（四）异染性

每种染色剂具有确定的吸收波长，着色的结构应呈现特有的颜色。不过，同一种染色剂着染不同的结构，有时呈现的颜色会有明显差异，这种现象称为"异染性"（metachromasia）。比如，硫堇着染的细胞核成分显示天蓝色，而位于神经元胞质中的尼氏体则呈紫色或紫红色（图4-6）。异染性的化学本质是染色剂的分子间作用。当被染结构吸附或结合的染色剂分子较稀疏，彼此距离较远，宏观上就显示染色剂本身的颜色。而被染结构致密，染色剂分子在空间上彼此十分接近，就可能相互作用形成偶合体或聚合体，吸光性质发生变化，呈现不同颜色。

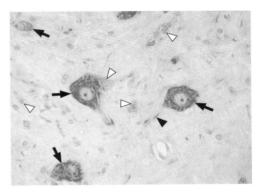

图 4-6　大鼠脊髓灰质尼氏体染色（硫堇染色剂）的异染性表现

➤示前角运动神经元，胞质的尼氏体和胞核的核仁为异染的紫色；▲示神经元树突中的尼氏体也呈紫色；△示胶质细胞的核呈天蓝色；40×物镜成像。

彼此靠近后能形成这种吸光性质有所改变的聚合体，是染色剂具有异染性的前提。常见的这类染色剂有亚甲基蓝、天青、硫堇、甲苯胺蓝、结晶紫等。

（五）染色和显色

染色（staining）是生物染色剂与被染分子或某种结构之间相互吸引、结合的过程。该过程中染色剂的主体部分（如生色团）并未发生化学结构的改变（并不排除染色剂与被染分子之间形成化学键，如苏木素染色的配位键和三硝基苯酚染色的氢键）。大多数情况下，染色剂和被染分子之间的物理和化学作用并不单一，且不少染色法的分子机理至今仍未完全搞清。染色强度、色调等和染色剂的剂量之间，以及色深和染色时长之间，通常无明确定量关系。因此，染色操作一般用于定性和定位研究。

显色（chromogenic reaction）则是某种分子在发生化学结构改变后，由无色显示出特定颜色的过程。显色的反应机理明确，色深和反应物的剂量通常有明确的相关性，因此不少反应可用于定量研究。显色相关的知识将在第8~10课介绍。

二、常规染色和特殊染色的概念

狭义的常规染色（routine staining）就是指苏木素-伊红（HE）染色，它已经成为教学、科研和临床诊断工作中的一种认可度高、结构显示准确可靠的标准化方法。从显微技术角度讲，与苏木素-伊红染色地位和作用类似的方法还有吉姆萨（Giemsa）染色、副品红-甲苯胺蓝（PT）染色以及番红-固绿染色等。其中，吉姆萨染色的结果相当精细（不亚于苏木素-伊红染色），但操作稳定性稍差，且染色切片封固前不能常规脱水，对保持真实结构不利。目前吉姆萨染色法仍然是血液学和遗传学实验的重要甚至主要染色技术。副品红-甲苯胺蓝染色法是最近十几年一度时兴的技术，本意是替代苏木素-伊红染色。苏木素为天然提取成分，价格日渐昂贵，曾有不少研究想找到替代染色剂或染色法。副品红-甲苯胺蓝染色结果也非常精细，不亚于苏木素-伊红染色和吉姆萨染色。但是，染色结果有褪色风险，且甲苯胺蓝在分色过程中并不突出显示层次感，在脱水的操作环节还会被继续洗脱，使之无法完全取代性能稳定、操控性良好的苏木素。在需要高倍拍照的场合，副品红-甲苯胺蓝染色可以发挥一定优势。番红-固绿染色是植物切片染色的主要方法之一，在植物学中享有类似医学中苏木素-伊红染色的地位。上述染色的方法都属于广义上的常规染色。

特殊染色（special staining）泛指常规染色以外的其他所有染色方法。如果常规染色取上述的广义概念，那么特殊染色就是指显示标本特定细胞、特定化学成分或细胞内外特定微细结构的染色方法。比如经典Golgi染色只能显示神经元和大胶质细胞，属于特殊染色。苏丹Ⅲ染色主要特异性着染脂类这种化学成分，也属于特殊染色。此外还有着染细胞外弹性纤维结构的地衣红染色，显示DNA的甲基绿染色，区分胰岛细胞的三色染色，活体注射染色剂显示巨噬细胞的台盼蓝染色，等等，种类繁多（特殊染色的方法将在第11课学习）。

三、吉姆萨染色法

吉姆萨（Giemsa）染色法常用于血液学、脱落细胞学和病原生物学的显微观察。该法实际上是一种双重染色，特点是碱性和酸性染色剂同时着染，其中，碱性染色剂主要为天青Ⅱ（azure B），酸性染色剂为伊红Y，染色结果清晰。用高倍镜或油镜观察时，结构细节的显示效果不亚于苏木素-伊红染色。美中不足是染色条件不如苏木素-伊红染色稳定，且染色后如果常规脱水会褪色，因此只能晾干封片（切片标本易出现裂纹或收缩）。尽管如此，诸如血液涂片、细胞刮片和螺旋体等病原微生物的观察实验中，吉姆萨染色法仍然具有明显的优势。

（一）吉姆萨染色剂的构成

吉姆萨固体粉剂含有天青 II 和伊红Y这两种染色剂，通常能购买到现成的商品。如果没有，可将伊红Y与天青 II 按一定质量比混合，效果相当。如果需要获得更好的异染效果，使某些结构呈现不同的色调，可再加入亚甲基蓝（天青的还原形式）。

根据经验，染血细胞和某些脱落细胞，伊红和天青的质量比为15：4（A型）；如果染一般切片的结构，伊红与天青的质量比为3：4（B型）。如果加入亚甲基蓝，伊红、天青、亚甲基蓝的质量比为2：1：4（C型），染细胞和切片均可。有时嫌伊红着色太浅，也可在配制染液时额外补充少量伊红（配液要用甲醇；有的甲醇纯度不够，可能含有微量乙酸成分，会沉淀部分伊红）。

思考：请参阅瑞氏（Wright）染色剂的信息，指出吉姆萨和瑞氏染色剂之间的异同，以及两种染色法各自的优点。

（二）染液的配制

吉姆萨染液一般先配制成母液储存，临用前用缓冲液稀释成工作液。表4-3为常用的3种母液配方。配制时，先将吉姆萨粉剂用丙三醇少量多次研磨溶解，然后密闭于60 ℃恒温箱2 h；加入甲醇并充分混匀后，继续放置在37 ℃恒温箱24 h，然后过滤即为母液。如果无明显沉淀物，也可直接密闭保存。只要严格密闭、避光，母液的稳定性良好，至少可存放5年。保存期间避免潮湿，否则容易产生沉淀而失效。

表 4-3　吉姆萨染色母液的常用配方

吉姆萨粉剂（g）	丙三醇（ml）	甲醇（ml）	适用场合
A 型,0.76	50	50	血液涂片染色
B 型,1.40	25	75	切片染色
C 型,2.50	50	50	涂片和切片染色

临用前取上述母液，用pH 6.8~7.0的缓冲液按1：9（v/v）稀释并过滤，即为染色工作液。工作液必须在数小时内用完，否则很快产生沉淀，失去染色效力。

（三）细胞涂片的吉姆萨染色法

虽然母液配方不同，但涂片和切片的染色操作是基本一致的。此处以细胞涂片为例，介绍吉姆萨染色的方法。具体染色流程如下。

涂片用甲醇充分固定5~15 min；

→ 稍晾干后，浸入吉姆萨工作液染色15~30 min（根据标本情况预试确定时间）；

→ 用pH恰当[1]的蒸馏水或磷酸盐缓冲液漂洗涂片1~3 min；[2]

→ 蒸馏水快速漂洗；[3]

→ 空气中自然晾干[4]玻片；

→ 滴加中性树胶，加盖玻片封固。

备注：

（1）pH必须为6.8~7.0。pH低于5.5，胞核着色困难甚至不着色；pH高于7.4，则全部结构染色加深，区分度不良。

（2）漂洗手法是：玻片没入液面后，先振荡后退，再浸泡。注意不能原位提出水面或滴加液体洗涤，防止沉淀沾染标本。

（3）如果上一步是用蒸馏水而非缓冲液，此步可省略。

（4）不要用恒温箱烘干，以免天青染色结果消退。

染色结果：参考图4-7（血液涂片），细胞核蓝紫色或紫色（加入亚甲基蓝的配方可能为红紫色），嗜酸性颗粒鲜红色，嗜碱性结构蓝色，其余颗粒紫色或蓝紫色；淋巴细胞胞质天蓝色，红细胞为粉红色，血小板为紫红色。

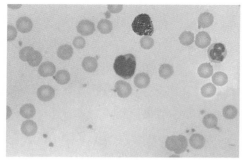

图4-7　大鼠血液涂片吉姆萨染色结果
图中显示1个嗜酸性粒细胞、1个中性粒细胞（环状核）、1个单核细胞、多个红细胞和若干血小板；油浸物镜成像。本例采用A型配方，并稍增加了伊红的剂量。

四、副品红-甲苯胺蓝染色法

副品红（或称"副蔷薇苯胺盐酸盐"，pararosaniline hydrochloride）作为酸性染色剂，甲苯胺蓝（toluidine blue O）作为碱性染色剂的染色法（又称"PT染色法"）是一种20世纪末才逐渐得以推广的方法。该法曾被寄予厚望，诸如*Basic Histology*（第11版）等国际知名教科书大量采用了PT染色的显微图像。但是，此后的实践证明，甲苯胺蓝并不能取代苏木素。其一，甲苯胺蓝不如苏木素的染色结果稳定，成片的保存性欠佳。其二，苏木素染色剂派生出的众多特殊染色操作已形成体系，目前尚无更好的替代技术。其三，HE染色的显微图像已成为教学、病理诊断和研究阅片的经典和公认的标准，在红蓝色调辨别方面具有优势。HE染色法仍然牢牢占据常规染色法的头把交椅。尽管如此，PT染色法还是以其高清晰度和简便的操作流程，逐渐被认可和使用。

（一）PT染色剂

PT染色法有两种操作方式：可先浸染副品红，再染甲苯胺蓝，然后主要针对甲苯胺蓝的着染结构进行分色；也可同时浸染两种染色剂，然后在95%乙醇中分色。前一种方法在甲苯胺蓝染色环节会对副品红着色产生影响，需要根据经验调整副品红的分色程度，分色不能一次到位。本课以更易掌握的双色同时浸染为例，介绍PT染色剂的配制和染色方法。

　　PT混合染色剂的配方很简单：称取副品红0.06~0.10 g和甲苯胺蓝1 g，溶解于100 ml蒸馏水中混匀。副品红的准确含量可根据染色结果适当调整。对特定组织可以通过预试把用量固定下来，所得染色结果的稳定性良好。PT染液配好后应避光保存，最好临用前现配。与HE染色的染液不同，PT染液使用几次后染色能力明显下降，应注意及时更换新液。

（二）PT 染色的操作流程

　　PT染色虽为双重染色，但操作流程非常简单，且对经验的依赖性少。具体流程如下：

石蜡切片常规脱蜡入蒸馏水；

→ 沥去切片上多余的水，入PT染液浸染10 min；

→ 沥去多余染液，浸入95%乙醇分色；[1]

→ 从无水乙醇开始常规脱水，二甲苯透明；

→ 中性树胶封片[2]。

备注：

　　（1）可借助镜检判断染色和分色的程度，以各结构刚好清晰可辨为准，不要过度分色。

　　（2）建议及时采集图像，避免保存不当造成着色改变或减退。

　　染色结果：参考图4-8，细胞核膜、核内异染色质和核仁结构呈紫色或蓝紫色；胞质内细胞骨架及各种颗粒结构均显示为紫色；红细胞为紫红色，细胞外胶原纤维等呈淡紫红色。总体上，PT染色呈现出的颜色较为单调，但结构分辨力通常略高于HE染色（综合分辨力并不一定更优，因为HE染色有更鲜明的红蓝对比，有利于通过对酸碱染色剂亲和力的强弱来判断被染结构的属性。角质和腺细胞分泌颗粒就是典型的例子）。

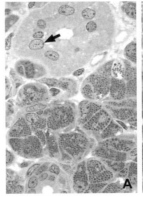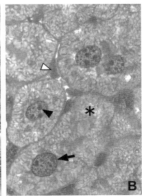

图 4-8　PT 染色结果

（A）唾液腺，40×物镜成像；（B）肝细胞，100×物镜成像。➡，核膜相关结构；▲，核仁；△，红细胞；*，胞质中的细胞骨架形态。引自*Basic Histology — Text & Atlas*，15th Edition，2018。

五、番红-固绿染色法

本法为植物组织的常规染色法之一（植物组织也可用HE染色）。其中，番红（safranin O）为碱性染色剂，将细胞核、孢子、花粉外壁等结构着染为红色；固绿（fast green）为酸性染色剂，将细胞质、纤维素结构等染成绿色。

（一）番红－固绿染液的配制

两种染液需要分别配制，先后染色。番红易溶于水、乙醇、苯胺等，固绿在水中溶解度较小，易溶于乙醇和苯胺等。过去常用苯胺和乙醇配制两种染液。按照效果相当、环境污染最小的原则，目前番红用于切片染色时一般配制成水溶液，用于木质化标本的整块染色则延用乙醇-苯胺溶液；固绿用于切片染色时配制成乙醇溶液。

切片的番红染液配方为：番红1 g溶于蒸馏水100 ml。特殊整染的番红染液配方为：番红1 g溶于95%乙醇10 ml，加入蒸馏水90 ml，混合后再加入苯胺4 ml。切片的固绿染液配方为：固绿0.5 g溶于95%乙醇100 ml。各染液均应在使用前过滤。

（二）番红－固绿染色操作

本法的染色操作为典型的双重染色两步法流程。对于多数组织可采用切片浸染或滴染（滴染更节省）的方法；有的标本需要循整块染色、制片、切片染色的步骤，可先整染番红，再进行切片的固绿染色。因此有两种操作流程。注意固绿着色很快，而又可能被乙醇洗脱，二甲苯透明之前的脱水操作需要既快速又充分。

（1）切片染色。

标本常规石蜡制片，脱蜡入蒸馏水；

→ 番红水溶液浸染或滴染5~10 min（预试确定最佳时长）；

→ 自来水洗去多余染液；

→ 蒸馏水漂洗切片；

→ 30%、50%、70%、80%、90%和95%乙醇依次各浸10 s（上下抽提几次）；

→ 沥去切片上的多余液体，滴加固绿染液染色0.5~1 min（需要预试）；

→ 将染液甩到废液缸中，从无水乙醇开始脱水3次，每次停留10 s（上下抽提几次，一定要确保脱水充分）；

→ 常规二甲苯透明，中性树胶封片。

（2）整染+切片染色。

标本固定、软化后充分水洗；

→ 入番红的乙醇-苯胺溶液，室温整块染色2~3 d；

→ 从30%乙醇开始常规脱水，石蜡包埋、切片；

→ 切片常规脱蜡到95%乙醇；

→ 滴加固绿染液染色0.5~1 min；

→ 同上面的切片染色法步骤。

染色结果：参考图4-9，植物组织的细胞核、导管、厚壁结构等呈红色，其余部分呈绿色或蓝绿色。

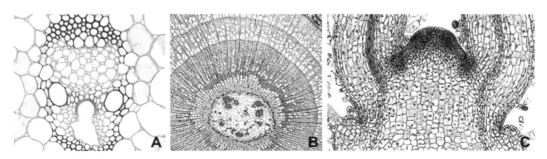

图 4-9　植物组织番红 – 固绿染色结果

（A）根部组织，40×物镜成像；（B）木质化茎干，10×物镜成像；（C）幼芽，20×物镜成像（引自 *Biology*，2nd Edition，2011）。

第三部分 HE染色法——自己动手，知根知底

本课第一部分已经动手练习了HE染色的全程操作。离开现有技术支持，你还能自己独立、高质量地完成这个实验吗？其实，HE染色法虽然是显微形态学技术中的常规技术，要真正做好，还有不少问题需要进一步了解和解决。其中，苏木素染液的配制和染色操作的质量控制是首要的环节。

一、苏木素配方的类型和应用

苏木素染液的配制方法多样，目前大多数实验室采用的是明矾苏木素，可供选择的常见配方有Ehrlich、Mayer、Harris等，其均以相关学者的姓氏命名。这些配方的染色原理相似，但成分与性能有所区别（见表4-4）。基于石蜡切片的一般形态学观察，推荐使用Ehrlich配方，因为细胞外基质的嗜碱性成分也能准确显示。组织化学染色后的细胞核衬染建议用Mayer配方，有利于减少胞核以外的着色，防止干扰阳性结构的观察。Harris配方配制后次日可用，通常用来应急，但染液无法长时间保存。Carazzi苏木素配方本来特别适合冷冻切片快速染色，该条件下Ehrlich等苏木素配方渗透、着染不良，不能正常着色。但是，冷冻切片如果采用贴片的方式处理，可依次经70%、95%两份乙醇分别浸泡2~5 min，然后原流程返回入水，这样，其他配方（如Ehrlich）也可正常染出，而不必更换配方。

表 4-4　常用明矾苏木素染液配方的比较

配方名称	成分特点	优点	缺点	优势用途
Ehrlich	含甘油和乙酸	清晰显示胞外嗜碱性成分；可长期保存,性质稳定	配制时间长；有时干扰组织化学反应的核外阳性显色	常规染色
Delafield	含铵明矾和甘油	胚胎块方便；可长期保存,性质稳定	配制时间长；有时不够鲜艳（蓝黑）	组织块染
Harris	含氧化亚汞,无甘油	配制后可即用；衬染时对核外结构干扰小	不耐保存；某些胞外成分显示不足	衬染；应急操作
Mayer	含碘酸钠等氧化剂	衬染几乎无核外结构干扰；配制后可即用	某些核外成分显示不足	衬染
Gill	含硫酸铝、乙二醇和乙酸	染色性质无明显优势；液面不产生氧化物	背景染色较深	商业试剂盒
Carazzi	不含乙醇和乙酸	可直接着染冷冻标本	不耐保存	冷冻片快染

　　除了上述明矾苏木素，还有铁矾苏木素、碘苏木素、磷钨酸苏木素等特殊的配方。这些配方一般用于显示诸如心肌闰盘、神经髓鞘或结缔组织纤维的特殊染色，因此留待特殊染色技术部分再作介绍。

二、苏木素染液的配制

（一）Ehrlich 苏木素染液

　　Ehrlich苏木素染液性质稳定、着色鲜明，可无遗漏地显示细胞内外的各种嗜碱性结构，是显微形态学实验室常备试剂。在配制过程正确、质控良好的情况下，该液可长时间密闭、避光保存，即使历时40年以上，染色性能也无显著改变。Ehrlich苏木素采用了典型的明矾苏木素配方，含有硫酸铝钾；同时又含有防止过氧化的稳定剂乙醇和丙三醇（甘油）。配制的要点是让苏木素在阳光和空气的缓慢作用下发生半氧化，并与明矾形成有利染色的结合。这一改变称为"成熟"（ripening）。因此，其配制操作相对繁琐、耗时较长，秋冬季节需要3~4月，春夏日光充足、气温较高时可缩短至2月。掌握Ehrlich苏木素的配制操作，其他几种自然成熟的配方可触类旁通。

　　Ehrlich苏木素染液的配方（按体积约1 L的成液计算）如表4-5。

表 4-5　Ehrlich 苏木素染液的配方

成分	量	单位
苏木色精（苏木素）	5	g
95% 乙醇	250	ml
硫酸铝钾饱和液	250	ml
丙三醇	250	ml
乙酸	25	ml
蒸馏水	250	ml

　　配制时并非将各个成分直接混合，那样得到的染液不具染色能力。首先，应将苏木素粉末溶解于95%乙醇，密闭放置在光照可及的地方，自然氧化1周。然后加入37 ℃充分饱和的硫酸铝钾的蒸馏水溶液，摇匀（混合溶液的颜色由深红色立即变为藏蓝色，并伴有明显的沉淀）。敞开瓶口，加纱布棉塞防尘通气放置4 d。加入上述配方中的蒸馏水和丙三醇，摇匀后再加入乙酸，充分摇匀。密闭瓶口置于阳光下2周。然后敞开瓶口，加纱布棉塞防尘通气，继续在阳光下放置约100 d（3月），等待成熟。期间应经常摇匀溶液，观察液体颜色从紫红色到绛红色的转变。染液成熟后，过滤、分装，暂不使用的应密闭保存于避光处。

判断染液性能的一个简单的办法是：接一盆自来水，把过滤分装染液的滤纸冲洗后浸泡在水中。开始时滤纸为与染液相同的绛红色，浸泡后迅速发生颜色转变，直到完全变成蓝色。有此表现，证明新配的染液着色和返蓝性能均良好，以后在应用中一般不会有问题。如果着色很浅或变蓝的时间很长，则说明硫酸铝钾不足（这种情况在回收用过的染液中可能见到，新配染液极少出现）。

偶尔会出现新配的染液着色慢的情况，此时需确定配制过程是严格按上述流程进行的，只要各试剂质量没有问题，那么用过几次后着色能力就会明显加强。久置不用的染液，使用前需要例行过滤，避免沉淀物干扰观察。使用多次后液量减少，可过滤加入未用过的新液补足，不必整体更换。

（二）Harris 苏木素染液

Harris苏木素染液具有配制后短时可用、不易着染核外结构特别是胞外基质等特点，在应急操作和组织化学衬染时具有一定优势。该配方含有汞盐或碘酸钠作为强氧化剂，能迅速达到半氧化，但染液寿命有限，数月后着色力明显下降甚至失效。Harris苏木素染液配方（按200 ml成液计算）如表4-6。

表 4-6　Harris 苏木素染液的配方

成分	量	单位
苏木色精（苏木素）	1	g
无水乙醇	10	ml
十二水硫酸铝钾	20	g
氧化汞（碘酸钠）	0.5（0.2）	g
冰乙酸	8	ml
蒸馏水	200	ml

配制方法为：先将苏木素溶于无水乙醇，另称取硫酸铝钾溶解于蒸馏水（硫酸铝钾水溶液最好提前溶解静置）；将两液混合后快速加热，沸腾后计时1 min，然后停止加热，边搅拌边缓缓加入氧化汞或碘酸钠；立即将容器浸入冷水浴或冰浴中骤冷；冷却后加入冰乙酸，混匀即可用于染色。

由于Harris配方不容易过染胞质和胞外结构，在细胞学实验中除了做退行性染色，还可做普通的进行性染色（一步到位，染色深度恰当）。

三、HE染色质量的关键控制环节

HE染色法虽然是一种常规技术，但要做好，还需用心练习和改进，才能掌握要领。不同的操作者得到的染色图像可能颇为不同。与染色质量直接有关的质控环节包括苏木素染液性能、染色深度与分色控制，以及伊红衬染的深度等；间接有关而且同等重要的质控环节包括固定、制片等，因为这些前面环节的不利影响会在染色时集中暴露出来。了解怎样在这些环节提高操作质量，有助于提高HE染色结果的真实性和美观性。

（一）苏木素染液的性能特点

不同配方的苏木素染液可能呈现不同的图像结果。比如，基于铵明矾的Delafield苏木素配方，染色结果有可能偏藏蓝色或蓝黑色，在需要浅染的场合并不适宜。即使都采用Ehrlich苏木素配方，随着染液性能的改变，染色结果可能也会出现差别。比如，配制染液时，如果钾明矾没有按规定的方法充分饱和，长期使用后可能含量不足。钾明矾相对不足的表现是结果偏红、返蓝很慢或着色过浅；少量添加后往往能解决。如果钾明矾加过量，又可能造成分色困难，或者切片整体偏灰蓝；过滤染液后往往能得到改善。因此，按照标准规程配制染液，并及时检验染液性能，才能确保染色质量。

（二）苏木素染色的深度

苏木素染色的时长并非固定不变，而是十分灵活的。一方面，标本的核质结构决定了染色所需的深浅。神经元等核大而圆、常染色质丰富的细胞，如果观察目的为整个核团或脑区，就需要适当增加染色深度，否则核着染过浅，不利于在低倍镜图像上分辨核团的界限。但同为神经元，脊神经节（背根节）的组织则需要浅染，否则胞质颗粒过深，既不美观，也不利于分辨明细胞和暗细胞。胸腺、淋巴结等富含淋巴细胞，细胞的核质比很大，应予浅染，有利于显示胞核和周边结构的细节。如果深染，胞核将完全变成均一的蓝黑色，整体分辨效果和美观性较差。以上仅为几个例子，不同的组织还需要自己去摸索和预试，根据观察目的选择最佳的染色深度。

另一方面，标本本身的性质不同或预处理条件异常，也需要不同的染色时长来适应。比如长期浸泡在未缓冲甲醛液中的标本，通常需要加长染色时间，然后再加强分色来达到与新鲜标本一致的结果。如果标本曾经过干燥、灼烧、烫煮，或用含铬固定液长时间固定，或脱钙后水洗不足等，也必须增加浸染时间。仅凭加长时间不能达到正常染色深度的，还可以尝试用自来水充分浸洗1~2 h，然后用NaHCO$_3$溶液浸泡过夜，经蒸馏水充分漂洗1 h后再染。对于取材和固定间隔较久，标本已经开始自溶破坏的情况，调整苏木素染色条件对改善染色结果的收效不大。

控制苏木素的染色深度，除了加长染色时间，还应灵活应用分色操作。染过了再分色，细节和层次感较强；染过了而分色不足，就会呈现过深且区分度不佳的结果；染色较浅而分色不足是最不可取的，清晰度和深度均不满足要求；浅染加良好的分色，也能得到满意的效果，对脊神经节、淋巴组织等组织以及某些衬染操作特别适用。此外，在任何条件下，返蓝都必须充分，确保苏木素着染的结构呈蓝色或蓝紫色，不能偏红。把苏木素染色的结果搞好了，HE染色就成功了一大半。因此务必重视苏木素染色的质量和图像细节。

（三）伊红染色的深度

如果常规使用浓度为1%的水溶性伊红Y，那么胞质和其他嗜酸性结构的染色强度就主要与染色时间有关。控制伊红着色的深浅，一般通过延长或缩短浸染的时间来实现。对于大多数组织的切片，3~5 min的浸染时间足够了。伊红染色太深，胞质、嗜酸性颗粒和纤维结构等反而失去最佳的区分度。神经组织的染色还应更浅些，但不是仅仅缩短浸染时间。比如，脊髓或脑组织的切片可以先染色5 min，自来水漂洗后，在90%乙醇脱水的步骤停留久一些。90%乙醇对伊红还有一定的溶解能力，可起到"分色"的效果，使染色变浅的同时，神经突起等背景结构的区分度大为提高。

（四）固定剂对染色的影响

醛类固定剂对糖和脂是没有作用的，因此如果后续操作未能采取针对性的保护措施，糖和脂填充的结构将不能着色，切片上呈现出白色空白区，如脂肪细胞或肝细胞的胞质。这是典型的人工假象。

甲醛和锇酸固定液可增强组织的嗜碱性，对增强苏木素着色有利。酸化的重铬酸钾固定液则增加组织的总体嗜酸性，有利于胞质着色，而降低胞核对苏木素等染色剂的亲和力。控制染色深度和浸染时长时，应考虑这些因素。

四、常见问题的解决方案

下面介绍一些常规染色工作中经常被问及的问题。解决这些问题，可进一步提高染色质量和操作的稳定性。

（一）胞核着色灰蓝，不够鲜明

产生这一现象的原因可能并不单一。常见的一个原因是染液用了较长时间，苏木素成分耗竭，明矾相对过量。如果过滤仍无好转，可添加新配的染液。另一个常见原因是操作者心急，苏木素染色时间不足。此时如果分色也不足，就容易使背景呈现灰蓝色的非特异性着染；而分色如果充分，势必减淡正常着色，也无法达到清晰、鲜明的效果。按退行性染色的要求，先确保染色充分甚至过染，再分色使结构清晰，才是正确的操作方法。配制染液的试剂出问题，或者标本遭受过物理、化学毁伤也会造成显微结构灰暗不清，但科研工作中很少见。

（二）伊红着色过浅

判断伊红染色是否不足需要谨慎。如果切片上的红细胞、嗜酸性粒细胞、骨骼肌纤维、肠道潘氏细胞等着色为正常的鲜红色，伊红着色过浅就不是染色操作造成的，需要从标本本身找原因。标本如果没有及时固定（如拖延数小时），或者固定前用不恰当的液体浸泡过，伊红着色就可能偏浅。这种情况即使增加染色时间，清晰度也难以提高。固定环节也能影响伊红着色。比如含有乙酸的固定液处理后，有些细胞对伊红的亲和力减弱，胞质染色偏浅。有的实验室日常使用的是Bouin或Zamboni固定液，其中的苦味酸可增强伊红着色。当某次操作改用其他配方如中性缓冲甲醛，按照原规程操作，自然会感觉伊红着色过浅。着手解决问题前一定要弄清这些细节。

真正棘手的问题是本该染成鲜红色的结构难以正常着色。在审查技术操作前，应首先排除标本方面的因素。比如曾遇到过临床送检的睾丸组织，伊红染色很淡，间质细胞亦不明显红染，后来查实问题在于患者生殖系统发育不良。另外，送检标本反复冻融过也会干扰正常着染，这种情况往往伴随其他冰冻损伤的表现，较易发现问题。

排除上述可能后，改善伊红染液和染色操作反而很容易。染色操作的因素，无非是伊红染液浓度不足或染色时间不足。水溶性伊红Y一般配成1%的水溶液，滴加浓甲醛2滴防腐，可频繁使用数十次。如果浓度不足，染液颜色会变浅，透光性增强，整体更换新液即可。不建议采用向伊红染液中滴加乙酸的办法，那样虽然染色更快，但会影响苏木素着染的色调。升高伊红浓度也不可取，因为有的组织着色太深反而降低结构区分度，不如稳定在1%的浓度，采用统一的操作规程，以利于实验结果的重复呈现。

伊红染色后应从90%的乙醇开始脱水。如果从70%或80%浓度开始，着染的红色会被迅速洗脱，操作上较难控制。

（三）切片上有染色沉淀

蓝色或黑色的沉淀要么是由于苏木素染液中的氧化成分留下，要么是由于组织本身的成分吸附了过多的碱性染色剂。前一种情况往往出现在染液久置不用之后，用前过滤染液即可解决。后一种情况常见于存在事先未知的钙化灶，或固定液含汞盐（沉淀偏棕色，边界呈分散状）等情况。脱钙可解决钙化灶的问题，但研究目的涉及钙化现象的应谨慎。含汞固定液处理的组织，切片脱蜡入水后，应先经碘液（碘1 g，碘化钾2 g，溶于蒸馏水100 ml）浸泡15~20 min脱汞，蒸馏水漂洗1 min，再用2.5%硫代硫酸钠水溶液浸泡3~5 min脱碘，充分水洗后才能进入染色步骤。偶有陈旧固定的组织，因甲醛溶液偏酸而产生黑色的色素颗粒，这种情况应在进入染色步骤之前，先用1‰氢氧化铵的75%乙醇溶液浸泡切片15~20 min。

如果沉淀为红色，多半是伊红染液中的杂质所致，过滤伊红染液即可解决。如果有一团黄色的区域，只要能排除组织本身产生的色素，通常与组织曾经淤血有关，常规染色时可不做处理。

（四）局部染色深浅不均

最常见的原因来自组织自身。比如骨骼肌纤维之间，肾小管不同节段之间，或者脑白质内神经束路密度不同的部位之间，本来就有着色深浅的差异。熟知显微解剖的知识就不会有这类困惑。

技术上最常见的原因恐怕要算局部脱片。切片上有的部位与载玻片贴附不够牢靠，长时间浸泡后轻微脱离，使染色剂从上下两面更多地吸附、结合到切片上，造成局部染色加深。脱片的原因有很多，常见的有防脱剂涂布不均匀，裱贴切片时切片与载玻片之间混入气泡、杂质等，或者烤片不及时。诸如切片厚薄不均、染液未完全浸泡切片等原因也能造成染色深浅不均；但操作质控良好的前提下，几乎不会出现。

如果局部染色异常减淡，则通常是组织损伤或固定不良造成的。损伤的原因可能是细胞存活时就发生了自溶等改变，这在显微结构上很容易发现证据。而固定不良则不易判断，因为浸泡法处理的组织，深部固定不足的表现与组织缺氧和损伤的表现相近。

（五）返蓝良好但最终胞核仍然偏红

只要能确定返蓝后胞核是正常的蓝紫色，这种情况往往就是由于伊红染液偏酸，影响了苏木素的色调。重新用蒸馏水配制伊红可解决。如果染色完成后色调正常，切片存放即偏红，问题则可能出在封片剂上。封片剂应为中性或微偏碱，切勿偏酸。酸性环境会逐渐破坏苏木素，日久甚至会完全变红或造成苏木素褪色。中性树胶一般不产生这一弊端，但溶解树胶的二甲苯最好用新液，因为二甲苯氧化后会偏酸。

（六）染缸污染严重

HE染色的一套染缸即使使用过十余次，液体也应澄清，除盐酸乙醇分色液和无水乙醇Ⅰ以前的脱水乙醇有轻度红染以外，其余各缸（不含染液）均应无色透明。如果脱蜡和脱水步骤的染缸日久有明显的白色或淡黄色沉淀沾染，往往是由于没有使用蒸馏水配液，或染色后未用蒸馏水漂洗。自来水中的钙、镁等盐类不溶于乙醇，会沉积在缸壁。

如果脱水用的无水乙醇Ⅱ及之前的几缸液体红染严重，往往是伊红染色后未充分水洗造成的。自来水不可能洗到伊红完全不掉色（因为伊红可溶于水），但应洗到"基本"不掉色。脱水环节各步转移切片时一定要甩干或用毛巾包住切片磕干（"干"是指去除多余水分，切片本身切勿干燥），不要带入上一级的液体，避免逐缸污染。如果脱水乙醇Ⅱ已经红染，那么各缸的脱水乙醇都必须全部更换新液，以防脱水不尽。

我们一般不用醇溶性伊红，除了使用场合更局限，脱水染缸污染较重是一个重要因素。切片在高浓度乙醇中染完伊红，势必将大量伊红带入后续各缸并洗脱，造成各缸红染，徒增试剂消耗。

（七）染色切片上有裂纹

切片的裂纹也是一个需要仔细鉴别的问题。如为贯通或长而直的一条带，带内组织规律地破损，一般是刀痕（图4-10A）。切片刀刃的损伤或位于切割路径上，组织内外存在硬度与标本不同的杂质，均可产生刀痕。染色操作中，切片如果干燥过，就很可能产生广泛存在的细小裂纹（图4-10B）。这种裂纹应当杜绝。如果裂纹很宽大，又分为两种情况。小叶结构明显的标本，如果脱水操作已造成一定收缩，切片在水浴展片的时候漂浮时间偏久或水温过高，很易造成展片过度（如图4-10C）。同样在切片、展片环节，还有另一种较为隐蔽的开裂假象。比如新鲜胃壁组织在固定液的刺激下，平滑肌层发生强直收缩，与黏膜层之间产生应力，但尚不至于撕裂；组织切片时，在仅有几微米厚和水面张力牵拉的条件下，平滑肌层和黏膜层随即裂开（图4-10D）。除切片染色过程中干燥造成的裂纹外，其他几种裂纹不是染色操作造成的，需要从原发环节去设法解决。甲状腺滤泡、垂体中间部等结构也容易出现裂纹，这是包埋时的有机试剂和胶体成分反应后局部脆性增加的结果，除非改变脱水和包埋试剂，否则不易根除。

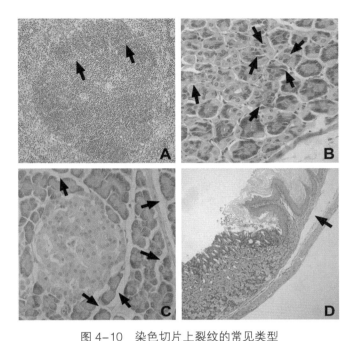

图 4-10　染色切片上裂纹的常见类型

（A）脾淋巴小结的刀痕，10×物镜成像；（B）胃底腺染色期间的干燥性裂纹，40×物镜成像；（C）水浴展片过度造成的胰腺小叶分裂，40×物镜成像；（D）胃壁平滑肌固定时的组织应力释放产生的分裂，10×物镜成像。各图切片均采用HE染色，➡示裂纹或开裂后产生的空隙。

五、封片剂和封片操作

石蜡切片常规染色采用的封片剂是干性封片剂（水性封片剂主要用在冷冻制片和特殊染色场合），即不溶于水、易挥发的试剂，常用的有各类天然树胶和合成树胶。天然树胶如加拿大树胶、阿拉伯树胶、达玛树胶、冷杉胶等，由于含有易氧化变黄的成分，且生产成本较高，使用场合已日渐减少。为了维持天然树胶的化学中性，可向树胶瓶内投放洁净的大理石颗粒，中和酸性物质。现在人工合成的中性树胶已能完全取代天然树胶，其光学性质和酸碱度更加稳定，也无日久变黄的问题。不过，溶解树胶用的二甲苯仍有可能被氧化而造成酸性环境，故应注意使用新制的二甲苯稀释树胶。

关于手工封片操作的手法并无特定的模式。多数操作者习惯在载玻片上滴加树胶，然后小心加上盖玻片。其实，在盖玻片上滴加树胶进行封片，甚至反过来将盖玻片放在台面上，用载玻片去贴附盖玻片也未尝不可。关键是树胶的浓度和流动性要调节好。太稀的树胶流动性强，产生气泡可能较多，且溶剂挥发后偶有因用量不足而暴露出部分标本的风险。太浓则流动性欠佳，也容易产生不易排除的气泡。

📖 **延伸阅读**

优良染色切片的评判标准

一张优良的生物染色切片，通常具有下述共同的特点。练习过程中应以这些共同点要求自己，争取全部满足。

（1）完整。标本断面完整，展示了需要观察的以及某些需要连带展示的完整结构。

（2）真实。切片无裂痕、折叠、收缩、位移、溶解等人工假象。

（3）清晰。目标结构和视野中其他结构细节清晰，分辨率高，色调区分度良好，比如，细胞核异染色质斑块分明，胞质内微小嗜色颗粒清晰，软骨基质等胞外结构色调正确，核质色调区分度恰当，等等。

（4）均匀。肉眼观察，染色结果均匀；镜下无明显的、与结构无关的着色深浅的差别。

（5）美观。宏观上，切片位于玻片标本区的中央，方位端正；盖玻片覆盖区域恰当，树胶封填充分且周边无过多树胶流溢；盖玻片下方无明显气泡；标本、盖玻片、标签三者的位置关系恰当；镜下各结构着色深度合理，无过深或过浅的问题；教学或展示切片还要求结构典型。

（6）规范。切片标签的粘贴或刻写端正，信息准确、完整；阵列切片彼此方位相同，排列整齐；序列切片放在盒中时各张玻片上的标本切面对位基本整齐。

不少科研制片工作，往往只能保证个别视野或某些局部在微观上达到优良的标准。这种类型的切片在质量上被归为"照相"等级，适合针对性拍摄取证，但不适合其他各种形式的图像采集和交流展示。如果染色切片整体质量较好，但存在某些瑕疵（如染色偏深或偏浅，有局部小损伤，或者某种结构整片缺如，等等），这就属于"展示"级的切片。这类切片可以用于一般交流和特定场合的展示，但不能用来教学。只有完全满足上述各项要求的，才能成为"教学"级的染色切片。制作教学切片不仅需要过硬的技术基本功和充足的操作经验，还要具有相关学科扎实的理论知识。

（郑翔）

第5课

冷冻制片法

本课内容提要

　　本课的主题是光学显微领域中标本的冷冻处理和制片方法。该方法在快速病理诊断、脂类特殊染色和组织化学研究中不可缺少。操作部分，要求掌握化学固定标本的冷冻处理和恒冷箱切片。知识拓展部分，应掌握速冻法和冷冻保护法的原理与操作，掌握冷冻制片与石蜡制片在不同操作环节的主要差别及应对办法；熟悉冷冻制片法的常见技术问题及解决方案，熟悉冷冻置换技术；了解冷冻制片的历史和高压冷冻固定的原理。通过本课的学习，应该具备独立进行冷冻显微制片工作的操作能力和理论素养。

第一部分　冷冻制片操作

实验1　复习与巩固——经血管的器官灌注固定

❖ 【实验目的】

以大鼠肾脏为例,练习掌握经血管的器官灌注固定操作。

❖ 【实验材料】

动物:健康成年大鼠。

试剂:2%戊巴比妥钠麻醉剂,灌注盐溶液,中性缓冲多聚甲醛固定液。

用具:注射器(10 ml),带软导管的头皮针,手术剪,眼科剪,平镊,血管夹,手术刀片,小烧杯,15 ml离心管,标签,标记笔,生物垃圾桶。

设备:通风橱,电子秤,冰箱。

❖ 【操作指引】

1. 腹腔注射麻醉大鼠[1],将其腹部朝上固定在操作台上。

2. 切开大鼠腹部皮肤并适当扩大切口,将胃、肠等推向一边,暴露一侧肾脏。

3. 从肾门处分离暴露肾动脉(图5-1),结扎近心端。[2]

4. 在肾动脉的结扎部位远侧(靠近肾门一侧),用灌注针头穿刺,然后用血管夹固定针头位置。

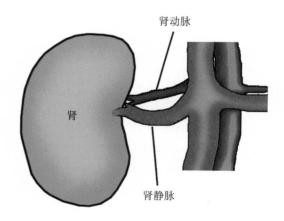

图5-1 大鼠肾动脉的位置示意图
肾动脉位于肾静脉的背侧,比肾静脉细。

5. 缓慢推注灌注盐溶液,直到肾的深红色褪去,变为肉色或淡褐色[3]。

6. 小心取下盐溶液注射器,换吸有10 ml固定液的注射器(倒立轻弹注射器以排出接口部位的气泡),继续缓慢推注固定液,注完为止。

7. 撤去灌注器械,将肾按实验需要进行切割。

8. 在盛有固定液的小烧杯中漂洗肾组织块。

9. 转入盛有固定液的15 ml离心管,继续浸泡固定[4],等待进一步处理。

➡ 【备注】

（1）2%戊巴比妥钠麻醉剂用于大鼠腹腔注射，终末麻醉剂量为0.0055 ml/g（按体重）。

（2）如果还有其他器官需要以不同条件取材，应在结扎肾动脉后从结扎部位远侧离断肾动脉和肾静脉，取下肾脏进行灌注操作，以免固定液流入体循环。

（3）离体器官灌注的条件下，此时肾静脉流出的液体应为无色。

（4）如果标本用于免疫组织化学分析，且冷冻保护液已经备好，可直接进行后续的冷冻保护步骤，不必再浸泡固定。

➡ 【结果与质量控制】

肾的颜色均一，无花斑或深色斑块；肾实质光滑，无夹持、切割的伤痕。

实验2　组织冷冻保护

➡ 【实验目的】

学习掌握组织冷冻保护液的配制和脱水操作。

➡ 【实验材料】

标本：经化学固定的肾组织块。

试剂：蔗糖，磷酸二氢钠，磷酸氢二钠，蒸馏水。

用具：15 ml离心管，铝箔纸，冻存盒，镊子。

设备：普通冰箱，超低温冰箱（如需保存组织标本）。

➡ 【操作指引】

1. 配制冷冻保护液[1]。

2. 取充分固定的肾组织块，沥去多余液体，投入冷冻保护液中，4~10 ℃浸泡。

3. 等待组织块沉底，然后再浸泡2 h[2]。

4. 取出组织块，沥去多余水分（勿干燥），移入冷冻切片机准备切片。

5. 不立即切片或切片后需要继续保存的标本组织，用铝箔纸小心包裹并做好标记，放入冻存盒中，保存于-80 ℃超低温冰箱。

➡ 【备注】

（1）冷冻保护液基本配方：蔗糖20 g，$NaH_2PO_4 \cdot 2H_2O$ 0.056 g，$Na_2HPO_4 \cdot 12H_2O$ 0.587 g，蒸馏水定容到100 ml。如果要观察线粒体等膜包的亚细胞结构，可加入少量丙三醇，浓度为20%，在室温下浸入保护液。如果处理特殊精细标本，还可采用依次经15%和30%蔗糖保护液各处理1次的方法。

（2）这是经验时长，对于需要保证结构精细的标本，用时宁长勿短。处理肺和脂肪组织时标本始终不能沉底；而有的标本沉底较快，此时蔗糖可能并未渗透。因此，如果时间不紧急，建议浸泡过夜。

【质量控制】

注意冷冻保护液不含氯化钠；蔗糖脱水应在普通冰箱的冷藏温度下进行；铝箔纸包裹组织时避免挤压损伤。

实验3 恒冷箱切片操作

【实验目的】

练习掌握恒冷箱切片机的使用方法以及冷冻切片的基本操作。

【实验材料】

标本：经过化学固定和冷冻保护的肾组织。

试剂：OCT胶（也可用冷冻保护液代替），磷酸缓冲液（PBS）。

用具：经防脱处理的黏附载玻片，切片盒，小毛笔，镊子，切片刀，小烧杯，吸管，玻钩，24孔板，标记笔。

设备：恒冷箱切片机，超低温冰箱（如需保存组织标本）。

【操作指引】

1. 恒冷箱切片机提前至少2 h开机预冷[1]。

2. 安装切片刀片，并紧固。

3. 取出冷冻组织块，切削面朝上，用30%脱水蔗糖或OCT胶将其粘接在标本座上；然后将标本座安装到切片机上并紧固。

4. 调整标本的位置，使刀刃刚好接触标本的切削面。

5. 检查、调整切片厚度[2]。

6. 放下防卷板，摇动手柄检验防卷效果；如果防卷效果不佳，应稍加调整。

7. 摇动手柄完成1次切片操作。

8. 揭开防卷板，用玻钩轻轻挑起切片，转移并立即没入小烧杯中的PBS液面下。

9. 待切片舒展，用玻钩转移至24孔板的PBS中备用。

10. 摇动手柄再完成1次切片操作[3]。

11. 揭开防卷板，用小毛笔稍稍平整切片，再用黏附载玻片靠近接触，使切片平整地粘在玻片上。

12. 玻片插入切片盒，自然晾干备用。

13. 重复7~9或10~12步，完成组织块的制片操作。

➭ 【备注】

（1）不同标本有特定的最佳切片温度，且标本座和恒冷箱的温度不一定相同。

（2）冷冻切片的厚度与后续处理方式有关。如果先裱贴再行染色反应，厚度为5~10 μm；如果做漂片处理，厚度一般为20~40 μm；厚片封固（如改良Golgi法）则为50~150 μm。

（3）7~9步采用漂片法收集切片，10~12步采用贴片法收集切片。请练习这两种方法。

➭ 【结果与质量控制】

标本切面厚度均一，无裂痕、破损、局部缺失等现象。贴片法中，切片在裱贴于载玻片除磨砂边以外的正中部位，标本边缘距玻片长边边缘至少3 mm，距短边边缘至少5 mm。系列切片彼此裱贴部位和角度一致；阵列切片排列整齐，间距适当。漂片法中，标本结构未发生松散、分离或破损。

➭ 【思考】

1. 如果制作大鼠胰腺的冷冻切片，操作上与本课的肾脏切片有什么不同？哪些地方需要做出改变？

2. 如果要加快冷冻组织块恒冷箱切片的操作速度，你能想到哪些办法？

3. 因为日程安排的变化，如果制片期间要耽搁1周时间，请问在哪个或哪些步骤暂停对操作结果无显著影响？

第二部分 冷冻制片法的发展与应用

一、冷冻制片法的发展历史

冷冻制片法的历史比石蜡制片法和其他特殊制片法短。早期的显微实验主要关注结构的观察，固定后包埋切片的组织标本足以满足需要。因此，1940年代以前，制片法的进步主要以提高结构保真度和切片稳定性为目标，火棉胶制片法、石蜡制片法就是这一时期的产物。随着化学和生物分子科学的发展，特别是组织化学技术的发展，在组织切片上进行化学反应的需求变得迫切起来。但是，早期的组织化学技术局限于简单的化学反应，如试管反应的组织再现，或通过酶促反应来检测组织标本是否含有生物酶。针对蛋白质空间结构的免疫化学检测技术以及针对分子间相互作用的成像技术尚未发明。要检出生物分子，必须保存这些分子的反应活性。于是，制作新鲜组织或未经有机试剂影响的活性组织切片，成为迫切的需求。

为了满足早期组织化学检测的制片需要，Schulze等在1930年代最早将装配有低温二氧化碳喷射器的切片机应用于组织切片。该机型的工作原理是：将低温二氧化碳喷射到切片刀上，使刀刃迅速冷却，以利于实现新鲜组织的冷冻切割。这是最早的冷冻切片技术，切片厚度和多项操作条件均较难控制。该法直到1950年代仍有部分学者在使用。

与现在的冷冻制片法相似的技术到1940年代末才出现并逐步改进。Adamstone和Taylor在Leitz（徕卡品牌的前身）滑行切片机的基础上，发明了可用干冰保持刀片制冷并持续切片的装置，切片后可立即用载玻片粘贴切片，也可借助自动装置让切片浸入固定液中。该方法常需双人协作。1951年，基于轮转式切片机的冷冻切片改进机型出现，制作10 μm以内厚度的高质量切片成为可能。但是，切片操作还处于刀片制冷而环境影响复杂的阶段。1957年后，有人模仿丹麦专家Linderstrøm-Lang和Mogensen在1930年代尝试过的办法，将切片机置于定制的冰箱中操作，恒冷箱切片机开始成为冷冻制片的标准设备。此后，各国制造商竞相改进并推出新的型号，性能日趋稳定，且操作越来越简便。

1940年代酶组织化学和荧光标记物技术的出现和发展，加上1950年代后恒冷箱切片机的应用，使冷冻制片法迅速推广普及。今天，多重荧光标记组织化学、酶组织化学和诸如脂肪染色的某些特殊染色实验，仍然依赖冷冻制片法。该法已成为显微形态学的一项必备基本技术。

二、组织的冷冻保护

（一）速冻法

早期的冷冻制片是直接冰冻未固定的新鲜组织。由于水在冻结过程中发生分子重排，形成规则的、不断生长的冰晶，容易使组织的显微结构被损坏。借助异戊烷或液氮等对标本进行速冻处理，有助于减少冰晶的增长（无法完全避免组织深部的冰晶破坏），并具有冷冻固定（cryofixation）的效应。现在有的标本不具备先固定再处理的条件，也需要采取速冻的方式，快速通过-30 ℃至-70 ℃的结晶和重结晶温度区间，避免加重冰冻损伤。保存未经保护的标本，一定不要积累太多数量，特别是在可能发生供电短时中断的情况下。

标本速冻切片的操作可参考下述流程：

在冰浴培养皿上分离、切割组织标本，并用预冷到4 ℃的磷酸缓冲液漂洗；

→ 用滤纸吸去标本表面的液体；

→ 将标本没至模具内的冷冻包埋剂[1]底部，摆好切片方位；

→ 用长镊子夹持模具，半没入液氮内[2]冷冻15~30 s[3]，待标本冻硬；

→ 立即将标本装入预冷的袋子，转入干冰中暂存；

→ 全部标本冷冻、收集齐后，转入-80 ℃超低温冰箱保存；

→ 切片前，取出标本包埋块，用冷冻包埋剂将其粘结在恒冷箱切片机的标本座上，等待数分钟使标本温度与恒冷箱温度一致；

→ 按需要的厚度切片，采用直接贴附法将其裱贴在涂布有防脱剂的载玻片上，室温空气中晾干切片；

→ 用预冷到-20 ℃的丙酮、95%乙醇或5%乙酸的95%乙醇溶液之一[4]固定切片2 min；

→ 空气中完全晾干切片1 h；

→ 磷酸缓冲液漂洗后进入后续处理步骤，如暂不处理，可密封后转入-80 ℃超低温冰箱保存，待处理前回温后再用PBS漂洗。

备注：

（1）冷冻包埋剂形式灵活，可根据实验需要选择。可直接使用脱水蔗糖溶液，也可用OCT包埋剂，如需制作较连续的序列切片还可用7.5%明胶的15%蔗糖溶液（详见后文）。

（2）液氮事先从液氮罐中转移一部分到小型液氮瓶、泡沫盒或金属保温杯中，加盖暂存，以便操作。操作时戴手套，注意防范皮肤冻伤。下一步用到的干冰可暂存于加盖的泡沫盒中。

（3）不可停留于液氮太久，以防标本开裂。

（4）用于免疫标记的切片可采用5%乙酸-95%乙醇溶液固定，因为酸性沉淀作用有利于提高免疫反应的特异性。如果待检分子有水溶性，注意加快操作速度，且由于切片裱贴在玻片上即开始融化，不待自然晾干就必须立即先行固定。

（二）脱水保护法

大部分对显微结构精度有一定要求的实验，都需要对标本先进行固定，然后冷冻。此时有足够时间通过化学试剂进行冷冻保护。常用的方法是先用蔗糖和（或）丙三醇溶液渗透标本后再行冷冻。这样，水分子被置换了一部分，在冷冻凝结过程中的秩序被打乱，不能形成规则的冰晶，从而避免损伤标本的显微结构。用于光学显微观察时，直接使用20%的蔗糖溶液即可；如果用于电镜观察，应依次经15%和30%的蔗糖溶液浸透，避免细节结构变形。由于蔗糖不能有效渗入线粒体等，故需要观察这些结构时，应额外加入丙三醇（理论上浓度应达到20%，但切片时温度应相应调低），并于室温完成浸透。植物标本的冷冻保护稍有不同，如需采用丙三醇保护，应在固定液中加戊二醛，否则丙三醇不能有效渗透。二甲亚砜虽更易渗透，但对微观结构的破坏更大，易产生人工假象，故不推荐。

冷冻保护的具体方法见第一部分的操作指引。需要指出的是，脱水蔗糖溶液的溶剂仍然是磷酸盐缓冲液（PB），不要加入氯化钠；切片操作后，标本断面的漂洗才使用磷酸缓冲生理盐水（PBS）。否则，标本可能在切片前发生收缩。

三、冷冻制片技术的应用及优缺点

冷冻制片和石蜡制片在技术条件和后续操作上有一些区别，前面已学习了石蜡制片法，本课主要针对有区别的地方做简要介绍。

（一）冷冻标本或切片的保存问题

与石蜡标本不同，冷冻标本在长期保存期间，形态结构和化学成分的改变更明显。石蜡包埋后，标本中原来为自由或结合水分子的位置都被惰性的烃分子占据，与外界的化学反应条件隔绝。我们曾找出1960年代的石蜡包埋块，常规切片染色的结果与新制的标本并无明显差异；大部分生物分子的原位检测也能得到理想的结果。冷冻标本则不同，虽然保存在很低的温度环境，但并未完全阻断化学反应条件，某些分子的变化仍然在缓慢地进行。此外，保存冷冻标本需要持续供电的低温设备，成本较高且易遭受设备故障和供电事故的影响。因此，在需要回顾研究和标本长期（1年以上）保存的场合，冷冻制片法并不见长。

不过，下面几类实验有必要采用冷冻制片法：1）快速病理诊断，2）脂类染色，3）酶组织化学检测，4）多重荧光标记。在这些实验中，难免临时保存备用一部分标本。如果保存不当，可能使两次实验的结果不一致，影响结果的可靠性。一般的，不急用的标本宁可整块冷冻保存，尽量不要保存切片，后者发生改变的速度更快。实验日程安排好之后再切片，切完一批随即处理一批。

　　但是，有时由于公用切片设备预约人数很多，不便随时使用，或者后续切片检测的操作需要集齐后统一处理，还是需要短时保存切片。冷冻切片的保存液配方为：聚乙烯吡咯烷酮（PVP40）1 g，乙二醇30 ml，蔗糖30 g，磷酸缓冲液（PB）定容到100 ml，日常密闭保存于-20 ℃冰箱。切片收集在该液中，也应保存在-20 ℃（不会冻结），保存时间不超过半年，且不能保存未与固定剂作用的水溶性化学成分。如果仅需保存不超过1周的时间，则可采用更简单的配方：丙三醇15 ml，蔗糖20 g，PB定容到100 ml；加入叠氮钠0.02 g有助于防腐，但通常在仅用1次的情况下不必添加。上述两种切片保存液中的冷冻切片，进入后续处理前都应在PBS中漂洗2次，去除丙三醇和蔗糖。

　　（二）漂片操作和贴片操作

　　冷冻切片既可漂展于溶液中，用玻钩或铜环操作，直到封片前再转移至载玻片上；也可直接裱贴在载玻片上，晾干后像石蜡切片那样操作。具体采用哪种方法，应根据实验需要和观察重点而定。只要操作小心，漂片法对微细结构的保真度更高，而贴片法需晾干切片以防脱落，故对结构保真必然有一定影响。与贴片相比，漂片可两面接触反应试剂，同样厚度的切片，往往阳性反应强而均一，特异性更强（更易彻底漂洗掉未反应的残留试剂）。到了封片步骤，贴片可按石蜡切片的方法进行脱水、透明，而漂片则须采用水性封片剂，在需要长期保存成片的场合，这成了一个劣势。因此，一般规律是：厚片漂、薄片贴，照相片漂，保存片贴。

　　不论漂片还是贴片，在制作批量或序列切片时，冷冻切片操作还有一些特有的经验和技巧。

　　（1）漂片的批量处理。

　　同属一组或需要大量重复数据的切片，往往需要同时进行染色、漂洗等操作。贴片法的处理与石蜡切片相同，用染色架装载，统一处理即可。漂片法则可能较麻烦，逐张用玻钩转移，耗时过长。这时，需要使用底部有细密网眼的塑料或不锈钢容器来盛装同组切片，同时进行漂洗操作（图5-2）。需要使用昂贵试剂（如抗血清）孵育时，将网眼容器套在小烧杯内部，加注少量漂洗液（如PBS），摇匀后把切片倒入大小恰当的离心管中

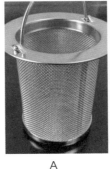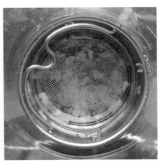

　　　　　A　　　　　　　　　B
图5-2　用于批量漂洗切片的网眼容器

（A）不锈钢网眼容器外观，可用茶具的滤器改造；（B）改装后套在小烧杯中的洗片容器，溶液中有正在漂洗的切片，液面高度不超过网眼容器上缘，避免切片流失。

进行操作。如果一次未能全部转入离心管，可加注少量漂洗液再倒一次，直到全部转移为止。向离心管中加入孵育试剂之前，静置并倒掉多余的漂洗液。

（2）连续切片。

冷冻制片法无法获得石蜡制片法那样高质量的连续切片，但制作满足科研用途的连续切片还是可以实现的。由于刀片和被切组织在摩擦后局部生热，不论快速切片还是拉长切片的时间间隔，都难以保证连续切片的一致性。冷冻切片在切割后并不像石蜡切片那样连接成带，增加了连续切片收集处理的难度。因此，如果采用冷冻制片法的场合需要获取连续切片，切片厚度不能太小（与设备的质量精度和磨损状态有关）。如果切片不能排成整齐一列，漂片法更有利于收齐全部断面。这种情况下，务必利用培养孔板做好断面顺序的区分，防止序号混乱。

要用贴片法收集连续切片，前提是切片在经过防卷板后能迅速按序区分开，或整齐排成一列。在温度设定适宜的情况下，脱水蔗糖溶液和OCT胶包埋的组织要达到后一种状态较难。需要经常获取连续切片的实验，可换用明胶-蔗糖溶液包埋组织标本，然后用贴片法做后续处理，这样较为快捷。明胶-蔗糖溶液配方为：明胶7.5 g，蔗糖15 g，PB 100 ml；配制时先加热明胶，再与蔗糖混合；配好后冷藏于冰箱不超过2周，用前用微波炉分次小心加热至液态。组织包埋入明胶-蔗糖溶液后，放在冰上凝结为胶冻状。根据切片需要修结包埋块，然后转入-70 ℃保存备用。切片后常规裱贴在防脱载玻片上并晾干；48~50℃蒸馏水浸8 s，迅速捞出于37℃烤干；然后重复热水快速浸洗和烤干2次。经过上述处理，切片的明胶基本清除，可按普通贴片进行后续操作。

不论采用何种方式收集冷冻连续切片，如果能找一位助手协作，可大大缩短转移切片的时间，有利于提高操作的准确性和速度。

（3）同时切多组标本。

石蜡制片时，不同组的标本可包埋在同一个蜡块中，切片后裱贴在一张载玻片上同时染色。冷冻标本也可包埋成组合块，但裱贴操作环节经常会遇到困难，影响速度和质量。其实，根据冷冻切片操作的特点，只要温度设定合理，单个包埋的标本在切片时极少出问题。因此，可将不同组的标本包埋成一排，或在标本座上将标本粘结成一横排，长度不超过切片刀刃的全长；切片开始前，在防卷板下方的金属斜面上，正对各标本之间的间隙中点用吸管加水筑成几列"冰墙"，使每个标本的切片进入各自的"隔间"内，防止相邻标本的切片彼此混淆（图5-3）。采用贴片或漂片的方式均可批量收集切片，免去了多次更换组织块的操作，大大节省时间。如果每组已经累积了多张切片，采用漂片法收集时注意不要用毛笔扫入缓冲液了事，而应用玻钩按入液面以下，防止水面张力扯坏微观结构。

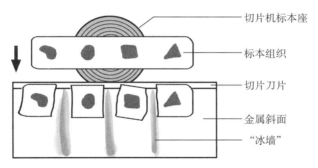

图 5-3　不同组别标本同时冷冻切片的简易方法示意图

本图未显示盖在"冰墙"上方的防卷板；➡示标本组织向切片刀
移动的方向，切割后切片留在金属斜面上各自对应的空间内，受两
侧"冰墙"和上方防卷板的限制，不会相互混淆。

（三）切片温度设置

只要标本不含骨组织等硬度过大的结构，冷冻切片的成败和质量主要取决于标本、刀片和环境（恒冷箱）的温度关系。恒冷箱切片机的箱温、标本座温度是可以独立调节的，正式切片操作前一定要预试确定最佳的温度设置方案。表5-1中列了一些经验性的设置参考。基本原则是：越柔软的组织，切片温度应越低，但不能低到标本易碎裂的程度。这一规则也不尽然，还和标本的韧性、固定状态和处理因素有关。比如皮肤虽然较坚韧，但需借助冷冻变脆使切片更容易。又如经过长时间类醛固定的脑组织，恒冷箱的温度就不应过低，否则切片在漂片或贴片前可能出现裂纹，破坏结构。如果这样的脑组织还经过了镀银染色，标本座和恒冷箱的温度都得升高，否则难以切出平整的切片。另外，明胶-蔗糖溶液包埋的组织可适当再降低3 ~ 5 ℃（预试确定）。

表 5-1　不同组织冷冻切片的参考温度

组织种类	标本座温度（℃）	恒冷箱温度（℃）
脂肪 *,乳腺,胸腺	−28	−22
胰腺,子宫,骨髓	−22	−20
胃,肠,卵巢,前列腺	−20	−20~−18
多数结缔组织,膀胱,心肌,肺,肾上腺	−20	−15
肝,肾,甲状腺,睾丸,皮肤(去除脂肪),骨骼肌,子宫	−16	−12
脑(充分固定),淋巴结,脾	−15~−10	−10

★，此处指新鲜脂肪；经甲醛固定的脂肪组织有时需要将标本座降至−50~−45 ℃。

（四）染色及组织化学操作的不同条件

与石蜡切片比较，冷冻切片在染色和组织化学操作环节有以下几方面差别。

（1）生物膜的完整性。

如果标本用缓冲甲醛固定，冷冻切片后生物膜结构是完整的。有时直接进行染色会遇到困难。比如，染色剂不能透过细胞膜，或者只能透过胞体被切开的部分细胞，结果细胞膜完整的细胞可能呈阴性结果。解决的方法一般是设法在不影响形态的前提下破坏膜的脂质屏障。可在染色前先将切片用乙醇脱脂，然后照常染色。也可在染液中添加诸如甲醇（如吉姆萨染色）、乙醇、丙酮等脱脂的成分，但并非所有染液都行得通。免疫染色（见第9课）操作前的过氧化氢孵育步骤中，冷冻切片的孵育液应使用甲醇溶剂。类似的，在抗体孵育或其他大分子反应物加在冷冻切片上之前，一般都需要用TritonX-100、Tween等试剂在膜上打孔。

（2）抗原修复。

过去冷冻切片是免疫组织化学反应的标准条件。在石蜡切片免疫染色方法成熟之后，抗原修复（见第9课）逐渐成为必要步骤之一。这一变化给不少人的错觉是：冷冻切片完全不需要抗原修复。未经化学固定的冷冻切片的确不需抗原修复。但是，不少经过醛类固定剂处理的标本，蛋白质的特征性空间结构也有被交联屏蔽的可能，适当的修复可能会显著提高检出率和特异性。因此，是否需要抗原修复，与制片法的关系不大，而是看固定是否影响了抗原决定簇的结构。

（3）自发荧光。

冷冻制片法历来是荧光标记的首选技术条件。早期的文献中记载石蜡切片易产生自发荧光，使背景显色增强，故无益于提高染色的特异性。但是这个记载后来不知何故被以讹传讹，逐渐夸张为石蜡切片"不能做"荧光标记，并被一些初次学习荧光染色的学生奉为铁律。其实，石蜡切片在固定剂洗脱不充分、脱蜡不彻底或漂洗试剂不纯净时，残留自发荧光和暴露出污染细节的情况确实比冷冻切片严重，但并非一定如此。固定后充分水洗，切片充分脱蜡和漂洗，上述问题就不会出现。相反，石蜡切片的细节结构远较冷冻切片清晰，且有利于连续观察和三维重建，一旦技术预试摸清了实验条件，反而优于冷冻切片。因此，自发荧光不是专属于石蜡切片的，如果处理不当，冷冻切片照样会有。

（五）冷冻切片的封固

对于裱贴在防脱载玻片上的冷冻切片，后续处理和封片的方法与石蜡切片相同。但是，漂片法处理的冷冻切片，封片剂通常就得使用水溶性封片剂。切片染色后不经脱水、透明等步骤，而是转移到载玻片上后直接滴加水溶性封片剂，然后盖上载玻片，等待封片剂干燥。

水溶性封片剂可选择的种类很多，比如整装标本和荧光染色片可用液体石蜡，一般染色或运动终板染色等可用丙三醇，等等。不过，为了既有较高折光性又能凝固保存切片，染色切片一般采用甘油明胶，配方为：明胶4 g，丙三醇（即甘油）25 ml，麝香草酚0.1 g，蒸馏水30 ml，加热到60~70℃充分搅拌溶解。日常密闭冷藏，用前加热液化。

　　此外，还有一些商品封片剂，封片后自然凝固，可不加盖玻片。不过，水溶性封片剂一般不用于长期保存染色切片。水溶性封片剂有的折光性不足使镜下结构的细节显示不理想，有的不能完全凝固而不利于切片转运；即使能凝固和达到可观的折光性，染色切片也比在干性封片剂中更容易褪色。所以，封片后宜尽快拍照存档。

　　（六）冷冻制片法的优点和缺点

　　经过上述内容的学习，相信大家对冷冻制片法的优缺点已有一定的认识。总结起来，冷冻制片法在以下几种场合具有明显优势，应当首选。

　　（1）脂肪、类脂等成分的原位保存和准确显示：为避免脂质被脱水试剂溶解，必须使用冷冻制片法。

　　（2）标本可能用于包括显微形态观察在内的多种实验操作，取材现场来不及区分处理，必须使用快速冷冻的方法先保存标本的情况下，冷冻制片法就可派上用场。

　　（3）需要检验批量新鲜组织的染色或组织化学反应性能，也应采用先速冻处理的冷冻制片法。

　　（4）有的待检分子，如果预试发现石蜡制片始终不能得到满意的反应结果，可常规使用冷冻制片。比如，CD11b可标记小胶质细胞，用于免疫组织化学染色，要想用石蜡切片检出可靠结果很困难，浅固定的冷冻切片则很容易检出，故首选冷冻制片法进行此项实验。

　　（5）若在1~2 h时间内需要观察到可靠的初步结果，以便做出研究或治疗的决定，此时应使用冷冻制片法。这种情况在医院病理科较常见。

　　冷冻制片法的缺点也很明显。第一，冷冻切片组织结构的精细程度和染色结果的美观性远不如石蜡切片，很难达到"教学级"切片的水平。如果切片染色反应前还要进行破膜处理，结构损伤会更大。第二，与石蜡切片相比，用冷冻切片操作获取连续切面，速度慢，后续操作麻烦，且各断面的一致性较难保持。故冷冻制片法一般不用于需要连续切片和三维重建的场合。第三，水溶性封片剂封固的冷冻切片，其染色结果的观察效果通常欠佳，且不耐长期保存，用途受限。

　　一定要清楚认识冷冻制片法的优缺点，正确选择技术路线。冷冻制片法近年很受欢迎，主要原因是与石蜡制片法相比耗时短，经验要求看起来较低。如果对显微结构的精度要求高，染色切片需要保存，或者要对显微形态学数据做深入加工分析，贪图快速和"容易"，满足于粗糙的结果，实在是不可取的。

第三部分 冷冻制片法的扩展与提高

一、冷冻置换

冷冻置换（freeze substitution）发端于1940年代，是在低温环境下用有机溶剂置换组织中水分子的过程，置换后还可进一步让其他试剂渗入组织做后续的化学固定或包埋。标本经过快速冷冻固定后，在-70℃以下脱水，既保存了水溶性离子和脂质，又能避免细胞膜和细胞骨架的收缩变形；此外，蛋白抗原的保护良好，亚细胞的动态过程也能被固定在原位，有利于后续观测。冷冻置换后，标本可用于石蜡制片、树脂包埋制片（电子显微镜观察）等多种场合。在光镜和电镜的分析性实验中，冷冻置换都是一种优于常规化学固定的技术。

（一）基本原理

冷冻置换的基本原理：快速冷冻标本，使温度降至冰晶增长点（-80~ -70℃）以下，用此温度下仍为液态的置换剂将组织中的水全部置换掉，然后升高温度进行包埋或其他处理。整个过程中对结构保存有关键影响的环节有两个，一是快速冷冻固定（本课第二部分已介绍），另一个是选择恰当的置换剂。

置换剂需满足的条件：熔点不高于-85℃，低温条件下溶解置换水的能力强，操作毒害和危险性低。与水的溶解置换能力可通过有机试剂的极性来判断，查阅化学手册中各试剂的"介电常数"即可获知，目前最常用的是丙酮；如果想置换更快且不必保存脂类，也可用甲醇。

（二）装置

冷冻置换的操作完全在低温条件下进行，所有转移环节要确保与空气和室温环境尽可能少的接触。由于置换过程需要2~3 d，装置必须密闭并隔热。

自制冷冻置换装置的基本结构如图5-4示意，制作材质为壁厚的泡沫冻存盒，可加盖密闭。装入足量干冰

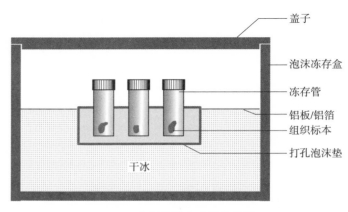

图5-4 自制简易冷冻置换装置

（图注）盖子 / 泡沫冻存盒 / 冻存管 / 铝板/铝箔 / 组织标本 / 打孔泡沫垫 / 干冰

后，先将内置的打孔泡沫垫预冷1 h；将标本冻存管插入泡沫垫的小孔中，加盖密闭，置于冷柜（不要完全密闭）或通风橱，即可开始置换过程。只要干冰足量，装置内的温度可确保不高于-78.5 ℃。操作时务必戴手套，并熟练转移标本和开关盖，减少标本温度波动和干冰挥发外逸。

该装置的制冷剂为底部的干冰；如采用铝板，也可不用泡沫垫，直接在铝板上按冻存管管径打孔，使管子插入后刚好能卡住颈部不掉落。

市面上有现成的置换设备可供采购。这类设备通常包括液氮罐、冷冻置换装置和电子控制台（面板）3个部分，可稳定地维持更低的置换温度。

（三）操作过程

操作的起始步骤是标本的快速冷冻固定，注意标本应尽可能切小；断面需要保持一定面积的，应切薄，厚度不超过1 mm。具体操作可参考下述流程。

开始操作前，充分预冷置换装置及其中装有丙酮的冻存管；最好备两把液氮预冷的操作镊；全程须戴手套。

→ 冰上切割新鲜标本，用4 ℃预冷的磷酸缓冲溶液漂洗，吸水纸吸去表面液体（但勿完全干透）。

→ 将标本放入干燥洁净冻存管，底部没入液氮[1]速冻30 s。

→ 迅速将标本冻存管移至一旁装有干冰的置换装置的孔中，立即把预冷的丙酮倒入[2]，盖上标本冻存管的盖子，但不旋紧；然后立即盖上装置的外盖[3]。

→ 等待丙酮融化为液态，打开装置外盖，把标本冻存管的盖子旋紧，再密闭装置外盖，整体至于-20 ℃冰柜中，等待置换完成，通常需要2~3 d。

→ 将标本冻存管连同泡沫垫（或打孔铝板）转移至4 ℃冰箱1 h。

→ 标本迅速移入常温四氢呋喃中[4]，浸泡1 h，期间经常摇动使置换更充分。

→ 常规脱水、石蜡包埋。

备注：

（1）操作用的液氮可临用前预先倒入金属保温杯或泡沫盒。

（2）也可用液氮预冷的操作镊把标本从干燥的液氮冻存管中转移到装有丙酮的干冰冻存管中，但该法有使标本破碎和接触热空气的风险，需要格外小心和迅速。

（3）这步操作可置于通风橱进行。

（4）如果标本用于电镜观察，最后两步不能参考本操作流程，且置换剂配方也不同。

经过冷冻置换的标本，水溶性成分得以保全，且未发生化学固定中难以避免的交联、沉淀、氧化等化学改变；脂类在中间脱水剂四氢呋喃中仍会溶解损失。这样制作的石蜡标本，分子检出的成功率大增，但切片后需连续完成后续操作，不能让组织断面长时间暴露在空气中。

二、冷冻制片的常见技术性问题

冷冻制片时间耗用较少、操作相对简便，深受广大科研工作者和学生的欢迎。但制片工作中仍有不少依赖经验的地方，对技术稳定性仍有一定的要求。表5-2简要总结了冷冻制片的常见技术性问题，给出了相应的原因和解决方案。正如石蜡制片一样，这些技术性问题大部分也是到了切片的环节甚至最后的染色环节才暴露出来。因此，从一开始就要严格按规程操作。做好实验操作和各步成品的质量控制，才能提高效率，减少时间和材料的损失。

表5-2 冷冻制片的常见问题及解决方法

问题描述	可能的原因	解决方法
染色切片上有结构性空洞图（5-5A）	冰晶破坏	新鲜组织液氮速冻； 化学固定组织经冷冻保护后冷冻； 加快解冻速度
标本切面有大量平行于刀刃的裂纹	低温脆化	参考表 5-1，适当调高切片温度
切片时标本断面粘刀或标本台，有时不成片	高温软化	参考表 5-1，适当调低切片温度
小脑、胰腺等结构分散、解体	有分叶结构； 有弯曲度大的结构	明胶包埋后切片； 采用贴片法
垂直于刀刃的条形破损或痕迹	刀痕； 局部有坚硬杂质	换新刀片； 标本取材时去除残留骨片或异物
苏木素染料不着色	胞膜与核膜阻隔	染色前用梯度乙醇预处理； 更换苏木素染液配方
组织化学假阴性反应	胞膜与核膜阻隔	反应前用梯度乙醇预处理； 加入离子去垢剂打孔
高倍镜下结构模糊，细节不清	操作损伤； 封片剂折光不足	切片保存液代替蔗糖溶液脱水过夜； 尽量小心、轻柔操作； 改为贴片法，采用干性封片剂

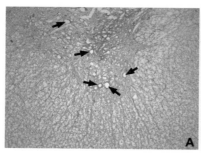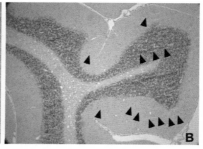

图5-5 冷冻制片常见人工假象

（A）大鼠脊髓冷冻切片尼氏染色示冰晶破坏（20×物镜成像），➡️示冰晶融化后留下的空洞；（B）低温脆化的猫小脑切片HE染色（10×物镜成像），▲示细小的平行裂纹。

高压冷冻固定

在冷冻制片技术中，如果不采用冷冻保护液，液氮速冻的有效结构保真厚度为15~20 μm，新鲜的实质性组织须按照电镜制片的厚度标准进行精细修结，实际上限制了某些取材的可行性。要消除冰晶增长造成的结构破坏，唯有改变水分子的物理性质。高压冷冻（high-pressure freezing）固定方法就是一种有益的改进探索。它的基本原理是：在冷冻前使标本组织处于高压（205~210 MPa）环境下约20 ms，此时水分子的冰冻行为发生改变，冰晶不易形成，从而可在相同的冷冻时间内固定厚度更大的组织。

与常规化学固定和快速冷冻固定比较，高压冷冻固定在某些方面有明显的优势。其一，高压冷冻可保存0.6 mm厚的超微组织结构，而普通冷冻固定仅能确保达到0.2 mm。化学灌注固定虽然保存结构及时、全面，但同时也会造成一些固定剂本身特有的微小破坏或结构假象。其二，化学固定可能造成微管、微丝等细胞骨架结构局部重排，高压冷冻则无此改变。其三，化学固定剂有时难以渗透某些结构，而高压冷冻不受这一限制。所以，高压冷冻固定弥补了速冻固定的厚度不足以及化学固定时难以避免结构假象与结构屏障的问题。

不过，高压冷冻固定还远非完美的替代性技术。比如，组织厚度再大一些，化学灌注固定就具有绝对优势。在冷冻速度方面，高压冷冻尚未超过液氮预冷条件下的接触性速冻，使之在处理微小标本时的优势并不明显。高压条件会对某些细胞结构造成显著的损伤（如细胞骨架移位、细胞膜皱缩、撕裂等），程度有时甚至不亚于化学固定。此外，高压冷冻还依赖造价昂贵的专用设备，操作成本高。目前，这项技术主要用于超微结构的观察（电子显微镜成像），在光学显微技术领域的应用尚需技术的进一步改进和优化。

（毕文杰，郑翔）

第6课

火棉胶显微制片法

本课内容提要

　　火棉胶显微制片法具有悠久的历史，至今仍在特殊制片中有独特的优势。本课要求掌握火棉胶包埋、制片的基本方法，并以神经组织尼氏染色为例练习火棉胶切片的染色操作。在此基础上，熟悉火棉胶在双重包埋、灌注铸型和消除镀银染色铬银沉淀等场合的扩展应用。学习本课内容，有助于提升操作者处理特殊标本的水平，确保大尺寸、柔软标本或厚切片的制片质量。

第一部分 火棉胶显微制片实验操作

实验1 火棉胶包埋标本的滑行切片操作

➜ 【实验目的】
掌握火棉胶包埋标本的滑行切片操作方法。

➜ 【实验材料】
标本：火棉胶包埋的大鼠脑组织块。
试剂：70%乙醇，90%乙醇。
用具：大号毛笔或毛刷，培养皿，12孔（或6孔）培养板，镊子，切片刀。
设备：滑行切片机。

➜ 【操作指引】
1. 从乙醇溶液取出火棉胶包埋块，擦干粘接面，用8%火棉胶粘接在表面有凹凸的专用标本托上，晾干约1 min。[1]
2. 将包埋块连同标本托浸入70%乙醇30 min[2]。
3. 从乙醇取出，固定标本托于滑行切片机的标本夹上，用毛笔蘸70%乙醇湿润包埋块表面。
4. 调整刀片角度，尽可能利用整个刀刃。
5. 调整标本夹高度，使包埋块切削面刚好接触刀刃。[3]
6. 检查、加固刀片和标本的固定机件。
7. 设定切片厚度。
8. 拉动刀片滑行手柄，切出一张切片。
9. 用毛笔蘸70%乙醇湿润包埋块切削面，同时用镊子取切片浸入培养皿中的70%乙醇漂洗；然后将切片转移到培养孔板的相应孔中，浸没于90%乙醇。
10. 重复7~9步骤（图6-1），完成全部切片操作[4]。
11. 取下标本托，分离包埋块与标本托[5]，把切片机仔细擦干净。

➜ 【备注】
（1）不可让标本过分干燥，以免硬化。
（2）日常操作中如果时间不紧急，粘接后浸泡过夜更好。
（3）注意刀片倾角与标本切削面之间的关系，仍应满足第3课介绍的条件，请参

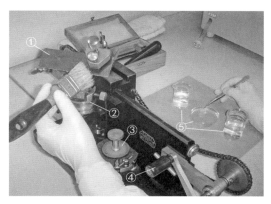

图 6-1 火棉胶标本滑行切片操作
①切片钢刀，②标本夹，③切片厚度调节器，④滑行手柄，
⑤装有乙醇的容器。保存切片的培养板未呈现在图中。

见图3-7。

（4）有的新机型可不必每次设定切片厚度。

（5）如果包埋块还需再用，分离后应立即浸入90%乙醇中保存。

【结果与质量控制】

切片厚薄均一，无局部缺失、破损或皱纹；标本切面无刀痕。

【思考】

1. 仔细观察在乙醇溶液中保存了数周的火棉胶切片，看看是否发生了变化？
2. 滑行切片法为什么难以完成高质量的连续切片？

实验2　脑火棉胶切片的快速尼氏染色

【实验目的】

掌握厚切片的漂片染色操作；同时熟悉神经组织尼氏染色的方法。

【实验材料】

标本：大鼠脑组织火棉胶切片。

试剂：蒸馏水，0.3%硫堇染液（用碳酸锂溶液配制），碳酸锂溶液（取室温饱和的碳酸锂溶液7 ml，蒸馏水稀释到100 ml），70%乙醇，90%乙醇，95%乙醇，95%乙醇-叔丁醇1：1（v/v）混合液，叔丁醇，中性树胶。

用具：镊子，带盖的玻璃培养皿[1]，载玻片，盖玻片，树胶瓶（含玻棒）。

设备：恒温干燥箱，生物显微镜。

【操作指引】

1. 切片从保存液中取出，浸没于70%乙醇3 min。

2. 自来水室温（下同）漂洗切片，然后用蒸馏水浸泡切片1 min。

3. 碳酸锂溶液浸泡切片5 min[2]。

4. 不洗，稍稍沥去切片的多余液体，转入0.3%硫堇染液浸泡2~10 min[3]。

5. 用自来水快速漂洗切片，除去未着色染液。

6. 蒸馏水浸泡切片1 min。

7. 沥去切片的多余水分，入90%乙醇分色至结构基本清晰[4]。

8. 继续经95%乙醇脱水1~3 min[5]。

9. 用95%乙醇-叔丁醇1：1（v/v）混合液浸泡3 min。

10. 经过2份叔丁醇浸泡，每份停留3 min。

11. 常规中性树胶封片。

12. 染色切片平放于37 ℃恒温干燥箱中过夜。

13. 尽快采集切片的显微图像。

【备注】

（1）染色后脱水的步骤，容器请用玻璃材质，以免被有机试剂溶解。

（2）碳酸锂处理和染液着色期间，均应摇动或用镊子拨动切片数次，使浸透更充分，避免出现局部染色不均的现象。

（3）染色时间的长短需要预试验确定。时间太短不利于显示精细结构，容易在后续脱水环节失去细节；时间太长可能使背景染色加深，增加后续褪色的时间，且污染脱水试剂。注意，根据实验观察的需要，不同脑区的组织具有不同的最佳染色深度。

（4）90%乙醇和95%乙醇均有分色作用，故90%乙醇不要完全分色到位，最好留下少量背景着色，待95%乙醇继续褪色。

（5）根据分色程度决定时间长短，注意后续步骤仍有95%乙醇的分色作用。

【结果与质量控制】

脑切片结构完整，无破损、折叠、划痕等；全片染色深浅均一，镜下神经核团的界线和细胞层次清晰；神经元的尼氏体和核仁呈紫色，神经元、神经胶质细胞和血管内皮细胞等的胞核呈天蓝色；背景无色。

【思考】

1. 为什么尼氏染色结果中看不见神经元突起的延伸部？

2. 尼氏染色结果通常容易褪色，因而切片的保存价值不大。请问是否有改进的方法，使切片的着色能长期保持？

3. 与石蜡、冷冻切片比较，用火棉胶切片做的脑组织尼氏染色有何优点？

第二部分　火棉胶显微制片法知识拓展

一、火棉胶的性质及配制方法

显微标本包埋所用的火棉胶（collodion，旧译"可乐定"），是硝化纤维素（nitrocellulose）的溶液。该液黏稠度高，呈胶状，溶剂挥发后呈透明固体，硬度较大，韧性和切削性能良好，是19世纪中叶最早用于显微标本包埋制片的材料。硝化纤维素又名"硝化棉"，是用精制棉与浓酸进行酯化反应获得。常温为絮状固体，极易燃烧，受潮后性质易改变而失去使用价值，故通常用无水乙醇–乙醚混合液溶解成火棉胶，密闭存放。显微制片用的火棉胶，最高浓度一般为12%，可以配制成该浓度储备。

配制12%火棉胶有两种方法。一种是直接溶解法：称取12 g硝化纤维素，与50 ml无水乙醇混合，密闭充分溶解过夜。溶解成均匀的饴糖状后，加入50 ml无水乙醚，充分混匀，即获得12%火棉胶。另一种为挥发浓缩法：量取市售5%火棉胶240 ml，置于干燥箱中使容器留出缝隙，任其缓慢挥发至100 ml。浓缩法耗时长，溶剂成分可能变化，仅在特殊情况下采用。

配好的火棉胶务必密闭于室温，避光存放。火棉胶沾水立即变为固体，失去渗透包埋的功能，此外，由于溶剂极易挥发，必须严格密闭，因此最好分装成小瓶保存，并采用石蜡封口。

二、组织标本的火棉胶包埋制片法

（一）基本原理

火棉胶包埋法最早于19世纪中后期发展起来。波西米亚（今捷克）的浦肯野即采用该法制作了大量显微切片标本。包埋、制片的基本原理与石蜡法相似：先对标本进行充分脱水，然后用火棉胶渗透，置换原来由水分子占据的空间，实现填充支撑。

火棉胶和石蜡均完全不与水相溶，故标本脱水的要求是相同的。在浸透包埋的环节二者有所区别。石蜡包埋是一种冷凝包埋，在加温条件下使液态的石蜡渗透标本，然后冷凝成固态，完成包埋。火棉胶包埋是挥发性包埋，先用胶液渗透标本，然后让溶剂缓慢地挥发出去，最终使包埋块成为具有一定硬度的固态。此外，由于高浓度的胶液不易快速渗入组织深部，浸火棉胶时还需要从低浓度到高浓度依次进行。

（二）脱水、包埋操作

表6-1为2 cm厚组织块的火棉胶包埋操作流程。这是一个耗时将近1月的过程，要求各级液体的渗透务必充分，急迫的省时操作会往往降低切片质量。标本厚度如果小些，节省的时间不多，因为各级火棉胶的渗透较缓慢，为保证质量，时间不可太短；超时浸透并无明显不利影响。

表6-1　常用的火棉胶包埋操作流程（2 cm 厚组织块）

步骤	时长	备注
自来水冲洗	12~24 h	
70% 乙醇	12~24 h	标本可在本步长时间停留
90% 乙醇	8 h	
95% 乙醇	4 h	
无水乙醇 I	8 h	
无水乙醇 II	8 h	最后一份脱水剂须用新液
乙醇 - 乙醚 1：1（v/v）	8~16 h	
2% 火棉胶	3 d	
4% 火棉胶	3 d	
6% 火棉胶	3 d	
8% 火棉胶	3 d	
10% 火棉胶	3 d	
12% 火棉胶	3 d	最后一份火棉胶即包埋剂
总时长	约 24 d	

火棉胶的溶剂之所以选择乙醇–乙醚混合液，是为了加快包埋环节的溶剂挥发。乙醇是火棉胶的有效溶剂，加入乙醚后，挥发性增强。在众多的溶剂中，四氢呋喃也是极少数可行的选择。使用四氢呋喃作溶剂时，包埋的流程见表6-2。此时，火棉胶直接用四氢呋喃溶解、稀释。该方法与混合溶剂比较，时间上并无明显优势。主要差别有两点：其一，在火棉胶反复回收利用的过程中，溶剂成分更确定；其二，用于双重包埋（见第三部分）更优，标本长时间浸泡不易过度硬化。另需注意，四氢呋喃溶解塑料等材料的能力很强，包埋容器应选择不溶的材质。

表6-2　使用四氢呋喃的火棉胶包埋操作流程（2 cm 厚组织块）

步骤	时长	备注
自来水冲洗	12~24 h	
70% 乙醇	12~24 h	标本可在本步长时间停留
70% 乙醇 - 四氢呋喃 1：1（v/v）	4 h	
四氢呋喃 I	8 h	
四氢呋喃 II	8 h	
四氢呋喃 III	8 h	最后一份脱水剂须用新液
2% 火棉胶	3 d	

续　表

步骤	时长	备注
4% 火棉胶	3 d	
6% 火棉胶	3 d	
8% 火棉胶	3 d	
10% 火棉胶	3 d	
12% 火棉胶	3 d	最后一份火棉胶即包埋剂
总时长	约 23 d	

（三）挥发性包埋

最后一份火棉胶渗透充分后，标本即可进入挥发性包埋的环节。包埋模具一般采用内面光滑防水的一次性纸杯，也可采用其他易于剥离或撕脱的容器。将标本放入盛有12%火棉胶的包埋模具中，确保液面明显高于标本，然后将整个模具放入磨口玻璃缸或其他能密闭的容器中（图6-2）。每天敞开1~2次，其余时间保持密

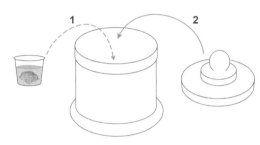

图 6-2　火棉胶挥发包埋的操作器具示意图

闭。敞开时，挥发到缸内的溶剂逸出，造成火棉胶周围空气中溶剂成分的分压下降；密闭后，火棉胶内的溶剂会继续向外挥发直到平衡。如此反复，可使火棉胶的溶剂逐步挥发出来，胶体变为兼有一定硬度和韧性的固态。判断包埋完成的方法是：足够长时间（如过夜）密闭后，胶的表面轻轻按压可显出指纹，片刻消失，说明硬度和韧性刚好合适。判断胶块的状态一定要先充分平衡，切不可操之过急。否则浅层溶剂挥发过快时会形成硬壳，阻碍深层溶剂的逸出。于是外层硬度看起来尚佳，切开后深部可能还很软，难以保证切片质量。

包埋完成后，去掉火棉胶块外层的包埋模具，切去标本外围多余的胶块（图6-3）。修结标本组织块的要求与石蜡包埋类似，但周围的胶可适当多留一些，距标本边缘约5 mm宽，以便染色操作时用镊子夹持。包埋块随即用8%火棉胶粘接在标本托上，浸入70%乙醇过夜硬化，然后进行滑行切片。如果包埋块不立即切片，可在硬化后转入90%乙醇

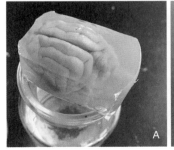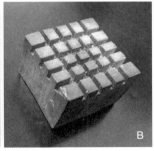

图 6-3　猫脑火棉胶包埋块和切片专用的标本托

保存。需要切片之前，再重新回到70%乙醇过夜。

切下的多余胶块，收集并置于干燥箱中过夜，彻底干燥后按固体硝化纤维素重新溶解使用。经过70%乙醇硬化的胶块一般不再回收。

（四）滑行切片

火棉胶包埋标本应采用滑行切片机进行切片。作为包埋介质，固化后的火棉胶硬度远大于石蜡，同时又具有柔韧性，采用轮转式切片机的直接切割方式难以获得合格的薄切片。滑行切片模式有效地解决了这一问题。具体切片方法见本课第一部分的操作指引，此处不再赘述。需要特别注意：切片后务必及时擦净切片机和钢刀，盖上防尘布；如果较长时间不用，须涂抹一薄层液体石蜡或机油保护。切片机的齿轮和滑轨等部位也应及时加油润滑。

三、火棉胶制片法的优势与缺点

通过本课前面部分的学习不难发现，火棉胶制片是一种耗时很长、对操作经验依赖性较高的技术。那么，火棉胶制片法是否应当被淘汰呢？显然还不能。任何技术必有其存在的条件，只要这些条件尚在，就一定有其用武之地。目前火棉胶制片并非主流技术，在有的单位甚至已"失传"多年。但是，在下面几个方面，火棉胶制片法尚有不可替代的优势。

（一）处理特大尺寸的标本

石蜡标本的脱水、包埋过程中，如果处理时间太长，标本会逐渐变得硬脆，使切片难度加大。大尺寸（大厚度）标本的深部不易充分渗透，故必须大大延长脱水时间。结果，当尺寸达到一定极限（如1.5 cm），深浅层的处理效果必然出现差别，切片质量难以保证。冷冻切片在防冻处理和切片操作时也有类似问题。火棉胶处理的标本，脱水时间均已明显超时，但组织间隙填充的火棉胶介质具有良好的柔韧性。因此，只要渗透时间足够长，火棉胶包埋标本的整体质地是均一的，深浅各层次的切削性质相同。甚至大到将整个人体进行包埋、切片，火棉胶制片法也能胜任，只不过渗透处理的时间会很长。

图6-4展示了一张猫脑尼氏染色切片。成年猫脑的组织厚度在4~5 cm，即使从中央矢状面剖开处理，单边实际厚度也达2~2.5 cm。石蜡制片法获得的结果，深部组织染色不均一。为了提高质量必须提前分隔脑组织，这就给立体定位研究带来巨大误差。冷冻制片法则不能确保序列切片

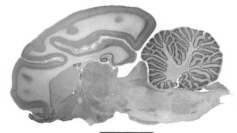

1 cm

图6-4 猫脑矢状面尼氏染色的火棉胶切片
贴于X光片读片机微距拍摄的图像。

的质量。因此，进行图谱绘制和定位研究时，火棉胶制片仍为首选方法。

（二）特殊质地标本的切片

石蜡切片要求标本的脱水和包埋处理恰当，且组织硬度与石蜡基本一致。当脱水超时或标本本身质地特殊的时候，切片容易碎裂或黏附，可能很难获得理想切片。脱钙不充分的骨组织、过软的组织等就属于后一类情况。冷冻制片中，温度设定不当或标本局部质地不均，也会造成切片困难，操作失败率上升。火棉胶制片则颇为不同。首先，切片刀在切削面内倾斜呈一定角度，使刀刃上承受的切割阻力减小；其次，刀刃与标本的关系是斜行切削，而非硬碰硬地直接切；此外，火棉胶的柔韧性好，比石蜡更能抗断裂。因此，只要包埋质量合格，极少遇到切不动或标本碎裂的情况。

与石蜡切片相比，火棉胶切片在抗碎裂方面还有一些隐性优势。如图6-5，以甲状腺滤泡结构为例。在石蜡切片上，滤泡内容物往往出现平行裂纹。产生裂纹的原因是在包埋前的脱水、透明操作中，二甲苯、三氯甲烷等会使滤泡内的胶质变硬；石蜡包埋进一步起到脆化作用。切片时，滤泡局部的硬脆组织很易断裂，形成平行裂纹甚至整块脱落。火棉胶制片过程无需加热，故脆化程度低；标本所有空隙均被火棉胶填充，即使有脆化，也会与火棉胶介质嵌合在一起，切片时不至于断裂、分离。因此，火棉胶切片上的滤泡是没有裂纹的。

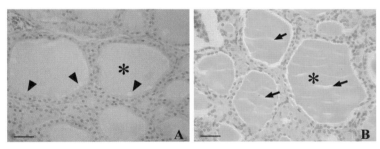

图 6-5　甲状腺石蜡切片和火棉胶切片的 HE 染色结果比较
（A）火棉胶切片，（B）石蜡切片；*示滤泡；➡示裂纹；▲示滤泡周边的小泡；
火棉胶切片上未见裂纹，且小泡紧贴滤泡上皮游离面，清晰可见。标尺＝50 μm。

（三）切片厚度更灵活，特别适于制作厚片

由于石蜡介质的特性，石蜡切片的厚度通常最高为20~35 μm，否则容易开裂或脱片。显示神经突起全貌的Golgi染色如果配合60~150 μm的厚切片，将更逼真地展示神经元群的空间结构。但是，显色前的染色标本脆性较大，冷冻切片过程中切面势必破损。因此，火棉胶切片是最佳的方案。如图6-6，火棉胶切片中，大鼠海马椎体神经元的全貌显示清晰，层次分明；而石蜡切片虽然已尽力切到20 μm厚，仍不能完全展示整个树状突起，切片上有很多切断后的神经突起断端。

综上，火棉胶制片法在处理大尺寸标本、特殊质地标本和厚片制作中具有独特

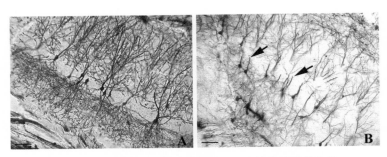

图 6-6　火棉胶切片和石蜡切片 Golgi 染色结果的比较

（A）80 μm 厚火棉胶切片，（B）20 μm 厚石蜡切片；➡ 示神经突起
的断端。标尺＝100 μm。

优势，目前尚无更优良的替代方案。火棉胶制片法的不足之处主要有两点：一是操作流程的耗时很长，步骤相对繁多。对形态精度要求不高、短期内急于观察到结果的科研实验往往不会考虑本法。二是火棉胶介质容易被一些生物染料着色，且具有空间位阻，不利于进行某些生物大分子的原位反应。因此，在生物分子检测蓬勃发展的时代，火棉胶切片在组织化学领域的用途受到了不少限制。

第三部分　火棉胶显微制片法应用拓展

一、火棉胶切片的裱贴操作

火棉胶切片通常采用漂片法染色。操作时，用镊子夹持胶片一角，在培养皿中染色和脱水，直到最后封片之前才转移到载玻片上。漂片操作方式的优点是切片可两面接触试剂，加上不时搅动漂洗，使反应更充分和均匀；缺点是在高浓度脱水环节，切片易溶于脱水剂，或发生收缩、变形，加盖玻片封片可能不易做到完全平整。过去常采用苯酚-二甲苯等作为最后一级透明剂，但改善效果有限。其实，在95%乙醇脱水后，经95%乙醇-叔丁醇过渡，转入两份叔丁醇依次完成最后的脱水步骤（见本课第一部分实验2），切片收缩变形很微，封片容易，且已有着色不会被洗脱。火棉胶切片的封片前操作都可采用该方法。此时树胶的溶剂仍可用二甲苯，不必调整。

有时为了批量操作更方便，可在染色前对火棉胶切片进行贴片处理。处理后仅用于常温染色，不能耐受加热条件。有两种方法可供选择。

（一）铬矾明胶法

在60 ℃恒温箱中用冰醋酸20 ml封口溶解明胶4 g，与5%硫酸铬钾水溶液2 ml混合均匀，再与70%乙醇70 ml混合。取上液滴于载玻片上，覆盖整个玻片表面后烘干。火棉胶切片从70%乙醇入水，充分漂洗后，转移到处理过的带胶膜载玻片上，用细针辅助平整后即可粘稳。

（二）火棉胶粘片法

染色前，将火棉胶切片从70%乙醇直接移至干燥载玻片上，细针辅助展平，用滤纸轻压吸干，迅速滴加0.5%火棉胶的乙醇-乙醚（或四氢呋喃）溶液覆盖成薄层，浸入蒸馏水漂洗固化，即可进入染色流程。此法切片表面被火棉胶覆盖，不如铬矾明胶法暴露充分，可能存在反应位阻和背景着色等影响，但后续操作中对长时间浸泡的耐受能力更好，不易变形或脱落。

二、火棉胶制片技术在其他场合的应用

除了上面介绍的方法，火棉胶还可用于其他的制片相关场合。这里选择较常用的双重包埋法、铸型法和镀银染色沉淀防护法等几项作简要介绍。

（一）火棉胶 – 石蜡双重包埋法

石蜡切片虽然精细、稳定，但遇到质地极易脆、裂的结构（如体内的微结石、凝血块、皮肤瘢痕、耳蜗等）就难以获得满意的结果。火棉胶作为包埋填充剂，很少使标本碎裂，但火棉胶块不适于用轮转式切片机切片。为了获得火棉胶的柔韧支撑作用，且用轮转式切片机切削，可降低包埋用火棉胶的浓度（浓度越低硬度越小），包埋后再走一遍石蜡制片的流程，标本切片时就不再碎裂。这就是火棉胶-石蜡双重包埋法的原理。

双重包埋法所用的火棉胶宜用四氢呋喃作溶剂，以防组织过度硬化，浓度一般为1%。操作方法如下（以5 mm厚标本为例）。

标本按四氢呋喃流程完全脱水。

→ 1%火棉胶浸透1 d。

→ 将标本放在纸杯中，用1%火棉胶刚好淹没，密闭在标本缸中用三氯甲烷蒸汽硬化1 h。

→ 除去纸杯，再以相同条件继续硬化1 h。

→ 快速修结火棉胶块，尽可能除去标本外围的多余胶体。

→ 标本经3份三氯甲烷透明，各停留4 h。

→ 入三氯甲烷-石蜡1∶1（v/v），45 ℃浸30 min，多次摇动混匀。

→ 常规石蜡包埋。

除了上述流程，还可在1%火棉胶浸透后，直接转入四氢呋喃-石蜡1∶1（v/v）的步骤，常规石蜡包埋。这种方法获得的包埋块硬度更小，但石蜡易污染，使用公共蜡缸时不能如此操作。双重包埋的石蜡块常在温热的乙醇水溶液中展片，以软化切片。

火棉胶包埋还能与冷冻切片联用，特别适合于处理冷冻切片时易碎的标本。低浓度火棉胶包埋后按冷冻制片程序操作即可，原理与双重包埋类似，不再赘述。

（二）火棉胶灌注铸型法

血管等管腔灌注染色标本（见第7课）的制作方法和使用的铸型剂有多种。火棉胶作为铸型剂具有韧性好、不易褪色、成本低廉等优点，灌注小动物血管的浓度以4%~6%为宜（仍用乙醇-乙醚为溶剂）；需要展示大动物器官的各级血管时，可先灌注4%~6%的火棉胶，再补充灌注10%~12%火棉胶。具体方法如下。

取颜色恰当（通常用红、蓝、黄三色标记动脉、静脉和其他管道）的油画颜料适量，溶解于火棉胶灌注液中，充分混匀。

→ 用完全干燥的注射器吸取灌注胶液，针头（适当粗一些）插入待灌注的结构后，保持高于心脏灌流的压力推注胶液。

→ 推不动或有灌注胶液从出口端逸出后即终止。夹闭入口防止胶液漏出。

→ 如需向大管径血管中补充灌注高浓度胶，应以略低于心脏灌流的压力补注，完成后立即夹闭入口。

→ 将标本整体浸入蒸馏水中，静置7 d。

→ 吸水纸蘸去表面水分，浸入浓盐酸，静置7 d。

→ 自来水冲洗。

→ 5% H_2O_2溶液漂洗。

→ 浸泡于蒸馏水中密闭保存。

这一方法与血管灌注染色有别。本法中，血管铸型后，其他组织被腐蚀掉了，仅保留血管形态，因而主要用于整装片或大体观察。血管灌注染色则属于标准的显微制片技术范畴。

（三）镀银染色中铬银沉淀的火棉胶防护法

在显微制片工作中，火棉胶不仅可做包埋剂、灌注填充剂，还能充当保护外壳。经典的神经组织Golgi镀银染色法中，组织表层总会出现铬银沉淀，对大脑皮质、小脑皮质和肝内胆小管等结构的观察造成干扰。之所以产生沉淀，是因为标本表层的反应试剂过量，从而产生大量分布弥散的铬银沉淀。组织深部的反应变得局限，不再形成弥散的沉淀，仅显示目标结构。根据经验，产生黑色沉淀的深度一般不超过200 μm。

既然沉淀主要形成于表层，消除这一现象的方法就不难：人为增加一个厚度不小于200 μm的保护层，在制片之前去除该保护层即可达到目的。具体操作方法如下。

取充分固定的脑组织，吸水纸蘸干表面水分。

→ 用镊子轻轻夹住，没入12%火棉胶后立即提起来，裹一层火棉胶，空气中晾干片刻。

→ 换个位置轻轻夹住组织，再次裹胶，仍在空气中晾干。可重复这两步操作，使火棉胶层适当厚一些。

→ 裹有火棉胶保护层的脑组织按常规流程进行Golgi染色。

→ 常规火棉胶制片。

这样，脱水到无水乙醇（或四氢呋喃）步骤时，火棉胶保护层自然溶解消失。铬银沉淀都在火棉胶层中，因此随着这个保护层的溶解而消除掉。只要包埋期间注意避光，背景染色很浅，可不再受染色沉淀的困扰（图6-7）。

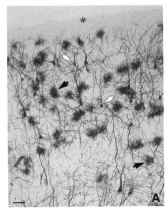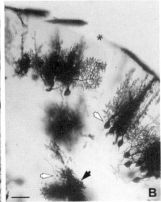

图 6-7　火棉胶保护层在 Golgi 镀银染色中的作用

（A）大脑皮质，（B）小脑皮质；*示无铬银沉淀的表层，
➡示胶质细胞，⇨示神经元。标尺=100 μm。

延伸阅读

老树新花——实验技术的进步与兼容

科学的发展日新月异，总体上呈连续性。而技术的进步往往具有阶梯式递进的特点，总体上不连续，呈跳跃性。当某个关键技术实现后，接下来会有一段蓬勃发展、不断扩展完善的繁荣期，技术本身和其支撑的科学学术竞相发展。此后难免进入平台期，虽然学术研究还在使用该技术，但技术模式和工作流程可能稳定多年而无实质性突破。显微形态学技术就呈现出非常典型的阶梯式发展特点。

本课介绍的火棉胶制片技术，最早诞生于19世纪中叶，是随着早期旋转式切片机的发明而产生的。在那个年代，标本固定后先整块染色，然后包埋、切片。受机械精度和工作原理的限制，切片厚度尚不太薄。因此，火棉胶足以胜任各类显微制片任务。从1850年代细胞学说发端，到20世纪初的现代病理学大发展，火棉胶制片技术功不可没。

石蜡包埋法和轮转式切片机的普及，使显微制片模式发生巨大变化。标本固定后先包埋、切片，然后才染色。20世纪中叶以后组织化学发展起来，还需要在切片上进行化学反应。此时，常规切片的厚度已下降到3~8 μm，脱蜡后组织结构可与大分子充分接触。火棉胶块需要用滑行切片机切片，制作薄切片时厚度不如石蜡切片法那样稳定；硝化纤维素形成的分子网络有空间位阻，有时也不利于大分子渗透。于是在常规制片领域，火棉胶技术逐渐让位于石蜡和冷冻技术，迄今占比已很少。有的单位火棉胶制片技术已"失传"多年。但火棉胶制片技术并未完全退出历史舞台，因为它能解决石蜡和冷冻技术尚存在的问题。比如超大尺寸标本、质地特殊的组织和特厚切片的制片，目前仍然依赖火棉胶制片法。

在阶梯式跳跃发展的过程中，新的技术与老技术之间并非总是继承发展的关系，因而在操作模式和适用范围方面留下了空缺。在既能填补该空缺，又能超越新技术的下一代技术研发成功之前，兼容使用多种技术，才能胜任各项工作任务。所以，一些历史悠久的老技术在其适用的场合并未真正落伍。我们学习掌握当代新技术的同时，不能忽视对老技术和传统方法的兼容。一味摒弃"过时"的东西，缺乏兼容并包的意识，对技术和科研的发展不利。了解这些老技术的特点和操作技巧，可能会使一些看似困难的问题迎刃而解。

（郑翔，李小京）

第7课
其他特殊显微制片方法

本课内容提要

　　特殊显微制片方法，是泛指除石蜡制片和冷冻制片之外的其他显微制片技术。这些技术主要针对具有特殊性质或物态的标本，在实验研究、临床诊断和法医鉴定等场合具有广泛用途。本课继火棉胶制片法之后，继续学习其他几种特殊制片法。要求掌握涂片法和铺片法的操作，熟悉各类特殊制片法的原理，了解操作过程和操作要点，以便日后的实验工作中需要相关技术时能快速掌握、实践。

第一部分　特殊显微制片法实验操作

实验1　血液涂片制作

➡ 【实验目的】

练习掌握血液涂片的制作方法。

➡ 【实验材料】

标本：大鼠的新鲜血液。

试剂：麻醉剂，甲醇，吉姆萨染液[1]，缓冲盐溶液[2]，蒸馏水，中性树胶。

用具：载玻片，盖玻片，滤纸和漏斗（教学准备操作用），吸管，大烧杯，树胶瓶（含玻棒），切片盒。

设备：冰箱，恒温箱，生物显微镜。

➡ 【操作指引】

1. 按手术剂量（参见附录）给麻醉剂，使大鼠进入平稳的麻醉状态，固定于手术台上。

2. 剪破大鼠尾尖组织少许[3]，轻轻挤压尾部，将一滴血液滴在载玻片上，然后立即用另一张载玻片将其涂成薄层的血膜（图7-1）。

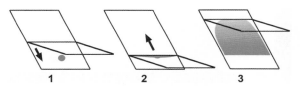

图7-1　血液图片操作示意图

血液滴在载玻片一端，先用另一张载玻片靠拢，血液吸入缝隙后立即向另一端涂片，形成血膜。

3. 静置15 min使血膜完全晾干。

4. 将带有血膜的玻片浸入甲醇固定3 min。

5. 将血液涂片浸入吉姆萨染液，染色15~20 min[4]。

6. 稍沥去多余染液，不洗，直接浸入分色液[5]。

7. 用蒸馏水快速漂洗切片，然后立即甩干，继续静置5 min以上待涂片干透。

8. 中性树胶封片。

➡ 【备注】

（1）于教学操作前准备好。配制方法参见第4课。

（2）一般采用蒸馏水或pH 6.8~7.0的磷酸盐缓冲液（PB）。

（3）同组多人操作，不必每人剪一次。后面的操作者取血时可轻轻挤压，弃去第一滴血，然后正常取血进行涂片。挤压动作不要太用力，避免破坏尾部组织。

（4）冬季气温低时最好在37 ℃恒温箱操作，否则可能需要延长染色时间。

（5）此步时间一般为1 min。经验不足时可镜下检查。如果染色深度已经恰当，有时也可略去此步。

❖【结果与质量控制】

血液涂布范围合理，血膜厚薄较为理想，盖玻片覆盖良好；镜下红细胞结构正常，未破损，分布均匀且密度恰当，正常情况下无层叠或局部密集的现象。红细胞呈橘红色或粉红色；白细胞的核呈蓝色或蓝紫色，其中，中性粒细胞的胞质除少量紫色颗粒外，背景清亮，嗜酸性粒细胞的胞质颗粒呈清晰可辨的红色。

❖【思考】

1. 动物体还有哪些组织标本适于涂片法？

2. 为什么吉姆萨染色后的血液涂片不经过常规脱水，而是直接晾干封片？

3. 你做的血液涂片有哪些地方不美观或不满意？为什么出现这些问题？如何改进？

实验2　肠系膜铺片制作

❖【实验目的】

以肠系膜制片为例，练习并掌握铺片法的操作过程。

❖【实验材料】

标本：大鼠肠系膜。

试剂：麻醉剂，生理盐水，固定液，苏木素染液，盐酸乙醇，伊红染液，乙醇，乙醇–叔丁醇1∶1（v/v）混合液，叔丁醇，中性树胶。

用具：光滑铜丝或铁丝[1]，平皿，广口瓶，手术剪，镊子，止血钳，树胶瓶（含玻棒），载玻片，盖玻片。

设备：生物显微镜。

❖【操作指引】

1. 将麻醉状态的大鼠仰面向上固定，手术暴露腹腔。

2. 找到十二指肠头端和回肠末端，用止血钳夹住后剪断，使整个小肠游离出来。

3. 仔细探查，剪断肠系膜根部，将小肠和与之相连的完整肠系膜取下。

4. 在平皿中用生理盐水漂洗标本3次，减少肠管的脱落残渣和血液污染。

5. 将小肠的一端套入铜丝，轻轻推进铜丝，使肠管沿铜丝延伸并完全套入，肠系膜充分展开[2]。

6. 连同铜丝将整个螺旋结构（下同，直到封片之前）浸入广口瓶内的固定液中，浸泡12 h以上。

7. 整体转移至70%乙醇，浸2次，每次20 min。

8. 自来水漂洗。

9. 蒸馏水浸5 min。

10. 苏木素染液浸染10 min。

11. 自来水冲洗至不掉色。

12. 常规盐酸乙醇分色约30 s[3]。

13. 自来水返蓝10 min。

14. 伊红染液浸染5 min。

15. 自来水冲洗至基本不掉色。

16. 依次入90%乙醇、95%乙醇各3 min。

17. 入95%乙醇-叔丁醇1∶1（v/v）混合液，浸3 min。

18. 经2份叔丁醇浸泡，每份停留5 min。

19. 在通风橱中沿肠管剪下肠系膜，分割成所需的尺寸，仍浸泡在叔丁醇中[4]。

20. 逐一取出切割的肠系膜，滴加中性树胶封片。

➤ 【备注】

（1）铁丝也可（但可塑性不如铜丝且易锈蚀），直径2~2.5 mm，端头打磨圆滑，也可用塑料胶管熔融后紧贴在端头作为保护罩，防止戳破肠壁。用前使之均匀弯曲，形成外径约7 cm的螺旋形，螺距约6 mm，绕4圈即可（一般用不完）。

（2）如果有展开不充分的情况，可适当扩张铜丝，加大外径，使肠系膜平整。

（3）分色时间需要预试确定。有经验后，肠系膜部分的着色和分色程度也可肉眼判断。

（4）此处介绍的是液浸的操作方法；也可在第16步后依次入2份二甲苯，然后再用二甲苯稀释的10%中性树胶浸5 min，取出充分干燥。在干标本上剪切后，置于载玻片封固。干燥操作法在大批量制作教学片时更快，但有收缩和形变产生的裂隙，精细度不及液浸法。

➤ 【结果与质量控制】

肠系膜铺展平整，染色均一；镜下胶原纤维和各类细胞的胞核清晰可辨。其余的制片相关质控要点与前面几课相同。

➤ 【思考】

1. 如果不采用本课的方法，你还能想到哪些办法制作肠系膜铺片？

2. 液浸法虽可避免结构的干燥收缩，但是有更多的条件限制，你能说出这些限制条件吗？

第二部分 常用特殊显微制片技术

一、涂片法

在标本的显微制片法中，涂片法具有重要地位。观察液态组织（如血液、淋巴液、精液等），涂片是最简便的方法，细胞的形态保存良好。临床检验和农业病害防治工作中，涂片法均有广泛的应用。目前几乎所有的血液细胞和脱落细胞学图谱，均以涂片法获得的图像为基础。本课将介绍涂片的原理和操作要点，并以血液、精液及黏膜脱落细胞为例讲解该方法的应用。

（一）涂片法的基本原理

血液、精液等呈液态，不易通过切片法做成标本玻片。如果直接滴加于玻片上观察，细胞沉降后彼此重叠，无法清晰呈现显微结构。将液态样本涂布在玻片上形成薄层，使细胞平摊在玻片表面形成单层，彼此之间不重叠，这就是涂片（smear）。涂布操作后通常需要晾干标本，目的是使细胞快速失水，各结构和化学成分得以暂时稳定。因此，干燥也有固定的效应。干燥后的涂片可进行化学固定、染色、组织化学反应等后续处理。只要染色结果不褪色，涂片也可以像切片那样永久封片。

（二）血液涂片

血液涂片在临床检验和动物实验中广泛使用，操作方法见本课第一部分。所取血液务必新鲜，避免延迟涂片造成血细胞凝集。滴在载玻片上的血滴以直径3 mm左右为宜。太多容易出现血膜过厚、细胞重叠的问题，太少则难以涂布均匀。涂片制作须注意下述两个技术要点。

① 玻片务必洁净。如果不放心，可采用硫酸–重铬酸钾溶液浸泡过夜，充分漂洗后晾干，再用95%乙醇脱脂，干燥后方可使用。可不做防脱处理，血浆成分在干燥时本身就有黏结作用。如果玻片不洁净，染色后可见背景有杂质或圆圈状的空白区。

② 涂布血液时的手法很重要，两张玻片的夹角在30°~45°之间，采用靠近后拉制的方式涂薄。注意速度适中。太慢易做成厚血膜，太快不易涂均匀，中途犹豫、停顿则会使局部厚薄不一，影响美观和实验计数。玻片夹角过大或过小也有类似效应，通常夹角过大易致血膜偏厚，夹角过小时血细胞密度不足，间距过大。涂布时是拉制而非推挤，推成的血膜会呈现很多破碎的结构。

如果做骨髓组织涂片，方法类似。但是骨髓较为浓稠，涂片前须用血清稀释5~10倍，再涂布到玻片上。某些较黏稠的或需要多次涂片的血样，也可加入抗凝剂，然后用血清适当稀释，涂布前混匀。加入血清后，血细胞发生机械损伤的概率减小。

血液和骨髓涂片的观察，一般采用吉姆萨染色或瑞氏染色（见第4课和第11课）。

（三）精液涂片

精液涂片的制作过程与血液涂片类似，但不完全相同。首先，获取的精液样本需要先充分液化才能均匀涂布到玻片上。如果立即涂布，由于含有固态凝胶状物质，染色后背景可见大量无关结构的着色。其次，干燥的时间比涂片更长。干燥不足也易导致背景染色。精液涂片常用玫瑰红染色、HE染色、吉姆萨染色或巴氏染色等进行观察。具体操作流程如下。

新获取的精液原液样本，在22~35 ℃条件下轻缓转动或摇动容器，液化20~30 min；

→ 用经热钝化管口边缘的宽口吸管，伸入精液样品中，来回轻轻吸吹10次。[1]

→ 立即用安装了改造的宽口吸头的移液器吸取5~10 μl精液，并迅速滴加在载玻片标本区的其中一端。[2]

→ 用另一干净载玻片的背面以45°[3]靠吸滴加的精液，形成液条，并以约每张1 s的速度拉至载玻片标本区的另一端，形成精液薄膜。

→ 精液涂片置于空气中自然干燥30 min。[4]

→ 充分干燥后的涂片浸入95%乙醇固定15~20 min。

→ 在90%、80%、70%梯度乙醇下依次行水化，准备染色。

备注：

（1）用一次性塑料宽口吸管或玻璃吸管改造均可，口径约1.5 mm为宜。吹吸动作要恰当，既要充分混匀精液，又不要产生气泡。

（2）将普通移液器吸头尖端剪去一截，用酒精灯焰钝化，再用蒸馏水漂洗，晾干备用。

（3）角度越小涂片越薄，但精子损伤的概率也越大。与血液涂片一样，操作手法需要一定的练习。

（4）化学固定前，精液涂片可干燥保存最多4 h。必要时用相差显微镜检查是否有精子重叠或分布严重不均的情况。

质量控制要点：

（1）注意精液样品的液化程度和黏性（玻棒拉丝不长于1.6 cm），保证足够的液化时间。

（2）涂片操作要在混匀后立即进行，操作应连贯，不能让精子沉降。每张涂片制作前都要重复混匀精液。吸头尖端不能太小或有锐利边缘，否则易损伤精子。

（3）干燥时间要足够，但批量制片时最长不能超过4 h。

如果精液不易液化，始终有不溶的杂质，或者需要对精子进行化学成分的定量分析，就需要进行精子洗涤。洗涤后，显微结构显示清晰，背景无着染，但对超微结构可能有一定影响，还需进一步进行电镜观察的实验应注意。精子洗涤的操作过程如下：

按常规方法获取和液化精液。

→ 用经热钝化管口的宽口吸管吸吹精液10次，立即用安装了改造的宽口吸头的移液器吸取0.2~0.5 ml精液，转移至10 ml离心管中。

→ 向离心管中加入PBS至10 ml，轻缓摇动稍加混匀。

→ 室温下800 g离心10 min。[1]

→ 小心弃去上清液，向离心管中加入PBS约30 µl；用经热钝化管口边缘的宽口吸管伸入液面下，轻轻吸吹使精子重悬。

→ 按精液原液涂片的操作流程处理。[2]

备注：

（1）也可用PBS以4倍体积稀释，在普通1.5 ml EP管中进行两次离心。小型台式离心机一般每次以1200 r/min离心5~10 min。要进行分子成分分析（而非结构观察）时，可补充进行两次6500 r/min以上的离心，每次5~10 min。

（2）通常洗涤后的精子与原液的精子染色结果相同，但洗涤后背景无着色，整体更清亮一些（图7-2）。

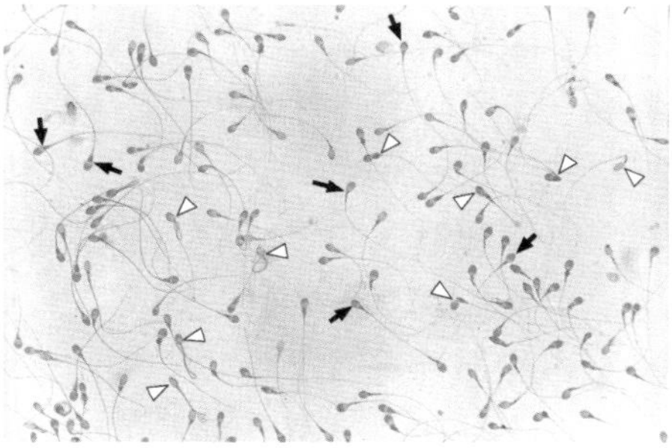

图7-2　精液洗涤后涂片
→示形态正常的精子；△示各类形态异常的精子；玫瑰红染色，40×物镜成像。

（四）脱落或穿刺细胞涂片

这是一类很有用且取材方式灵活的涂片方法，在临床活检和实验室检验中均有很高的使用频率。最为简便的是"印片法"，即用防脱载玻片压在新鲜待检组织表面数秒，然后快速吹干，立即用95%乙醇（也可根据实验需要用其他固定液）固定5~10 min，再次晾干后冻存或进入检测程序。

肝、肾、肺、淋巴结、软组织等部位的床旁取材活检，常用穿刺涂片法。如果穿刺实质性器官或组织获得的标本含液体很少，可直接涂布在载玻片上，用另一张载玻片轻压涂薄，然后干燥，按印片处理。口腔、阴道等部位的脱落细胞通常采用"刮片"法收集，后续操作也与印片法相同。如果细胞结构损伤较多，或压片后密度不均，后续操作都可能造成部分细胞脱离玻片，造成漏检或假阴性结果。此时可按如下程序处理：

穿刺标本放入装有含10%血清的RPMI 1640培养液的1.5 ml离心管中，轻轻摇匀；

→ 以约500 r/min室温离心5~10 min，小心弃去上清液；

→ 用同上的含血清培养液重悬细胞到恰当浓度（根据预试或经验确定）；

→ 按血液涂片的方法进行后续操作。

尿路分泌物的脱落细胞可通过收集尿液离心再制备涂片。如果细胞密度过低，可用RPMI 1640培养液重悬后滴加在玻片上形成饱满的一大滴，静置待细胞沉降后，吸去上层液体。重复滴加和沉降操作2~3次，最后一次沉降前振荡摇匀，沉降并吸去液体后快速风干。这样获得的细胞密度可显著升高。

脱落或穿刺细胞涂片的观察通常用巴氏染色（参见第11课），也可用HE染色、吉姆萨染色等。

二、铺片法

有的标本呈薄层形态（如洋葱皮），或者含有大量结缔组织成分（如皮下、肠系膜等处的疏松结缔组织），既难以制作成恰当角度的切片，也无法直接涂布在玻片上形成均匀薄层。此时可利用其本身的薄层形态或铺展后容易形成薄层的这一特点，将其拉伸展开后平铺在玻片上，这就是铺片法（flat mount preparation）。

通常获取一小块组织，直接铺展到防脱玻片上，快速风干，经过化学固定后即可像普通切片那样进行染色操作。组织展开后尽可能薄，以便获得清晰度和区分度更高的显微图像。肠系膜由于其解剖结构特殊，可批量制作铺片，操作方法详见本课第一部分。

在载玻片上铺展组织后，可用经过防脱处理的盖玻片进行印片操作，使一部分细胞粘结在盖玻片上。这样，载玻片和盖玻片就能分别进行不同的、条件互不相容的染色操作，最后封片时将盖玻片盖回原来印片的位置，就能同时显示更多的结构（图7-3）。

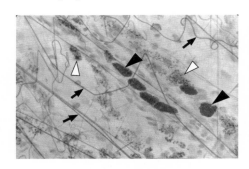

图7-3　兔皮下组织铺片多重染色

▲示肥大细胞，△示巨噬细胞，➡示弹性纤维；其中，巨噬细胞为活体台盼蓝染色，肥大细胞为硫堇染色，弹性纤维为地衣红染色；肥大细胞的染色是转印到盖玻片完成的，避免了其染色结果被酸性地衣红染液破坏；40×物镜成像。

三、振动切片法

传统的显微技术类书籍极少介绍该方法，因为其价值主要体现在活体研究和新鲜组织制片，显微结构的保持较差。但显微技术中有时也能用到该方法，不仅实验取材加工快，染色结果也好。如果标本需要不经灌注固定而直接进行试剂渗透的操作，且没有速冻保护的要求（如神经组织银染等），振动切片就是上佳的方案。以银染为例，振动切片法比冷冻切片法和石蜡切片法的耗时短很多（图7-4），且染色结果更好。切片前新鲜组织可不经任何处理，神经组织直接浸于人工脑脊液，其他组织浸于合适的生理盐溶液中即可。

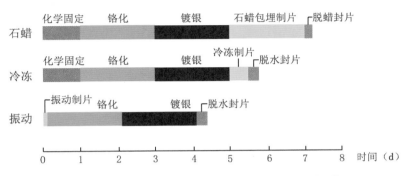

图7-4　不同制片技术行脑组织银染操作的耗时比较

如果除去铬化和镀银的操作，振动制片法耗时总共不到半天。

操作非常简单，首先是将标本用速效胶水固定在标本座上，然后将标本座固定好，倒入生理溶液使标本浸没其中。切片厚度一般为20~200 μm，需要根据实验目的和标本的质地进行调整。切片的速度和振动频率也要试验，通常为3~5 mm/min、5~7 Hz。切片后应尽快转入下一步操作，避免时间过久造成结构和化学成分变化。刀片、水槽、标本座等每次必须及时清洁，防止污染和锈蚀。

四、骨组织磨片法

骨组织由细胞、纤维和基质构成。其中，骨基质含羟基磷灰石，硬度很大，普通钢制切片刀无法正常切割。如果观察目标是骨陷窝和骨小管，脱钙后切片的操作要么耗时长，要么损伤大。快而结构保存良好的方法是磨片法。顾名思义，磨片法就是用磨石研磨骨组织，使之成为厚度介于50~200 μm的薄片，再直接或染色后进行显微成像。

取骨组织，锯成1~2 mm厚的片状，用中性缓冲甲醛等充分固定。磨制前去除骨组织周边的软组织，然后在粗磨石或研磨机上加水磨制。该过程用机磨或手工均可，务必保持均匀的厚度。当骨片已很薄，应转至细磨石上（细磨石可用淘汰的显微切片刀磨石或专门准备一套，不可与刀片磨石混用，以免降低磨刀的精度），加水继续磨制。注意随时镜下检查，结构清楚显现后即可适时终止磨制。此时厚度通常为100 μm左右。小心将骨片转移至足量清水中清洗，直至洗液澄清。要观察显微结构，可用直接封片法或银染法进行后续操作。

（一）直接封片法

直接封片法既可用于快速检片，也可用于永久保存。操作流程如下。

显微形态学实验教程

清洗后，经70%乙醇、90%乙醇、95%乙醇和无水乙醇浸泡脱水脱脂，各停留1 h，其间摇动容器使渗透充分；

→ 浸于乙醚30 min；

→ 取出骨片自然干燥；

→ 向载玻片上滴加浓度很高、黏稠的中性树胶[1]，隆起成一大滴，并扩散至足够容纳整个骨片的范围；

→ 将干燥骨片放入中性树胶中浸没[2]（小心，勿折断）；

→ 平放于干燥箱中，等待树胶完全干透；

→ 再滴加树胶，常规加盖玻片封固[3]。

备注：

（1）提前溶解备好，或提前在60 ℃干燥箱浓缩。

（2）不能进行脱水、透明操作，否则镜下各结构透明而不可看清。

（3）骨片厚度较大时（如超过150 μm），为避免树胶固化致盖玻片不平整，可在骨片旁（盖玻片能封住的范围内）垫大小适当的盖玻片碎片，再行封固。

（二）银染法

直接封片法得到的显微影像相对粗略，而银染法的影像更为细致，但要求骨片继续磨薄至40~50 μm，此时结构更清晰可辨。磨制和清洗完成后，可按下述流程操作。

将骨磨片放入底部垫有脱脂棉、盛有1.5%硝酸银的玻璃容器中，37 ℃避光浸5 d；

→ 蒸馏水快速漂洗骨磨片2次；

→ 骨磨片转入还原液[1]中，室温避光浸过夜；

→ 蒸馏水漂洗2次；

→ 常规脱水、透明、中性树胶封片。

备注：

（1）还原液配方：37%~40%浓甲醛8 ml，焦性没食子酸1.3 g，蒸馏水定容到100 ml。临用前配制。

直接封片法和银染法的结果示例见图7-5。

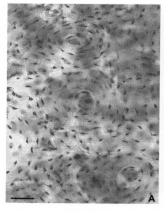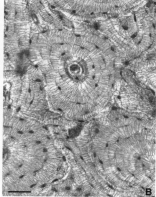

图7-5　骨磨片直接封片法和银染法的显微观察结果示例
（A）直接封片法，片厚约100 μm；（B）银染法，片厚约20 μm。标尺＝25 μm。

第三部分　其他特殊显微标本制作技术

一、活体染色法

当前显微制片的一般技术路线为固定→制片→染色/检测。染色操作位于最后环节，有利于提高灵活性和准确性。但是，并非所有的染色操作都必须置于取材和制片之后。比如，机体中广泛分布的具有异物吞噬能力的细胞，就可以通过活体染色法（vital staining）来显示。基本原理是在动物存活时注射少量染色剂，吞噬细胞摄取这些染色剂分子，形成有色的膜包内容物。在恰当的时间取材制片，就能观察到胞质中的有色颗粒，从而区分出吞噬细胞。

能用于这种体内吞噬性活体染色的染色剂数量有限。最为常用且特异性高的当属台盼蓝（trypan blue）。凡膜结构完整的活细胞均拒染台盼蓝，而吞噬细胞会主动将其内吞，故可被特异性显示出来。工作液可配制成0.4%的水溶液。同批实验应刚好用完，不要久存，以免变质后产生毒性。具体操作方法如下。

动物称重，按约3 μl/g的量腹腔或皮下注射[1]；

→ 每日按上述剂量和方法注射1次，持续5~7 d[2]；

→ 动物麻醉、处死后，不灌注，取目标组织铺片，或速冻后冷冻制片[3]；

→ 中性缓冲甲醛、Helly或AAF固定液固定30 min；

→ 蒸馏水漂洗2次，每次5 min；

→ 70%乙醇浸1 min；

→ 90%乙醇浸15 min；

→ 70%乙醇浸1 min后，蒸馏水快速漂洗；

→ 复染胞核[4]；

→ 从90%乙醇开始常规脱水、透明、封片。

备注：

（1）注射后稍留针，勿使液体从注射部位流出。

（2）该时间是全身注射取材的参考时间。局部观察/注射的实验可根据预试结果调整，通常比全身染色的时间短。时间太长可能使吞噬能力较弱的细胞也着染，如成纤维细胞。

（3）皮下组织、肠系膜等首选铺片法；其他须切片的部位，应先用液氮速冻，然后冷冻切片，行裱贴操作。台盼蓝溶于水，故取材后尽可能缩短接触水的时间，以免着色过浅。

（4）可用苏木素复染，但用红色的碱性染色剂，颜色对比更好。

结果：吞噬细胞的胞质中可见蓝色颗粒（图7-3）。

二、血管灌注染色法

为了研究组织的血管支配，可将有色试剂灌注到血管中，并使之保持而不流失，然后制片、染色，即可观察到血管的结构和分布。该方法要能成功显示血管的精细结构，需满足两个前提条件：血管结构保存完好，且毛细血管为非窦状毛细血管；否则，有色试剂容易漏出。脑、肾、胰、肺等器官，经血管灌注染色后，血管结构清晰可辨；肝、脾等则因扩散而不能局限显示血管。

灌注的有色试剂一般采用染色明胶，有如下3种常用配方。

（1）红色灌注胶：胭脂红4 g，明胶10 g，蒸馏水补足至100 ml。配制方法有一定讲究。首先用不超过10 ml蒸馏水少量多次溶解胭脂红；搅拌时逐滴加入浓氨水，以胭脂红刚好溶解为度。全部溶解后，再逐滴加入2.5%乙酸水溶液，边加边搅拌（透明液体重新浑浊）；仔细辨别试剂的气味，刚好没有氨水的气味即停止加酸。如果乙酸加多了，胭脂红易产生大尺寸沉淀，造成微血管堵塞；氨水过剩，则胭脂红会扩散出血管，着染组织。将此液一边搅拌，一边倒入温热的明胶水溶液中，充分混匀，并使气泡向上排出。最终体积应为100 ml。

（2）蓝色灌注胶：普鲁士蓝4 g，明胶10 g，蒸馏水补足至100 ml。配制普鲁士蓝时可稍加几滴浓盐酸。

（3）黑色灌注胶：墨汁50 ml，10%明胶水溶液50 ml。墨汁指印度墨汁或炭黑颗粒形成的不溶墨汁，不能随便选用一种黑色颜料。墨汁与明胶混合前用多层纱布过滤，去除较大的沉淀。

单色灌注染色的操作如下。

动物麻醉（小动物经心脏灌注），暴露心脏，剪破右心耳放血，或取下器官（器官局部灌注），找到灌注血管的入口端；

→ 将小动物或取下的待灌注器官浸于45 ℃水浴（器官灌注可用生理盐水）中保温；

→ 从左心室或血管入口端穿刺，灌注37 ℃预热的0.35%亚硝酸钠生理盐水；

→ 换装有灌注色胶的注射器针管，缓慢注入色胶；

→ 当出口端有持续的色胶流出时，夹闭出口端，保持入口端的一定压力并夹闭，将小动物或器官小心移至4 ℃冰浴中，停留5~10 min使色胶凝固；

→ 组织取材，常规中性缓冲甲醛固定；

→ 首选火棉胶制片法制作切片，也可冷冻制片或石蜡制片；

→ 切片脱蜡后直接封片，也可水化后用苏木素（蓝色灌注胶用核固红）复染胞核，再常规脱水、透明、封片。

结果：血管呈灌注色胶的颜色（图7-6）。

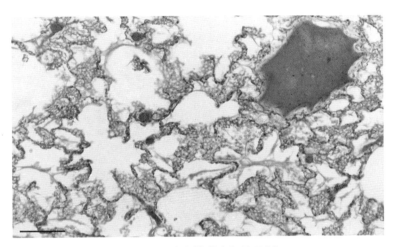

图 7-6　肺血管灌注切片示例

胭脂红-明胶灌注染色，25 μm厚火棉胶制片，苏木素淡染胞核。

标尺＝100 μm。

如果需要区分显示动静脉，可先用红色灌注胶从动脉端灌注，完成过半即暂停。再用蓝色灌注胶从静脉端灌注，灌注约一半即停止。然后常规冷凝、固定。需要用石蜡法制作精细或连续薄切片的场合，如果周边组织柔软而使明胶相对过硬不利制片，可采用右旋糖酐等其他试剂代替明胶制备灌注色胶。

三、染色体显带技术

染色体是细胞核内遗传物质的载体，在细胞分裂中期清晰可辨。不同物种、性别的个体具有独特的染色体组型，某些遗传疾病可能导致染色体数目或显微形态发生改变。因此，染色体标本的制备和染色技术在医学诊断和法医鉴定工作中具有重要意义。对于哺乳类实验动物和人类，血液和骨髓组织是良好的染色体取材来源；在肿瘤研究中，实体瘤组织也是重要的研究和取材部位。染色体显带技术的基本原理是：用秋水仙素将体外培养的细胞中止于有丝分裂中期，然后在低渗条件下使染色体从破裂的胞核中分散出来，再进行特殊染色，显示出各染色体特有的明暗相间的条纹结构。

（一）从血液制备染色体

常规实验筛查中，取血液制备染色体最方便。血细胞的采集和培养须在无菌条件下完成（请参阅第12课内容），基本操作流程如下。

在培养瓶中注入血培养液[1]3.5 ml，密闭在培养箱中预热；

→ 消毒皮肤后，用灭菌的吸管吸取血液0.3~0.4 ml[2]，加入预热的培养液混匀；

→ 在37 ℃下培养60 h[3]；

→ 按每毫升培养液加入0.01 μg的量，向培养瓶中加入秋水仙素并混匀；

→ 继续培养4~6 h[4]；

→ 培养物用吸管转移至离心管中[5]，700 r/min离心8 min；

→ 弃去上清液，保留0.8~1 ml；

→ 向离心管中加入0.075 mol/L氯化钾低渗溶液6~8 ml[6]，吸管吹打混匀；

→ 离心管置于37 ℃水浴，作用15~20 min；

→ 以700 r/min离心5 min，弃去上清液；

→ 沿离心管壁缓慢加入甲醇-乙酸固定液[7]6 ml，轻轻吹散管底细胞，固定20 min；

→ 以700 r/min离心8 min，弃去上清液，按上述方法再固定；

→ 再次以相同方式离心、弃去上清液、固定；

→ 以700 r/min离心8 min，弃去上清液，仅留约0.2 ml；

→ 轻轻吹打混匀后，取1滴混悬液滴加在冷冻载玻片上，平放，用电吹风吹热风使之快速干燥，即可用于显带染色。

备注：

（1）血培养液配方：RPMI 1640培养液8.5 ml，小牛血清1.5 ml，聚羟基脂肪酸酯（PHA）0.4 ml，肝素0.08 ml。如果培养液含有苯酚红，应为红色（pH 7~7.2）；否则用5%碳酸氢钠溶液调节。

（2）也可增加提高白细胞浓度的操作（非必需）：用肝素溶液湿润的无菌针管取血后，转至无菌离心管，以400~500 r/min离心3~5 min。将白细胞层用无菌吸管转移至培养瓶中培养。

（3）这是实验研究中常用的培养时间，有丝分裂相的细胞比例基本上处于峰值。检测放射线等理化因素对染色体的急性损伤时，培养48 h较为合适。

（4）秋水仙素的剂量和作用时间须恰当。作用过久易致染色体粗短或单体离散，不利于观察分析。

（5）此步骤开始不必无菌。

（6）低渗液和培养物的体积比以6∶1~8∶1为宜，控制好作用时间。

（7）固定液配方：甲醇6 ml，冰乙酸2 ml，用前混匀。如果取样镜检发现低渗分散不足，可适当加大冰乙酸的比例，再次固定以增进分散效果。

从骨髓制备染色体与从血液制备效果相当。骨髓培养的时间应缩短至4~6 h，其余操作同血液制备法。

（二）从实体瘤制备染色体

一般实体瘤的遗传学改变局限于肿瘤本身，取血液或骨髓均不能发现异常。此时需要直接从肿瘤组织取材制备染色体分散标本。取材前，实验动物或患者应未接受过放射或化学治疗。取材部位应为肿瘤组织，避免采集到坏死或纤维化的组织。

基本制备操作与血液法相似，但有几个关键的不同点。

（1）由于组织很可能污染，故预试发现难以充分洗去细菌的标本，培养液中应添加青霉素、链霉素和两性霉素。改变的培养液配方为：RPMI 1640培养液16 ml，小牛血清4 ml，1.6 mg/ml胰岛素0.5 ml，1.6 mg/ml谷胱甘肽0.2 ml，青霉素6000 IU，链霉素6000 IU，250 μg/ml两性霉素0.1 ml。即便如此，也最好在剪碎组织前，用含有抗生素的PBS漂洗组织5次，尽可能消除沾染的细菌等。

（2）肿瘤组织剪碎后，须用1 mg/ml、pH 7.4的胶原酶在37 ℃水浴消化10 min，经常振荡，离心弃上清后，重复消化操作1次。经100目滤网过滤后，低速离心并弃去上清，沉淀按血液制备法操作。如对该操作不熟悉，可参阅第13课中原代细胞消化培养的相关内容。

（3）培养初期可见肿瘤细胞有聚集成团、成串的现象。此种情况下，培养16~18 h后可向培养瓶中加入终浓度约0.04 μg/ml的秋水仙胺，继续培养1 h后即按常规操作制备染色体标本。

（4）多个步骤需要延长处理时间。其中，低渗处理延长至30 min，固定操作每次延长至30 min。

（三）染色体 G 显带法

染色体显带的染色方法有多种，其中G（吉姆萨）显带法的应用广、分辨力好。基本原理是利用吉姆萨混合染色剂中的噻嗪分子和DNA结合，进而形成噻嗪-伊红沉淀，并受疏水和非疏水蛋白质相关染色体区吸附能力差别的影响，呈现着色深浅不同的条纹。G显带法的操作流程有多种，其中较稳定和简便的如下。

染色体标本在室温下干燥静置1~2周；

→ 在60 ℃恒温箱中烤片24 h[1]；

→ 标本降温后，浸入20 ℃的0.025%胰酶溶液消化1~5 min[2]；

→ 生理盐水漂洗2次，每次浸1 min；

→ 临用前用pH 6.8的磷酸缓冲液稀释配制吉姆萨染液，滴染5~10 min；

→ 蒸馏水漂洗，然后晾干；

→ 滴加中性树胶，加盖玻片封固。

备注：

（1）烤片时间应预试和控制，太短分带效果不佳，太长可能导致染色体变性。如果时间紧迫，也可66 ℃烤片2 h。

（2）涂片后存放时间较长（3~6周）的标本，应适当加长消化时间。

染色结果：染色体呈现蓝紫色的深浅相间的条纹（图7-7）。

使用G显带法时，有的染色体末端如果有缺失或形态改变，可能难以发现。此时可换用与G显带法结果相反的R显带法染色，也可用原位杂交技术（参见第10课）检测。

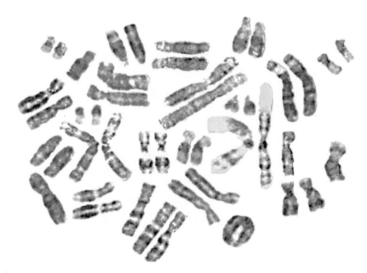

图7-7　恶性肿瘤细胞染色体 G 显带法示例

图示的核染色体来自人膀胱癌细胞，染色体数目、形态有多处异常；油浸
100×物镜成像（供图：Fadl-Elmula I，Al Neelain University，Sudan）。

（郑翔，毕文杰）

第 8 课

组织化学 I —— 常规组织化学与酶组织化学检测

本课内容提要

　　组织化学术是在标本原位检测生物分子的一类兼具定位、定性甚至定量作用的技术。本课是学习生物分子原位检测技术的第 1 部分，主要内容是用于检测具有反应性的无机物与有机物的常规组织化学和酶组织化学方法。要求通过普鲁士蓝反应、富尔根反应和 PAS 反应的操作实践，掌握常规组织化学的原理及操作流程，熟悉酶组织化学的原理与操作过程，熟悉荧光化学基团，了解诱发生物胺荧光技术。本课的内容远未覆盖常规组织化学和酶组织化学的全部检测方法，仅针对常用技术类别各举 1 例以作示教，在具体的研究应用中，还须根据待检目标分子的化学性质，对操作流程进行预试和调整。

第一部分　常规组织化学显色操作

实验1　淤血肺组织普鲁士蓝显色

➤ 【实验目的】

通过切片上的普鲁士蓝反应，实践并熟悉常规组织化学的操作。

➤ 【实验材料】

标本：肺淤血造模后取材的大鼠肺组织6 μm石蜡切片[1]。

试剂：蒸馏水，无水乙醇（用于配制各级脱蜡和脱水的乙醇），二甲苯，盐酸（分析纯），亚铁氰化钾（钠），中性红染液，中性树胶。

用具：托盘，大烧杯（切片漂洗），立式染缸，塑料平镊，树胶瓶，盖玻片，晾片板，切片盒。

设备：恒温箱（加速反应，干燥染色切片），生物光学显微镜。

➤ 【操作指引】

1.石蜡切片常规脱蜡入蒸馏水（不经过自来水！）。

2.换1份蒸馏水再次浸泡切片1 min。

3.切片浸入亚铁氰化钾（钠）反应液[2]5~30 min，至镜检颜色合适。

4.蒸馏水充分漂洗。

5.用1%中性红[3]染液复染细胞核约20 s。

6.蒸馏水快速漂洗。

7.常规乙醇脱水、二甲苯透明、中性树胶封片。

➤ 【备注】

（1）用中性缓冲甲醛固定，固定不可过久或酸化。前期操作用水均为蒸馏水，操作期间不能混入铁锈（不锈钢器具不影响检测）。

（2）亚铁氰化钾（钠）反应液配方：亚铁氰化钾（钠）0.5 g，36%盐酸1.38 ml，蒸馏水50 ml，充分混匀。配制时最好用洁净的玻璃药勺、玻璃器皿和玻棒，勿使用普通铁质用具。适当预热反应液可缩短反应所需的时间，且加深阳性着色。

（3）也可用0.1%核固红或0.1%沙红染液，后者染色很快，复染数秒到十余秒即可。

➤ 【结果与质量控制】

切片上的3价铁离子反应后呈蓝色，细胞核呈红色；背景清亮无色。其他质控要求参考常规和特殊染色。

➤ 【思考】

1. 为什么建议组织在反应前不要用自来水浸泡？

2. 本方法是否能显示组织中含有的全部3价铁离子？

3. 本实验中的阳性反应一定是3价铁离子吗？怎样证明？

4. 要检测组织中的2价铁离子，应该如何改变试剂和操作方法？

实验2　肝、肾组织PAS反应

➤ 【实验目的】

掌握过碘酸–席夫（PAS）反应的操作方法。

➤ 【实验材料】

标本：健康成年大鼠肝、肾的常规6 μm厚石蜡切片[1]。

试剂：蒸馏水，无水乙醇（用于配制各级脱蜡和脱水的乙醇），二甲苯，盐酸，高碘酸，碱性品红（basic fuchsin，须用分析纯），亚硫酸氢钠（新近的无水分析纯试剂），苏木素染液，盐酸乙醇溶液，中性树胶。

用具：石棉网，烧杯，玻棒，棕色试剂瓶（前面几项用于试剂准备，器皿务必洁净），托盘，大烧杯（切片漂洗），立式染缸，平镊，树胶瓶，盖玻片，晾片板，切片盒。

设备：电炉，冰箱（试剂配制，保存），恒温箱（干燥染色切片），生物光学显微镜。

➤ 【操作指引】

1. 石蜡切片常规脱蜡入70%乙醇。

2. 切片在蒸馏水中快速抽提漂洗后，浸入高碘酸氧化液[2]处理10~20 min。

3. 蒸馏水漂洗2次。

4. 席夫（Schiff）反应液[3]浸没切片10 min。

5. 足量自来水充分漂洗3~5 min[4]。

6. 苏木素常规复染细胞核，并用盐酸乙醇溶液恰当分色。

7. 常规乙醇脱水、二甲苯透明、中性树胶封片。

》 【备注】

（1）组织用能固定糖类的Carnoy液等进行固定为宜；石蜡切片用70%乙醇展片，避免糖分子溶解流失。

（2）高碘酸氧化液配方：高碘酸0.5 g溶解混匀于蒸馏水100 ml。日常保存于4 ℃冰箱，颜色变黄即失效。

（3）席夫反应液配方：碱性品红1 g，亚硫酸氢钠2 g，1 mol/L盐酸20 ml，蒸馏水200 ml。配制时，先向沸腾蒸馏水中加入碱性品红，借助沸水搅拌溶解约1 min；稍冷却，待温度回落至50 ℃再加入盐酸混匀；温度继续回落至35 ℃时溶解入亚硫酸氢钠并混匀；冷却至室温，避光4~5 h后颜色消失呈透明状；最多可避光等待24~48 h。如仍带有淡红色（碱性品红为分析纯时极少遇到这种情况，如呈淡黄色可不处理），可加入活性炭2 g，摇动混匀后静置1 h再过滤。棕色瓶分装，避光、密闭于4 ℃冷藏，可存放6个月。复温后建议2 d内使用。如果用前溶液再次带有淡红色就应丢弃，重配新液。反应时至少要恢复室温再用。冬季室温偏低，应预热到37 ℃后使用。

（4）如果颜色已经较深，应适当缩短自来水漂洗时间。自来水呈碱性，易致亚硫酸消耗，呈现假阳性而非特异地进一步加强显色结果。

》 【结果与质量控制】

糖原、蛋白多糖等呈红色或紫红色，胞核呈蓝色。肝细胞内的红色糖原分布应均匀，不能偏向胞质一侧；苏木素清楚着染胞核，胞质不显蓝色。肾组织阳性显色分布局限、清晰，无背景着染。

》 【思考】

1. 哪些操作环节可能影响PAS反应结果的准确性？

2. 本实验中的阳性反应一定是糖类吗？怎样证明？

3. 你制作的肝组织检测结果中，胞质的阳性物质是否偏向一边？如果是，你认为是哪个环节产生的？应该怎样避免这种现象？

第二部分 常规组织化学技术介绍

一、组织化学技术概论

组织化学（histochemistry）技术是指组织标本原位进行的化学反应及相关的检测技术。现代生物医学的实验室研究中，一般习惯于将生物分子从标本中提取出来，分离纯化后进行分析鉴定。破碎离心、凝胶电泳、色谱法、质谱法、光谱分析等都属于这类技术。生物化学的经典技术虽然定量准确，但丢失了定位信息。组织化学技术则强调在组织切片或其他形式的组织标本（包括活细胞）上进行化学反应，对目标分子进行原位的定性或定量检测。所以，组织化学技术是以显微形态学的方法为基础，研究生物分子的一项综合技术。理论上，试管和凝胶中能进行的化学反应，只要组织切片或细胞标本处理时保存好相关分子，再找出恰当的反应途径，总能够在组织切片或细胞标本上进行。可以说，组织化学技术是一个前景广阔、开发价值巨大的技术。

与染色不同，组织化学有确定的反应机理，通常还有准确的定量反应关系。因此，组织化学除了观察分子定位，还经常用于定量研究。按照检测目标，生物医学领域常用的组织化学可分为普通组织化学、酶组织化学、免疫组织化学和原位杂交组织化学等类别。其中，普通组织化学主要检测组织标本中的无机物和带有特殊官能团的有机物。检测时让标本浸入另一种反应物的溶液中，反应生成有色沉淀，即可在显微镜下观察结果。后三者主要用于检测生物大分子。其中酶组织化学专门针对有催化反应活性的各类酶蛋白分子，免疫组织化学则利用抗原-抗体特异性识别的反应检测有特定空间结构的蛋白、糖类和脂蛋白等（将在第9课学习），原位杂交组织化学等则用于检测核酸分子（将在第10课学习）。

二、基于有色产物的普通组织化学技术

普通组织化学反应结果的观察，有赖于产生有色产物。比如要检测某种分子A，首先须找到一种能在试管中实现的显色反应，如A ＋ B → C，C必须有明显的颜色。然后应用到组织切片上，让切片浸没于B的溶液中即可完成反应。实际应用起来并没有那么单纯。有的反应特异性不高，还会发生在别的分子上，使整张切片显色；有的则受组织自身化学特点的影响，难以按预期的方式显色。在技术前辈多年的实践基础上，建立起不少普通组织化学检测的成熟方法。本课将选择介绍其中特异性高和较为

稳定的几种，争取让学习者触类旁通。

（一）普鲁士蓝反应

第一部分已经介绍了普鲁士蓝反应的实验操作。该法是组织原位检测3价铁离子的灵敏且特异的方法。检测的化学基础是3价铁离子与亚铁氰化钾（俗称黄血盐）反应生成亚铁氰化铁络合物（曾作为服装染料，旧称普鲁士蓝），为不溶的蓝色沉淀。反应式为：$3K_4[Fe(CN)_6] + 4Fe^{3+} \rightarrow Fe_4[Fe(CN)_6]_3\downarrow + 12K^+$。该方法是金属离子组织化学检测的经典代表。历史上还出现过滕布尔蓝反应法、硫化物法和Mallory法等，但在灵敏度、结构精细度或检测特异性方面均不及普鲁士蓝反应。

进行普鲁士蓝反应的组织标本一般首选缓冲甲醛固定。甲醛与其他常用固定剂比较，造成铁离子分布的扩散最少。检测前，标本不可经酸性液体处理，否则可能使铁离子移位。检测的反应液必须让酸和亚铁氰化钾共存，以便使结合到蛋白（如血红蛋白）上的铁游离而易于检出。淤血的部位，含铁血黄素沉积，铁离子大量沉积和游离，故阳性反应强（图8-1A）。如果需要检测肌红蛋白等结合的铁，用经典流程可能得到阴性结果。这类用于检测结合铁离子的标本，可先进行灌注冲洗再固定，去掉血细胞等的干扰；切片水化后用预冷到0~4 ℃（避免过度损伤组织）的碱性过氧化氢（每100 ml H_2O_2滴加1滴氨水）浸泡切片10~15 min。处理后的组织中铁离子从结合状态游离出来，更易产生反应。

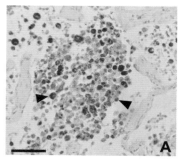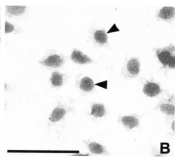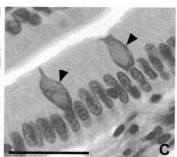

图8-1 组织化学反应结果示例

（A）淤血肺组织普鲁士蓝反应，阳性结果为蓝色；（B）体外培养3 d成纤维细胞富尔根反应，阳性结果为紫红色，未复染；（C）十二指肠绒毛上皮过碘酸-席夫反应，苏木素复染，阳性结果为紫红色。▲示阳性结构，标尺 = 50 μm。

与染色法不同，应用组织化学进行分子原位检测时，证明反应的特异性是一个必要环节。一般通过破坏待检化学成分的办法来反证。比如普鲁士蓝反应中，对照切片应依次采用碱性过氧化氢和5.8% EDTA·2Na溶液充分处理，使铁离子被螯合剂彻底清除。该对照并不严格，因为还可同时去除包括钙、镁离子在内的其他金属离子，但此时反应结果应为阴性。如果对照实验有阳性结果，检测结果是不可信的。

（二）富尔根反应

富尔根反应专用于检测脱氧核糖核酸（DNA），得名于该技术的开发者之一——德国化学家富尔根（R. Feulgen）。该法的基本原理是：用稀酸水解使DNA的脱氧核糖与嘌呤之间的连接断开，脱氧核糖的一端产生醛基，与席夫反应液中的碱性品红反应形成紫红色产物（图8-1B，图8-2）。这是一个精确的定量反应，显色深浅与DNA的含量成正相关，可用于准确的分析性实验。

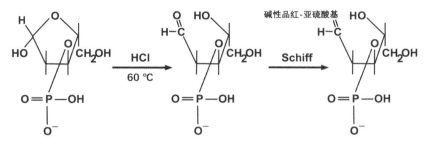

图8-2　富尔根反应的化学过程示意图

实验操作可参考下述流程。注意碱性品红的纯度直接关系到检测结果的特异性。

各类固定液处理的组织均可，常规石蜡制片；

→ 石蜡切片常规脱蜡入蒸馏水；

→ 切片浸入1 mol/L盐酸，60 ℃水解8~10 min[1]；

→ 蒸馏水漂洗；

→ 浸入席夫反应液反应30~60 min；

→ 用稀亚硫酸-盐酸水溶液[2]漂洗3次，每次浸1 min；

→ 自来水冲洗[3]；

→ 用0.5%固绿的95%乙醇溶液复染胞质；

→ 从95%乙醇开始常规脱水、透明、封片。

备注：

（1）如果同种标本经由不同固定液处理，恰当水解所需的时间有时明显不同，应予注意。水解不足或过度水解都可能减弱阳性反应。有研究显示，待检标本最好不要用Bouin固定液处理，否则固定期间DNA就开始水解破坏。此外，确保盐酸已充分预热。

（2）稀亚硫酸-盐酸水溶液配方：10%亚硫酸（$Na_2S_2O_5$）5 ml，1 mol/L盐酸5 ml，蒸馏水100 ml，用前混匀。

（3）冲洗后，显色会有一定加深。

显色结果：DNA呈紫红色，胞质呈淡绿色。

富尔根反应的对照片须用DNA酶处理，破坏DNA后阳性反应减弱或消失。

富尔根反应通常在石蜡切片上进行。冷冻切片或某些细胞样本容易出现胞质的轻微着色，原因是缩醛磷脂在水解或氧化条件下容易露出醛基，造成假阳性显色。必须用冷冻切片时，可将切片浸入90%乙醇中30 min，漂洗后再按常规方法操作。

（三）过碘酸－席夫反应

过碘酸－席夫反应（periodic acid Schiff reaction），常简称PAS反应，专用于检测糖分子。该法自1948年起被正式纳入组织化学范畴，迄今仍广泛使用。具体操作过程已在本课第一部分介绍。PAS反应的基本原理是：在过碘酸的氧化作用下，糖分子的1,2-乙二醇基的C—C键被打断，形成两个α-醛基。这些醛基与席夫反应液中的亚硫酸－碱性品红反应，形成类似富尔根反应中所见的紫红色化合物（图8-1C，图8-3）。过碘酸的特点是不会将醛基进一步氧化为羧基，故该反应本身具有很高的特异性。PAS反应与富尔根反应一样，也是可定量反应的分析型检测方法。

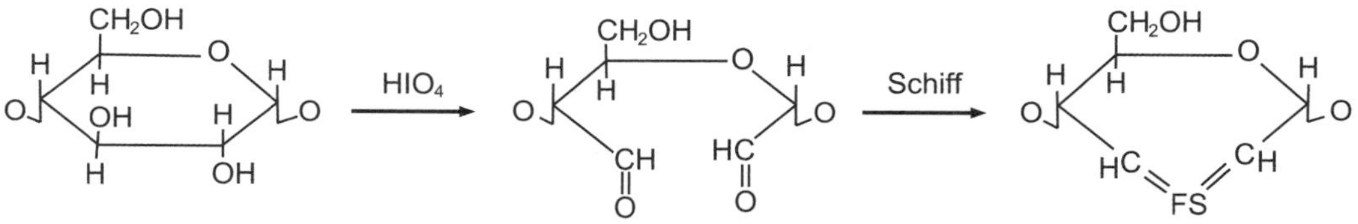

$$CH_2OH \xrightarrow{\ HIO_4\ } CH_2OH \xrightarrow{\ Schiff\ } CH_2OH$$

图8-3　PAS反应的基本原理示意图
其中FS代表亚硫酸基碱性品红。

显微形态学研究中，PAS反应一般用来检测糖原、黏蛋白、蛋白多糖等。显示的相关结构包括肝糖原、上皮基膜、含糖分泌物和某些细胞外基质成分，在植物标本还包括淀粉、纤维素等。检测其他类型的糖需要辅以种类不同的生物染色剂。主要原因是光学成像的分辨率尚不足以显示过于微小的阳性反应结构。根据上述反应原理，动物组织中凡是含有己糖结构的糖分子都应被检出。这些分子包括单糖、多糖、黏蛋白、糖蛋白甚至含环己六醇的脂类。经过水溶性化学固定及处理后，通常仅有糖原、透明质酸和黏蛋白等含量大、分布密度高的类型能被观察到。因此，如果今后显微成像的分辨率有了实质性的提升，应重视对PAS反应特异性的再评估。

PAS反应的对照切片可采用唾液（收集后用蒸馏水1∶5~1∶9稀释，搅拌后过滤）或pH 4.8~5的1%淀粉酶的PBS于37 ℃浸泡反应30~60 min，再行PAS反应，结果应为阴性。

PAS反应检测酸性黏多糖、透明质酸、硫酸软骨素等呈阴性。显示这些成分的相应特殊染色技术将在第11课介绍。

三、酶组织化学技术

酶组织化学（enzyme histochemistry）技术专用于检测具有催化反应活性的酶蛋

白。在免疫组织化学技术（将在第9课学习）普及之前，这是检测酶蛋白的唯一特异性方法。虽然仅就蛋白质检测的角度，酶组织化学已大部分被免疫组织化学技术取代，但酶促反应技术却成为包括免疫组织化学在内的多种技术的显色反应基础。此外，酶促反应本身也是验证酶蛋白功能的必要实验环节。

（一）生物酶促反应简介

根据生物分子催化反应的性质，可将生物酶分为氧化还原酶、转移酶、水解酶、裂解酶、异构酶与合成酶6类。大部分已知的生物酶为蛋白质，也有部分属于RNA等。很多需要提供高能量启动的化学反应，在生物酶的作用下，可在体温及体液的温和环境中迅速完成。其中，被转化的反应物称为该酶促反应的底物（substrate）。在切片标本上进行酶组织化学检测的原理是：在恰当条件下，使切片与含有待检酶的底物的溶液接触，实现酶促反应；此外，底物反应液中含有电子/质子接受体（反应偶联剂），可在酶促反应进行的同时，接受反应的电子信号，同步生成有色沉淀（显色），从而实现显微观察（图8-4）。

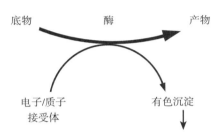

图 8-4　酶组织化学技术的基本反应原理

其中，底物经酶促反应生成产物是主反应，电子/质子接受体生成有色沉淀是偶联反应。在恰当的条件下，只要产生有色沉淀，则证明发生了酶促反应，可以此检测酶的存在并进行反应的定量研究。

酶促反应的条件包括下述几个方面，在实验中应高度重视。了解这些方面的特点，有助于在实验中创造最佳的检测条件。

（1）标本前期处理不能伤及酶的活性相关结构。酶的化学作用依赖特定的官能团，如果化学固定作用会改变这些官能团，后续检测时酶活性就可能消失。因此，大多数依靠酶促反应的检测实验都应尽量减免化学固定，至少要避免交联性的固定作用。醛类固定剂极少采用，即使要用也应尽可能缩短固定时间。多数情况下，做酶组织化学检测的标本宜采用冷冻制片法。

（2）标本检测的温度条件。理论上酶活性最佳的温度条件是组织所在部位的体温。温度过高，有的酶容易失活；温度过低，反应缓慢或停滞，除少数活性很强的酶以外，一般不易检出明确的结果。

（3）每种酶均有其最适pH，此时催化反应进行的速度最快。偏离最适pH越远，反应越慢，甚至有使酶失活的可能。

（4）一些辅助化学成分对酶的活性有重要影响。其中有的起激活作用，比如镁离子可激活碱性磷酸酶，钙离子可激活脂酶，等等。有的可起到抑制作用，如丙二酸钠抑制琥珀酸脱氢酶，叠氮化钠抑制过氧化物酶等。与常规组织化学技术相比，酶组织化学检测应至少再设一个酶抑制剂作用的对照组，以确证待检酶分子的反应特异性。

（二）电子／质子接受体的性质和应用

酶组织化学检测中的电子/质子接受体是一种反应偶联剂。化学反应的实质是电子传递和化学键的改建。因此，酶促反应只要一发生，电子传递被电子/质子接受体捕获，就会启动偶联于酶促反应的另一个反应。电子/质子接受体的种类繁多，共同特点是反应产物有明显可辨的颜色。

常用的电子/质子接受体有重氮盐、四唑盐、联苯胺类及某些金属盐等。不同类型的酶促反应通常总能找到合适的接受体。尽管反应的化学原理有所差别，但反应过程类似。表8-1列举了几种常用的电子/质子接受体及其偶联的酶促反应，其化学结构见图8-5。

表8-1　常见酶促反应的电子／质子接受体

接受体名称	习惯缩写	产物颜色	偶联的酶（常用但不限于）	反应原理
3,3'- 二氨基联苯胺	DAB	棕	氧化酶	联苯胺结构被氧化成吩嗪多聚体
四甲基联苯胺	TMB	蓝	氧化酶	联苯胺结构被氧化成吩嗪多聚体
四氮唑蓝	NBT	紫蓝	脱氢酶、合成酶、水解酶等	接受质子形成有色甲䐋结构
快速蓝／红	Fast Blue/Red	蓝／红	某些水解酶、裂解酶	偶氮显色反应
萘酚衍生物	—	紫 - 黑	氧化酶、水解酶、裂解酶	偶氮显色反应
氯化钙 - 硝酸钴	—	棕黑	磷酸酶等	钙沉淀磷酸根，被钴置换显色
硝酸铅	—	棕褐	磷酸酶等	磷酸根被铅离子结合形成沉淀

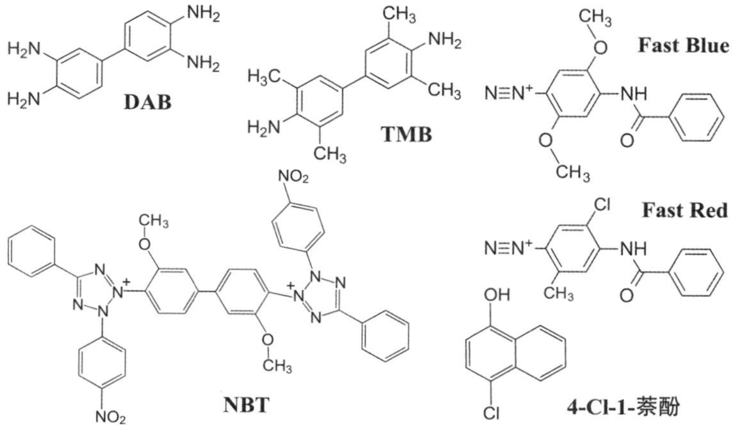

图8-5　酶组织化学常用电子／质子接受体的化学结构
本图未显示金属盐等无机物的结构。

164

（三）切片上的酶促反应

在切片上进行酶组织化学检测，操作步骤大多非常简单。由于一般均采用冷冻切片，故从切片入水后开始，多数情况下只有浸入反应溶液这一步操作，少数情况下可能附加一个增色或终止反应的步骤。下面举两例，以窥知酶组织化学操作的一般规律。

（1）一氧化氮合成酶的组织化学检测。

一氧化氮合成酶（NOS）属于合成酶的类别，能催化底物L-精氨酸生成L-瓜氨酸和一氧化氮（NO）。NO的半衰期很短而不易准确检测，NOS作为其合成的关键酶，常成为间接的检测目标，以反映NO的分布。NOS的酶组织化学检测原理是：用含有β-NADPH（还原型辅酶Ⅱ，底物L-精氨酸发生催化反应必要的另一反应物）和NBT的反应液浸泡切片，NOS的C末端将NADPH的电子转移到NBT，使后者还原成紫蓝色沉淀。NOS有神经型、内皮型和细胞因子诱导型3种亚型，此处以脑组织神经型NOS（nNOS）为例介绍具体操作。

脑组织常规甲醛灌注固定，蔗糖脱水，冷冻切片（贴片10 μm，漂片30 μm）；

→ 向切片上滴加足量反应液①，37 ℃反应约40 min②；

→ 切片没入蒸馏水中5 min终止反应；

→ 常规脱水、透明、封片（漂片法处理的，须用甘油明胶封片）。

备注：

① 反应液配方：β-NADPH 0.01 g，NBT 0.005 g，Triton X-100 0.03 ml，pH 8.0的0.05 mol/L TB 10 ml。此液临用前配制。Triton X-100的作用是增加胞膜的通透性（冷冻切片组织中胞膜的脂质层是完整的），便于反应分子的渗透和相互接触。

② 小量液体滴染等操作，务必在保湿盒中进行。保湿盒有可放置切片的专用样式，也可自制。底部盛水后，盒内空间密闭，形成饱和水蒸汽，防止反应期间切片上的液体蒸发造成切片干燥。

显色结果：阳性反应为紫蓝色，主要分布于神经元胞质。

对照实验：反应液成分去掉β-NADPH后再检测，结果为阴性。此外，滴加0.1 mol/L N-亚硝基精氨酸于切片上反应1 h，抑制nNOS，再行上述检测操作，应得到阴性结果。

nNOS是一种酶蛋白，不仅可通过酶组织化学反应检出，还可用下一课将要学习的免疫组织化学技术检测。酶组织化学法操作便捷，条件简单，但不能准确分型。免疫组织化学法虽然步骤较多，但可精确区分不同分子结构的各个亚型。

（2）乳酸脱氢酶的组织化学检测。

乳酸脱氢酶（LDH）能将乳酸氧化为丙酮酸，是无氧酵解途径的标志酶。氧化过程需要辅酶Ⅰ（NAD⁺）参与，氢（质子）从反应生成的还原型辅酶Ⅰ（NADH）传递给NBT，从而实现显色。骨骼肌细胞中含有大量LDH，以此为例，检测的操作过程如下。

预冷到4~8 ℃的2%中性缓冲甲醛灌注固定，随后换用预冷PBS继续灌注，防止固定剂的过度作用；

→ 切取骨骼肌组织，PBS漂洗3次；

→ 振动切片或冷冻切片，裱贴在防脱载玻片上；

→ 滴加反应液①，室温下避光反应约30 min；

→ 蒸馏水漂洗；

→ 甘油明胶封固。

备注：

① 反应液配方：1 mol/L乳酸钠 0.1 ml，0.4% NAD^+ 0.1 ml，0.4% NBT 0.25 ml，0.1 mol/L 氰化钾 0.1 ml，0.5 mol/L 氯化镁 0.1 ml，0.01 mol/L PBS 10 ml。为防止产物扩散影响定位精度，可在该液中适当添加聚乙烯吡咯烷酮（PVP），使终浓度为1%。

显色结果：阳性反应呈紫蓝色，在骨骼肌为密布于胞质的颗粒。

对照实验：去掉反应液中的乳酸钠和NAD^+，再次检测，应得到阴性结果。

思考：通过对上述知识和两个具体例子的学习，可否用1句话简要归纳酶组织化学检测的操作套路？

第三部分　荧光组织化学方法

一、荧光化学基团及其应用

激发光照射下能快速产生荧光的化学基团（又称荧光素，fluorescein），在显微形态学技术领域具有十分重要的作用。该类基团通常具有共轭双键结构，大多属于芳香烃类。可将它们的结构修饰后用作染色剂，实现染色后的荧光显微观察；也可通过化学作用诱发标本自身的成分产生可检测到的荧光；还可将这些基团共价连接到抗体或核酸分子上，用于免疫荧光和原位杂交检测（将在第9~10课学习）。本课先学习荧光化学基团的基本知识和简单的实验应用。

实验技术中可用的荧光化学基团必须满足4个特点：

1）具有足够高的荧光效率（发出荧光的光量子数和吸收激发光的光量子数之比）和荧光强度，荧光波长位于可见光谱范围内，能够在显微镜下轻松观察到，确保检测具有良好的灵敏度。

2）荧光性质稳定，不易过快淬灭。

3）能与标本的成分结合，或者能直接或修饰后间接连接到抗体、核酸等分子上，且不影响这些分子的反应性质，从而有效标记待检的标本成分。

4）安全，毒害作用小。

符合上述条件且经过应用实践检验的优秀荧光化学基团的种类有限，见表8-2。各基团的特征性荧光颜色可参见表8-3。

表 8-2　组织化学检测常用的荧光化学基团

名称	常用缩写	激发波长（nm）	荧光波长（nm）	荧光色	常用对比荧光色	备注
异硫氰酸荧光素	FITC	490	525	绿	红、蓝	淬灭相对较快
四甲基异硫氰酸罗丹明	TRITC	550	620	橙	绿、蓝	
四乙基罗丹明	RB200	570	600	橙	蓝、绿	不溶于水，示踪常用
藻红蛋白	PE	565	578	橙	蓝、绿	荧光强度高
花青	Cy2、Cy3、Cy5 等	492（Cy2）	510	绿	红、蓝	
		512（Cy3）	615	橙	蓝、绿	
		550（Cy3）	570	绿	红、蓝	
		649（Cy5）	680	红	绿、蓝	常规观察少用

续 表

名称	常用缩写	激发波长（nm）	荧光波长（nm）	荧光色	常用对比荧光色	备注
Alexa Fluor 488		488	约 550	绿	红、蓝	还有其他波长（数字可变）
德克萨斯红	Texas red	596	620	红	绿、蓝	
半导体纳米晶体（量子点）		与量子点的直径有关				抗淬灭能力强，便于多色检测

注：波长均指最大激发波长和最大发射波长，故光色以实际观察为准。

表 8-3　可见光谱的波长和光色的对应关系

光谱范围	波长范围（nm）	光谱颜色	备注
紫外光	＜ 390	不可见	常用于激发光
可见光	390~430	紫	可由红 - 蓝叠加产生
	430~450	蓝	
	450~500	青	
	500~570	绿	
	570~600	黄	可由红 - 绿叠加产生
	600~630	橙	
	630~700	红	

二、诱发生物胺荧光方法

生物单胺类化学物质包括肾上腺素、去甲肾上腺素、多巴胺、血清素等。生物标本中单胺类分子仅微量存在，须非常敏感的方法才能检出。为了能在标本原位检出，保存定位信息，可借助醛基诱发荧光的方法。基本原理是：在甲醛、乙醛酸等作用下，单胺类分子经闭环作用和脱氢反应，生成异喹啉类荧光基团（血清素则形成咔啉类荧光基团）；在适宜pH条件下成为具有互变异构的醌型结构，产生较强的黄绿色荧光。

乙醛酸诱发荧光法在实验中应用较多，具体方法如下。

铺片为佳，冷冻切片亦可[1]，裱贴后迅速用冷风吹干；

→ 将标本浸入室温的乙醛酸反应液[2]约1 min[3]；

→ 上下抽提玻片后再浸约1 min，并重复1次该操作（即总共浸3次）；

→ 冷风吹干标本，并等待20 min干透；

→ 将标本置于95 ℃的干热烘箱内3~5 min；

→ 甘油明胶或其他水性封固剂封片。

备注：

（1）某些单胺类分子容易转化、流失，从取材到检测不可耽搁太久。

（2）反应液配方：结晶乙醛酸0.4 g，蔗糖1.37 g，磷酸二氢钾0.642 g，用2 mol/L氢氧化钠（2~2.5 ml）调整pH为7.4，蒸馏水定容至20 ml。此液临用前配制。

（3）反应时间长短需预试，短则十余秒，长则2~3 min，以最终荧光强度为准。

显色结果：410 nm激发光条件下可观察到480~520 nm的儿茶酚胺黄绿色荧光，血清素荧光偏橙色。

本方法不能显示组胺，且有时对脑组织中血清素的检出效果欠佳（胃肠道神经内分泌细胞的血清素可清晰检出），选择实验技术时应予注意。

在分子生物学技术中，检测两种分子是否相互作用，有免疫共沉淀、酵母双杂交及质谱等技术。这些技术要在生物显微标本上进行，受到诸多条件的限制。要在标本原位观察两种分子是否共存或相互作用，荧光共振能量转移（fluorescence resonance energy transfer，FRET）技术有独特的优势。两种荧光化学基团在距离仅有1~10 nm时，如果其中一种基团A（供体）的荧光发射光谱与另一种基团B（受体）的激发光谱重叠，就会出现供体A受激不发荧光，而是通过偶极-偶极耦合作用将能量以非辐射方式传递给受体B，由B发射荧光（图8-6）。用供体A的激发光照射标本，如果检测到的是受体B的特异性荧光，就说明A、B之间距离很近，紧密结合。

FRET技术的实现，首先要选择合理的能量供、受体对。供、受体荧光基团之间的激发波长和发射波长都必须能明确地区分开，且供体的发射荧光波长必须与受体的激发波长重叠。有时候受体也可以是没有荧光发射的淬灭剂，这样供体的特异性荧光消失就说明供、受体基团结合在一起。然后，要将两种荧光基团连接到待检的两种分子或一种分子的不同结构域。比如，为了检测标本中是否具有某种蛋白的裂解酶，可以在该底物蛋白的两个相互靠近结合的部位标记能量供、受体对，此时能够观察到FRET现象；与标本反应后，FRET的荧光特征消失，提示底物蛋白已被酶解，标本上存在待检的裂解酶。该方法与传统酶组织化学术相比，速度更快，空间定位更精确。此外，FRET的荧光参数是可测定的，其中具有明确的数学关系，能较准确地计算出分子间的距离、分子作用的时间等。这一技术还可应用于凋亡蛋白检测、活细胞内分子代谢和大分子结构分析等实验。

能量供、受体分别标记两种分子，则可研究二者的空间共存和作用过程。在体内实验中，通常需要将带有荧光标记的分子或者荧光蛋白的表达载体事先通过注射、基因转染等手段导入细胞，才能实现可控的FRET观测。研究蛋白在膜上的定位、膜

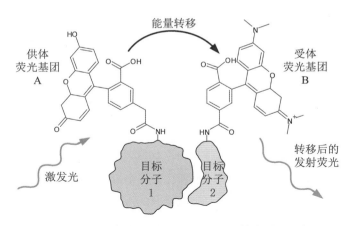

图 8-6　荧光共振能量转移（FRET）的基本原理示意图

受体蛋白之间相互作用以及核酸分子之间或核酸与蛋白之间相互作用等，都可用到该方法。

　　显微形态学中检测FRET荧光信号的设备主要是高速脉冲激光器、荧光显微镜和高速门控像探测装置。利用脉冲激光作为激发光源，探测成像与激光脉冲同步进行。目前，FRET技术已广泛应用于生物医学的研究。

（郑翔，张淑鑫）

组织化学 Ⅱ——免疫组织化学检测

本课内容提要

免疫组织化学技术是目前原位检测多肽、蛋白质、糖类等生物大分子的主要技术，应用非常广泛，在生物科研和临床病理诊断中发挥重要作用。本课是学习生物分子原位检测技术的第 2 部分，实验操作部分，要求掌握石蜡切片免疫组织化学单标记法的基本操作流程。理论学习部分，要求掌握酶显色免疫组织化学的主要技术类型、各自的原理和技术流程；掌握抗体稀释度试验和对照实验，掌握荧光免疫标记技术；熟悉抗体特异性鉴定、非特异性显色的产生原因和解决方法，以及显色对比度的重金属盐增强方法；了解免疫组织化学技术的发展历史。应用提高部分，要求掌握抗原修复技术，熟悉多重标记的原理和方法，以及常见的人工假象。

学习本课之前，请先复习免疫学中关于抗体和抗原–抗体反应的基础知识。

第一部分　免疫组织化学实验操作

实验　胰岛细胞标志物SABC免疫组织化学检测操作

→ 【实验目的】

通过对石蜡切片上的胰岛进行高血糖素免疫组织化学染色，掌握肽与蛋白质分子原位检出的基本免疫学操作方法。

→ 【实验材料】

标本：小鼠胰腺石蜡切片。

试剂：二甲苯，乙醇，蒸馏水，磷酸缓冲盐溶液（PBS），枸橼酸缓冲液，3%过氧化氢（H_2O_2）的PBS溶液，3%牛血清白蛋白（BSA）的PBS溶液或羊血清，抗小鼠高血糖素多克隆抗体血清，生物素化抗IgG第二抗体[1]，链霉亲和素-辣根过氧化物酶复合物溶液，DAB显色液，苏木素染液，中性树胶。

用具：常规染色操作的染缸，抗原修复盒，保湿盒，组化油性隔离笔，吸管，废液缸，微量加样枪吸头（10 μl和1000 μl两种型号），吸水纸，乳胶手套，0.5 ml离心管，小烧杯，大烧杯，树胶瓶（含玻棒），盖玻片。

设备：100~1000 μl和0.5~10 μl微量加样枪，微波炉，恒温箱，冰箱，生物显微镜。

→ 【操作指引】

1. 石蜡切片常规脱蜡入水[2]。

2. 切片入PBS，浸泡3 min。

3. 沥去多余液体[3]，滴加3% H_2O_2溶液，室温浸泡10 min[4]。

4. 用PBS漂洗3次，每次漂洗后浸泡3 min[5]。

5. 同批切片统一浸入已预热到室温的枸橼酸缓冲液[6]，微波炉约800 W功率（高火）加热1~2 min。

6. 停止加热后，继续浸泡5 min。

7. 将修复盒移至室温水浴中，等待冷却。

8. 用吸水纸逐一吸去标本切面周边的水，用组化油性隔离笔画线隔离，局限液体扩散范围。

9. 用PBS漂洗切片。

10. 3% BSA或羊血清（7）（8）室温封闭20 min。

11. 不洗，向切片上滴加高血糖素抗体工作液（9），放入保湿盒中37 ℃反应1 h。

12. 保湿盒转入4~8 ℃冰箱，继续孵育过夜。

13. PBS洗3次。

14. 滴加生物素化抗IgG第二抗体工作液（10），放入保湿盒，37 ℃反应30 min。

15. PBS洗3次。

16. 滴加链霉亲和素-辣根过氧化物酶复合物溶液（11），放入保湿盒，37 ℃反应30 min。

17. PBS洗3次。

18. 滴加DAB显色液（12），镜下观察显色情况。

19. 显色完成（13）后，切片在蒸馏水中漂洗，终止反应。

20. 滴加苏木素染液（14），浸约30 s，然后用自来水充分漂洗、返蓝。

21. 从90%乙醇开始进行常规脱水、透明和封片。

> 【备注】

（1）生物素化抗IgG第二抗体针对的种属必须是第一抗体的来源种属。比如，一抗为兔抗小鼠，二抗应为某物种抗兔。原理见本课第二部分。

（2）复习第4课的操作流程，切片入蒸馏水后即完成脱蜡操作。

（3）免疫组织化学染色操作中，切片不可干燥，故可通过将切片靠在缸壁沥水或甩干等方式快速除去切片上的多余液体。操作熟练前建议逐张操作，不要一次弄干多张再加样，那样易使切片完全干燥。所有加样操作之前均应去除多余液体，下文将不再反复提及这一操作，请注意。

（4）本实验中凡需等待的浸洗或反应步骤，均应在保湿盒中进行。

（5）该操作在整个操作过程中反复应用，目的是尽可能去除上一步残留试剂的影响。一般在废液缸上方用吸管轻轻冲洗，然后平放到保湿盒中静置3 min。如果切片数量较多，操作时间超过3 min，对结果无危害。下文将简写为"PBS洗3次"。

（6）修复液须没过切片的标本区，加热时修复盒应加盖。用于抗原修复的枸橼酸缓冲液的配方为：柠檬酸（$C_6H_8O_7 \cdot H_2O$）0.38 g，柠檬酸三钠（$Na_3C_6H_5O_7 \cdot 2H_2O$）2.04 g，用蒸馏水充分溶解后定容至1000 ml；检查常温下pH是否介于5.5~6.0。

（7）3% BSA配制方法为：称取BSA 0.3 g，溶于灭菌PBS，并加入100 μl丙三醇充分混匀，灭菌PBS定容到10 ml。如果配制的量较大，需要保存备用，可加入微量叠氮化钠防腐，日常密闭保存在4~8 ℃冰箱；当出现悬浮异物时应废弃重配。如有羊血清，可直接用PBS稀释为1/10~1/5浓度后使用，效果与BSA相当。

（8）标本切面需要的液量，大致的经验估计为每1 cm×1 cm的面积耗用10~12 μl。后面的抗体和免疫复合物等反应步骤也参照该标准。如果经验不足，第3

步的H$_2$O$_2$处理时发现该用量偏少，可适当增加，但最多不应超过20 μl/cm^2，以免浪费试剂。

（9）免疫组织化学染色的操作流程中，等待浸洗或反应期间应随时注意准备下一步的试剂和用品，不要临到操作开始才慌忙应对。第一抗体用3% BSA的PBS溶液稀释；预试结果显示特异性很高的抗体，也可直接用PBS稀释。稀释比例需要进行浓度梯度的预试来确定。原则是：阳性结构清晰且背景不着色的情况下，选择最高的稀释比（最低的抗体浓度）。

（10）生物素化抗IgG第二抗体用不含防腐剂的3% BSA的PBS溶液稀释，稀释比例较为固定，通常为1∶100~1∶150。

（11）复合物用PBS稀释，稀释比例通常固定为1∶100。

（12）DAB显色液的配制方法为：称取DAB（3,3'-二氨基联苯胺）粉末0.04 g，PBS溶解并定容到100 ml，此即母液。0.5 ml离心管分装，密闭避光冻存在−20 ℃冰箱备用。临用前取出，避光解冻（体温或37 ℃水浴，不要加热）。复温后按每0.5 ml加入1 μl的量，补充3% H$_2$O$_2$的PBS溶液并混匀。避光备用，尽量在30 min内用完。

（13）出现以下任何一个指征，即可认为反应已完成或必须终止反应：

① 阳性结果已经明确，继续延长时间显色不再加深；

② 背景着色将要或正在开始加深；

③ 标本边缘开始着色；

④ 切片上的红细胞着色已经很深（如未去除内源性过氧化物酶）；

⑤ 显色时间已超过5 min。

（14）采用新制的Harris或Mayer苏木素染液，短时衬染的方法，避免背景着色。核的形态清晰可辨即可，不要深染。

❯ 【结果与质量控制】

棕色或棕黄色的阳性胞质主要分布于胰岛周边部，胞质内有细密的阳性颗粒结构聚集；胞核无阳性着色，呈淡蓝色或淡紫蓝色；其余结构无阳性着色，背景清亮（图9-1）。

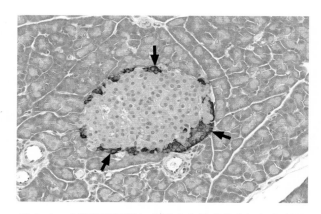

图9-1　小鼠胰腺石蜡切片的高血糖素免疫组织化学检测结果示例

标本常规中性缓冲甲醛固定，6 μm石蜡切片，SABC法免疫标记，本例所用批次的高血糖素抗体稀释度为1∶400，常规DAB-H$_2$O$_2$显色，苏木素30 s复染；➡示阳性细胞；40×物镜成像。

◆ 【思考】

1. 如果现在让你独立进行免疫组织化学的全程操作，有哪些技术可能还未掌握或不具备条件？

2. 本实验有哪些环节可能影响最后的阳性染色结果？

3. 如果采用冷冻切片，操作上与石蜡切片有哪些地方不同？请查阅资料，自拟一套操作规程。

4. 本实验的方法和结果是否可用于研究定量信息？如果不行，为什么？如果可以，该注意哪些问题？

5. 高血糖素抗体标记的结构一定是高血糖素分子吗？怎样使实验结果让人信服？

第二部分　免疫组织化学理论与实践

一、免疫组织化学的发展历史

生物显微染色技术发展到1920年代已趋于成熟（见第4课）。不过，通过染色鉴别生物大分子的种类遇到了困难。虽然有显示脂类、蛋白质、多糖等分子的相应染色方法，但仅能鉴定分子所属的大类。以蛋白质为例，机体有数量庞大、性质各不相同的蛋白质，染色法仅能笼统地显示蛋白质，而蛋白质的构成单位——氨基酸又没有可彼此区分的化学反应性质。怎样才能区分彼此不同的蛋白质分子呢？

1939年，第一种通过反应性质对蛋白质进行鉴定的方法——酶组织化学诞生了。第8课中我们已经学习了酶组织化学的原理和技术。该技术使具有催化功能的酶蛋白从此能够特异性地显示出来。这一技术模式在1940年代到1970年代颇受关注，迅速发展完善。但是，酶组织化学技术的进一步发展却受到很大限制。首先，该技术只针对具有催化活性的酶蛋白，其他为数更多、分布更广的不具有酶活性的结构和功能蛋白质却无法区分检测。其次，酶组织化学反应的基础是蛋白质分子的酶活性，因此显微标本制备过程中必须小心保护蛋白质的活性反应结构。不少酶的活性在化学固定、石蜡包埋等环节会损伤甚至消失，必须常规使用非固定的冷冻制片技术。这大大限制了标本建库、回顾研究和精细结构的观察分析。

1941年，免疫组织化学技术登上历史舞台。Coons等提取微生物的标志性蛋白质，注射到动物体内后获得抗血清，并从中提纯免疫球蛋白（即"抗体"，antibody）。他们在免疫球蛋白分子上共价结合了荧光素分子，然后把这个荧光抗体滴加到组织切片进行反应。荧光抗体特异性结合组织中的微生物特有的标志性蛋白（即"抗原"，antigen），在荧光显微镜下可见到阳性发光。这一反应过程应用于在组织切片上原位检测生物分子的实验，被命名为"免疫组织化学"（immunohistochemistry）。抗体特异性地识别和结合待检抗原分子的某种空间结构（称"抗原决定簇"，antigenic determinant），而非依赖待检分子的反应活性，是免疫组织化学的基本原理和显著优势。该原理可用于检测蛋白质、糖类、脂质、甾体激素等生物分子，用途比酶组织化学大大拓展了。免疫组织化学发端的时间比酶组织化学晚不了多少，但被酶组织化学的光芒遮盖，外加抗体制备技术、观察设备等诸多条件尚不成熟的限制，沉寂了20余年。

免疫组织化学的蓬勃发展，是从1967年开始的。这一年，碱性磷酸酶标记的抗体问世。抗体分子上的荧光素被酶蛋白取代。于是，酶标抗体与待检抗原分子结合后，通过酶促反应产生有色沉淀，直接在普通明场显微镜下即可观察检测结果。这样，酶组织化学成为免疫组织化学的一部分，是显色观察的必要手段。很快，直接用酶标抗体检测的方法被开发成两种抗体先后反应的间接法。间接法中，第一抗体相当于原来的酶标抗体，但不用酶分子标记；第二抗体是专门特异性识别结合第一抗体的，又称抗抗体，要标记酶分子。间接法虽然操作上多出1步，但给抗体的批量储备和商业化发展提供了便利。生产第一抗体可用的动物种类很少，因此酶标第二抗体只需要针对性识别这几种动物生成的抗体的共有结构。这样，每次检测一种新的分子，只需生产第一抗体，而第二抗体可以事先制备好，随时按需供应，而不必每次重复进行酶的标记。

免疫组织化学直接和间接检测方法在光学显微水平的灵敏度不高，很多表达量较少的蛋白质无法在显微镜下观察到。1979年，出现基于辣根过氧化物酶的桥接放大方法，拉开了提高检测灵敏度的研发序幕。1981年，在第二抗体上标记生物素，然后用亲和素和辣根过氧化物酶复合物进一步放大反应信号的ABC法被研发出来，免疫组织化学的灵敏度和稳定性达到空前的水平。此后，降低内源性亲和素干扰的改进型SABC法（1990年代初）、对SABC法反应信号循环放大的CSA法（1992年）、减少操作步骤的同时提高灵敏度的EnVision法（1995年）与PowerVision法（1999年）纷纷被研发成功并推广使用。随着灵敏度的提升，待检分子的含量低已不再是实验检测的障碍。

另一个障碍在1980年代后逐步显现并迫切需要突破，即甲醛固定—石蜡制片标本的检测经常呈现假阴性结果。主要原因是甲醛固定会造成生物分子的空间结构发生变化，脱水和包埋环节还会产生另一些影响，使抗原决定簇被遮蔽，抗体无从结合。为防止石蜡切片检不出结果，标本取材后都必须至少保留一半进行冷冻处理。这既增加操作和保存的成本，又难以进行精度要求更高的研究性实验和图像分析。突破始于1975年。检测乙肝病毒核心抗原和表面抗原之前，先用胰酶对脱蜡水化的石蜡切片进行消化处理，就能恢复抗原的一部分结构特点，得到准确的阳性结果。利用酶消化对目标分子进行修复的抗原修复（antigen retrieval）技术迅速兴起。1991年，对标本加热进行抗原修复的技术问世，逐步扫清了石蜡制片用于免疫组织化学检测的障碍。时至今日，石蜡制片再次成为免疫组织化学的主流技术条件。

二、酶显色免疫组织化学的技术类型

免疫组织化学的基础是抗原–抗体的特异性结合，在显微形态学研究中主要用来检测蛋白质等大分子的组织分布和表达量。为实现这一检测目的，已开发出10余种技术类型，各有一定的特色和优势。按照反应结果的观察方式，可分为酶促反应显色和荧光发光两大类。本节首先介绍酶促反应显色的技术类型（图9-2）。

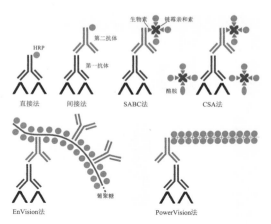

图9-2　酶促反应显色免疫组织化学的技术类型示意图

图中各反应体系的构建过程详见正文。各类分子并未按实际尺寸比例绘图。

免疫组织化学显色中较为适宜的酶有过氧化物酶和磷酸酶等，其中又分别以辣根过氧化物酶（horse radish peroxidase，HRP）和碱性磷酸酶（alkaline phosphatase，AP）最常用。两种酶常用的显色体系及其产物颜色、可溶性以及适宜的衬染剂见表9-1。其中，DAB、NBT不溶于乙醇，切片显色后可按常规流程脱水封片；其他显色剂反应后一般需要尽快风干、封片或拍照存档。DAB-HRP显色的试剂配方和操作见本课第一部分。AP显色剂信息参见第8课。

表9-1　免疫组织化学（酶促反应显色）的显色体系比较

显色剂	底物	适用酶	颜色	乙醇脱水	常用适宜衬染剂（颜色）
DAB[1]	H_2O_2	HRP	黄到深棕	√	苏木素（蓝紫），甲基绿（蓝绿），核固红（红）
DAB＋金属盐	H_2O_2	HRP	蓝紫，黑	√	苏木素（蓝紫），甲基绿（蓝绿），核固红（红）
TMB[2]	H_2O_2	HRP	蓝	×√	核固红（红）
AEC[3]	H_2O_2	HRP	红	×	不含乙醇的苏木素（蓝紫），甲基绿（蓝绿）
4-氯-1-萘酚	H_2O_2	HRP	蓝	×	核固红（红）
NBT**	BCIP*	AP	紫	√	核固红（红）、甲基绿（绿）
Fast红	AS-BI[#]	AP	红	×	不含乙醇的苏木素（蓝紫），甲基绿（蓝绿）
Fast蓝	AS-BI[#]	AP	蓝	×	核固红（红）

备注：[1]表示3,3'-二氨基联苯胺；[2]表示四甲基联苯胺；[3]表示3-氨基-9-乙基卡巴唑；**表示四氮唑蓝；*表示5-溴-4-氯-3-吲哚-磷酸盐；[#]表示α-萘酚AS-BI磷酸盐；TMB在乙醇中可缓慢溶解，故显色很深的情况下，可快速常规脱水。

（一）酶标抗体直接法

酶标抗体直接法的基本原理是：在抗体分子上标记酶，用该酶标抗体与组织标本在恒温条件下作用（通常用"孵育"一词），结合后即进行显色反应。如果有阳性显色，说明存在待检抗原分子（图9-2）。该法最大的优点是特异性很高，检测环节受到的干扰和影响最小；缺点是信号往往不够强，待检分子数量不多或分布不够密集时，即使有阳性显色，显微镜下也不一定能清晰呈现，可能得到假阴性结果。因此，作为最早的免疫组织化学技术类型，本法对很多待检分子都不适用。如果今后显微镜的分辨率能够再提升数十倍以上，酶标抗体直接法也许会因其高特异性而重新焕发生机。

在操作上，酶标抗体直接法的步骤可概括为预处理、抗体孵育和显色3步（图9-3），各步之间须充分漂洗，除去残留试剂或未结合的抗体。预处理包括去除内源性酶、抗原修复、非特异性结合位点的封闭等，具体方法见后文。漂洗操作一般采用PBS，用吸管滴加到切片上或将切片没入PBS缸中均可，前者更节省试剂；漂洗需要进行2~3次，每次洗后用新的PBS浸没2~5 min，确保残余试剂充分逸出。3步操作中，除去预处理和显色步骤，实际上与抗原-抗体结合反应有关的关键步骤只有抗体孵育这1步，故这一技术类型过去归属为"一步法"。

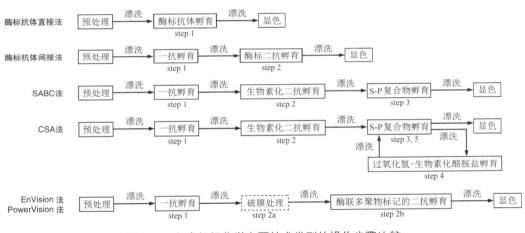

图 9-3　免疫组织化学主要技术类型的操作步骤比较

（二）酶标抗体间接法

酶标抗体直接法虽然特异性高，操作简单，但每次检测一个新的分子，都需要在制备出针对性的抗体后，对其进行酶的标记。由于显色方法和使用哪种酶在不同的实验中可能变化，酶标抗体无法提前储备，给批量操作和质量控制带来困难。酶标抗体间接法可克服这一困难。其基本原理是：先用未进行酶标记的抗体（称"第一抗体"，简称"一抗"）与标本孵育，然后用针对一抗制备的经过酶标记的抗体（称"酶标记的第二抗体"，简称"酶标二抗"）再次孵育，最后进行酶促显色反应；如果有阳性显色，说明存在待检抗原分子（图9-2）。酶标抗体间接法中，选择酶标二抗时必须考虑一抗的种属。比如要检测大鼠胰岛的胰岛素表达，一抗用兔制备（抗体制备方法本书从略，可参考书末的扩展阅读文献），二抗就必须是羊抗兔（将兔的抗体注射给羊来制备抗体）、马抗兔等，切不可有误。抗体种属匹配错误要么显色呈阴性，要么抗体结合的特异性无从保证，实验结果都是无效的。酶标抗体间接法是后来发展酶亲和免疫组织化学技术的基础，因此其他技术类型中凡有一抗、二抗孵育的场合，都必须注意这个问题。

酶标抗体间接法解决了抗体预制和储备的问题。由于用于抗体制备的动物种类屈指可数，常用酶的种类也很少，二者的组合不多，故酶标二抗可批量制备、储存。这就大大减少了制备成本和实验的等待时间。每次检测新的分子，只需制备（或订购）未做标记的一抗，酶标二抗随时可提供。一抗分子往往可结合2个或更多酶标二抗，显色的信号强度（即灵敏度）比酶标抗体直接法略高，但并无本质提升。

酶标抗体间接法的操作过程可概括为预处理、一抗孵育、酶标二抗孵育和显色4步（图9-3），各步之间须充分漂洗。除去预处理和显色步骤，抗原–抗体结合的关键操作有两步，故属于"二步法"。

（三）SABC法

从酶标抗体间接法演进到本法的过程中，其实还出现过几个过渡性的技术类型，但各有明显缺陷，目前已几乎不再使用。SABC法的基本原理是：先用一抗孵育，然后用生物素标记的二抗孵育，再用链霉亲和素–HRP复合物孵育，形成一抗＋生物素化二抗＋链霉亲和素–HRP复合物的结构（图9-2）。如果标本上存在待检分子，进行酶促显色反应后就有阳性显色。之所以称为"SABC"，是源于技术演进过程中曾广泛使用的ABC法。"ABC"指代由亲和素（avidin，又称"卵白素"）、生物素（biotin）形成的复合物（complex），三个英文词各取首字母。后来用内源性拟似物更少、反应干扰更小的链霉亲和素（streptavidin）取代亲和素，于是称"SABC"。

本法的操作步骤概括为预处理、一抗孵育、生物素化二抗孵育、S-P（链霉亲和素-酶）复合物孵育和显色5步（图9-3）。除去预处理和显色步骤，关键的反应有3步，故属于"三步法"。具体操作过程见本课第一部分。

酶标抗体直接法和酶标抗体间接法均存在灵敏度不高的问题，SABC法很好地解决了这个问题。每个二抗可标记数个生物素分子，每个链霉亲和素又有4个生物素结合位点，形成如图9-2所示的复合结构，可比酶标抗体直接法的灵敏度高数十倍。SABC法的检出成功率远高于酶标抗体直接法和酶标抗体间接法，试剂均较稳定，操作容易，背景着色少，是目前病理诊断和科学研究的主流技术类型。

与酶标抗体间接法一样，由于多出一种抗体，分子间和种属间交叉反应可能使非特异性结合的概率增高。此外，标本的内源性生物素干扰是本法的一个美中不足之处。要解决这个问题，用20%鸡蛋清的PBS混合液对切片进行封闭是不少文献记载的方法，但真实效果因组织不同而差别甚大。根本的解决方法是采用诸如FITC等替代生物素对二抗进行标记，其余操作不变。内源性生物素在肝、肾、肠管等组织含量较多。

抗原修复后这些组织的内源性生物素可能被激活,尤应重视非特异性显色的问题。

（四）CSA 法

"CSA"是催化信号放大（catalyzed signal amplification）的首字母缩写。该法的原理是:在形成一抗＋生物素化二抗＋链霉亲和素–HRP复合物的结构后,再加入H_2O_2和生物素化酪胺盐;HRP在H_2O_2存在的条件下使酪胺盐发生反应,与周围的蛋白残基结合,在抗体结合部位制造出额外的大量生物素分子;再次加入链霉亲和素–HRP复合物后,HRP分子数呈几何级增多（图9-2）,显色结果更易被观察到。

CSA法显著提高了免疫组织化学检测的灵敏度,比SABC法还要灵敏数百倍。由于酪胺盐分子尺寸不大,本法中试剂的穿透性与SABC法相当,对非石蜡标本的核内抗原检测也具有明显优势。不过,本法除了双抗体带来的非特异性,还有两个应当警惕的问题。其一,与SABC法比较,提升的灵敏度几乎都来自生物素化酪胺盐,它可能被已经非特异结合于标本上的抗体–复合物结构吸引。如果抗体孵育时非特异性结合已经发生,这一误差将被显著放大。封闭和其他提高反应特异性的处理如果稍有不足,非特异性染色可能非常严重,甚至得到假阳性结果。其二,漂洗不充分或待检分子所在的组织环境较复杂时,生物素化酪胺盐可能结合到抗体识别位点以外较远的范围。如果成像分辨率很高,本法的图像定位可能并不精确。所以,目前综合考虑,教学和研究工作中稳定性、特异性和精确性均较优的仍是SABC法。

操作上,CSA法可概括为预处理、一抗孵育、生物素化二抗孵育、链霉亲和素–HRP复合物孵育、H_2O_2–生物素化酪胺盐孵育、链霉亲和素–HRP复合物再孵育、显色7个步骤（图9-3）,与构建显色反应体系有关的步骤为5个,属于"五步法"。其中,酪蛋白阻断一步,可用0.25%酪蛋白的PBS溶液浸10 min,浸后不洗直接进入后续步骤。

由于CSA法后期放大效应显著,前面的操作应尽可能降低非特异性反应。首先,一抗可在SABC法的合理稀释比的基础上,再稀释5倍甚至更多。低浓度抗体的特异性结合比例通常更高。同时,一抗还要用4 ℃孵育过夜的条件,进一步减少非特异性结合。其次,每步之间的PBS漂洗一定要充分,使残留试剂完全洗脱;必要时每步之间可增加漂洗操作1~2次,且将漂洗用的PBS预热到37 ℃再使用。最后,用含0.003% H_2O_2的0.007 mol/L生物素化酪胺盐孵育的时间控制在10~15 min,时间不可太长。

如果嫌信号放大不够,可反复进行链霉亲和素–HRP复合物孵育和H_2O_2–生物素化酪胺盐孵育这两步操作,还能再进一步放大显色信号。该措施虽然有效,但如果非特异性反应的问题没有解决,放大后的结果可能带有更多的错误信息。

（五）EnVision / PowerVision 法

EnVision法名称中的"En"取自英文"enhance"（加强）,该法采用了多聚物–酶复合物加强显色。EnVision法的原理是:二抗用连接有多个酶分子的葡聚糖标记,在二抗孵育后即进行酶促反应显色（图9-2）。由于葡聚糖高分子上既有约100个

HRP，又同时连有约10个二抗，故不仅亲和力高，本身的显色放大效应也很明显。理论上，EnVision法的灵敏度高于SABC法，操作比SABC法少1步，且除了抗体识别的因素，无非特异性反应。

实际操作中，EnVision法有时并没有那么优异。首先，葡聚糖高分子的尺寸较大，在检测冷冻切片、厚切片和新鲜细胞样本等场合，穿透性较差，特别是检测核内抗原有一定困难。其次，为了解决穿透性差的问题，不少操作规程增加了1% TritonX-100或0.1% Tween 20破膜的操作，结果使操作步骤变成3步（图9-3），且标本的精细结构有所损伤。

与EnVision法设计原理相似的PowerVision法（常简称为PV法）中，标记二抗的是由结构微小、折叠度高的多聚糖样骨架分子连接起来的很多酶分子（如HRP），使二抗虽然带有大量的酶显色基团，尺寸却显著小于EnVision法的葡聚糖高分子复合物。实际操作中，破膜的需求比EnVision法少，灵敏度明显更高，且可发挥出二步法的速度优势。比如我们曾用PV法在脑干切片上检测某批次酪氨酸羟化酶抗体的效能，在1：2000稀释时能获得阳性明确、背景清亮的图像；而SABC法在1：900稀释时就已很难检出明显的阳性结果。

与CSA法一样，应用EnVision法和PV法须严格控制条件，密切关注抗体非特异性结合的问题。否则背景染色容易偏深，放大显色信号的同时可能带来巨大误差。

三、免疫组织化学对照实验

关于免疫反应的显色结果，必须结合充足的对照实验才能得出可靠的结论。对照实验分为吸收实验、替代对照实验、空白对照实验、阴性对照实验和阳性对照实验，各自验证不同的条件。

吸收实验（absorption test）验证的是酶标抗体（酶标抗体直接法）或一抗（其他技术类型）对待检分子是否有特异性结合。用过量的待检分子纯品在试管中与抗体工作液反应，然后离心，取上清液作为一抗使用。此时一抗如果能与待检分子特异性结合，离心操作就会除去庞大的抗原–抗体复合物，上清液中不应该再含有抗体。标本免疫检测完成后应该为阴性结果。如果为阳性，则说明抗体并不是与待检分子结合，或者待检分子还有异构体、亚基等，吸收实验用的抗原纯品不准确。

替代对照（alternative control）实验验证的是生产一抗的动物血清是否含有能与待检标本结合并干扰结果解读的物质。理论上用与生产一抗的动物同种甚至同窝的非免疫个体的血清，代替一抗孵育待检标本，此时应得到阴性结果。实际操作中常用抗体生产单位同批配送的血清（如一抗为兔抗小鼠，可用同批的兔血清）做替代对照实验。

空白对照（blank control）实验通常验证的是二抗的特异性。不加一抗，而用PBS

或复合抗体稀释液取代一抗孵育标本，此时不形成抗原–抗体–酶（或荧光基团）的结构，应该得到阴性结果。如果出现阳性显色，显然问题出在二抗孵育及以后的环节。导致空白对照实验出现假阳性的最常见原因是二抗与标本的某些成分有难以封闭的非特异性结合。此时必须更换二抗再试。

阴性对照（negative control）实验和阳性对照（positive control）实验主要用于排除操作和其他的系统性误差造成的假阳性或假阴性反应。阴性对照一般用必然不含待检分子的标本，选择时应慎重。比如用脑组织做高血糖素的阴性对照就不合适，因为嗅脑和延髓等部位的部分神经细胞表达高血糖素样肽，可能有明显的交叉反应；即使在脑的其他部位，阳性的过路纤维可能也会出现。阳性对照一般选择一定含有待检分子的标本。比如肾上腺髓质可做酪氨酸羟化酶的阳性对照，胰岛可做胰岛素、高血糖素的阳性对照，等等。

缺乏对照实验的免疫组织化学结果是没有科学性的，不会得到专业评审和读者的承认。完整的对照实验及不同结果的可能原因见表9-2。如果集中进行同一待检抗原分子的检测，并非每次操作都要重复全部对照实验。可在序列检测之初进行1次完整的对照实验，此后可仅在一组标本中保留个别对照（如空白对照和替代对照），以便及时发现操作中的问题。

表 9-2 免疫组织化学的对照实验及问题诊断

实验标本	吸收实验	替代对照	空白对照	阴性对照	阳性对照	结果解读与问题诊断
—	—	—	—	—	+	阴性,不含目标分子
+	—	—	—	—	+	阳性,可靠
+	—	—	—	—	—	假阴性,抗体或操作流程存在问题
+	+	+	+	+	+	假阳性,需从多方面寻找原因
+	—	—	—	+	+	可疑阳性,抗体识别的分子有误,或阴性对照标本有问题
+	—	—	—	—	—	可疑阳性,抗体识别的分子有误,或阳性对照标本有问题
+	+	—	—	—	+	可疑阳性,待检分子可能有异构体或亚基,或抗体识别的分子有误
+	+	—	+	—	+	假阳性,二抗有非特异性结合
+	—	+	—	—	+	假阳性,非免疫动物血清有污染,或血清本身带有干扰检测的物质

四、非特异性显色的解决方案

出现非特异性显色的主要原因有：1）标本组织含有与显色用的酶性质相似的内源性酶，反应前未消除；2）SABC法、CSA法处理的标本存在内源性生物素；3）某些具带电性质或空间结构特殊的位点未有效封闭；4）抗体有交叉反应（此项应通过预试避免）；5）免疫荧光化学反应（见下文）的实验中，标本含有某些自发荧光物质（如胶原与弹性纤维的自发蓝绿色荧光，软骨、角蛋白、脂褐素的自发黄绿色荧光）或诱发荧光物质（如醛类固定后的单胺类神经递质）的干扰。

降低非特异性显色不仅可使显色结果更美观，更重要的是可提高反应结果的准确性和可靠性。根据上述原因，针对操作中的具体情况，可采取相应的解决方案。

（一）消除内源性酶

目前用得最多的酶是HRP和AP，可对组织提前施用相应的底物来消耗内源性酶的生物活性。对于内源性过氧化物酶，可用0.5%~3% H_2O_2室温浸泡切片10~20 min，消除效果良好。处理石蜡切片时，H_2O_2的溶剂为PBS；处理冷冻切片时溶剂则须换成甲醇，否则胞内的酶活性不能有效消除。

消除内源性磷酸酶可用0.024 g/ml左旋咪唑的PBS（pH 7.8~8.0）溶液浸泡10 min。有时需要消除对显色有一定影响的酸性磷酸酶，可用0.05 mol/L酒石酸溶液再浸泡10 min。

（二）消除内源性生物素

内源性生物素的干扰是个相对棘手的问题。首先，应尽可能避免使用固定不充分的标本，尤其是做冷冻切片的标本。其次，将与二抗连接的生物素换成其他分子，可避免出现内源性拟似物。但是，目前替代分子尚未达到生物素的亲和力，还有待改进研发。20%鸡蛋清孵育15 min理论上可以起到封闭生物素的作用，但需要彻底漂洗切片，且有的组织并不能有效洗脱新生成的卵白素–生物素复合物，不仅不能起到消除作用，反而可能加深非特异性显色。25 μg/ml亲和素溶液预处理15 min具有与鸡蛋清相似的效果和问题。

（三）封闭非特异性吸附位点

某些分子结构可能与抗原决定簇相似，或者因为带电，会吸附抗体，造成非特异的显色结果。最有效的方法当然是提高抗体的识别精度。除此以外，可采用封闭的方法降低非特异性结合。最佳的封闭试剂是同种非免疫动物的血清（如羊抗兔的抗体，可用羊血清），用PBS稀释成1%~10%使用；其次是BSA，用PBS溶解成1%的浓度。切片封闭后不漂洗，甩干直接滴加抗体工作液进行孵育。为维持封闭效果，一抗和二抗也可使用含封闭剂的PBS稀释成工作液，背景更为干净。免疫印迹实验中常用的脱脂牛奶在免疫组织化学实验中几乎不用，因为背景着色反而会加深。

（四）净化有轻微非特异性结合的抗体

如果抗体具有特异性识别目标分子的能力，且效价较高，只是始终有一点非特异性的结合，可进行净化处理。选择与待检标本同质，但不含阳性结构的切片，将抗体先与该切片在室温孵育1 h，然后小心吸取回收，再与待检切片孵育。非特异性结合的成分在前一张切片上已经消耗，因此待检切片的非特异性结合大大减少，背景通常更清亮。

（五）降低结缔组织背景

有的标本含大量结缔组织，显色时总是跟随着色。如果这些结缔组织充当背景，与目标结构没有重要关系，可用0.05%~0.1%胰酶进行适当消化。消化后再进行免疫组化操作，能避免结缔组织中的纤维成分对血清中杂抗体和其他成分的过度吸附。

（六）控制显色剂的质量、浓度和显色速度

显色太快，也可能在最后环节造成或加重结果的非特异性。以DAB–H_2O_2为例，空气中过久暴露会导致DAB氧化，从而具备和蛋白质直接结合的能力。因此DAB母液应临用前解冻，然后加入H_2O_2，半小时内用完。此外，显色时间不要超过10 min，否则产生的颜色多半与待检分子没有关系。显色时将显色剂浓度控制在较低水平，有利于缓慢、精确地显色。DAB或H_2O_2的浓度过高，都会造成显色过程失控，有色沉淀积聚到反应位点之外的区域。特别是H_2O_2浓度过高时，显色明显加快，背景着色难以避免。

（七）核实抗原分子的准确分布，及时发现问题

有时显色结果会扩散或转移，此时要仔细、慎重地检查，排除问题。免疫组织化学的阳性分布（图9-4），不外乎核阳性（如c-Fos、核纤层蛋白等）、浆阳性（即胞质阳性，如酪氨酸羟化酶、波形蛋白等）、膜阳性（如膜结合蛋白）和纤维阳性（成细长形或丝状，如轴突分布的神经原纤维、细胞外基质的某些糖蛋白等）4类。如果阳性分布特点与既往实验结果、权威文献报道或公认的知识明显不符，特别是由其中一类分布转变成另一类，就很可能发生了待检分子的扩散或转移。造成这种现象的常见原因主要有两个：一是固定不及时，标本的微观结构溶解破坏，造成分子移位；二是破膜、抗原修复等操作造成待检分子从膜上扩散到胞质中，或者从核内逸出到核外，等等。发现这类问题一定要检查各个实验环节，找到原因并加以改进，使结果准确可靠。

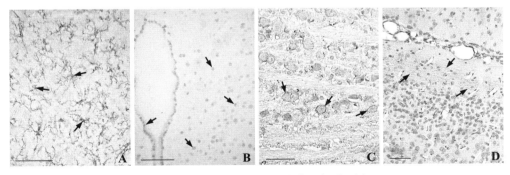

图 9-4　免疫组织化学阳性结果类型示例

（A）大鼠脊髓灰质切片，CD11b标记的小胶质细胞呈浆阳性，胞体和突起均着色；（B）小鼠突击给药后的下丘脑室旁核c-Fos免疫阳性显色，呈核阳性；（C）大鼠中脑网状核NMDA受体的免疫反应主要呈膜阳性；（D）新生大鼠大脑皮质浅层NMDA受体沿水平轴突分布，呈纤维阳性。采用SABC法，DAB-H_2O_2显色。（A）为15 μm厚的冷冻切片，（B）~（D）为6 μm厚的石蜡切片，（C）、（D）用苏木素快速复染。各图中"➡"示阳性结构。标尺＝50 μm。

五、重金属盐增强显色对比度

DAB是一种稳定而精细的优秀显色剂，目前在酶显色的免疫组织化学实验中使用最广。不过，DAB在浓度不高或待检分子密度过低时呈金黄色或黄色，镜下观察和拍照的区分度有时欠佳。在DAB显色液中添加镍、钴或银等重金属的盐，可使色调由金黄色转为蓝紫色甚至黑色（图9-5）。重金属盐加强后，显色区分度明显提升，有利于检测含量极微的抗原分子。

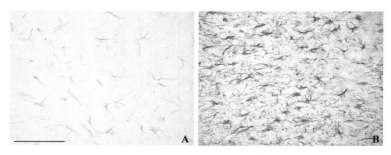

图9-5　重金属盐加强DAB显色的效果示例

本例采用大鼠脑白质6 μm石蜡切片，行胶质原纤维酸性蛋白（GFAP）SABC法免疫检测，一抗稀释度为1∶800。（A）常规DAB显色5 min，阳性显色过浅，部分胶质细胞不能清楚显现；（B）镍-DAB加强显色（未进一步做银盐加强），阳性结构为清晰可辨的深蓝紫色。标尺＝100 μm。

最简便的办法是，向每10 ml DAB显色母液中添加1% $NiCl_2$、1% $CoCl_2$或1% $AgNO_3$之一0.2~1 ml，混匀后过滤；然后常规加入H_2O_2即可用于显色。该方法在显色不超时的条件下，并不额外增加背景着色，增强阳性结果对比度的效果良好。

如果嫌上述增强的效果还不够明显，可采用银盐二次加强的方法。具体操作流程如下：

切片用$NiCl_2$增强的DAB-H_2O_2显色约5 min（不超过10 min）；

→ 1%乙酸钠水溶液漂洗3次，每次浸1 min；

→ 向切片上滴加0.01 mol/ml硫酸铜溶液，作用10 min；

→ 1%乙酸钠漂洗2次，每次浸2 min；

→ 滴加含3% H_2O_2的1%乙酸钠溶液，作用10 min；

→ 再次用1%乙酸钠漂洗2次，每次浸2 min；

→ 切片浸入新配的银显色增强液中，反应5~10 min（有必要镜下观察，适时终止，防止沉淀过度聚集）；

→ 1%乙酸钠漂洗2次，每次浸2~3 min；

→ 常规复染和封片。

上述流程中，硫酸铜的作用是阻断组织中其他部位与银盐的结合，避免加入银盐后造成背景着色。银显色增强液的配制方法为：硝酸银2 g，硝酸铵2 g，硅钨酸10 g，37%~40%浓甲醛7 ml，依次溶解于蒸馏水100 ml，混匀暂存；另配50%无水碳酸钠水溶液（此液可提前配好）；临用时将前者缓慢注入后者，充分搅拌混匀后即用。银显色增强液务必在临用前混合，提前储存易失效。由于增强后的显色结果接近黑色，复染所用的染色剂的色调可不拘，仍以浅染为宜。

六、抗体的特异性鉴定与稀释度试验

如果实验使用的抗体试剂为自制（本教程不涉及抗体制备技术，请参阅书末的扩展阅读资料），或抗体识别的抗原位点未经可靠的验证，就必须进行特异性鉴定。特异性鉴定与对照实验不是一回事。对照实验用于检验实验操作和试剂条件是否存在问题，或诊断出现问题的原因；而特异性鉴定专用于验证抗体标记的对象是不是局限在待检分子。对照实验和特异性鉴定缺一不可。如果忽略特异性鉴定，即使对照实验结果满意，抗体标记出的也可能根本不是待检的目标蛋白质。反过来，特异性鉴定合格的抗体，如果忽略对照实验，操作过程一旦出现问题，也可能得到假阴性或假阳性结果。

（一）抗体特异性鉴定

鉴定抗体的特异性有四种基本方法：分子遗传法、独立抗体验证法、正交法和标签蛋白法。四种方法并非必须同时采用。通常，根据实验的目的和研究设计的特点，选择对自己的实验来说具有说服力的1到2种即可。

1. 分子遗传法。

对于遗传编码清楚的蛋白质，可采用分子遗传学技术（基因敲除模型、CRISPR-Cas9、RNA干扰等）将该蛋白质的表达水平显著降低，然后用待检抗体进行标记。如果得到阳性减弱或消失的结果，说明抗体标记的正是该蛋白质。采用该方法要注意两个问题。其一，针对基因的敲除或敲减操作不一定能马上减少相应的蛋白质水平。有的蛋白质在生物样本中可能有足量储备，存在"缓冲池"，必须耗去这部分存量才能观察到表达量的下降。能否在允许的时间内下调蛋白质水平，是一个需要预试的问题。其二，基因及相应的蛋白质水平下调后，抗体标记强度减弱，其实验证了抗体和该基因产物的"相关性"，但严格说来，还有可能标记的并不是目标蛋白质。尚存在这样的可能：抗体标记的蛋白质是与目标蛋白质有密切相互作用的另一种蛋白质。比如，目标蛋白质减少后，抗体实际标记的蛋白质无从锚定（比如膜蛋白），进而在标本处理过程中流失，结果使免疫标记强度减弱。此时应设计针对性的实验来补充验证。

2. 独立抗体验证法。

同一目标分子，可采用针对不同抗原决定簇的抗体来标记。当需要对某种蛋白质分子进行免疫标记时，如果手中已有经过特异性鉴定合格的其他抗体，且识别的结构位点与待检抗体不同，那么原有抗体就可作为一个良好的阳性参照。如果待检抗体与原有的合格抗体具有相同的标记结果，说明待检抗体的特异性是合格的。本法应用时须注意蛋白质分子亚型之间的区别。比如，待检抗体与原有合格抗体的识别位点在有的亚型都存在，而有的亚型则可能缺少其中之一。结构变化可能引起功能和分布的差别，此时本法就不能起到鉴定作用。

3. 正交法。

正交法即采用互不影响的技术对抗体标记的是否为目标分子进行鉴定的方法。比如要鉴定抗体是否能特异性标记某蛋白质，可通过质谱技术、色谱分离技术、针对生成该蛋白质的RNA的原位杂交等，与抗体标记一道进行平行实验。如果不同技术的检测丰度或强度一致，说明抗体的标记具有特异性。采用该法时须注意各种技术自身的非特异性问题，避免因参照技术本身的特异性缺陷而减弱鉴定结果的说服力。

4. 标签蛋白法。

可采用FLAG、V5等亲和标签或GFP等荧光偶联蛋白对待检抗体进行鉴定。如果抗亲和标签的抗体标记强度或荧光信号强度与待检抗体的标记强度一致，则说明待检抗体具有特异性。

（二）抗体稀释度试验

抗体能以多大比例稀释，与溶液中单位体积内的抗体分子数有关，而不是看抗体的质量。商品抗体一般只显示蛋白质质量，并给出推荐的稀释度。这两个数据对操作的指导意义不大。为了找到既节省用量，阳性结果又清晰的稀释比例，新到批次的抗体都应进行稀释度试验。存放时间较长的或经过多次冻融的抗体，也应重新进行稀释度试验。

原则上最高浓度从1∶50开始，然后采用对半稀释的操作获得1∶100、1∶200、1∶400、1∶800、1∶1600、1∶3200几种浓度（稀释度再大一般不易检出）；然后相邻浓度再取少许等份混合形成1∶150、1∶300、1∶600、1∶1200、1∶2400等浓度（图9-6）。注意尽量节省试剂，并非每次试验都要备齐完整梯度。比如根据经验，抗胰岛素、高血糖素、波形蛋白等抗体往往可以大比例稀释，因此浓度较大（稀释比例小）的条件可略去一些。用于稀释度试验的切片宜小，阳性结构应经典。最好临用前制备切片。

如果抗体稀释后即用，可直接用pH 7.4的PBS稀释，也可加入终浓度1%~2%牛血清白蛋白（BSA）以减少非特异性吸附。如果稀释后需要分装保存，特别是需要冻存较长时间，可采用下述复合配方：明胶0.1 g，BSA 1 g，叠氮化钠0.2 g，pH 7.6的Tris-HCl缓冲液（TBS）定容到100 ml。溶解明胶时应加热到60 ℃。抗体原液分装后密闭

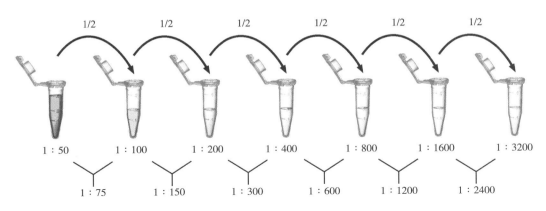

图 9-6　稀释度试验的浓度梯度制作方法示意

第1管配制1∶50稀释的抗体，后面各管预先装1/2体积的PBS；从前面一管吸取1/2体积的抗体工作液，与后一管混匀，然后再向后进行相同操作，形成浓度梯度；需要中间值的稀释浓度，可将相邻两管各取等体积混匀。

在−80 ℃可保存多年（至少6年）；用上液稀释后的抗体工作液在−40 ℃可保存至少8个月。因为剂量很小而需要稀释后分装的抗体，不要一次稀释到位，可稀释成1∶50或1∶100等较小比例（较高浓度）；临用前取出再稀释成恰当的浓度，以减少冻存期间的效价损失。注意复合配方稀释液只用来稀释一抗，因为防腐剂叠氮化钠只要有微量残留，就会使HRP灭活，造成假阴性结果。二抗最好用PBS或含BSA的PBS稀释；链霉亲和素-生物素-HRP复合物、HRP酶联多聚物等严禁接触叠氮化钠。

　　判断稀释度是否合适，主要看：1）阳性结构是否清晰显示；2）背景是否过度着色；3）显色时间是否可控制在5 min左右。最好的状态是在本课第一部分使用的显色条件下，显色2~5 min，阳性结果明确可辨，且背景基本不着色。如果在此条件下显色，阳性结果出现很快且着色深，显色时间达到4~5 min时背景也有着染，一般是抗体浓度太高所致，说明相应的稀释比例不够，还应进一步稀释。如果延长时间到5~10 min也不能呈现清晰的阳性结果，说明相应的稀释度就太高了，抗体浓度不足。在这两个极端情况之间，往往有一个梯度变化（图9-7，表9-3），需根据实验观察的要求，在考虑节省抗体的前提下选择效果最好的稀释比例。

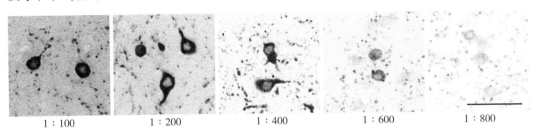

图 9-7　稀释度试验的结果示例

表 9-3　稀释度试验的结果示例

稀释度	1：100	1：200	1：400	1：600	1：800
细胞阳性	+++	+++	+++	++	+
背景着色	++	+	－	－	－

注：与图9-7对应，标准切片取自小鼠延髓孤束核，抗体为兔抗小鼠酪氨酸羟化酶抗体，用SABC法检测，生物素化二抗和酶复合物均采用1：100的固定稀释比例，DAB相同条件显色5 min；标尺 = 50 μm；+++ 强阳性，++ 阳性，+ 弱阳性，－阴性；1：400的稀释度阳性结果明确且背景着色低，为最佳方案。

是否进行显色对比度增强的处理，对抗体稀释度试验的结果有一定影响。当背景着色较深时，显色增强的操作通常也会同时提升背景；而高比例稀释的场合，只要抗体的特异性良好，显色对比度增强后，阳性结果将更明显地呈现。因此，在使用显色增强处理的场合，出于节省抗体的考虑，一抗的稀释度可再高一些。

七、免疫荧光化学方法

观察免疫反应的结果，除了可通过酶促反应显色，还可用荧光发光的方式。将标记酶改为荧光基团（见第8课）即可，操作方法与酶显色的免疫组织化学技术相同。显色操作不需加入显色液，而是将切片放在荧光显微镜上，用合适的激发光照射，观察镜下是否呈现标记的荧光。

荧光法较之酶显色法，既有优势也有不足。荧光法的主要优势在于两方面。其一，双重和三重抗原检测时相对简便。酶显色法不仅要对抗体种属进行差异化组合，还要用不同的显色反应来实现颜色差别；荧光法虽也有抗体种属的匹配问题，但只要用激发光波长不同的荧光基团进行标记，观察时只需转换显微镜的激发光波长就能区分不同的阳性结果。其二，荧光标记的观察借助落射式照明，是一种点光源发光，较之明场显微镜的平行光束更容易进行加工和分析。目前超高分辨率显微镜无一例外地依赖荧光法。荧光法的不足之处在于标本保存困难、设备依赖性较高和不能用于电子显微镜观察。荧光容易淬灭，免疫反应结束后应尽快采图存档，否则荧光强度将迅速减弱、扩散直至消失（淬灭快的可按分钟计）。即使采用量子点标记等强化技术，标本仍然不能达到酶显色法的耐保存性。观察荧光显微标本需要专门的荧光显微镜，且颜色越多、精度要求越高的实验，所需设备的价格和操作与维护环节的费用也越高。酶显色法仅需普通明场显微镜即可观察结果。酶显色法中的部分技术类型，其结果可用电子显微镜进行亚细胞定位。电子显微镜下能观察到DAB颗粒的准确分布。而荧光技术尚不能用于超微观察。不少人认为荧光显微图像比明场显微图像区分度更高，这是不对的。经过图像分析不难发现，明场图像中白色背底与有色沉淀的反差，多数情况下明显大于荧光图像中黑色背底与荧光区域的反差。所以，选择用荧光法的主要目的，要么是超高分辨率光学成像，要么是快速进行多重检测。

应用免疫荧光化学方法时，需要在酶显色法之外再注意下述几个技术问题。

（一）消除自发与诱发荧光

前面已讲过，标本上的某些物质可能产生自发荧光。操作中鉴别自发荧光很简单：在滴加荧光标记的抗体或其他反应试剂之前，只要镜下出现荧光，就一定是自发或诱发的非特异性荧光。如果加强漂洗、石蜡切片加强脱蜡等操作均不能解决问题，就有必要采用化学消除的方法。目前已知效果相对较好的方法是滴加pH 8.0的0.1%四氢硼钠（$NaBH_4$）PBS溶液，浸润2次，每次2~5 min，然后用PBS充分漂洗（抵消处理过程中的酸化），可显著降低非特异性背景荧光。用0.03% $NaBH_4$的异丙醇溶液浸2 min后充分漂洗，也有相同效果。对于甲醛和戊二醛等长期固定后产生的自发荧光，时间应加长，有时甚至需要将$NaBH_4$的浓度提高。高过4%消除效果很好，但显微结构破坏的风险也大大增高。

（二）荧光复染剂的选择

免疫荧光化学法的复染多数仅针对细胞核，目的是定位细胞或辅助进行细胞计数。常用的核荧光染色剂有DAPI（4,6-二氨基-2-苯基吲哚）、Hoechst 33342、PI（碘化丙锭）等。其中，DAPI与Hoechst 33342激发出蓝色荧光，在发红色、绿色、紫色及双标呈黄色荧光的标本均可起到良好的复染衬托效果。PI激发出红色荧光，适合阳性荧光为绿色或蓝色的标本。

DAPI染色操作简便，可选择性地结合细胞核内的双链DNA，胞质不吸收，故背景无非特异性发光。一般采用0.5~8 μg/ml的浓度（涉及向培养细胞中添加时，注意该浓度是终浓度，即被培养液稀释后的实际浓度。以下相同，不再赘述），室温浸染15 min后PBS充分漂洗5~6次。DAPI对活细胞和固定后的细胞均有良好的穿透性，美中不足的是，如果阳性荧光很强，有时DAPI的色调显得稍暗（图9-8）。

Hoechst 33342（或33258）也着染细胞核，名称中的"Hoechst"是最初开发它的德国公司的名字，数字代表它是该公司合成的第几种化合物。它比DAPI发光更明亮。随着环境pH升高，发光强度还能进一步增强。工作浓度一般为0.2~5 μg/ml，用pH 7.4的PBS溶解，室温浸染15 min后用PBS充分漂洗3次。

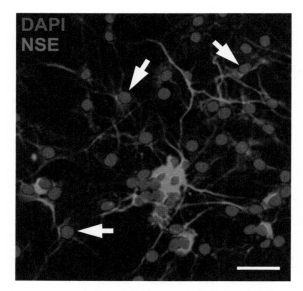

图 9-8　DAPI 复染细胞核的 NSE 免疫荧光细胞化学结果

新生小鼠脑神经元体外培养7 d，间接法免疫检测，二抗用Cy3标记，
呈红色荧光；NSE：神经元特异性烯醇化酶；⟹示阳性发光的神经元
胞体；标尺 = 25 μm。

　　PI不能透过活细胞的膜，但对凋亡中的细胞、死细胞和化学固定细胞的核着色良好，激发红色荧光。工作浓度为0.3~3 μg /ml，室温浸染15 min，PBS充分漂洗3次。

　　上述3种荧光复染剂使用频率非常高，适合绝大部分实验。还有其他用途不那么广泛的荧光复染剂，可查询试剂公司的产品目录和说明书，根据具体实验需求采购。

　　（三）荧光封片剂的选择

　　由于荧光容易淬灭，标本一般不久存，故荧光封片剂的主要作用是增强折光，提高图像清晰度，同时尽可能保护标本的荧光激发能力。荧光封片剂有简易和增强的两种配方。

　　简易配方为：pH 8.5的0.5 mol/L碳酸盐缓冲液10 ml，分析纯无荧光丙三醇90 ml，充分混匀。该配方简便常用，在荧光结果很强的场合最实用。

　　增强配方为：聚乙烯醇（40-88）4.8 g，丙三醇（分析纯）12 ml，0.2 mol/L pH 8.5的Tris-HCl缓冲液24 ml，蒸馏水12 ml，充分混合并在50 ℃搅拌10 min完全溶解；5000 g离心15 min，尽可能取尽上清液，一边搅拌一边加入1.25 g 1,4-重氮双环-[2,2,2]-辛烷，使之终浓度约为2.5%。该封片剂对激发的荧光有一定增强作用，特别适合发光较弱的标本。配制好后可分装保存于-20 ℃。

第三部分 免疫组织化学检测技术的提高与应用进阶

一、多重标记的技术实现

此处所谓多重标记技术，是指在一张切片或一个培养板孔同时检测两种及以上的抗原。多重标记比单标记的信息量更大，可显示这些抗原分子是否共存，以及它们之间的位置分布关系。在当代生物医学实验中，多重标记已成为广泛使用的方法。其中，免疫荧光多重标记的操作相对简单，可用于超高分辨率成像，因而深受欢迎。酶显色多重标记虽然反差更强且更耐保存，但使用率较低，主要原因是操作要求更高，新手需要练习才能做出美观的图像。

（一）免疫荧光多重标记

免疫荧光多重标记的基本技术模式是：第一抗体选择不同的种属来源，不同颜色的荧光二抗结合一抗时要满足种属匹配，于是自然得以区分。以荧光双标举例说明，如图9-9。检测大鼠的A、B两种目标抗原分子时，针对A抗原的一抗为兔抗大鼠，B就应换一个种属，如小鼠抗大鼠。用红色荧光标记的羊抗兔第二抗体，就会与结合到A抗原上的一抗形成特异性结合；绿色荧光标记的马抗小鼠二抗则识别和结合与B抗原作用的一抗。在荧光显微镜下，用绿色光激发，A抗原所在部位将呈现红色荧光；换用蓝光激发，B抗原的部位则显示绿色荧光。荧光显微镜配套的电脑软件可将两次发光的结果重叠，于是得到双标的图像（图9-9）。注意，不同的一抗和荧光二抗，在相应的孵育步骤是同时滴加在标本上的。

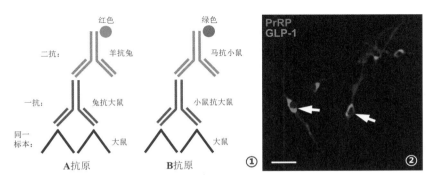

图9-9 免疫荧光双重标记示例

①免疫荧光双标的原理；②新生小鼠延髓神经元体外培养7 d，间接法免疫检测，红绿荧光双标记；
⇨：阳性发光的神经元胞体；PrRP：催乳素释放肽；GLP-1：高血糖素样肽-1；标尺＝25 μm。

通常黄色荧光是红色和绿色荧光叠加的结果。红绿荧光双标时出现黄色荧光，说明两种待检抗原分子可能共存于同一部位。同样的，紫色荧光除了作为独立的标记光色，也可以是红色和蓝色荧光叠加的结果。多重荧光标记时，下分子共存的结论应慎重。首先，从分辨率的角度考虑，如果显微镜的分辨率不足，可能无法区分开本来不在一起的两个距离很近的位点。此时不同部位的两种荧光颜色可能混在一起，产生共存的假象（图9-10）。其次，从切片或细胞标本的厚度考虑，也可能存在假象。分属不同聚焦平面的结构，在平面照片上显示时可能重叠在一起，产生双色叠加的效果。

免疫荧光标记的光色数量理

图 9-10　免疫荧光双标显示分子共存的假象示例

荧光免疫标记图像为核膜断面的局部；共聚焦成像模式的 X-Y 平面分辨率不高，呈现核纤层蛋白B的α亚单位（αLamin B）与核孔复合体α亚单位（αNPC）共存（黄色▲所示），以及αLamin B与DAPI着染的DNA共存（紫色▲所示）的假象；SIM超高分辨率成像使分辨率显著提升后，红、绿、蓝三色荧光互不重叠，揭示了Lamin B、核孔和DNA三者之间的正确空间关系；标尺 = 1 μm。图像引自 Science，2008，320 (5881): 1332-1336，并补充文字标注。

论上很多，但实际工作中受条件限制，通常实现4色标记就已非常理想了。如果需要复染核荧光，占去一种颜色后只能达到3色标记。最主要的限制条件是抗体的种属来源。根据多重标记的基本原理，一抗的种属要互不相同。但是，生产抗体用到的动物种类屈指可数，有时一抗和二抗的种属搭配方案很难实现。如果购买商品抗体，常会遇到某抗体仅有一种来源（比如图9-9中PrRP的商品抗体当时只有兔来源）的情况，这将进一步限制可选的物种。

荧光的显微观察条件也会造成一定限制。传统的荧光显微镜只能观察几种固定的光色，如红、绿、蓝和紫，此时最多只能同时检测4种抗原。如果可呈现波长连续变化的荧光，仅靠肉眼观察镜下结构，颜色过多时也不便相互区分。此时须借助光学方法，针对具体的发射波长进行记录和处理，才能获得容易区分和理解的成像数据。

（二）酶亲和免疫组织化学多重标记

酶促反应显色的多重标记具有相对耐保存、结构反差大和容易观察背景轮廓等优点。实现酶显色双重标记有单酶双底物、双酶双底物两种方法。

其中，单酶双底物法的原理是：先进行一种抗体的孵育和显色，全部完成后再进行另一种抗体的孵育和显色。抗体匹配的要求同荧光双标。前一次反应的显色用DAB（过氧化物酶）或NBT（碱性磷酸酶），后一次的用其他颜色互补、易褪色的显色剂。这样，检测第二种抗原时，可放心孵育和漂洗，前一抗原的显色结果不会消退。常见的显色剂搭配方案有DAB＋TMB、DAB＋4-氯-1-萘酚等。DAB＋AEC的颜色区分不太明显，双标时较少采用这一搭配。为避免第二种显色剂褪色的问题，最后的封片前脱水、透明的操作一定要迅速，可采用手持切片快速上下抽提几次的脱水方法。有时也采用重金属增强DAB法行首次显色、常规DAB行第二次显色的方法，得到紫色和棕黄色的双标效果。

双酶双底物法则与荧光双标的原理类似。该方法中，针对不同抗原分子的两种反应体系，采用了不同的标记酶。在相应的孵育步骤中，两种一抗（二抗）同时滴加到标本上。最后的显色步骤中，仍然先进行DAB或NBT显色，避免显色结果消退。由于两种酶不同，前一种显色后，经PBS漂洗3次可马上进行第二种酶的显色反应，互相无干扰。

如果实在无法获得来源于不同种属的一抗血清，不论单酶双底物法还是双酶双底物法，均应分先后进行抗体孵育和显色，并在前一次显色后充分消除前一反应留下的抗体，避免后续反应的二抗再次结合上去。可用甲醛蒸汽于密闭容器中固定标本4 h，通过化学交联固定使一抗发生结构改变，丧失被二抗识别的特征结构。如果未完全消除交叉反应，可改用pH 2.2的甘氨酸-盐酸缓冲液浸泡2 h，破坏一抗结构，而已形成的有色沉淀不会明显损失。

两种抗原的免疫检测采用相同或不同的技术类型均可。比如均采用SABC法，或分别采用SABC法和PowerVision法。各自采用何种技术类型，需要根据每种抗原的预试结果确定。两种抗原在标本中的含量悬殊，或检出难度差别较大时，就有必要采用不同的技术类型。

酶显色免疫组织化学的三重标记操作更为烦琐。常用的显色剂中仅有DAB和NBT是耐乙醇脱水的，显色结果可长时间保存。因此，如果能够找到3种来源不同的一抗，可先按双酶双底物法，完成DAB和NBT的显色；然后再从一抗孵育开始做第3种抗原的检测操作。颜色搭配通常为棕-蓝-红（DAB-NBT-AEC，如图9-11）。如果DAB用重金属盐增强法显色，也可以是黑-蓝-红。但此时NBT显色不可过深，否则有时不易与DAB的黑色区分。如果一抗来源的种属有相同的，甚至3种抗体来源都相同，就必须在完成一种的检测后，用上述的甲醛固定法或酸消除法处理，操作耗时更长。

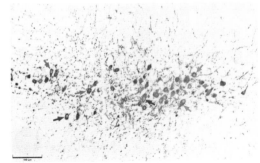

图9-11　酶显色免疫组织化学三重标记
小鼠延髓孤束核TH（DAB棕色）、GAD67（NBT蓝紫色）和GLP-1（AEC红色）的三重免疫标记；6 μm石蜡切片，每种抗原分子均采用SABC法检测，先用双酶双底物法检测TH和GAD67，再检测GLP-1；箭头示颜色不同的3类阳性神经元；标尺＝100 μm。

（三）邻片双标法

按照常规操作，要用酶显色的免疫组织化学技术同时检测4种抗原，难度很大。但是，可借助石蜡切片结构精度高的优势，通过邻片叠加的方法来实现。基本原理是：以3~5 μm厚度制作连续石蜡切片，取相邻的两个断面，在两个断面上分别进行双重标记；采图后将两个断面的图像重叠在一起。由于相邻断面本来就能彼此对合，因此重叠后的图像真实自然，且组织厚度不超过10 μm，与常规切片厚度差别不大。操作中须注意两点。其一，两个断面分别采用重金属盐增强DAB与AEC以及常规DAB与TMB（或NBT）的搭配方案，操作相对容易，颜色也能区分开。其二，切片质量一定要高，裱贴和脱水等过程中不能造成形变，否则图像重叠时难以将基本结构轮廓对齐。

二、待检目标分子的免疫原性问题

一种分子能被抗体特异性识别，可称其具有"抗原性"（antigenicity）。如果该分子能有效激活动物机体的免疫反应，则称其具有"免疫原性"（immunogenicity）。并非所有的待检目标分子都具有免疫原性。因此，有些分子难以通过动物免疫而获得具有特异性的抗体。比如多肽分子，如果氨基酸残基少于6个，通常不具有良好的免疫原性，即使结合到大分子上也不易获得高质量、特异性的抗体。DNA等核酸分子也有免疫原性，但激发免疫反应的作用很弱，在抗体制备环节颇费周章，产生的抗体特异性良好，而效价较低。相比之下，蛋白质、脂类和糖类分子的免疫原性则较强。

用待检目标分子作为抗原免疫动物时，还应关注动物体内是否有与抗原分子高度同源或结构高度相似的分子。如果有，待检抗原的免疫原性就很可能达不到理想的水平，不利于制备高效价抗体。通过蛋白质序列数据库等进行查询，并不能完全避免结构同源或相似的问题。如果待检抗原的种属与生产抗体的动物种属在生物学上差距较远，通常异质性更好，激发的免疫反应更强烈。所以，一方面，根据生产经验，某些分子总是采用固定的动物种类来制备抗血清；另一方面，像多肽、蛋白质这样的大分子抗原，如果它的某一段序列与数据库中已知的同源分子高度相似，用该动物制备抗体时就应针对抗原分子中序列不同的部分。所以，来自同一物种、针对同一待检目标分子的两种抗体，由于识别的结构位点不同，效价甚至特异性可能会有巨大差异。

三、抗原修复

抗原修复是对甲醛固定-石蜡制片的标本进行免疫组织化学检测的一种增进检测灵敏度的方法。通过加热或酶消化的方法，可使标本中待检分子的抗原决定簇恢复固定前的空间结构特点。除了石蜡切片，经甲醛固定的冷冻切片，如果检测灵敏度不足，有时也可进行抗原修复。是否进行抗原修复，关键在于判断检测不出阳性结果的原因是否由化学固定的变构效应引起，而不是看是否采用石蜡制片法。抗原修复操作后，特异性抗原-抗体反应的强度提高，有利于目标分子的正常检出。

目前常用的抗原修复技术有热修复和酶消化修复两类。通常热修复最为有效，结构损伤和其他副作用很少，操作也更为简便。

（一）热修复

热修复的基本原理是：使蛋白质处于水相环境中，加热使蛋白质水解过程加速，从而打开因固定交联而形成的化学连接，暴露原先被遮蔽的抗原决定簇。

热修复的关键因素有两个：一是要加热到足够温度并持续一定时间，二是采用pH适宜的修复缓冲液。温度条件一般应达到使水沸腾的温度。微波炉800W（高火）以上快速加热，通常2~10 min就能达到满意效果，因此是最方便快捷的加热方式。高压锅和蒸锅煮沸的方式也可，但时间条件需要预试。修复液的pH值多少算合适，与待检抗原的特点有关。绝大部分抗原在pH 8.0~9.0时很容易被加热修复。但碱性环境下某些切片的脱片率升高，会造成损失或使切片与玻片的贴附松动，给后续检测带来麻烦。pH 6.0的条件则比较保险，切片不易脱落，且大部分抗原在该酸度条件下加热，抗原性也均能恢复，尤其对核抗原的修复效果更佳。故pH 6.0的枸橼酸缓冲液或pH 8.0的EDTA缓冲液是最常用的抗原修复液，前者常作首选；对于较难检出的抗原，特别是某些膜蛋白受体，则换用后者。

枸橼酸修复液的配方和热修复操作见本课第一部分。注意不能过于偏酸，以防增加背景的非特异性着色，并可能对苏木素的复染效果造成一定干扰。EDTA修复液的配方为：EDTA·2Na 0.2 g，0.05 mol/L Tris-HCl缓冲液定容至1000 ml，检查并调整pH为8.0。修复操作的方法与枸橼酸修复液相同。

（二）酶消化修复

酶消化修复较之热修复，操作条件更难控制，组织结构损伤的概率更高，目前已非主要方法。但是，有少数待检分子用酶消化修复的效果可能比热修复略好，这时就要做出选择。对需要采用酶消化修复的实验，须根据消化强度要求选择合适的酶。比如轻微消化可选用无花果蛋白酶，中度的细胞内抗原消化可选用胰蛋白酶，强消化可选用胃蛋白酶，结缔组织和细胞外基质的消化可选用胃蛋白酶或木瓜蛋白酶，等等。注意上述方案并非铁律，应根据预试结果和操作经验决定。常用酶修复液的配方和工作参数简述如下。

胰蛋白酶修复液：胰蛋白酶0.05 g，无水氯化钙0.05 g，溶解后用NaOH溶液调整pH到7.6，定容到100 ml。须临用前配制。消化条件为37 ℃ 10~30 min；深固定的组织如果效果不够且显微结构未见明显损伤，可适当加长时间。

无花果蛋白酶修复液：无花果蛋白酶0.05~0.1 g，pH 7.4 PBS溶解并定容到100 ml。

消化条件为37 ℃ 30~60 min。

胃蛋白酶修复液：胃蛋白酶0.4 g，溶解于100 ml 0.01 mol/L HCl。也可用0.1%枸橼酸溶解。消化条件为37 ℃ 30 min~2.5 h。

四、免疫组织化学的常见人工假象

第3、4课中介绍的显微制片常见人工假象，在免疫组织化学实验中仍然存在，本课不再赘述。除了这些假象，切片预处理、抗体孵育和显色环节还可能产生一些新的假象，解读实验结果时应予以考虑。

（一）边缘效应

在标本断面的边缘或血管、囊腔的边缘呈现明显的阳性着色，应仔细判断其性质。经常出现的问题是：切片在孵育期间干燥过，或最后的显色反应超时，均有可能使抗体、酶复合物或DAB显色剂被吸附到切片边缘，难以充分洗脱，出现深染的假象。为避免出现这种假象，需要确保孵育和漂洗期间切片始终被充足的液体浸润，显色剂和底物浓度不要过高，显色操作严格限定在5 min以内。

（二）背景弥散性着色

确有待检分子弥散性分布于整个组织的情况，如大脑皮质的突触素。但是，多数的背景弥散性着色属于人工假象，不能据此得出待检分子广泛分布的结论。造成这一非特异着色的原因可能有：①未充分封闭；②结缔组织成分密度较高；③抗原修复程度过强；④在未充分排除内源性干扰物质的条件下，采用CSA法、PowerVision法等超高灵敏度技术类型，且抗体浓度过高，稀释度不够。此外，切片在一抗孵育后的任何环节完全干燥，也可能出现明显的背景着染。

（三）待检分子异位表达

比如本该在胞膜或核膜上表达的分子，检出的阳性结果分布在胞质或胞核内，就属于异位表达。观察到这种现象，应首先怀疑是人工假象。经过仔细的验证和操作对照如能排除假象，才能考虑是实验的真实现象。造成异位表达的常见原因前文已述。此外还需注意抗原修复，尤其是酸性修复液条件，也可能改变膜抗原的分布。冷冻切片在细微结构破坏或切片太厚时，膜阳性结果看起来就像浆阳性，阅片时应予以注意。

五、怎样选择第一抗体？

为了节省成本和时间，大多数实验室并不自行制备抗体。从供应商或合作实验室选择恰当的抗体，特别是第一抗体，对实验的成败和研究结果的质量有至关重要的意义。有研究显示，2009年到2018年的近10年间，全球有记录的商业化抗体产品中约

80%存在特异性缺陷；其中至少一半根本不能特异性识别其目标分子！理想的一抗必须有良好的特异性和高效价。怎样才能选择到满足条件的一抗呢？根据免疫组织化学的知识和经验，下述几方面信息一定要认真考虑。

1. 选择多克隆抗体还是单克隆抗体。如果为了检测某种大分子存在与否，多克隆抗体可针对该分子的多个抗原决定簇，成功率和亲和力均较高，阳性显色往往也更强。但风险是交叉反应的概率也可能升高。单克隆抗体针对性明确，只要特异性验证和对照实验合格，几乎没有非特异性着色的可能；但亲和力不强，检测灵敏度不高时有漏检的风险。

2. 抗原的制备方式。用纯化的待检分子免疫动物是制备抗体的首要步骤。抗原的性质和质量就很关键了。提取的多肽、蛋白质等保持了原本的空间结构，是待检分子最自然的状态。但是要做石蜡切片的检测，就需要在提取后经过醛类固定和脱水剂作用，模拟石蜡制片的条件。商品化抗体往往会在说明书上注明"可用于石蜡切片"，有的还会推荐抗原修复的条件。不少供应商采用人工合成多肽的方式制备抗原。这样分子序列准确无误，但实际效果较难预测。最坏的情况是多肽序列（一级结构）正确，但抗原决定簇空间结构（折叠后的三级结构）与自然提取物完全不同，结果无法正确识别待检抗原。这种情况在负责任、质控良好的供应商中很少出现，不过多少存在一点非特异性结合的问题。最好的情况是人工合成的肽段避开了整个蛋白质中与被免疫动物体内同源蛋白相似度较高的部分，且人工合成的肽段空间折叠正确。此时反而可提高抗体的效价。

3. 能与哪些物种的目标分子有特异性反应？

比如，实验待检的标本取自小鼠，那么一抗识别的物种必须为小鼠。不少一抗还能同时和其他物种的目标分子结合。这可能是因为待检分子有物种保守性，即不同物种的这种分子都是几乎相同的结构。问题在于，如果能够找到的一抗均不是主要针对自己实验所用的物种，该如何选择呢？以猫的标本为例。说明书中如果包括了"与猫也有交叉反应"，那么实在没有别的选择时，可用该抗体进行预试，只要特异性检测和对照实验合格就行。注意说明书中如果没有列出猫，可能是没有做过猫的实验，说不定也可识别。但毕竟抗体是相对昂贵的试剂，且实验时间宝贵，除非能拿到与正式批次相同的试用包装，否则建议不要冒险预试。联系可靠的供应商订制是最保险的方法。

对于需要进行多重标记的实验，应首先确定来源途径最少、制备最困难或已知有效抗体种类最单一的一抗，把最常见和最容易获得的抗体放在最后选择。这样可尽量保证不同抗体的物种来源不同，后续的检测操作可大为简化。

4. 自己或其他研究团队曾经选择了哪种可靠的抗体？

通过自己的使用经验、友邻团队提供的信息以及权威文献中获得的抗体供应商和批次来选择，对保证抗体质量而言是可靠而简便的办法。一些供应商会在产品说明中展示知名实验室或权威文献的鉴定结果，带有这类信息的抗体往往也是不错的选择。此外，供应商的说明书是否展示了令人信服的图像示例也很重要。有足够的图像示例，可帮助我们判断一抗的实际检测效果；几乎没有展示图例或图例很糟糕的产品建议不要选择。

总之，看清反应物种、确保抗原制备条件（石蜡或冷冻）与自己的实验条件一致、合理选择多克隆或单克隆类型的抗体以及尽可能获取产品的支撑信息，一般就能选择到较为理想的一抗。不过一抗的反应是否真正具有特异性，以及具体的检测条件，还是要以自己的预试结果为准。

延伸阅读

组织微阵列技术

组织微阵列（tissue microarray），又称组织芯片，是将几十甚至几百张微小的组织断面裱贴排列在同一张载玻片上进行染色或组织化学检测的技术。制作前，先选择理想的标本石蜡包埋块，试切并染色后确定有价值的部位。用内径恰当的取样针从标本蜡块的目标部位打孔，取出一段细长的圆柱形组织，小心放入模具蜡块的孔中（模具蜡块事先进行阵列打孔）。组织阵列排满后，将带有组织的模具蜡块放回金属包埋框内，在刚好等于石蜡熔点的恒温条件下静置1~2 h，使组织与周围的石蜡融合。冷却微阵列蜡块后，于4 ℃冰箱定型4 h。微阵列蜡块的切片和裱贴操作与普通石蜡标本类似，但用1张切片即可实现高通量检测。组织微阵列主要用于肿瘤标志物筛查、抗体筛选、基因原位鉴定和阅片考试等。通常，1个微阵列蜡块可确保获得10~100张具有与预切标本筛选时结果基本相同的4~6 μm厚的组织微阵列切片。这套切片的组织数量足以胜任不同项目的实验检测，具有节省时间、操作简便、节省检测试剂和高通量的特点，尤其在同质化背景条件下进行对照实验方面更具优势。因此，在标本的后续检测环节工作量巨大或检测试剂昂贵的场合，采用组织微阵列技术，可使工作的难度、成本大幅降低，进度明显加快。

不过，任何技术均有缺陷，组织微阵列也不例外。首先，把这么多标本排列在一起，如果标本之间在着色能力、抗原遮蔽程度、待检分子分布密度等方面存在过大的异质性（因为原来独立包埋的石蜡标本可能以不同的技术制备），后期的检测很可能得到参差不齐的甚至是不太可靠的结果。其次，每个标本的断面非常小（通常为直径0.6~2 mm的圆形），是否就能代表整个标本的情况呢？此外，组织微阵列专为研究性检测而设计，利于后期检测而不利于原始组织标本建库，且制作微阵列蜡块势必破坏原始标本蜡块，因而在原始蜡块本身需要存档的场合较难推行。

（郑翔，毕文杰）

组织化学Ⅲ——原位杂交组织化学检测

本课内容提要

原位杂交组织化学技术是在标本原位通过碱基配对准确检测核酸分子如 DNA 和 RNA 的技术，在生物医学的研究和应用领域发挥重要作用。本课是学习生物分子原位检测技术的第 3 部分。通过本课学习，应实践、掌握 mRNA 的原位杂交实验操作，熟悉其他几种原位杂交技术的原理和方法，熟悉原位末端标记的 TUNEL 方法和适用条件；了解原位聚合酶链式反应的原理和基本技术。

学习本课前请先复习已经在免疫组织化学一课中学习过的内容，以及分子生物学中关于核酸的相关理论和实验技术的知识。

第一部分　原位杂交实验操作

实验　小鼠海马BDNF mRNA原位杂交检测

➡ 【实验目的】

实践并掌握运用cRNA探针进行冷冻切片mRNA原位杂交检测的基本操作方法。

➡ 【实验材料】

标本：预制的小鼠脑冠状面冷冻切片（含海马结构）。

试剂：DEPC处理[1]的PBS、0.1 mol/L甘氨酸-PBS[2]，0.3% Triton X-100的PBS[3]，TE缓冲液[4]，蛋白酶K溶液[5]，DEPC水配制的4%中性缓冲多聚甲醛，酸酐处理液[6]，枸橼酸盐溶液（SSC）[7]、杂交缓冲液[8]，杂交液[9]，预杂交液，地高辛标记的cRNA探针，RNA酶A工作液[10]，其余试剂与免疫组织化学检测相同。

用具：免疫组织化学笔或杂交盖片，其余同免疫组织化学检测。

设备：同免疫组织化学检测。

➡ 【操作指引】

1. 脑冷冻切片用PBS漂洗2次，每次浸5 min。

2. 用0.3% Triton X-100的PBS浸泡切片15 min[11]。

3. PBS漂洗2次，每次浸5 min。

4. 蛋白酶K溶液37 ℃下消化15~20 min[12]。

5. 甩去多余液体，用甘氨酸-PBS漂洗切片2次，每次浸5 min。

6. 在4 ℃下用4%中性缓冲多聚甲醛后固定10 min。

7. PBS漂洗2次，每次浸5 min。

8. 酸酐处理液振荡漂洗2次，每次5 min。

9. PBS漂洗2次，每次浸5 min。

10. 杂交缓冲液于37 ℃充分漂洗15 min。

11. 在50 ℃用预杂交液孵育2 h。

12. 甩去多余液体，滴加含有地高辛标记的cRNA探针的杂交液，42~45 ℃孵育过夜[13]。

13. 在45 ℃用2×SSC振荡漂洗2次[14]，每次15 min。

14. RNA酶A工作液于37℃消化30 min。

15. 用2×SSC在37 ℃振荡漂洗2次，每次20 min。

16. 用1×SSC于37 ℃漂洗2次，每次15 min。

17. PBS漂洗2次，每次浸5 min。

18. 从封闭步骤开始，进行地高辛的免疫组织化学反应与显色[15]。

19. 常规脱水、透明、封片。

➤ 【备注】

（1）DEPC全称为二乙基焦碳酸酯，是RNA酶的抑制剂。由于RNA酶存在广泛，故所有可能接触样本的配液操作均应采用DEPC处理的纯水。方法是：每1 L纯水加DEPC 1 ml，充分振摇混匀，密闭于室温静置3 h；高压灭菌使DEPC完全分解为二氧化碳和乙醇。PBS等耐高压灭菌的试剂，可直接在其中加入终浓度为0.1%~0.4%的DEPC，混匀、静置后再高压灭菌；有Tris碱的溶液不可加入DEPC。

（2）用于终止蛋白酶K的消化作用。先准备1 mol/L甘氨酸储备液，配方为：甘氨酸75 g，纯水溶解并定容至1 L；加入DEPC并高压灭菌后分装储备于-20 ℃。甘氨酸-PBS配方：1 mol/L甘氨酸储备液100 ml，DEPC处理的PBS 900 ml，临用前混匀。

（3）用于增加膜通透性。配方：Triton X-100 3 ml，PBS定容至1 L。

（4）用于稀释蛋白酶K等。配方：0.5 mol/L EDTA溶液10 ml，2 mol/L pH 8.0 Tris-HCl 10 ml，纯水80 ml，充分混匀。

（5）事先准备好储备液，配方：蛋白酶K 0.01 g，DEPC水10 ml，充分混匀。储备液的浓度为1000 μg/ml，用此稀释即得工作溶液。一般冷冻切片用3~5 μg/ml，石蜡切片用1~10 μg/ml左右的浓度。

（6）主要作用是使组织带负电荷，减少静电吸引造成的非特异性结合。配方为：用DEPC水溶解NaCl 5 g，然后加入三乙醇胺13.3 ml，再注入浓盐酸 4 ml，用DEPC水定容至1000 ml；临用前一边摇动一边加入乙酸酐2.5 ml（在通风橱中操作）。

（7）先准备20×枸橼酸盐溶液（SSC）储备液，配方：NaCl 175.3 g，枸橼酸钠（2水，结晶水变化后应重新计算用量）88.2 g，溶解后用1 mol/L HCl将pH调整至7.0，纯水定容至1 L。根据需要用DEPC水稀释成工作液即可。

（8）配方：去离子甲酰胺500 ml，20×SSC 200 ml，DEPC水定容至1000 ml。

（9）配方：去离子甲酰胺500 ml，20×SSC 250 ml，室温充分混合；加热到50 ℃并加入硫酸葡聚糖10 g，充分溶解；再加入100×Denhardt液125 ml，10% SDS 50 ml，充分混匀后分装于-20 ℃避光保存；临用前复温，加入变性鲑精DNA，使之终浓度为0.1 mg/ml。其中，100×Denhardt液配方为：聚乙烯吡咯烷酮（PVP）10 g，牛血清白蛋白10 g，聚蔗糖400 10 g，灭菌纯水定容至500 ml；分装保存于-20 ℃。

预杂交液是在杂交液配方的基础上去掉硫酸葡聚糖，配制过程不必加热。

（10）RNA酶A储备液配方：RNA酶A 0.1 g，DEPC水100 ml，充分溶解后分装。储备液酶浓度为1000 μg/ml；临用前用2×SSC稀释成10~20 μg/ml即为工作液；也可用pH 8.0的含NaCl的Tris-EDTA缓冲液稀释，后者处理后背景可能更干净。

（11）较长时间的步骤应在保湿盒中进行，防止切片干燥。

（12）如果采用不同的化学固定方法或标本保存较久，该步时间需要预试，通常在20~30 min之间调整。另外，各步之间应沥去多余水分，防止稀释或干扰下一步操作。

（13）标记探针的终浓度通常为0.2~0.3 mg/ml，但不尽然。购买的商品化标记探针有必要进行预试以确定最佳稀释度。孵育前须用免疫组织化学笔在标本切片周围的玻片上画出界限，避免杂交液外溢；没有免疫组化笔的，须用杂交盖片限制液量和范围，注意切勿损伤标本。每张切片需要大约10~30 μl杂交液，依切面大小而定。

（14）如果用了杂交盖片，应先在2×SSC中将盖片去除。

（15）采用的免疫组织化学技术类型不限，以能清楚观察到阳性对照的结果为准。如果显色后发现背景着色较深，可尝试在第15步的首次漂洗时改用含5%甲酰胺的2×SSC漂洗，具体时间应通过预试调整。

➤ 【结果和质量控制】

海马结构中，齿状回及CA1~CA3区的神经元均可见胞浆阳性分布的密集颗粒（图10-1）；背景浅淡，无色或微蓝，不干扰阳性结果的观察。杂交实验耗时长，切片多次处于加热的状态，裱贴防脱的操作一定要确保质量，不能出现掉片、局部脱落等现象；使用杂交盖片的情况下，应小心操作，不要损伤标本；镜下不能有划痕、裂痕或挤压变形等。

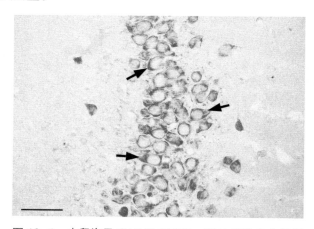

图 10-1　小鼠海马 CA2 区 BDNF mRNA 原位杂交组织化学显色结果示例

➤示胞浆阳性分布的密集颗粒；8 μm冷冻切片，NBT显色；标尺＝50 μm。

➤ 【思考】

1. 请准确、简要地说出各个操作步骤各自起到什么作用。

2. 为什么优先采用冷冻切片法制备切片？如果采用石蜡制片，可能要做哪些调整？

3. 如何证明杂交的阳性反应就是发生在待检的mRNA分子？

4. 如果现在让你独立进行全程操作，有哪些技术可能还未掌握或不具备条件？

第二部分　原位杂交组织化学理论与方法

一、原位杂交技术的基本原理和用途

原位杂交（in situ hybridization，ISH）技术是利用核酸分子之间碱基互补的性质，在标本原位进行互补杂交，从而检出已知核酸序列的技术。与电泳分离后在凝胶或支持膜上进行的固相杂交相比，ISH技术可在定性检测的同时获知定位信息，因而在生物分子研究和临床病理诊断中具有广泛应用价值。

ISH的基本技术原理是：首先明确待检核酸（DNA或RNA）的准确碱基序列，并选择该序列中的一段高度特异、可代表该核酸的序列作为待检序列；然后针对该待检序列合成一段与之互补的核酸分子，即探针（probe），并用可检测的化学基团、荧光发光基团或放射性核素标记；接下来使标记探针与待检标本在恰当的条件下接触、反应，使探针结合到与之序列互补的待检核酸分子上；最后通过显色手段，让探针的标记物显色或发光，在显微镜下观察到杂交的结果（图10-2）。

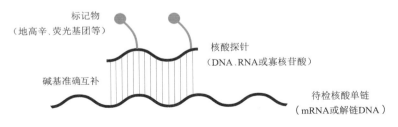

图 10-2　原位杂交技术的基本原理示意图

DNA和RNA的免疫原性不强，不利于制备高效价的抗体。因此，通过ISH检测核酸分子，灵敏度和准确性都高于免疫组织化学技术。目前，在基因组作图、转基因鉴定、基因表达定位、细胞类型鉴定等研究场合以及遗传诊断、产前诊断、肿瘤病理诊断、微生物感染诊断等临床应用场合，ISH已与免疫组织化学一起成为标准化的技术。通过免疫组织化学可获知蛋白质等大分子表达产物的信息，而ISH则可进一步了解其上游RNA或基因的信息，有时能更早、更敏感地发现转录与表达过程中的异常。

二、杂交探针的类型

根据待检核酸的类型以及ISH的反应原理，可将杂交探针分为DNA探针、RNA探针和寡核苷酸探针3类。各类探针适用的待检分子类型有所不同。

（一）DNA 探针

DNA比RNA稳定，但是会形成自身互补配对。因此，DNA探针在检测操作中需要加热解旋成单链后进行反应，一般用于DNA检测，极少用于mRNA检测（灵敏度过低）。DNA探针一般是通过重组DNA（cDNA）方法来制备的，制备有效的克隆后，可快速批量生产。DNA探针敏感性较高，但较大的双链DNA探针可能通过游离端碱基的互补配对形成网络结构，有时会增加非特异性背景信号。有研究显示，用M13衍生载体制备单链cDNA，可克服双链DNA探针的自身互补配对和灵敏度不高的问题。

（二）RNA 探针

单链RNA探针有一些明显的优点，比如分子相对较小，细胞通透性良好；使用前不必变性解链，也不担心杂交过程中的退火问题。通常RNA-RNA杂交的稳定性高于DNA-RNA和DNA-DNA杂交，故杂交后可适当提高漂洗温度，消除非特异性弱结合的探针。目前较常用的制备方式是通过cDNA在带RNA多聚酶启动子的载体上合成RNA，然后同时进行标记。RNA探针最佳的长度在50~150 nt，太短特异性和敏感性可能不够，太长（特别是超过400 nt）难以有效穿透膜性结构。

（三）寡核苷酸探针

寡核苷酸探针一般为20~50 nt的单链DNA；分子不大，细胞通透性好。与RNA探针一样，使用前不需加热变性，杂交过程中无退火问题。不过，寡核苷酸探针尚有两个缺陷。一是寡核苷酸探针一般只能进行末端标记，限制了检测灵敏度的提高；二是目前大量制备该类探针依赖化学合成，制备成本远高于cDNA和cRNA探针。通常，只要能获得克隆探针，就尽量不用寡核苷酸探针。

三、杂交探针的标记物

早期的ISH常采用放射性同位素对探针进行标记。放射性标记比较灵敏，但定位精度随核素的不同而有很大变化，且曝光时间长，放射性相关实验条件不利于开展日常检测工作。目前大多数实验采用非放射性标记。

在非放射性标记物中，生物素、地高辛和荧光基团较常用。过去生物素颇受欢迎，因为其后续检测可与免疫组织化学实验共用一套显色试剂。但待检组织的内源性生物素干扰始终未能彻底解决，使生物素标记物的适用场合受很大限制。相比之下，地高辛（digoxigenin）是一种类固醇分子，本身分子较小，易于和尿嘧啶的碳形成共价连接，在组织中的穿透性良好，且无内源性拟似物。杂交后，用抗地高辛抗体进行免疫组织化学反应，即可观察到检测信号。荧光基团标记的探针，杂交后可在荧光显微镜下观察到阳性发光，特别有利于快速进行多个核酸片段的同时观察。但直接标记到探针上的荧光基团，灵敏度不高，信号很弱，依赖高分辨率的显微观测设备。

将标记物共价连接到探针上的方法非本课的教学内容。如有兴趣可参阅书末推荐的资料。

四、待检标本的前期处理

用于ISH检测的标本，不仅要确保核酸分子完整地保存下来，也要保持组织的真实显微结构。因此，恰当的固定和杂交反应前的预处理，对结果的可靠性至关重要。ISH实验中，前期处置不当造成的核酸分子损失，常常是检测误差的主要来源。特别是对RNA的检测，极易受到操作的影响。

（一）冷冻与化学固定

化学固定的主要目的是保持微观结构不变，这一点很容易办到。化学固定剂只要选择恰当，比如用中性甲醛、AAF混合液等，均不会破坏核酸结构。但是，固定的时机很重要。如果受标本部位或取材操作的限制，标本不能在30 min内及时得到固定（还要考虑固定剂渗透到达标本深部的时间），RNA就可能发生降解。因此，对于实验动物和营养动脉尚且完整的器官，经血管灌注是必要的，这样各处细胞将立即实现化学固定。如果离体标本的尺寸较大，且无法灌注，则应先用锋利刀片切小，使厚度在3 mm以下，然后立即用液氮速冻的方法处理（参见第5课）。转入-70 ℃后，标本可至少保存半年，对杂交反应无明显影响。速冻标本在冷冻切片后应浸入中性甲醛补充固定。

标本进行ISH前，需在冷冻制片和石蜡制片技术之间做出选择。通常冷冻制片的阳性信号更强，操作耗时更短；但标本不易长时间保存，对回顾研究和三维重建不利。石蜡制片会使杂交的阳性信号强度有所降低（特别当待检分子是RNA时），不过只要还能检出阳性信号，标本的能长期保存和连续切片的特点就是其极大的优势。

体外培养的细胞，可在收集前使之生长到涂布有多聚L-赖氨酸的载玻片上，这样后续操作和结果保存就很方便。细胞标本应在收集的同时用4%甲醛-5%乙酸室温固定30 min。PBS充分漂洗后，用70%乙醇浸没保存。

（二）切片预处理

此处所指的切片，既指载玻片，也包括了标本切片。ISH操作的时间长，加热频繁，切片从载玻片脱落的风险大大增加。载玻片的防脱处理务必扎实可靠。首先应使用洗衣粉、肥皂等在热水中彻底浸泡、清洁玻片，蒸馏水充分浸泡、晾干后，用95%乙醇再次浸泡。有条件的单位尚需对玻片进行180 ℃烘烤，维持4 h，以消除可能沾染的RNA酶。APES是理想且成本不高的防脱剂（见第3课），处理后用DEPC水漂洗，玻片可在防尘条件下长期保存。石蜡切片裱贴时务必一次成功，不要让玻片在水中反复浸泡，以免使切面和玻片之间沾染杂质。冷冻切片不可过厚。固定过的冷冻切片贴附于玻片后应彻底晾干数小时，才能进一步水化处理，否则后续操作中可能脱片。未固定者，贴片并补充固定后，务必彻底晾干再操作。

ISH实验中，探针能否渗透进入胞膜或核膜，是实验成败的关键因素之一。杂交前，增加膜通透性的操作很重要，但膜通透性又不能太过，否则可能损失一些RNA，并有破坏微细结构的可能。DNA ISH实验中，酶消化还有破坏DNA结合蛋白、使杂交信号变强的作用。蛋白酶K消化是常用的手段，其浓度常为1~10 μg/ml，用pH 8.0的Tris-EDTA稀释。37 ℃条件下消化时间通常为15~30 min，具体时间与组织的构成结构、固定方法、保存时间和切片厚度有关，需预试摸清最佳条件，以杂交信号强、组织结构无明显损伤为度。另一种常用消化酶是胃蛋白酶，浓度范围为20~100 μg/ml，用0.1 mol/L盐酸稀释，37 ℃消化时间通常为30 min，有时不亚于蛋白酶K的效果。体外培养的细胞标本在ISH实验前，先经PBS漂洗，然后用胃蛋白酶37 ℃消化20 min。各类消化操作后，应常规使用多聚甲醛行后固定，以免微细结构崩坏。

降低背景非特异性吸附的环节有4个：杂交前表面电荷调整、预杂交、杂交后漂洗和杂交后RNA酶解。乙酸酐–三乙醇胺的作用就是降低表面静电吸附；预杂交则是采用不含探针和硫酸葡聚糖的杂交液封闭非特异性杂交位点，其同样能提高反应的特异性。

五、原位杂交检测的技术类型

根据检测的目标核酸分子的类型，ISH可分为DNA ISH和RNA ISH。二者虽然都是借助碱基互补的原理进行杂交反应，但DNA双链在检测前必须高温变性，解旋形成单链。因此从探针和样本两方面看，技术流程有一定区别。图10-3示意了两种ISH技术的主要操作步骤。

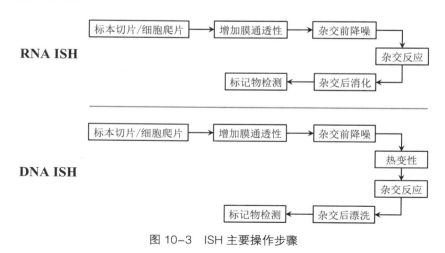

图 10-3　ISH 主要操作步骤

（一）DNA 探针检测目标 DNA

只要固定及时，DNA在制片过程中不容易被破坏。DNA ISH可首选石蜡切片进行检测，对标本回顾性研究和连续、精细制片有利。待检DNA和探针都是双链，需要在杂交前升温至95 ℃解链，然后冰浴骤冷，再进行杂交反应。具体操作过程如下。

切片充分脱蜡入水，按RNA探针的方法进行到4%多聚甲醛后固定（本课第一部分操作指引第6步）；

→ 用MgCl$_2$-PBS[1]漂洗2次，每次浸10 min；

→ 滴加预杂交液，于42 ℃孵育30 min[2]；

→ 滴加含有探针的杂交液，加盖片，于95 ℃孵育10 min；

→ 切片迅速置于冰浴1~5 min；

→ 在保湿盒中42 ℃杂交过夜（16~18 h）；

→ 在2×SSC中振摇，小心揭去盖片；

→ 用2×SSC于55 ℃漂洗2次，每次浸10 min；

→ 用0.5×SSC于50 ℃漂洗2次，每次浸5 min；

→ PBS漂洗，然后按标记物的检测程序操作。

备注：

（1）配方：MgCl$_2$ 0.476 g，PBS溶解并定容至1 L。

（2）预杂交之前，用梯度乙醇上行脱水，然后室温干燥20 min是常用的方法；注意预热保湿盒，否则冷却过快，实际孵育温度可能不够，下同。每张切片需要液体10~30 μl，依据切面大小调整。

结果：核内有目的DNA序列的情况下，可观察到核阳性显色，灵敏度与序列的拷贝数和显色反应类型有关。

DNA探针杂交检测目的DNA分子的实验中，探针的反义链和待检分子的反义链都可能在退火复性的过程中发生竞争性结合，干扰检测的准确性。

（二）cRNA 探针检测目标 RNA

用cRNA探针检测目标RNA的具体操作已在本课第一部分介绍。总的来说，这类RNA ISH具有可控性好、操作方便等优点。除了探针序列必须准确无误，标本制备过程中待检RNA分子保存的完整性是实验成败的关键因素。小心消除和防范RNA酶的干扰是必须重视的操作。在确保待检RNA完整的前提下，杂交前改变切片带电性质和杂交后消化去除未参与反应的单链标记探针，能起到减少非特异性吸附和显色的作用。杂交后的漂洗应尽可能充分，有利于进一步提高特异性。

（三）寡核苷酸探针检测目标 RNA

寡核苷酸探针与目标RNA杂交，没有双链DNA探针的反义链竞争性结合等问题，通透性也较好；但碱基序列太长时也有自身互补的问题。操作上，杂交前基本沿用RNA ISH的技术路线，杂交后按DNA ISH方法漂洗，温度降至37 ℃。

（四）荧光原位杂交（FISH）

FISH并非一种单独的技术类型，而是泛指用荧光基团标记探针进行的ISH方法。早期该技术主要通过荧光标记DNA探针，用于检测染色体上是否有待检基因。目前FISH的概念似有所扩大，地高辛等标记的探针，杂交检测后用免疫荧光方法显色，也常被称为FISH。

FISH的优势应用是进行多色标记，有两种技术类型：一是用多色荧光基团标记的不同探针，可同时检测相应的多个目标核酸片段（图10-4示例）；二是用不同荧光基团标记的同种探针，可检测标本中目标核酸片段的丰度。ISH的操作周期长，标本化学成分被破坏的程度较高，所以ISH不像免疫组织化学那样能反复进行反应来实现多重标记，而FISH成为解决多重检测问题的有效方案。

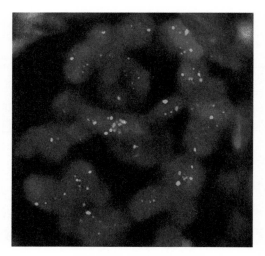

图 10-4　双色 FISH 检测乳腺癌细胞 HER-2 基因扩增

红色荧光示HER-2探针的标记，绿色荧光示CEP17对照探针的标记；荧光显微镜100×物镜成像。核内红色荧光标记点显著多于绿色荧光标记点，提示HER-2基因扩增（供图：Irina Pav，Russia）。

六、原位杂交检测的条件优化

ISH实验的成败以及杂交信号的强弱受多种条件和因素的影响。总结起来，提高实验质量的措施集中体现在两个方面：杂交反应的条件和特异性的提升。

（一）杂交反应的条件

杂交反应要能顺利进行，需要满足3个条件：探针能到达目标靶位、探针序列与待检核酸分子的序列能准确互补以及反应环境温度适合杂交反应的进行。

为使探针到达靶位，一方面，探针分子不能太大。以RNA探针为例，长于500 nt时，穿透膜性屏障的能力就很弱了。即使增加膜的通透性也难提升穿透效率。另一方面，冷冻标本或厚切片的膜性屏障作用明显，必须在杂交之前用蛋白酶消化，破坏局部的细胞骨架和膜蛋白结构，使探针分子在细胞内畅行无阻。即使石蜡切片也须进行消化，否则仍可能得到假阴性结果。

探针序列的设计是不容出错的，否则既可导致结合失败，还可能错误地结合到非目标序列上，造成假阳性结果。杂交反应的温度与探针分子的类型有关，通常在

37~52 ℃之间。理论上，杂交的最适温度应通过T_m值来计算（参阅书末推荐阅读资料），但实际操作中很少这样做。杂交温度偏低，时间延长，有利于提高灵敏度，但非特异性的控制难度加大；温度偏高，时间缩短，灵敏度受到影响，但特异性较高。可根据实验条件适当调整杂交条件。此外，杂交液中的甲酰胺也可降低T_m值。甲酰胺见光易电离，故操作应避强光，保湿盒最好用黑色材质。

思考：你能准确说出杂交液中各化学成分的功能吗？

（二）杂交反应的特异性

除了前面提到过的4个提高特异性的环节（杂交前电荷调整、预杂交、杂交后漂洗和杂交后RNA酶解），探针的序列、显色系统的性质和恰当的对照实验也与特异性高低密切相关。

探针序列过短，与非目标序列重合的可能性就会增大，出现非特异结合的风险增高。另外，待检核酸分子的特征序列在该物种是否具有唯一性也很重要，这个问题属于研究设计的范畴，此处仅予提醒，不展开讨论。

显色系统的性质也会影响特异性。比如生物素标记的探针，就会受内源性生物素的干扰。地高辛标记的干扰很少，但如果杂交信号强度太弱，需要用亲和免疫放大法，可能会引入生物素等存在内源性干扰的信号。此时有必要增加相应的操作对照，排除假阳性反应。

ISH的对照实验，设计原理与免疫组织化学相似，但多出酶解对照和非标记探针对照的两个实验。为了得到可靠的检测结果，下面几种对照结果有必要根据实验目的有选择地给出。

（1）吸收实验：用探针先与过量待检核酸分子杂交，消耗后再用于检测。此时应出现阴性反应。该实验检测的是探针的特异性。

（2）替代对照：用无关探针（待检核酸分子无相应序列）与待检标本反应，应得到阴性结果。该对照主要检测标记物检测反应的特异性，辅助显示探针的特异性。

（3）阴性对照：检测基因敲除生物或已知不含待检核酸序列的标本，应得到阴性结果，以辅助确认操作方法和试剂条件的特异性。

（4）酶解对照：用DNA酶或RNA酶充分消化待检切片后再行杂交反应，应得到阴性结果。该实验的意义与阴性对照相当，在不易获得可靠阴性对照标本时是必须的一种对照。

（5）空白对照：不加探针进行实验操作，应得到阴性结果。空白对照检测的是标记物显色系统导致的非特异性。

（6）非标记探针对照：探针分子未连接任何标记物，显色后不应有阳性着色。

（7）阳性对照：检测已知一定带有待检核酸序列的标本，应出现阳性反应，由此可确认操作方法和各项条件有效。

第三部分　原位核酸检测拓展

一、原位聚合酶链式反应（PCR）

顾名思义，原位PCR是在标本切片或体外细胞上扩增DNA，以利于原位检出低拷贝数DNA的技术。原位PCR有多种技术类型。用标记dNTP进行扩增的方式为直接法，扩增后可立即用标记物相应的显色方法观察。若不标记dNTP，而在扩增完成后对标本进行靶序列原位杂交检测，就属于间接法。直接法操作简便，耗时较短；但有时信号不够强，是否具有特异性仅靠对照实验检测，尚存漏洞。间接法操作步骤多，耗时长；不过经PCR和原位杂交显色的两次放大，信号强度高，且探针的杂交反应本身就能检验扩增序列的特异性。本课以直接法为例，介绍原位PCR的操作过程。

石蜡切片常规脱蜡入水，或冷冻切片PBS漂洗浸润；

→ 0.1 mol/L pH 7.4的Tris-HCl缓冲液（TB）浸洗5 min；

→ 常规蛋白酶消化约20 min；

→ 切片转入95 ℃灭活蛋白酶2 min；

→ TB漂洗2次，每次浸5 min；

→ 滴加1 × Taq缓冲液[1]，加盖片，95 ℃变性5 min；

→ 每张切片滴加扩增混合液[2] 30 μl，然后置于加热台面，开始进行PCR循环扩增[3]；

→ 小心取下盖片，TB漂洗2次，每次浸5 min；

→ 70%乙醇浸5 min；

→ 无水乙醇浸10 min，之后可自然干燥再重新用PBS浸润；

→ 标记物显色操作。

备注：

（1）每张切片滴加约100 μl；配方为：0.01 mol/L pH 8.3的Tris-HCl，含$MgCl_2$，终浓度为2 mmol/L。此步以前，用梯度上行乙醇脱去组织中的水分，再重新浸润，有时效果更好。

（2）配方：1 × Taq缓冲液，地高辛标记的dNTP终浓度为200 μmol/L，引物终浓度为0.1 μmol/L，Taq酶为5 U，总量加至30 μl。

（3）如果盖片移位或液量损失明显，可用指甲油等封闭盖片周边。须借助热循环仪等可迅速调节温度的设备，否则操作非常麻烦。PCR循环周期一般为20~40个。

每个周期的构成依据T_m计算值和预试经验确定，全部循环完成后终止于室温。

如果采用间接法，dNTP不用标记，扩增后再进行原位杂交即可。注意实验的脱片风险很高，载玻片的防脱处理必须扎实可靠。

结果：如果核内有待检基因片段，呈颗粒状阳性显色。

直接法操作须同时至少给出下述对照实验结果：（a）不加Taq酶，得到阴性结果，检验探针和标记物反应的特异性；（b）不加引物，得到阴性结果，排除内源性引物等干扰因素；（c）DNA酶充分消化，得到阴性结果，意义类似阴性对照；（d）阴性对照和阳性对照；（e）如果待检标本得到阴性结果，应提取DNA进行液相PCR，作为操作对照，如果液相PCR有阳性扩增结果，必须分析原因。

原位PCR虽然机理明确，应用意义重大，但因目前的技术条件限制，有时特异性和定位精度欠佳，尚未广泛普及。在原位将RNA逆转录进行RT-PCR理论上也是可行的技术，但可靠性和精度还达不到要求，此时不如进行RNA ISH，因此实际意义并不大。

二、原位末端标记的TUNEL法

原位末端标记技术主要用于检测DNA链是否发生断裂。基本原理是：利用DNA聚合酶能催化dNTP填补双链DNA中单链碱基缺失的机制，将标记物共价连接到dNTP上，制造适宜条件使被标记的dNTP修复受损断裂的DNA；在显微镜下观察到标记物的显色结果，就可确证DNA断裂。

根据实验采用的酶的不同，原位末端标记有多种操作类型。其中，以DNA末端转移酶介导的dUTP缺口末端标记（the terminal transferase uridyl nick end labeling，TUNEL）方法的灵敏度最高。需要强调的是，与各类原位末端标记技术一样，TUNEL法检测的是DNA损伤时出现的不对称断裂点；这种断裂并非专属于凋亡等特定的生物学现象。凋亡细胞确实会出现大量这样的断裂点，在干预条件控制良好的实验中，TUNEL阳性结果可以提示凋亡。但是，TUNEL法毕竟只针对DNA断裂，其他细胞损伤、固定不及时以及坏死等，甚至切片、蛋白酶消化等操作环节，常常也可能导致阳性反应。这一问题在研究设计中应高度重视，提前设计好对照和排除的条件；如果不能排除假阳性凋亡，就要辅以其他实验证据。

TUNEL检测的标本类型可以是冷冻切片、石蜡切片、细胞爬片和涂片等，dUTP的标记物可以是生物素、地高辛或荧光基团。此处以石蜡切片、地高辛标记dUTP为例，介绍TUNEL法的操作过程。

石蜡切片常规脱蜡入水；

→ PBS漂洗3次，每次浸2~5 min；

→ 0.1%~0.5% Triton X-100的PBS溶液漂洗5 min；

→ PBS漂洗3次，每次浸2 min；

→ 滴加20 μg/ml蛋白酶K液，于37 ℃消化20~30 min；

→ 蒸馏水漂洗2次，每次浸5 min；

→ PBS漂洗3次，每次浸2 min；

→ 滴加TUNEL反应液[1]，37 ℃反应约1.5 h；

→ PBS漂洗3次，每次浸2 min；

→ 标记物的显色操作。

备注：

（1）反应液配方：DNA末端转移酶（TdT）100 U，加入1 ml 4 ℃的TdT缓冲液中混匀；临用前冰浴中加入标记的dUTP（终浓度1 μg/50 μl）。TdT缓冲液参考配方：二钾砷酸钠（终浓度，下同）0.2 mol/L，氯化钴 2 mmol/L，牛血清白蛋白 0.125%，用0.02 mol/L pH 6.6的Tris-HCl溶解。

结果：有DNA断裂损伤的胞核呈阳性显色（图10-5示例）。

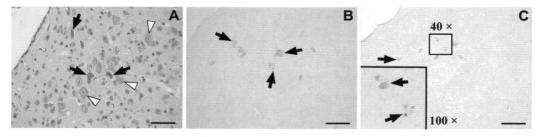

图 10-5　小鼠延髓孤束核神经元凋亡样损伤的 TUNEL 检测示例

（A）HE染色示该区疑似损伤的神经元；（B）Caspase-3活化片段的免疫组织化学检测；（C）邻片TUNEL检测；➡示损伤的细胞，其中部分TUNEL阳性胞核结构已碎裂；△示形态正常的神经元；切面取自对耳线-3.76 mm，前囟-7.56 mm的冠状断面；标尺＝100 μm（引自Zheng X，et al. *Front Neurosci*，2018，论文插图）。

TUNEL法用于检测凋亡等程序性生物学变化时，需注意检测时间窗的问题。比如，细胞启动凋亡程序后，先有核酸裂解酶（如活化Caspase-3）的激活，然后出现DNA断裂及随后的核碎裂和吸收。这一过程中，仅有核内DNA断裂的阶段容易检出强阳性结果，而损伤程序启动早期和断裂吸收后的时段，TUNEL法可能得到阴性结果。另外，细胞质中线粒体DNA的断裂也会产生阳性反应，可能干扰凋亡检测结果的解读。

延伸阅读

细胞凋亡检测的形态学证据

　　细胞在机体发育的特定阶段，或遭受某些刺激、损伤后，可能以原位裂解、吸收的方式死亡；整个过程受生物程序调控，不激发炎性反应。这就是被广泛研究的凋亡（apoptosis）现象。要证明细胞发生了凋亡，应至少提供4类证据：（1）核内凋亡裂解酶类激活；（2）DNA按凋亡的方式碎裂；（3）细胞形态变化符合凋亡的特征；（4）周围组织无激烈的免疫反应。其中，显微形态学实验可以给出可靠的第1、3、4类证据。凋亡裂解酶的激活可用Caspase酶系的活化片段为标志物，行免疫组织化学检测，得到阳性结果则提示有酶的活化。细胞形态变化可通过HE染色等传统方法，观察到核固缩、核碎裂甚至凋亡小体等，就能说明问题。组织是否存在激烈的免疫反应，同样可以用形态学常规染色的方法显示。凋亡细胞的周围不会出现炎性反应常见的水肿、充血、炎性细胞浸润等改变。目前形态学技术唯独不能准确提供凋亡样DNA断裂的证据。TUNEL检测等虽然可以发现DNA断裂损伤，但仅能作为辅助证据；断裂方式是否符合凋亡特点，以及凋亡过程中的其他典型分子改变，仍需要用分子生物学的"提取–分离–分析"的手段来检测。只有上述证据齐备，才能下细胞凋亡的结论。

（毕文杰，郑翔）

第11课
特殊染色法

本 课 内 容 提 要

　　特殊染色法是显微形态学领域十分重要的一类技术，包含的范围很广。本课的操作部分，选择神经组织的两种特殊染色法进行实践，同时复习显微制片的操作过程。拓展学习部分，要求熟悉特定结构和化学成分的常用特殊染色法的原理，以便在实验设计和显微观察中正确选择技术和解读实验结果，以及了解这些染色法的具体操作过程。本课介绍的不少方法，实际操作中需勤于练习，才能得到优秀和稳定的结果。

第一部分 特殊染色操作

实验1 大脑皮质Golgi-Cox染色

→ 【实验目的】

以神经组织Golgi-Cox染色法为例，实践、熟悉重金属盐特殊染色的方法，并进一步复习、巩固组织切片染色的一般操作流程。

→ 【实验材料】

标本：健康的年幼（3~4周龄）小鼠。

试剂[1]：麻醉剂，铬酸钾，重铬酸钾，氯化汞，钨酸钠，蒸馏水，包埋石蜡，碳酸锂，硝酸钾，乙醇，四氢呋喃，二甲苯，中性树胶。

用具：小鼠手术器械一套，15 ml离心管，石蜡包埋与切片相关用具，塑料平镊，载玻片，盖玻片，树胶瓶（含玻棒）。

设备：恒温箱，轮转式切片机，摊烤片仪，生物显微镜。

→ 【操作指引】

1. 深麻醉小鼠，使其俯卧于手术台，解剖取出整个脑[2]。

2. 新鲜脑标本直接浸入Cox固定液[3]，避光于37 ℃恒温箱固定过夜。

3. 更换新的Cox固定液，相同条件下浸3 d；再换液1次，然后相同条件继续浸28 d。

4. 从固定液中取出脑，蒸馏水快速漂洗后用吸水纸吸去表面水分。

5. 自70%乙醇的步骤开始，行常规石蜡包埋。[4]

6. 按50 μm厚度行石蜡切片，常规裱片、烤片。

7. 石蜡切片脱蜡入水。

8. 蒸馏水浸5 min。

9. 切片浸入碳酸锂显色液[5]中，室温显色20~30 min[6]。

10. 蒸馏水漂洗2次，每次浸3 min。

11. 常规脱水、透明，经过2份二甲苯后，滴加中性树胶封片，不加盖玻片。

12. 平放切片于恒温箱中过夜，使树胶晾干硬化，然后收纳入切片盒。

→ 【备注】

（1）本实验的多种试剂有剧毒，且受法律管制，购买和使用时务必严格遵守相关的章程和安全规范。

（2）脑组织不可灌注固定，也不要先经过醛类固定，否则会导致血管染色深于神经元。新鲜脑组织不要挤压、拉扯，取出后小心转移，直接进入下一步。

（3）Cox固定液配制方法：称取分析纯的氯化汞（$HgCl_2$）晶体1 g，用少量蒸馏水在加热条件下充分溶解；单独溶解重铬酸钾（$K_2Cr_2O_7$）1 g，然后与氯化汞溶液混匀（如有沉淀，应过滤）；再溶解钨酸钠（Na_2WO_4，做冷冻切片的标本不加）0.5 g，加入上述溶液中，混匀；临用前溶解铬酸钾0.8 g加入上液。本液作为Golgi-Cox神经组织染色时只能用1次，故应分装，以备换液。

（4）石蜡制片和石蜡切片的染色前预处理请复习前面的课程。

（5）碳酸锂显色液配制方法：饱和碳酸锂（Li_2CO_3）水溶液7 ml，与1.5 g硝酸钾（KNO_3）水溶液混合，定容到100 ml。本液使用后无回收价值。

（6）显色时间可调整，以神经突起清晰、连续为准；如果神经元呈不连续的颗粒状，应延长时间。

➡ 【结果与质量控制】

切片整体呈灰色，无皱褶、划痕、裂缝或结构缺损，肉眼可见大型神经元分布的区域有很多黑点；镜下可见不同脑区的各型神经元，胞体和突起均深染，显示为黑色；背景为白色，局部淡灰色。树胶完全覆盖标本切片，薄而平整，不影响高倍镜观察（首次操作可能有一定困难），且未四处流溢。

➡ 【思考】

1. Golgi-Cox染色技术在生物医学领域的科学研究中有哪些应用价值？

2. 你能清楚地说出本实验相关的化学原理吗？

3. 为什么在最后封片的时候不能加盖玻片？

4. 本课制作的染色切片，和经典的Golgi染色的结果比较，有何异同？

实验2　神经束路示踪

➡ 【实验目的】

掌握神经束路示踪的技术原理，实践并熟悉生物素化葡聚糖胺（BDA）法的基本实验操作。

➡ 【实验材料】

标本：健康成年小鼠。

试剂：麻醉剂，分子量10 kD的BDA示踪剂[1]，中性缓冲甲醛固定液，乙醇，四氢呋喃，包埋石蜡，链霉亲和素-辣根过氧化物酶（HRP）复合物，DAB显色液，蒸馏水，二甲苯，中性树胶。

用具：小鼠手术器械一套，50 µl或100 µl离心管，10 µl微量注射器，手术缝针和缝线，小鼠灌注固定器械一套，广口瓶，石蜡包埋、切片相关用具，载玻片，吸管，保湿盒，微量移液器吸头（1000 µl与10 µl），大烧杯，立式染缸，盖玻片，树胶瓶（含玻棒）。

设备：啮齿动物脑定位仪，冰箱，微量移液器（100~1000 µl与0.5~10 µl），生物显微镜。

➤ 【操作指引】

1. 按手术要求麻醉小鼠[2]，俯卧固定。

2. 沿小鼠头部正中偏右2 mm切开头皮，暴露双眼连线后方2 mm到6 mm的一段颅骨；用刀片稍清理使视野清晰。

3. 在立体定位仪上标记大脑皮质注射的位置[3]，用普通注射器针头钻孔[4]。

4. 换用吸有BDA示踪剂的10 µl微量注射器，从钻孔处竖直向下进针，进针深度2.5 mm。

5. 稳定住微量注射器，缓慢推注示踪剂，约2 min推完5 µl；然后原位留针5 min。

6. 竖直向上缓慢退出针头。

7. 常规缝合颅顶皮肤，等待小鼠苏醒[5]。

8. 小鼠在常规条件下继续饲养10 d。

9. 深麻醉小鼠，用中性缓冲甲醛固定液经心脏灌注固定，完整取出全脑，并在相同固定液中浸泡过夜。

10. 切割脑组织，常规石蜡包埋。

11. 以15 µm厚度制作石蜡切片。

12. 切片常规脱蜡入水。

13. 用PBS漂洗切片3 min。

14. 常规3% H_2O_2消除内源性过氧化物酶10 min，然后PBS充分漂洗3次。

15. 滴加链霉亲和素-HRP复合物工作液[6]，保湿盒内室温反应20 min。

16. 用PBS漂洗切片3次，每次漂洗浸泡5 min。

17. 常规DAB显色，蒸馏水终止反应。

18. 常规脱水、透明，中性树胶封片。

➤ 【备注】

（1）BDA示踪剂配方：分子量10 kD BDA冻干粉0.05 g，溶于1 ml pH 7.3的PBS，再加入10 µl的TritonX-100（如果使用电脉冲微量注射，或用于电子显微镜观察的标本，不必加TritonX-100）；分装成每管5 µl，-20 ℃或-70 ℃冻存备用。

（2）小鼠麻醉的经验剂量：2%戊巴比妥钠的生理盐水溶液，按0.0046 ml/g（根据小鼠体重）腹腔注射；有效麻醉时长对本操作足够。如果采用其他麻醉剂配方，请参阅相关手册。

（3）要确定小鼠脑的准确方位，必须使小鼠头部在定位仪上保持标准的固定方式。通常采用标准图谱推荐的头部平放位，即以对耳线和上牙根部决定的平面为水平面。

（4）刚钻穿颅骨即可，勿伤及下方脑组织。

（5）如果冬季室温较低，术后小鼠应在保温条件下苏醒，然后才能转入饲养笼具。

（6）链霉亲和素-HRP复合物可与免疫组织化学实验中的试剂共用（见第9课），稀释比例也为1∶100。

➤ 【结果与质量控制】

脑切面完整，无损伤痕迹；镜下可见棕色或棕黄色的神经元胞体及（或）其突起，除进针部位附近区域背景深染外，其余背景为白色。

➤ 【思考】

1. BDA示踪剂是否能跨越突触，显示更远的神经元？

2. 根据实际观察结果，你认为本实验中BDA示踪剂主要是从神经元胞体向末梢运输，还是从末梢向胞体运输？为什么？

3. 请仔细对照定位图谱观察，指出本实验中实际损伤的区域对应小鼠脑的哪个或哪些结构。

第二部分　特殊染色法知识拓展

一、特殊染色法的种类

除了第4课涉及的几种常规染色法，其余染色方法都归属于特殊染色法。在组织化学技术发展成熟之前，特殊染色法对显微解剖学和微生物学等学科的发展起到过十分重要的推动作用。比如，银盐染色是现代神经科学早期理论得以提出的基础，革兰染色法和抗酸染色法广泛应用于微生物观察，PAP染色法帮助进行脱落细胞诊断，等等，具体实例不胜枚举。特殊染色法的原理既有物理吸附作用，也有化学键的改变，并非完全不同于组织化学技术。在定量检测方面，特殊染色法并不可靠，其一般用于定位和定性实验。虽然有些染色法的化学机理目前尚不完全清楚，但时至今日，特殊染色法仍然活跃在科研应用的前沿，不少技术尚不能被取代。

按照染色观察的目标，特殊染色法可分为显示特定细胞、显示特定显微结构和显示特定化学成分这三个大类。

（一）特定细胞的特殊染色

这类染色法往往开发较早，可较特异地显示或区分某类细胞（此处以神经元、神经内分泌细胞等为例）；在特定的器官，该类细胞可能只有1种（如小肠壁神经丛的细胞），此时特殊染色法所得结果的特异性可媲美组织化学法。Golgi镀银染色法和尼氏染色法显示神经元，三色染色法区分脑垂体和胰岛细胞，革兰染色法显示细菌等，都可归于此类。

（二）特定显微结构的特殊染色

这类方法可显示亚细胞结构或其他非细胞结构，是染色机理最不清楚的技术之一。还原银染色法显示神经原纤维、网状纤维等，铀银法显示高尔基体，碘苏木素法显示弹性纤维，等等。其中有的方法，如显示高尔基体或线粒体的特殊染色法，已被组织化学检测完全替代，本课程不再介绍。

（三）特定化学成分的特殊染色

显示特定化学成分的特殊染色法与组织化学检测之间原理上相近，概念上无明确界限，之所以归入特殊染色法，主要是因为这些技术在操作上与传统染色法更接近，且通常不用于定量研究。常用的有显示脂质的苏丹Ⅲ染色法，显示淀粉样蛋白的刚果红染色法，显示钙的茜素红染色法，等等。

二、特殊染色法与组织化学法的比较

在显示特定化学成分的实验中，如上所述，特殊染色法与组织化学法之间没有明显界限。通常为早期有一种技术可显示某种物质，到了组织化学法发展起来后，又有了可定量的方法。于是，在定性和定位实验中，两套方法都可使用。究竟用哪种呢？通常，传统的特殊染色法操作更简便，耗时短，有利于筛查和预试；组织化学法的操作步骤则相对繁琐，但强在能准确定量。因此，两套方法各有用途。比如糖原、核酸和淀粉样蛋白的检测，按组织化学的思路，一般用PAS反应、富尔根反应和免疫组织化学法来实现。其实在这些组织化学方法诞生之前，已有相应的特殊染色技术，下面具体介绍。

（一）Best 胭脂红法显示糖原

该法1906年即用于生物研究，着染糖原成分的特异性高，结果不易褪色，是显示多糖的理想特殊染色法，至今仍在使用。关键试剂为胭脂红糖原染液，配方为：胭脂红0.75 g，无水碳酸钾0.25 g，氯化钾1.25 g，蒸馏水15 ml，浓氨水12.5 ml，甲醇12.5 ml。配制时先用蒸馏水溶解胭脂红和两种无机盐（最好煮沸，小心沸腾时的泡沫；冷却后过滤），然后与甲醇和氨水混合。配方中的碳酸钾和氯化钾有助于降低胭脂红的非特异着色，而氨水则增进胭脂红酸这一活性形式的染色效能。该配方的液量正好能盛装于5片装的立式染缸；如果需要用别的染色容器，可按比例调整各成分的剂量。该液没有保存价值，应按需配制，用完后丢弃。染色操作流程如下。

石蜡切片常规脱蜡入水；

→ 先用苏木素液染细胞核，分色时尽可能去掉胞质的背景着色，仅保留核的染色[1]，然后充分返蓝；

→ 入胭脂红糖原染液浸染5~15 min[2]；

→ 在专用分色液中漂洗分化[3]；

→ 95%乙醇漂洗兼脱水；

→ 从无水乙醇开始行常规脱水、透明、封片。

备注：

（1）推荐用Mayer苏木素液，即使不分色，胞质着染也很少，特别适合肝等胞质为嗜碱性的组织。

（2）需预试确定，有时20 min才能得到最佳效果。染色期间染缸务必加盖以防氨成分挥发；氨成分挥发后pH降低可能使染色的特异性下降。

（3）专用分色液配方：甲醇20 ml，无水乙醇40 ml，蒸馏水50 ml。分色时上下抽提3次，每次约3 s即可，需预试确定。不要直接用水洗，以防过度脱色。由于染液挥发很快，切不可使切片干燥，否则会出现着色不均一。

结果：糖原红色，胞核蓝色，其余结构无色。

（二）甲基绿–派诺宁法显示 DNA 与 RNA

该法可特异性显示DNA和RNA，其中，甲基绿着染DNA，派诺宁着染RNA。在观察增生、癌变等情况下胞质RNA增加的实验中，本法有一定价值。

甲基绿（methyl green）分子结构比甲基紫多一个甲基，该甲基并不十分稳定，易脱失而使甲基绿重新变为甲基紫。因此，久存的甲基绿必然含有部分甲基紫。在DNA染色前必须提纯，常用的方法为三氯甲烷（氯仿）抽提法。将2%甲基绿水溶液倒入分液漏斗，然后倒入等体积三氯甲烷，充分振荡。甲基紫溶解于下层的三氯甲烷中。多次加入三氯甲烷振荡然后放掉，直到三氯甲烷无色，即达到甲基绿溶液提纯。

染色的具体流程如下。

组织标本用Carnoy固定液固定3~5 h为佳，中性缓冲甲醛固定不超过24 h也可；

→ 常规石蜡包埋[1]、制片，切片常规脱蜡入水；

→ 蒸馏水漂洗；

→ 甲基绿–派诺宁染液[2]室温浸染约1 h；

→ 甩去或用滤纸吸去多余液体；

→ 浸3份丁醇[3]，每份3 min；

→ 常规二甲苯透明、封片。

备注：

（1）Carnoy固定液处理的标本，从95%乙醇开始进入包埋程序。

（2）染液配方：2%甲基绿水溶液（已提纯）5 ml，1%派诺宁G水溶液5 ml，蒸馏水10 ml，0.2 mol/L pH 4.8的醋酸盐缓冲液16 ml。派诺宁应为G或Y，不可选派诺宁B。此液pH偏低时RNA着染过强，甲基绿的结果不明显；pH偏高时作用相反。染液于冷藏柜密闭，最长可保存1月。

（3）正丁醇或叔丁醇均可；冬季使用叔丁醇应注意保温。

结果：核DNA蓝绿色，胞质RNA紫红色；核仁紫红色。

（三）刚果红染色法显示神经组织淀粉样蛋白

刚果红（congo red）染色剂可用于显示沉积在神经组织、血管壁等处的淀粉样蛋白。虽然用免疫组织化学法检测蛋白质具有最高的特异性，但常规实验特别是预试阶段，刚果红法能快速得到结果。虽然刚果红难免轻度着染弹性纤维，但在结构和色调上容易区分，不会造成混淆。具体染色过程如下。

组织用中性缓冲甲醛固定，常规石蜡制片并脱蜡入水；

→ 刚果红染液[1]浸染10 min；

→ 沥去多余液体，入碱性乙醇[2]分色2~5 s，立即充分水洗；

→ 浸于蒸馏水5 min；

→ 苏木素复染细胞核⁽³⁾；

→ 自来水浸10 min；

→ 常规脱水、透明、封片。

备注：

（1）染液配方：刚果红0.5 g，甲醇70 ml，丙三醇30 ml。尽量采用浸泡染色，因为滴染时甲醇会使染液扩散四溢。

（2）碱性乙醇分色液配方：KOH 0.2 g，80%乙醇100 ml。分色时同批次切片应抽取做镜下检查，以胶原等结缔组织成分基本褪色为度。如果分色过度，可稍甩去切片上的液体，退回染液重新染色。

（3）推荐用Mayer苏木素配方，淡染即可。

结果：淀粉样蛋白呈红色，某些结缔组织成分呈淡红色（与淀粉样蛋白很易区分），细胞核呈蓝色。

为彻底避免弹性纤维等成分的着色，也可用阿利新兰染色，阳性结构为蓝绿色。阿利新兰法在其他含有酸性黏多糖的部位不适合，可造成黏多糖着染。

三、神经组织研究常用的特殊染色法

现代神经科学研究在起步时期（19世纪末），曾依赖特殊染色技术。1880~1960年代是神经组织特殊染色法的黄金发展期，先后经历了镀银染色、还原银染色、退变纤维染色和束路示踪技术等重要革新。由于大多数染色法的化学机理不清楚，此后直到1990年代，仅有束路示踪技术还在持续改良，其余技术并无实质性改变，操作仍然沿用几十年前的技术流程。

（一）尼氏染色法

尼氏染色法（Nissl，1892年）的历史已逾百年，至今仍然是脑神经核团分区的经典技术。具体操作流程已在第6课介绍并实践。石蜡切片的染色与火棉胶切片相同，时间可酌情减少。本教程采用的是一种稳定可靠的快速染色方法，其实尼氏染色法的染色剂不止硫堇一种。焦油紫、甲苯胺蓝等都曾被广泛使用。染液配方中的溶剂也有多种类型，各具特色。技术上，尼氏染色法最大的弊端是容易褪色，上述染色剂均难避免这一问题。因此，染色后须尽快采集影像，染色切片无长期保存的价值。

尼氏染色法特别适合观察神经元的胞体特征，但几乎看不见突起延伸部的结构（图4-6），故主要用于判断神经元形态是否正常，以及通过胞体的特点区分脑内不同神经核团之间的界限。

观察比较不同实验组的胞体特征时，一定要确保各组采用了相同的固定和制片方法。经中性甲醛固定的神经元，尼氏体呈密集的颗粒状；而经乙醇固定者，则呈斑块状或片状。有时固定方式不当或固定不及时，还可能出现尼氏体变形、移位等人工假象。不了解这些问题，可能导致组间比较得出错误结论。

（二）镀银染色与还原银染色

在本课第一部分，我们已实践过神经组织的Golgi-Cox镀银染色法。该法对脑组织中神经元的显示效果良好，但并不是开发最早的经典镀银染色技术。经典的Golgi镀银染色法可追溯到19世纪后期，当时科学界对神经组织的结构和功能尚未形成清晰的认识。Golgi镀银染色法作为一门启发性的技术，引导了早期的神经科学发展；今天该法仍然用于显微解剖知识的教学和某些观察性的研究。

镀银染色的基本原理是：神经组织的某些结构（迄今为止未完全弄清）能与固定剂重铬酸钾亲和，固定后再与银离子接触时，可形成铬银沉淀，显微镜下呈深红棕色或黑色。神经元的这一性质被称为"亲银性"（argentaffin），据此可将神经元的整个多突起形状完整显示出来，包括树突棘在内，都看得清清楚楚。但是，Golgi镀银法（以及基于亲银性原理的其他镀染法）总是随机着染8%~15%的神经元和胶质细胞（Golgi-Cox染色法不显示胶质），故该染色法不用于计数类研究。具体操作方法如下。

神经组织长时间深固定为佳[1]，也可用中性甲醛做充分的常规固定；

→ 蒸馏水漂洗2次，每次浸1 h；

→ 37 ℃密闭避光浸泡于3%重铬酸钾溶液3 d[2]；

→ 吸水纸吸干标本表面水分[3]；

→ 在少量1.5%硝酸银水溶液中避光浸泡摇动2 min[4]；

→ 入1.5%硝酸银溶液，37 ℃避光浸泡2~4 h；

→ 入足量1.5%硝酸银溶液，37 ℃避光浸泡3 d[5]；

→ 吸水纸吸去表面水分[6]；

→ 入70%乙醇浸泡1 h；

→ 首选火棉胶包埋、制片操作流程，也可用石蜡制片法处理[7]；

→ 获得火棉胶切片后，直接按火棉胶封片的操作封固，滴加中性树胶而不加盖玻片[8]，如果为石蜡切片，2份二甲苯脱蜡后可直接滴加中性树胶封固（仍不加盖玻片）。

备注：

（1）有报道认为幼年动物的脑可染出更多的神经元；固定期间，甲醛的pH可不必监测，酸性甲醛固定不影响染色。

（2）每日须更换新的重铬酸钾溶液，避免还原失效、影响效果。

（3）该步不要水洗，否则浅表部位会产生大量铬银沉淀，影响浅部组织观察。从本步以后，操作应尽可能避光。

（4）配制硝酸银溶液必须使用分析纯试剂，并用蒸馏水或2级（双蒸）纯水溶解，操作器皿务必洁净；配制后避光，切勿久存。重铬酸钾–硝酸银的浓度除了3%–1.5%，还可以是2.5%–2%。本步骤可用少量硝酸银溶液重复2~3次，至基本不再有新的红棕色沉淀物脱落为止。

（5）如果因故要延后处理标本，应在时间到3 d后将标本连同容器一并移到室温避光存放。

（6）继续避光，下同，直到切片操作为止。

（7）切片厚度一般不小于30 μm，否则各细胞可能不完整，且缺失立体感。

（8）火棉胶片在滴加中性树胶前须用光滑吸水纸压平整，然后立即滴加浓树胶，防止切片边缘上翘。不加盖玻片的原因是：标本未着色部位还残留有1价银离子，隔绝空气后见光易变成单质银，使切片中部变黑；而不加盖玻片，可使空气透过树胶接触切片，保持银离子的无色氧化态。只要不磨损或挤压切片，染色结果可长期保存。

结果：着染神经元、原浆性和纤维性星形胶质细胞呈黑色，突起较细处可呈深红棕色；背景无色（图6-7）。

19世纪末，稍晚于Golgi镀银染色法出现的另一种方法——还原银染色法（旧称Cajal银染法），着染的神经结构更细腻，主要用于显示神经原纤维，并以此派生出显示胶质细胞的其他方法。还原银染色法的基本原理是：神经原纤维等结构能以某种尚不清楚的方式吸附银盐溶液中的银离子，吸附后接触还原剂，银离子被原位还原为单质银，呈现黑色。神经原纤维等结构的这一性质被称为"嗜银性"（argyrophilic），据此可显示出胞质中的丝状显微结构。由于显色的成分是单质银，性质稳定，因此在用螯合剂去除未反应的银离子后，可加盖玻片封固。该法还可用于显示神经末梢、神经束等结构。具体操作过程如下。

神经组织用中性甲醛充分固定2~3周，然后常规石蜡制片；

→ 石蜡切片常规脱蜡入水；

→ 4%甲醛水溶液浸24 h；

→ 蒸馏水快速漂洗2次；

→ 切片浸入20%硝酸银水溶液，37 ℃避光浸1 h，用以下步骤逐张处理；

→ 沥去切片上的多余液体，直接入氨银液[1] 1~2 min；

→ 未用过的洁净蒸馏水快速漂洗；

→ 入4%缓冲甲醛溶液显色[2]，颜色加深[3]后适时在蒸馏水中漂洗，终止反应；

→ 蒸馏水充分漂洗2次；

→ 入定影液[4]浸2 min，在以下步骤，同批切片重新统一处理；

→ 自来水充分漂洗；

→ 常规脱水、透明、封片。

备注：

（1）氨银液是还原银染色的关键试剂之一。配制方法：向20%硝酸银溶液中滴加浓氨水，边加边搅拌；形成的沉淀刚好溶解后，再补加28%左右浓氨水15~20滴，充分混匀。此液临用前配制，避光暂存。使用时一次倒少量在染缸中，处理一批切片后更换新液。实验结束应丢弃未用的氨银液，以免产生爆炸性物质，故配制前须计算好用量。

（2）还原显色用的4%缓冲甲醛需要用磷酸缓冲液维持pH在7.0（某些标本可根据显色效果适当改变）。如果偏酸，显色结果常偏黄而不够深；如果偏碱，可能显色过深而发黑。

（3）最好先用1张切片预试，水洗后镜检确定时间长短；有经验也可肉眼观察，通常呈深灰色即可终止。

（4）定影液配方：硫代硫酸钠5 g，蒸馏水100 ml。

结果：神经原纤维黑色或棕褐色，背景基本无色（图11-1示例）。

思考：还原银染色法与神经原纤维相关蛋白质的免疫组织化学法相比，显示的形态结构有什么相同点和区别？

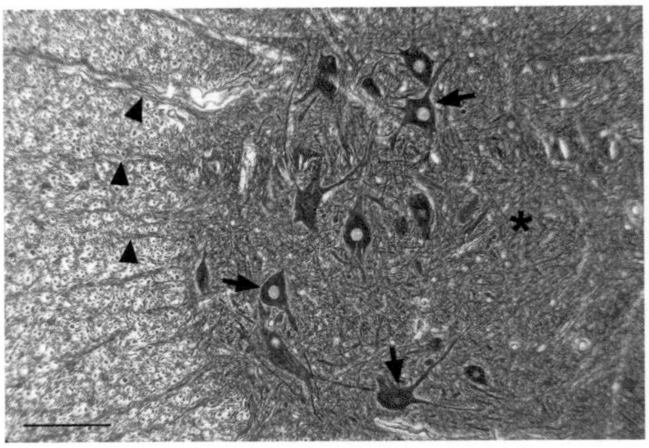

图 11-1　大鼠脊髓前角还原银染色法

常规石蜡切片，片厚6 μm；➡示运动神经元胞体，内含细丝状神经原纤维；▲示纵切突起中的神经原纤维；*示脊髓灰质，可见大量细纤维交织分布；标尺＝50 μm。

（三）胶质细胞特殊染色法

胶质细胞（星形、少突和小胶质细胞）过去通过银染法显示。自从组织化学法普及以后，银染法使用率大幅下降。银染法显示大胶质细胞有两个明显的缺点。一是常规甲醛固定时容易着染血管或其他细胞，应首选含汞固定液，但这样就限制了标本的用途。二是银染法并不着染全部细胞，遗漏部分观察不到，故不能用于计数实验。针对特异性标志分子，如胶质原纤维酸性蛋白（GFAP，显示星形胶质细胞）、髓鞘碱性蛋白（MBP，显示少突胶质细胞）和CD11b（显示小胶质细胞）等，用免疫组织化学法显色，不仅对标本的前期处理无特殊要求，特异性和图像完整性均优于银染法。因此，本课不再介绍胶质细胞的银染法，有兴趣者可查阅1980年代以前的相关技术书籍。

（四）有髓神经纤维的髓鞘染色法

有髓神经纤维从胞体发出后不远即被神经膜细胞包裹，且后者的膜性结构像电线的绝缘包皮一样将轴突层层围绕，形成髓鞘。只要让髓鞘着色，就能识别有髓神经纤维。用髓鞘的特征性蛋白质作为标记物进行免疫组织化学检测可特异性显示髓鞘。但传统的特殊染色法在观察有髓神经纤维的实验中更便捷，且特异性不输于组织化学方法。髓鞘染色法的基本原理是：先用媒染剂（如硫酸铁铵）的溶液浸透组织，使媒染剂吸附在髓鞘的多层膜结构的缝隙中；充分水洗后，髓鞘各层缝隙的媒染剂得以保留，其余部位被洗脱；然后用锂苏木素染液浸染，髓鞘由于含有高密度的媒染剂而通过锂盐吸附大量苏木素分子，于是可在镜下观察到。由于氧化的苏木素还能着染细胞核等结构，故本实验必须用未"成熟"的新制锂苏木素染液，使之仅着染髓鞘。具体操作方法如下。

神经组织常规石蜡制片，切片脱蜡入水；

→ 浸入4%硫酸铁铵水溶液[1]24~48 h；

→ 在洁净未用过的蒸馏水中漂洗3次，每次15~30 s；

→ 入新配的锂苏木素染液[2]，浸染1~3 h[3]，期间每20 min摇动1次；

→ 自来水充分漂洗；

→ 常规脱水、透明、封片。

备注：

（1）硫酸铁铵水溶液应新配，用前不要污染，为确保质量，仅用1次。

（2）锂苏木素染液配方：苏木色精1 g，无水乙醇10 ml，蒸馏水83 ml，饱和碳酸锂水溶液7 ml。配制时将苏木色精溶于无水乙醇成为A液，将碳酸锂饱和液加入蒸馏水成为B液，然后混合A、B两液。此液最多用2次，且以首次使用效果最佳。因此，按总用量配好后，应密闭避光暂存（当日用完）。使用时少量倒入染缸，争取一次多染几张切片，染1次即回收用于其他场合，不要重复使用。

（3）中途可提起检视，万一过染，可用下述溶液分色：四硼酸钠2 g，铁氰化钾2.5 g，蒸馏水200 ml，充分溶解混匀。

染色结果：有髓神经纤维黑色或深蓝黑色，背景无色（图11-2）。

苏木素如果成熟后使用，本法可用于着染心肌闰盘、骨骼肌横纹等结构；此时苏木素染色时间应延长至30~60 min。

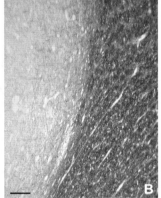

图11-2 猫大脑髓鞘染色法示例

（A）冠状面染色切片微距拍摄，（B）显微镜拍摄，标尺＝100 μm。

（五）突触的杰尼卡染色法

突触是神经元之间特化的细胞连接，神经冲动经此处进行传递。突触前成分膨大部（又称"终扣"）的直径从0.5 μm到数微米不等，只要着色，光镜下能够清楚观察到。按照组织化学的思路，用突触特有的分子如突触素（synaptophysin）的抗体进行免疫组织化学检测，可显示突触。除此以外，特殊染色法也能特异性显示突触，这就是基于银盐染色的杰尼卡染色法。该法可使神经元周围的突触显示为黑色，对比清晰。具体操作如下。

用亚砷酸–甲醛液[1]灌注固定脑或脊髓组织；

→ 切取0.5~1 cm厚含灰质的组织，在加入乙醇的亚砷酸–甲醛液[2]中后固定1~2 h；

→ 滤纸吸干组织块；

→ 入2%硝酸银水溶液，室温避光浸3周；

→ 蒸馏水漂洗组织3 min；

→ 浸入还原液[3]24 h；

→ 蒸馏水漂洗5~10 min；

→ 常规石蜡制片；

→ 石蜡切片经2份二甲苯脱蜡后可直接封片[4]。

备注：

（1）亚砷酸–甲醛液的配方：5%甲醛水溶液4份，亚砷酸饱和液1份，充分混匀。亚砷酸主要成分为H_3AsO_3，是三氧化二砷的水溶液；由于其毒性很大，应严格管控和规范操作。

（2）后固定液配方：8%甲醛水溶液30 ml，亚砷酸饱和液30 ml，95%乙醇30 ml，充分混匀。

（3）还原液配方：对苯二酚2 g，亚硫酸钠0.5 g，40%浓甲醛5 ml，蒸馏水95 ml。

（4）通常染色效果良好；如果过染，可脱蜡入水，在下述溶液漂白（注意漂白作用很快）：高锰酸钾0.05 g，浓硫酸0.1 ml，蒸馏水100 ml；然后入0.5%草酸水溶液短时漂洗，再立即用足量自来水充分漂洗；之后常规脱水、透明、封片。

染色结果：突触（终扣）深棕色或黑色，突起中的神经原纤维棕色或浅褐色，核仁棕色，其余部位淡灰色或无色（图11-3示例）。

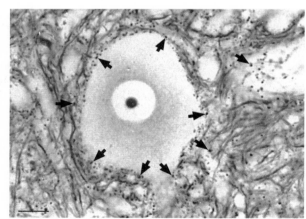

图 11-3　猫脊髓前角运动神经元杰尼卡染色示突触终末
➤示突触（终扣）；100×油浸物镜成像，标尺＝10 μm
（四川大学华西基础医学与法医学院马玉琼供图）。

思考：与显示突触的免疫组织化学法比较，杰尼卡染色法耗时更长，且着染部分轴突，为什么有时还要使用？

（六）神经束路示踪技术

现代神经科学研究中，某个区域或某个特定神经元的突起伸向何处传递信号，是人们经常关注的问题。较短的局部投射，早期研究中通过观察连续的Golgi银染切片来实现追踪。但是，一方面，银染法不能确保在各个切面上均显示出同一细胞，因而容易出现脱失而追踪失败；另一方面，神经突起较长，有的甚至可延伸数十厘米，直接用显微镜观察追踪的办法在大多数场合并不现实。所以，专门的神经束路示踪技术自从20世纪初神经元学说成型，就开始缓慢地发展和进步。

1950年代，退变神经纤维的选择性银染法问世。该法由Nauta等研发，基本原理是：先损伤目标神经元，等待一定的时间后切取待检靶组织，观察哪些神经纤维发生了退变；退变神经纤维应来自受损的目标神经元，据此可知目标神经元的突起是否投射到该靶组织。这一方法也可反过来检测：损伤投射向靶组织的神经纤维，一定时间后用尼氏染色法观察待检的上游组织，出现与损伤反应有关的染质溶解（尼氏体崩解）现象的神经元就是支配靶组织的神经纤维的来源。退变神经纤维银染法有两个缺陷，一是特异性不高，容易伤及过路纤维而造成误判；二是形态改变和时间控制比较复杂，观察结果有时并不能确证束路联系。

1960年代后，随着轴浆运输机制的揭示，神经束路示踪技术迎来发展高潮。此后，一般采用向神经元胞体或其支配的靶位注射示踪剂，利用轴浆运输使之扩散，然后针对示踪剂进行显色反应的技术。其中，向胞体注射示踪剂，顺行运输后观察其投射靶位的示踪操作，称为顺行示踪或顺行追踪（anterograde tracing）；而在其支配的靶位注射示踪剂，逆行运输到胞体后观察投射来源的操作，称为逆行示踪或逆行追踪（retrograde tracing）。常用的示踪剂，早期为辣根过氧化物酶（HRP，1965年）、荧光素（伊文斯蓝等，1970年）及重金属镍、钴等的盐（1972年）等，后来又开发出敏感性更高的荧光金（1986年）、植物凝集素PHA-L（1984年）、生物素化葡聚糖胺（BDA，1986）和假狂犬病毒（PRV，1990~1995年）等。不同的示踪剂在顺行和逆行示踪实验中的性能有所差别，因此两类示踪实验各自最适的示踪剂并不相同。目前在众多神经束路示踪技术当中，BDA顺行示踪法、PRV跨突触逆行示踪法的稳定性和敏感性最高。在多重示踪的场合，BDA、PRV联用，或BDA、PRV和PHA-L联用，可满足绝大多数的研究需要。

本课将以使用BDA和PRV的示踪技术为基础，介绍神经束路示踪的一般方法。熟悉这两种技术后，进一步学习其他示踪剂的操作将无实质性障碍。

（1）BDA示踪技术。

BDA是一种连接生物素的多聚糖分子，可被神经元以较快的速度摄取和运输，具有操作和检测方便、灵敏度高的独特优势；光镜下可达到同Golgi银染一般的清晰形态，电镜下也可借助显色反应观察到阳性沉淀的颗粒，因此用途很广。

常用于神经束路示踪的BDA有10 kD和3 kD两种分子量，前者用于顺行示踪，特异性和稳定性好，但对突起远端的显示不够精细；后者主要用于逆行示踪，轴浆运输速度更快（速度按每周20~25 mm估计），突起远端的细部结构显示更细腻，但追踪方向的特异性略差（不能避免沿轴突顺行运输）。顺行示踪的BDA示踪剂配方为：10 kD BDA冻干粉0.05 g，Triton X-100 10 μl，pH 7.3的0.01 mol/L磷酸盐缓冲液1 ml。配制后分装成每管5 μl，需长期保存者置-70 ℃冻存。如果顺行示踪时远离胞体的突起有明显的不连续颗粒形态，可将10 kD BDA改为5 kD或3 kD，溶剂成分和pH仍保持不变。该配方中的Triton X-100对膜性结构有损伤，可起到促进神经元摄取BDA的作用；如果采用离子脉冲注射，或者标本要用于电镜观察，Triton X-100应省去。逆行BDA示踪剂的配方为：3 kD BDA冻干粉0.03 g，Triton X-100 10 μl，pH 4.5的0.01 mol/L醋酸盐缓冲液1 ml。Triton X-100成分的处理和冻存操作与顺行示踪剂相同。

神经组织局部注射BDA的操作分为两种形式。本课第一部分实践的是压力注射法，即使用微量注射器进行缓慢的定位推注。该法操作简便，但注射量较大，有时定位不够精细；适用于大动物神经束路的长程追踪，或神经核团的细胞成分相对单一的示踪研究。另一种形式是离子脉冲注射法（iontophoretic injection）。基本方法是通过内径20~40 μm的微小玻璃吸头（专门加热拉制），以5 μA电流、7 s周期的正向直流电脉冲将BDA注入神经元。该法对注射点的范围控制较精细，剂量微小时神经元摄取效率高于压力注射法，适用于单细胞注射和细胞类型复杂脑区的示踪研究。不论何种注射方法，每个注射点的示踪剂用量最少不应少于0.05 μl，否则难以显示出饱满的细胞结构。最大点剂量通常不超过10 μl，以免扩散后被注射区周边的受损神经元摄取，形成大量假阳性结果。

示踪剂注射后动物的存活时间很重要。时间太短，示踪剂尚未运输到支配的靶区，可能得到假阴性结果；时间过长，示踪剂可能被周围受损神经元的突起吸收，造成阳性结果扩散，使示踪的特异性降低。在神经元本身健康无损的条件下，BDA不易跨突触传递，因此控制注射点的损伤范围和术后存活时间，对获得准确的实验结果尤为重要。动物的术后存活时间，最短不应短于示踪剂运输到靶区的理论时长。分子量3 kD的BDA轴浆运输估计速率见前述；10 kD的BDA则须按每周10~15 mm估计。比如在小鼠的延髓腹外侧区注射10 kD BDA，追踪向基底前脑的投射纤维，术后应至少存活10 d。存活时间最长尚无定论。根据经验，啮齿动物术后存活4周，对于已摄取BDA的神经元，检测清晰度不会下降；大动物术后存活6周，阳性结果仍可清晰检出；若时间再延长，清晰检出的难度将加大。

待检组织一般通过灌注固定的方式取材，按常规石蜡制片流程操作。BDA耐受各种固定剂，包括电镜制片的戊二醛，因此不必担心组织处理期间示踪剂分子遭受破坏。包埋于石蜡块中，BDA也很稳定，可长期保存反应性并用于回顾研究。由于BDA分子中有生物素基团，切片脱蜡入水，经PBS漂洗，即可从免疫组织化学检测的链霉亲和素-HRP复合物孵育步骤开始，完成酶显色反应（如图11-4示例）。只要用基于DAB、NBT等的显色方法，结果可长期保存。

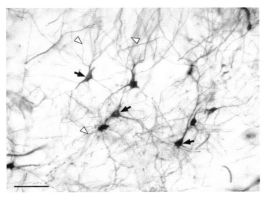

图 11-4　小鼠脑 BDA 注射追踪示例

大脑皮质注射10 kD BDA顺行示踪，注射后存活3 d，25 μm石蜡制片；➡️示距离注射点约3 mm脑组织的阳性神经元，△示突起远端呈颗粒状，连续性和精细度欠佳（3 kD BDA无此现象）；链霉亲和素-HRP反应，Ni-DAB显色；标尺＝50 μm。

（2）PRV示踪技术。

PRV即假狂犬病毒，又称猪α疱疹病毒，逐渐被开发成标准化减毒活病毒株，是跨突触逆行示踪实验中可靠性最高、敏感性最好的示踪剂。在神经终末注射并被摄取后，PRV被轴浆以远快于BDA运输的速度逆行带到胞体，并在胞体完成复制。此时末端注射点的病毒分布很少，针对该病毒的常规免疫反应难以检出，这是PRV的一大特点。复制约6 h后，胞体和树突中的PRV数量大增，阳性反应才易于检出。随着时间延长，PRV逐渐充满树突末端（新复制的病毒不向轴突末端迁移），并通过突触扩散后被与之相连的上位神经元（突触前成分）摄取，启动新一轮的逆向轴浆运输和在胞体的复制增殖。因此，PRV注射后，被标记神经元被检出的范围，随时间呈分阶段扩大的趋势，即每隔一个运输和复制周期，又能额外显示出有突触联系的上一级的大量神经元。通常在动物存活7~10 h时检测第1级神经元，存活36~48 h检测第2级神经元（前提是注射量不超过40 nl，因为检出时间还与注射剂量有关，须预试）。存活时间不可过长（4 d为极限），否则牵涉神经元过多，结果很难解读。

PRV的注射范围一定要局限良好。单点注射量控制在30~400 nl（通过培养细胞扩增后提取的上清液），依据组织结构、动物大小和实验目的确定。靠近脑室部位的操作，不可使病毒漏入脑室。若不注意上述问题，扩散的PRV很容易感染大范围的突触，形成严重的假阳性干扰。PRV的检出一般采用针对病毒磷酸化蛋白成分的免疫组织化学技术。

PRV示踪实验中，动物在术后的存活时间明显短于BDA等其他示踪技术。因此，如果PRV法需要与BDA等方法联用，必须采用两次手术。第1次先注射BDA等注射后需要动物长时间存活的示踪剂，第2次再注射PRV。比如，预试显示BDA示踪的最佳存活时间为10 d，PRV为2 d；那么，就应当在实验第0天先手术注射BDA，然后第8天再行手术注射PRV，等到第10天取材。多重示踪的实验，各示踪剂的检测应采用不同的反应体系，以无交叉反应且反应产物颜色可区分为原则。比如BDA与PRV联用时，如果BDA用HRP–DAB显色系统，PRV的免疫组织化学检测就应首选AP–NBT显色系统。

四、结缔组织研究常用的特殊染色法

结缔组织在机体中分布广泛，结构相对复杂。常规染色法如HE和吉姆萨染色法等，虽可显示精细的基本结构，但从色调上无法区分不同组分。比如弹性纤维、胶原纤维、网状纤维等在HE染色法中为深浅不同的粉红色，不能有效辨别。Masson、Mallory与Azan等方法（旧称"三色染色法"）可区分这些结构，并对胰岛细胞、垂体细胞等非结缔组织结构也有良好的区分度。学习这些具有特殊辨别效果的染色法，有利于实验标本的快速处理和多样化观察。

（一）Masson 染色法

用本法染色的标本，采用含汞固定液固定，可得到最佳的染色结果。Bouin固定液也可，但用缓冲甲醛的区分效果不太理想。如果使用甲醛固定，应在切片脱蜡入水后，浸于3%氯化汞水溶液或苦味酸乙醇液中1 h，使染色区分度提高。具体操作方法如下。

石蜡制片，片厚3~6 μm[1]；

→ 切片常规脱蜡入蒸馏水；

→ 浸于酸性地衣红染液[2]，染色30~60 min；

→ 蒸馏水充分漂洗；

→ 苏木素染细胞核[3]；

→ 浸染于丽春红–品红染液[4]5~10 min；

→ 用滤纸除去切片上的水分（不可干燥）；

→ 用0.5%乙酸水溶液漂洗30~60 s；

→ 蒸馏水快速漂洗；

→ 1%磷钼酸水溶液分色3~5 min[5]；

→ 1%乙酸水溶液漂洗30 s；

→ 入亮绿染液[6]染色3~5 min；

→ 1%乙酸水溶液漂洗[7]；

→ 从95%乙醇开始[8]脱水、透明、封片。

备注：

（1）切片宜薄，超过8 μm的厚片很容易着色不均。

（2）本步目的是在酸性条件下用地衣红浸染弹性纤维。染液配方：地衣红1 g，浓盐酸1 ml，80%乙醇100 ml。配制后最好放置数小时再用。

（3）该步包括染色、分色、返蓝等必要操作。Mayer苏木素液可不分色。

（4）丽春红–品红染液配方：丽春红0.8 g，酸性品红0.4 g，冰乙酸1 ml，蒸馏水99 ml。

（5）以胶原纤维的红色减淡、刚好无色为佳，肌纤维的红色应保留。

（6）亮绿染液配方：苯胺蓝 2 g，冰乙酸2 ml，蒸馏水98 ml。苯胺蓝也可换用亮绿。

（7）乙酸溶液漂洗均不要超时，避免染上的颜色被洗脱。

（8）缩短95%乙醇和无水乙醇的浸泡时间至各1 min，需要上下提放切片数次使脱水充分。

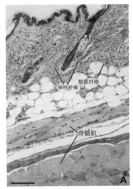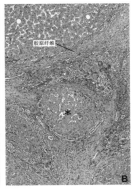

图 11-5　Masson 染色示例

（A）皮肤（苯胺蓝染胶原纤维）；（B）肝癌组织（亮绿染胶原纤维），*示假小叶；标尺＝100 μm（供图：J. Steel，University College London，England）。

染色结果：胶原纤维藏蓝色（用亮绿替代苯胺蓝则为蓝绿色），弹性纤维棕红色，肌纤维、红细胞呈红色，细胞核蓝紫色（图11-5示例）。

（二）Mallory 染色法

该法与Masson染色法的基本原理类似，但染色剂有所区别，且苯胺蓝与橘黄G采用一步染色的方式操作。标本固定和切片厚度的要求与Masson染色法一致。具体操作过程如下。

石蜡切片常规脱蜡入蒸馏水；

→ 浸染于0.5%酸性品红水溶液中5 min；

→ 自来水快速漂洗；

→ 在苯胺蓝–橘黄G染液[1]中浸染10~20 min；

→ 经2份95%乙醇分色兼脱水；

→ 从无水乙醇开始常规脱水、透明、封片。

备注：

（1）染液配方：苯胺蓝0.5 g，橘黄G 2 g，磷钼酸（或磷钨酸）1 g，蒸馏水100 ml。配液所用蒸馏水须纯净，最好用2级纯水配制。

染色结果：胶原纤维藏蓝色，糖胺多糖、黏多糖等成分及相关结构（如软骨基质）呈深浅不一的蓝色，肌细胞紫红色，红细胞橘黄色，细胞核为红色。

Mallory染色法除了着染结缔组织，还能染脑垂体和胰岛。比如染胰岛时，可区分出HE染色不能区分的A细胞（橘黄或红色）和B细胞（蓝色）。

（三）Azan 染色法

该法是三色染色的又一个版本，红色染色剂换为偶氮胭脂红。除了染结缔组织，Azan染色法也可用于脑垂体等染色，结果和Mallory法类似。Azan法对标本处理的基本要求仍类似于Masson法与Mallory法，具体操作方法如下。

石蜡切片常规脱蜡入蒸馏水；

→ 入苯胺乙醇液[1]浸30~60 min；

→ 入95%乙醇浸1 min；

→ 在偶氮胭脂红染液[2]中，37 ℃浸染8~12 h；

→ 蒸馏水漂洗；

→ 在0.1%~1%苯胺的95%乙醇溶液中分色，至胶原纤维基本无色[3]为止；

→ 在1%乙酸的95%乙醇溶液中漂洗30~60 s；

→ 蒸馏水快速漂洗；

→ 入5%磷钨酸（或磷钼酸）水溶液媒染0.5~3 h；

→ 蒸馏水快速漂洗；

→ 在苯胺蓝–橘黄G染液[4]中浸染1 h；

→ 自来水漂洗至不掉色；

→ 在95%乙醇分色，使苯胺蓝和橘黄G的着色清晰可辨；

→ 从无水乙醇开始常规脱水、透明、封片。

备注：

（1）苯胺乙醇液配方：苯胺1 ml，95%乙醇99 ml。

（2）染液配方：偶氮胭脂红（B或G）0.01 g，蒸馏水100 ml溶解，然后加入冰乙酸0.5~1 ml。如果升温至56 ℃浸染，仅需浸染4~5 h。

（3）苯胺的浓度需根据预试确定。该步有必要镜下检视，分色程度的判断标准是：胶原纤维基本无色，而细胞质应为深红色，肌细胞为红色。

（4）此混合染液与Mallory法的成分剂量稍有不同。配方：苯胺蓝0.25 g，橘黄G 1 g，冰乙酸4 ml，蒸馏水100 ml；混合煮沸，冷却后过滤。染色期间一定要检视着色深浅，防止过染。久存的组织标本可适当延长染色时间。

结果：胶原纤维蓝色，肌纤维红色，弹性纤维黄色，红细胞橘黄色，细胞核红色。

思考：请列举Masson、Mallory和Azan三种结缔组织染色法的相同点和不同点。

（四）弹性纤维的碘苏木素染色法和地衣红染色法

弹性纤维的经典、特异性染色方法有两种：地衣红染色法和碘苏木素染色法；二者的阳性染色分别为红色和黑色。地衣红染色法特别适合于染疏松结缔组织铺片，也可用于组织切片；用于某些结构的组织切片可能存在区分度欠佳的问题。碘苏木素染色法染组织切片的区分度很高，着色强而快速，但可能会漏掉一些纤细的弹性纤维。两种方法各有优势，应根据标本特点选用。

（1）碘苏木素染色法。

该法又称费尔霍夫（Verhoeff）染色法，具体操作过程如下。

组织常规固定，石蜡制片，常规脱蜡入蒸馏水；

→ 入费尔霍夫染液[①]浸染10~15 min；

→ 自来水快速漂洗；

→ 2%三氯化铁水溶液分色数秒，至胶原纤维和肌纤维等基本无色；

→ 自来水充分漂洗；

→ 入95%乙醇充分漂洗；

→ 从无水乙醇开始常规脱水、透明、封片。

备注：

① 费尔霍夫染液配方：5%苏木素无水乙醇溶液（已成熟）30 ml，10%三氯化铁水溶液12 ml，碘片0.24 g，碘化钾0.48 g，蒸馏水12 ml。配制时碘液（后3种成分）单独配制好再与其他成分混合。本配方的量正好够1个5片装立式染缸，染液应新鲜配制，不要久存。

染色结果：弹性纤维黑色，细胞核灰色（图11-6A）。

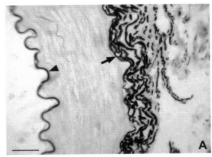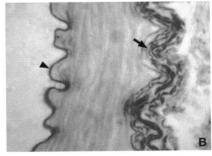

图 11-6　中动脉碘苏木素染色法和地衣红染色法染色结果示例

（A）碘苏木素染色法；（B）地衣红染色法（未经苏木素复染，酸性地衣红液
本身可隐约显示胞核）；▲示内弹性膜，➡示内弹性膜；标尺＝50 μm。

（2）地衣红染色法。

该法用于铺片十分方便；用于切片染色时，大多数情况下也可获得良好的区分度。Masson染色法中可包含一步地衣红染色以显示弹性纤维（见上文）。单独染地衣红的具体操作过程如下。

铺片固定后或切片入水后，经蒸馏水漂洗；

→ 入地衣红染液，浸染1~2 h[①]；

→ 70%乙醇漂洗，去除多余染液②；

→ 自来水漂洗；

→ 蒸馏水漂洗1 min；

→ 苏木素常规复染细胞核③；

→ 常规脱水、透明、封片。

备注：

① 染液配方与Masson染色法中所用者相同。如果将染缸置于37 ℃，染色时间可缩短至20~30 min。

② 不要停留过久，否则染上的颜色会减退。

③ 包括浸染、分色、返蓝操作。

染色结果：弹性纤维深红色或红棕色，细胞核蓝紫色（经苏木素复染者），背景无色或淡粉红色（图11-6B）。

（五）网状纤维银染法

可供选择的网状纤维显示方法不多，特异性最高的当属还原银染色，与神经组织的染法稍有区别，操作过程如下。

标本最好用中性甲醛、2.5%重铬酸钾依次固定，或Helly液固定，后者染色前须脱汞处理；

→ 常规4~6μm石蜡制片；

→ 脱蜡入无水乙醇；

→ 浸入1%火棉胶5~10 min(1)；

→ 稍晾干切片，即浸入80%乙醇5 min；

→ 自来水充分漂洗；

→ 浸于0.5%高锰酸钾溶液2 min；

→ 自来水漂洗；

→ 浸于5%草酸溶液2 min；

→ 自来水充分漂洗3 min；

→ 蒸馏水浸2次，每次1 min；

→ 向切片上滴足量加氨银液(2)，浸3 min；

→ 蒸馏水(3)快速漂洗；

→ 于4%甲醛溶液还原2 min；

→ 自来水充分漂洗；

→ 浸于5%硫代硫酸钠溶液定影2 min(4)；

→ 自来水漂洗；

→ 常规苏木素复染细胞核，也可再复染其他结构；

→ 常规脱水^{（5）}、透明、封片。

备注：

（1）目的是增加局限性，既防止染色扩散，又稳固切片以免脱落。

（2）氨银液配制方法：将28%浓氨水1 ml与5%硝酸银溶液15 ml充分混合，产生棕色沉淀；继续逐滴加入硝酸银溶液（19 ml左右），边加边摇动混匀，至沉淀消失、溶液略显浑浊为止。此液须临用当天配制。

（3）本法蒸馏水、氨银液等都尽可能只用1次，避免影响反应效果。

（4）传统操作中，该步之前可用0.2%氯化金调色2 min；也可省去该步。

（5）脱水至无水乙醇前，先用一份无水乙醇充分溶解火棉胶层。

染色结果：网状纤维黑色；其他结构呈复染法相应的颜色（图11-7示例）。

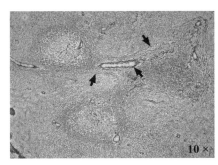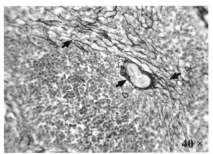

图 11-7　脾组织网状纤维银染法示例
➡示黑色的网状纤维；切片经氯化金调色。

（六）酸性黏多糖及软骨的阿利新蓝法

组织化学技术中，PAS反应并不能检测出所有的糖类。比如，酸性黏多糖就呈PAS阴性。阿利新蓝（Alcian blue）可着染酸性黏多糖，正好弥补PAS反应这一不足。此外，软骨基质中有大量硫酸软骨素，阿利新蓝法显示软骨结构也有很好的效果。具体操作如下。

标本经中性缓冲甲醛固定^{（1）}，常规石蜡切片脱蜡入水；

→ 在阿利新蓝染液^{（2）}中浸染5~10 min；

→ 自来水充分漂洗；

→ 用1%中性红复染细胞核；

→ 自来水漂洗；

→ 常规脱水、透明、封片。

备注：

（1）不要使用含乙醇的固定剂，乙醇易致黏多糖变性。也不要用冷冻切片，冷冻制片操作易丢失大量黏多糖成分。

239

（2）染液配方：阿利新蓝1 g，3%乙酸水溶液100 ml。临用前配制并过滤，pH约为2.6。

染色结果：酸性黏多糖呈蓝色或蓝绿色，细胞核红色。

思考：试试看，用pH 0.5~3的缓冲液代替3%乙酸水溶液，配制不同的pH梯度，染色结果有何不同？为什么有这种差别？

（七）显示脂质的染色法

脂质很容易被有机溶剂溶解破坏，故应采用中性甲醛化学固定和冷冻制片的方法制备标本。显示脂质的染色剂有苏丹系列染色剂（苏丹Ⅲ、苏丹Ⅳ、油红O、苏丹黑等）、硫酸尼罗蓝等。其中，苏丹Ⅲ的稳定性好，但色调偏橙黄一些，灵敏度不如油红O，在需要呈现精细的脂质沉积物的场合，应选择后者。几种染色剂中，仅有硫酸尼罗蓝可同时显示中性和酸性脂质（但显示酸性脂质的特异性有时不高），其他均着染非酸性脂质。脂质染色的切片、封片时必须用水性封固剂，且加盖玻片后不可按压，以免脂滴移位。

非酸性脂肪的油红O染色方法如下：

冷冻切片裱贴于防脱载玻片；

→ 用60%异丙醇淋洗切片；

→ 入油红O染液[1]浸染15 min；

→ 60%异丙醇分色，至背景基本无色；

→ 蒸馏水漂洗；

→ 常规苏木素复染细胞核，自来水充分漂洗；

→ 甩去切片上多余的水，用甘油明胶封片。

备注：

（1）油红O染液配方：油红O 1 g，60%异丙醇100 ml。此液用后不宜保存。

染色结果：非酸性脂肪红色（图11-8A），细胞核蓝色。注意及时采图存档，避免颜色消退。

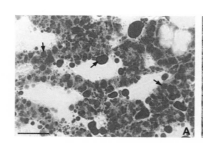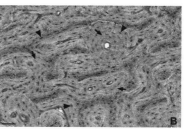

图 11-8　油红 O 与硫堇 – 苦味酸染色示例

（A）重度脂肪肝油红O染色（未复染胞核），➤示脂滴；（B）长骨脱钙切片硫堇-苦味酸染色，➤示骨小管，▲示骨陷窝；标尺＝50 μm。

如果采用苏丹Ⅲ/Ⅳ染色，标本不用60%异丙醇而用70%乙醇浸洗和快速分色。苏丹Ⅲ/Ⅳ的染液配方为：苏丹Ⅲ（或苏丹Ⅳ）0.5 g，70%乙醇50 ml，丙酮50 ml；染色时间为室温3~5 min。苏丹Ⅲ染色结果一般偏橙黄色，而苏丹Ⅳ偏深红色，操作上并无差别。

酸性脂质（如脂肪酸、磷脂等）在常规固定后的操作中易流失或变性，失去检测意义。缓冲液中的钠离子可加速磷脂的流失，而钙离子有利于保存磷脂。因此，需要染磷脂的标本，应在固定液中添加终浓度2%的乙酸钙。由于皂化作用，游离脂肪酸经此液固定后无法用染色法检出，且此液仍无法保存脑磷脂。

酸性脂质的硫酸尼罗蓝染色方法如下：

冷冻切片裱贴于防脱载玻片；

→ 硫酸尼罗蓝染液[2]中60 ℃浸染30 min；

→ 1.5%~2%乙酸水溶液分色1~5 min[3]至结构清晰；

→ 自来水漂洗；

→ 甩去切片上多余的水，用甘油明胶封片。

备注：

（2）硫酸尼罗蓝染液配方：硫酸尼罗蓝1.5 g，浓硫酸0.5~1 ml，蒸馏水100 ml；溶解后使用回流装置煮沸4 h，检测pH应为2.0左右。

（3）时间以镜检结果为准，有时可能超出该范围。

染色结果：中性脂肪为红色，脂肪酸等酸性脂质为蓝色或蓝紫色，细胞核和弹性纤维为蓝色。

五、骨组织研究常用的特殊染色法

骨是一种器官，也是特殊的结缔组织。在显微镜下观察骨组织，可针对一般形态（如HE染色法）、无机钙盐（冯·科萨染色法、茜素红染色法等）或骨小管（硫堇–苦味酸染色法）。不同方法显示的结构有所差别，需根据实验目的选择恰当的方法。本课介绍最常用的3种骨染色法。

（一）冯·科萨染色法

冯·科萨（Von Kossa）染色法实质上是一种还原银染色法，基本原理是：银离子浸透组织后，与钙离子发生置换反应而被保存在原位；然后将银离子用化学试剂或光照还原为黑色单质，即呈现钙盐的分布。

根据标本的类型，可分为骨组织块染色和切片钙质染色两种操作。标本的固定液不能含钙离子，以免吸附于组织形成假阳性结果。尽量避免用酸性固定液（Bouin、AAF等），否则钙质会或多或少发生损失；甲醛久置偏酸后也会造成钙质流失，故标本长期浸于固定液可能有损染色结果。

（1）骨组织块染色。

骨组织块的冯·科萨染色法沿用了早期显微制片的技术路线，即直接用组织块或厚片染色。该法主要用于显示骨组织的结构，具体操作见第7课的骨磨片相关方法。不用磨片也可，将骨锯成厚1~2 mm的组织块，染色后充分水洗；在5%~10%的甲酸中快速脱钙（切勿使用硝酸、盐酸等，否则黑色的还原银粒将被溶解），然后常规石蜡制片。这样，脱蜡入二甲苯后可直接封片。

（2）切片钙质染色。

该法主要用于显示组织内的微小钙化灶。只要钙化灶不影响切片，本法就没有技术障碍。具体操作如下。

石蜡切片常规脱蜡入蒸馏水；

→ 切片入1%硝酸银水溶液，紫外灯下照射10 min[①]；

→ 蒸馏水漂洗1 min；

→ 5%硫代硫酸钠溶液定影2 min；

→ 自来水冲分漂洗；

→ 蒸馏水漂洗后，可常规复染胞核，或继续完成HE染色等操作。

备注：

① 强阳光下照射也可，时长为12~15 min；如果阳光不好，且无紫外光源，一般日光下需要30~50 min。

染色结果：钙化灶呈褐色至深黑色，其余与复染方法一致。

注意，此法也能使尿酸盐及其结晶显示为黑色。鉴别的方法是：取相邻切片做对照，银染前浸于碳酸锂水溶液（饱和碳酸锂15 ml，与蒸馏水85 ml混合）15 min，水洗后与实验切片同时银染；如果某区域对照片没有染色而实验片有染色，则此处为尿酸盐而非钙盐。

（二）茜素红染色法

该法的关键染色剂为茜素红S（alizarin red S，为磺酸钠盐），染色对象仍然为钙质（形成橙红色的螯合物），对切片上微小钙化灶的染色灵敏度与冯·科萨染色法相当或略高，但操作不当易引起结果扩散。具体操作方法如下。

石蜡切片常规脱蜡入蒸馏水；

→ 茜素红S染液[(1)]滴染，取样镜检[(2)]；

→ 蒸馏水快速漂洗约10 s；

→ 在0.1%盐酸的95%乙醇溶液中分色数秒到15 s；

→ 自来水充分漂洗；

→ 苏木素复染细胞核[(3)]；

→ 充分水洗后，常规脱水、透明、封片。

备注：

（1）染液配方：茜素红S 1.5 g，蒸馏水100 ml，溶解混匀后，滴加10%氢氧化铵（氨水主要成分）10余滴，边加边摇匀，使溶液pH为6.3~6.5。

（2）染色时间必须靠镜检，因为局部含钙量越大，染色速度越快；通常需要1~2 min，有时会稍缩短，也可延长到5 min。如果染色结果明确后继续延长时间，有着色范围扩散的风险。

（3）最好用Mayer苏木素染液浅染，避免再次分色操作使茜素红的颜色消退。

染色结果：钙化灶为橙红色，细胞核蓝色。

（三）硫堇 – 苦味酸染色法

这是一种经典而纯粹的骨小管和骨陷窝的染色方法。与其说是染色，不如说是骨小管、骨陷窝的腔隙吸附并滞留了大量硫堇染色剂，因此显示出较深的颜色。该法为了衬托骨小管等结构，还需用苦味酸将骨质染成黄色。具体操作如下。

骨组织脱钙，常规冷冻制片[1]；

→ 切片用蒸馏水漂洗；

→ 在硫堇染液[2]中浸染10~20 min；

→ 蒸馏水漂洗；

→ 苦味酸饱和水溶液浸染30~60 s；

→ 入70乙醇脱水兼分色约10 min；

→ 从95%乙醇开始常规脱水、透明、封片。

备注：

（1）石蜡制片通常不易得到高质量的大张断面，火棉胶或冷冻制片法更容易。此处以耗时更短的冷冻制片为例。

（2）硫堇染液配方：硫堇溶于50%乙醇形成饱和溶液；取硫堇饱和溶液10 ml，与蒸馏水100 ml混合，然后滴加浓氨水1~2滴，充分混匀。

染色结果：骨小管和骨陷窝等为黑褐色或棕色，骨质为淡黄色或黄色（图11-8B）。

六、涂片标本常用的特殊染色法

涂片或通过印片、穿刺等方法得到的分散的脱落细胞标本，常采用吉姆萨染色法、瑞氏染色法或PAP染色法处理，结构清晰可辨，是临床诊断的常规技术。

（一）吉姆萨染色法、瑞氏染色法

这两种方法的基本原理高度相似，染色结果大同小异，都改进自19世纪末俄国医生罗曼诺夫斯基的血细胞染色法。吉姆萨（Giemsa）染色法已在第4课介绍，此处不再赘述。与吉姆萨染色法相比，瑞氏（Wright）染色法有两处不同。其一，瑞氏染色剂由亚甲基蓝（吉姆萨染色剂中天青的还原形式）和伊红Y构成。只要细胞内存在过氧化氢体或有氧化功能的细胞器，这一不同就不影响染色结果；否则，瑞氏染色呈现的天青本身的蔚蓝色更淡，而亚甲基蓝的紫色着染更深。其二，瑞氏染色剂直接用甲醇溶解即为工作液，将染液滴加在涂片上，可在甲醇固定的同时完成染色。这一快捷优势特别有利于处理少量标本，大批量标本的染色因甲醇易挥发而更不方便。瑞氏染色法的封片方法与吉姆萨染色法一致，即经蒸馏水漂洗，晾干后再封片，而不能走常规脱水的流程。

与吉姆萨染色剂一样，瑞氏染色剂粉末也有市售的成品，获取后直接用甲醇溶解即可使用。如果自配，可称取亚甲基蓝1 g，溶于100 ml 0.5%碳酸氢钠水溶液，煮沸1 h，然后骤冷；将液体过滤到洁净容器中，与5倍体积的0.1%伊红Y水溶液混合；立即再次过滤，并收集沉淀，37 ℃恒温箱中干燥，研磨成粉，即为瑞氏染色剂。取该粉末0.1 g溶于无水甲醇60 ml即为瑞氏染色工作液。

（二）PAP染色法

PAP（Papanicolaou）染色法又称巴氏染色法，是临床脱落细胞标本染色的首选方法。该法可清晰显示核染色质和细胞形态，且具有多色性质，有利于判断机体激素水平和病原微生物感染状态等。具体操作方法如下。

涂片固定后，入95%乙醇浸1 min；

→ 入75%乙醇浸2 min；

→ 蒸馏水充分漂洗3 min；

→ 常规苏木素染色、分色、返蓝；

→ 入70%乙醇浸2 min；

→ 入90%乙醇浸2 min；

→ 入橘黄G染液(1)浸染1.5 min；

→ 入95%乙醇漂洗2次；

→ 入多色混合染液(2)浸染2~3 min；

→ 从95%乙醇开始常规脱水、透明、封片。

备注：

（1）橘黄G染液配方：橘黄G 0.5 g，磷钨酸0.015 g，95%乙醇100 ml。

（2）混合染液配方：0.5%亮绿SF水溶液45 ml，0.5%伊红Y水溶液45 ml，0.5%俾斯麦棕水溶液10 ml，磷钨酸0.2 g，碳酸锂饱和水溶液1滴。

染色结果：对于非角化上皮组织的脱落细胞，胞核为蓝紫色，胞质为淡蓝色或淡绿色；如为角化上皮组织则胞质呈粉红色到橘黄色；白细胞胞质为淡蓝绿色，红细胞为橙红色。

七、病原微生物常用的特殊染色法

微生物包括真核细胞型微生物（真菌）、原核细胞型微生物（细菌、放线菌、支原体、衣原体、立克次体和螺旋体）和非细胞型微生物（病毒）。其中，只有真核和原核细胞型微生物能在光镜下观察到。微生物通常呈透明或半透明状，未染色的标本不便于观察。细菌等电点一般在pH 2~5之间，中性条件下，更易与碱性染色剂结合。因此对细菌进行染色更多采用碱性染色剂。

根据所用染色剂的数量，常用的微生物染色法可分为单染色法与复染色法。单染色法仅使用一种染料，方法简单，可用于观察微生物的镜下形态特征，但不能用于微生物种类的鉴别。复染色法使用两种或更多不同颜色的染色剂，不仅可观察形态，通常还可对微生物进行鉴别。此外，根据染色时微生物本身是否着色，还可分为正染色法和负染色法。前者是染色剂对微生物着染；后者微生物本身不着染，而背景显示一定颜色，从而衬托显示出微生物的形态。下面介绍几种实验研究和临床诊断中常用的病原微生物染色方法。

（一）细菌革兰染色法

革兰（Gram）染色法由丹麦细菌学家革兰于1884年创建，至今仍作为一种标准化方法广泛使用。基本原理是：标本先用结晶紫染色，再加碘媒染成为结晶紫–碘复合物，所有细菌均为蓝紫色；然后，对标本分色，不脱色的为蓝紫色的革兰阳性菌，脱色后被复染呈红色的为革兰阴性菌。具体操作过程如下。

取洁净载玻片一张，滴1小滴生理盐水至其中央；

→ 烧灼接种环，冷却后挑取少量细菌与玻片上的生理盐水充分混匀[1]，制成均一的1 cm²左右的菌悬液；

→ 自然干燥固定，或用酒精灯烘干固定[2]，形成菌膜；

→ 滴加结晶紫染液[3]至完全覆盖菌膜，染色1 min；

→ 自来水充分漂洗[4]，然后用吸水纸小心将残留的水吸干；

→ 滴加碘液[5]至完全覆盖菌膜，染色1 min；

→ 自来水充分漂洗，然后用吸水纸小心将残留的水吸干；

→ 滴加95%乙醇至完全覆盖菌膜，轻轻晃动玻片，直到不再有染料溶出（约30 s）[6]；

→ 充分水洗，然后用吸水纸小心将残留的水吸干；

→ 滴加苯酚–复红染液[7]至完全覆盖菌膜，染色1 min；

→ 充分水洗，吸水纸吸干；

→ 风干后，二甲苯漂洗3次[8]，滴加中性树胶封片。

备注：

（1）菌量应适中，过多时菌膜太厚，染色、脱色效果差；过少则不便于观察。

（2）用酒精灯烘干固定时，温度不宜过高，以免破坏细菌形态。

（3）结晶紫染液配方：结晶紫2 g，草酸铵1 g，95%乙醇20 ml，蒸馏水80 ml。配制时将结晶紫溶于乙醇，草酸铵溶于蒸馏水，二液混合。密闭保存于4 ℃冰箱可长时间存放。

（4）不宜将水直接对准菌膜漂洗，以免将标本冲掉；可倾斜玻片，让水流自上而下流过标本；下同。

（5）碘液配方：碘片1 g，碘化钾2 g，蒸馏水100 ml。先用少量蒸馏水溶解碘化钾，然后溶解碘片，最后补足水量。

（6）乙醇脱色时间不宜过长或过短；刚不再有染色剂溶出，就应立即终止，进入下一步。

（7）苯酚–复红染液配方：碱性复红 0.5 g，苯酚1 g，苯胺1 ml，30%乙醇70 ml。碱性复红包括了碱性品红成分，可用碱性品红替代。配制时碱性品红溶于乙醇，加热到90 ℃溶解混匀，冷却后再加入苯酚和苯胺。该液不稳定，表面易氧化而污染标本，故染色时可适当加热。

（8）二甲苯多次漂洗以去除苯胺，防止苯胺残留造成切片褪色。

染色结果：革兰阳性菌呈蓝紫色图（11-9A），革兰阴性菌呈红色（图11-9B，C），

如果染组织切片，方法相似，但不便用碱性复红衬染，避免与周边组织的颜色混淆。此时观察革兰阴性菌须借助其他方法（如银染法或吉姆萨染色法）。

（二）细菌抗酸染色法

抗酸染色法专用于显示抗酸杆菌。该类细菌常见的有结核分枝杆菌和麻风分枝杆菌等，由于细胞壁含有类脂质而不易着染；一旦着染，可抵抗酸的脱色作用。经典的染色原理是：用苯酚–碱性品红加热染色，使染色剂穿透菌体；然后脱色，菌体着色并不消退。以麻风分枝杆菌染色为例，具体操作过程如下。

用无菌刀片在麻风皮损部位做约5 mm长、3 mm深的切口，刮取组织液涂于载玻片；

→ 酒精灯外焰干燥固定[1]；

→ 滴加苯酚–碱性品红染液[2]至菌膜上，完全覆盖菌膜，用酒精灯外焰徐徐加热至微冒蒸汽，维持5 min[3]；

→ 自来水充分漂洗，吸水纸小心吸干多余水分；

→ 滴加盐酸乙醇分色液[4]，完全覆盖菌膜，轻轻晃动玻片，保持约3 min，直至标本最厚处无红色洗脱；

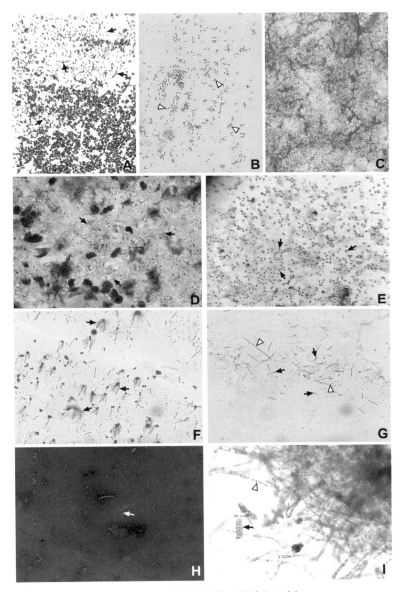

图 11-9　常用病原微生物染色示例

（A）革兰染色法示白色葡萄球菌，➡示球形、葡萄串状排列的革兰阳性（蓝紫色）菌体；
（B）革兰染色法示大肠埃希菌，△示染成红色的杆状革兰阴性菌体；（C）革兰染色法示幽门螺
杆菌，红色的细小结构均为菌体；（D）抗酸染色法示麻风分枝杆菌，➡示染成红色的麻风分枝杆
菌；（E）荚膜染色法示肺炎链球菌，➡示被染成紫红色的肺炎链球菌菌体，菌体外有无色或浅色
透明荚膜；（F）鞭毛染色法示普通变形杆菌，➡示变形杆菌周边弯曲、柔软、细长的周鞭毛，其
颜色较菌体浅；（G）芽胞染色法示破伤风芽胞梭菌，➡示被染成粉红色的芽胞，△示蓝色的细长
菌体；（H）负染色法示梅毒螺旋体，▷示不着色的螺旋体，背景为蓝色；（I）乳酸酚棉兰法示石
膏样小孢子菌，➡示孢子，△示菌丝；各图均为100×油浸物镜成像；［（D）、（H）由四川省人
民医院皮肤病性病研究所喻林冲供图；其余由四川大学华西基础医学与法医学院邝玉供图］。

→ 充分水洗，吸水；

→ 滴加亚甲基蓝染液⁽⁵⁾至完全覆盖菌膜，染色1 min；

→ 充分水洗，吸水并风干；

→ 经二甲苯透明后封片。

备注：

（1）注意温度不要过高，以免破坏细菌形态。

（2）染液配方：碱性品红1 g，溶于无水乙醇10 ml，然后与5%苯酚水溶液100 ml混合。量取苯酚前，应在50 ℃同时预热苯酚溶液和量筒以防凝固；苯酚有害健康，应在通风橱中操作。

（3）麻风分枝杆菌难着色，需加热并延长染色时间；因此初染时注意要有蒸汽冒出，才能确保着色，此时实际温度略高于60 ℃。初染加热时切勿使染液沸腾，也要避免完全干燥。如果染液因蒸发减少，应及时补充。其他类型抗酸杆菌可恒温在40 ℃染色，耗时大约1 h。

（4）分色液为3%盐酸的95%乙醇溶液，也有用1%或0.5%浓度盐酸的情况，可根据预试确定，浓度越高背景脱色越快，有的标本仅需十余秒。

（5）亚甲基蓝染液配方：亚甲基蓝0.05 g，蒸馏水50 ml。

染色结果：麻风分枝杆菌被染成红色，胞核等其余结构为不同深度的蓝色（图11-9D）。

组织切片的染色法与菌膜法相当，可用中性缓冲甲醛固定。

（三）细菌荚膜染色法

荚膜是细菌细胞外围的一层黏液性物质，主要成分为多糖。通常条件下荚膜不易被染色，可通过负染色法衬托显示荚膜，也可用本课介绍的染色法处理。细菌荚膜很薄且易变形，因此制片时一般不加热。以肺炎链球菌为例，操作过程如下。

获取患者或感染动物的腹腔液，涂片并自然干燥；

→ 滴加鞭毛染液⁽¹⁾覆盖菌膜，置于60 ℃水浴锅，蒸汽蒸染5 min；

→ 充分水洗，吸水纸吸去多余的水；

→ 滴加碘液⁽²⁾，染色5 min；

→ 充分水洗，吸水；

→ 滴加20%甲醇，作用30 s；

→ 充分水洗，吸水；

→ 滴加乳酸酚棉兰染液⁽³⁾，复染2~5 min；

→ 充分水洗，吸水；

→ 风干后二甲苯透明、封片。

备注：

（1）鞭毛染液配方：甲液，0.5 g/L苯酚5 ml，钾明矾饱和液2 ml，2 g/L鞣酸2 ml，充分混合；乙液，碱性品红乙醇饱和液1 ml；染色前将甲液与乙液按9∶1的体积比混合，过滤。

（2）配方同革兰染色法碘液。

（3）乳酸酚棉兰染液配方：苯酚20 g，丙三醇40 ml，乳酸20 ml，溶解于20 ml蒸馏水，混匀后加入棉兰0.05 g。

染色结果：肺炎链球菌菌体染成紫红色，菌体外为无色或浅色透明荚膜区，荚膜与菌体间界限明显（图11-9E）；中性粒细胞核染成红色。

（四）细菌鞭毛染色法

细菌的鞭毛直径小于光学显微镜的分辨尺度，通常需用电子显微镜观察。但如果染色方法得当，也能在光学显微镜下看到。基本染色原理是：先经媒染剂处理标本，使媒染剂沉积在鞭毛上，这样吸附染色剂的半径大大增加了，相当于加粗了鞭毛，染色后易于用光学显微镜观察。此处以普通变形杆菌对数生长期培养物为例，介绍操作的具体过程。

取洁净玻片一张，滴1滴蒸馏水在中央；

→ 用接种环蘸取少量细菌样本轻点在玻片的蒸馏水滴上2~3 s，轻轻晃动[1]，形成菌悬液膜；

→ 室温干燥[2]；

→ 滴加鞭毛染液[3]至菌膜上，染色5 min；

→ 充分水洗，自然晾干[4]；

→ 二甲苯透明，常规封片。

备注：

（1）鞭毛细长，受机械力极易断开、脱落，操作过程需轻柔。

（2）制片时切勿加热固定，以免鞭毛丢失。

（3）染液配方：A液，5%苯酚水溶液10 ml，鞣酸1 g，硫酸铝钾饱和水溶液10 ml，在60 ℃恒温水浴溶解；B液，结晶紫乙醇饱和液。染色前取A、B两液按体积比10∶1于60 ℃混合，室温存放。

（4）不可用吸水纸吸干。

思考：为什么要自然晾干？

染色结果：变形杆菌的周鞭毛呈蓝色（图11-9F）。

（五）细菌芽胞染色法

芽胞是细菌的休眠体，含水量极低，抗逆性强，由于细胞壁厚、通透性低，着色和脱色均较困难。芽胞染色的基本原理是：在高温下初染，常规脱色后菌体颜色褪去而芽胞的着色保留；然后复染，于是芽胞呈初染剂的颜色，菌体呈复染剂颜色。此处以破伤风芽胞梭菌液体培养物为例，介绍操作方法。由于需要较长时间的沸水处理，加之染色剂容易着染普通组织，该染色法未见用于切片的观察。具体操作流程如下。

取破伤风芽胞梭菌菌液与等体积5%苯酚–复红染液[1]混匀；

→ 将混合液置于沸水浴中维持10 min；

→ 涂片制成菌膜，酒精灯外焰干燥固定；

→ 冷却载玻片；

→ 滴加95%乙醇，轻轻晃动玻片，作用大约5 s[2]；

→ 立即用水漂洗[3]，吸水纸吸干；

→ 滴加2%亚甲基蓝染液，浸染30 s；

→ 水洗，吸去玻片上的水，晾干；

→ 二甲苯透明后封片。

备注：

（1）染液配方同革兰染色复染液。

（2）脱色时间不宜过长，以免芽胞褪色。

（3）不要对着菌膜冲洗，以免标本被冲掉。

染色结果：芽胞染成粉红色，菌体蓝色（图11-9G）。

（六）螺旋体刚果红负染色法

观察螺旋体经典的方法需要借助暗视野显微镜，以提高分辨力，否则难以观察。本课介绍的刚果红负染色法可直接在普通明场显微镜的油浸物镜下观察。基本染色过程是先用刚果红着染标本，此时螺旋体并未着色；然后用盐酸挥发处理，使标本背景由红转蓝（刚果红在pH由5降到3.5之间会变色，pH 3.5以下呈蓝紫色），提高对比度以利观察。以梅毒螺旋体为例，本法可与血清学实验相结合，提高临床一期梅毒诊断的准确率。具体操作过程如下。

无菌生理盐水清洁梅毒患者硬下疳皮损处，用钝刀轻刮皮损表面[1]，直到基底部有血清样渗出液；

→ 用玻片接触渗出液，印片取样；

→ 标本玻片自然晾干；

→ 加1%刚果红染液1滴[2]，覆盖整个涂膜，然后自然干燥；

→ 在通风橱中，将玻片涂膜面置于盛有37%浓盐酸的瓶口熏蒸，使涂膜由红转蓝；

→ 直接在标本上滴加香柏油，用油浸100×物镜观察。

备注：

（1）尽量不要出血；若有出血，应拭去血液，待组织液渗出后再行印片操作。

（2）刚果红染液配方：刚果红0.1~0.2 g，蒸馏水10 ml。滴加刚果红染液时，刚覆盖涂膜即可，不宜加太多。

结果：在蓝色背景下有纤细、无色、折光力强，长度6~16 μm的8~14个较规则、固定的密螺旋体（图11-9H）。

（七）真菌乳酸酚棉兰染色法

真菌的结构比细菌更复杂，体积也更大，镜下容易观察到。某些真菌不染色即可观察，但适当染色会使观察更容易，结构成像也更清晰。真菌的染色方法很多，其中乳酸酚棉兰染色法是较为常用的方法之一。此处以石膏样小孢子菌为例，介绍该方法的操作。

取洁净载玻片，滴加70%乙醇1滴；

→ 烧灼接种环，冷却后挑取少量真菌培养物与玻片上的乙醇充分混匀；

→ 滴加1~2滴乳酸酚棉兰染液[1]，混匀，然后用盖玻片小心盖住标本[2]；

→ 直接在镜下观察[3]。

备注：

（1）染液配方同荚膜染色法。染色时滴加染液的操作应迅速，避免乙醇挥发影响染色效果。

（2）加盖玻片时，避免出现气泡，否则影响观察。

（3）与普通切片一样，低倍镜寻找目标，高倍镜观察细节，通常不需油镜。

染色结果：真菌菌丝和孢子均染成蓝色（图11-9I）。

八、其他常用特殊染色法

除了上述归类明确的方法，还有不少特殊染色法，在教学和科研工作中也经常使用。本课不可能全面覆盖这些方法，此处择较常用的几种介绍。

（一）被毛组织的 SACPIC 染色法

该法主要用于区分不同发育阶段的毛囊和毛干，在畜牧兽医领域使用较多，医学研究中也有应用。具体方法如下。

动物被毛组织常规中性缓冲甲醛固定，石蜡制片，脱蜡入蒸馏水；

→ 入天青石蓝染液[1]浸染5 min；

→ 自来水漂洗；

→ 苏木素染细胞核[2]；

→ 自来水漂洗；

→ 沙黄染液[3]浸染5 min；

→ 自来水漂洗；

→ 苦味酸–乙醇液[4]浸染3 min；

→ 自来水漂洗；

→ 入靛蓝胭脂红染液[5]浸染1 min；

→ 自来水漂洗；

→ 常规脱水、透明、封片。

备注：

（1）天青石蓝染液配方：天青石蓝B 2.5 g，溶于500 ml 5%硫酸铁铵溶液，煮沸3 min后冷却，过滤，加入丙三醇70 ml。

（2）原法推荐用Gill苏木素配方，有报道用Weigert苏木素（用硫酸铁铵配制）效果很好，可将胞核染成蓝黑色；我们一般用Mayer苏木素，同样可免去分色操作。

（3）沙黄染液配方：沙黄6 g，溶于300 ml 50%乙醇；使用前过滤。

（4）苦味酸–乙醇液配方：饱和苦味酸溶液5 ml，加入无水乙醇300 ml混匀。

（5）靛蓝胭脂红染液配方：靛蓝胭脂红1 g，苦味酸饱和液300 ml。

染色结果：生长期毛囊内根鞘呈红色，静止期毛囊内根鞘为黄色，退化期毛囊蓝色，平滑肌纤维淡蓝色，胞核蓝紫色（图11-10）。

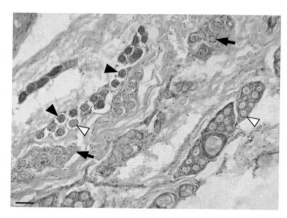

图 11-10　兔被毛皮肤切面 SACPIC 染色法
△示生长期毛囊，➡示静止期毛囊，▲示退化期毛囊；标尺＝50 μm。

（二）网织红细胞染色法

网织红细胞是尚未成熟的幼稚红细胞，因胞内有少量RNA，着色后呈细网状而得名。正常血液中该类红细胞占比一般为0.3%~1%；如果过少或过多，均提示某些病理状态（如造血障碍时减少，急性红细胞损失时因再生而增多）。显示网织红细胞的特异性方法是煌焦油蓝染色法（图11-11），具体操作如下。

向盛有4滴煌焦油蓝染液的离心管中滴加2滴新鲜血液，混匀；

→ 静置5 min；

→ 轻轻吹打混匀后常规涂片；

→ 按瑞氏染色法操作并晾干

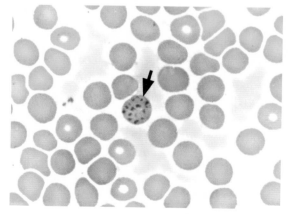

图 11-11　血液煌焦油蓝染色示例
➡示网织红细胞；油浸100×物镜成像（供图：四川大学华西基础医学与法医学院，马玉琼）。

封片。

备注：

（1）煌焦油蓝染液配方：煌焦油蓝1 g，枸橼酸钠0.4 g，氯化钠0.6 g，蒸馏水100 ml；溶解混匀后过滤。

（三）核仁组织区嗜银蛋白染色法

核仁组织区嗜银蛋白（AgNOR）与核糖体RNA活性、蛋白质合成和细胞增生等密切相关。每个细胞的AgNOR的数量可反映细胞的倍体数和生长活性，故AgNOR的计数研究可用于恶性肿瘤的辅助鉴别。AgNOR染色法既可用于分散细胞的染色体标本，也可用于切片标本。此处以切片为例，具体操作如下。

石蜡切片尽可能薄（如2~3 μm），常规脱蜡入水；

→ 二级纯水漂洗3次，每次浸3 min；

→ 滴加银染液[1]，保湿盒中室温避光浸1 h；

→ 蒸馏水充分漂洗4~5次，每次浸3 min；

→ 如果背景偏深，入1% Farmer液[2]分色数秒，然后立即充分水洗；

→ 5%硫代硫酸钠定影2 min；

→ 常规脱水、透明、封片。

备注：

（1）银染液配方：明胶2 g，1%乙酸，溶解混匀；然后与50%硝酸银溶液以体积比1：2混匀。此液须用2级纯水或超纯水在临用前配制。明胶的作用是限制非特异性沉淀的银粒。染色后不要直接倾去染液，而应用蒸馏水漂洗或冲洗，以免沉淀附着在切片上。

（2）1% Farmer液配方：1%硫代硫酸钠溶液90 ml，10%亚铁氰化钾溶液10 ml，临用前混匀。注意Farmer液可能使已染上的AgNOR褪色，故分色时间宜短；如果背景不深或不干扰观察，不建议分色。

染色结果：核仁组织区呈黑色粒状；有的肿瘤细胞有多个甚至十多个AgNOR阳性颗粒。

（四）运动终板染色法

运动终板可通过还原银法染色，在切片上观察，但切片厚度有限，结构常常不能完整显示。用氯化金压片法可较好地解决该问题。具体操作方法如下。

从动物腿部或肋间取骨骼肌，组织厚度控制在1~2 mm；

→ 用纯柠檬汁或枸橼酸–氯化金液[1]固定10~60 h；

→ 吸水纸吸干肌组织表面的水；

→ 入1%氯化金水溶液镀染15~45 min[2]；

→ 不洗，转入20%甲酸过夜；

→ 次日检查组织颜色，继续浸泡至组织呈红色或紫红色[3]；

→ 蒸馏水充分换洗多次；

→ 吸水纸吸干组织表面水分；

→ 入丙三醇–50%乙醇［1：1（v/v）］混合液浸泡[4]；

→ 组织转入纯丙三醇，在镜下检视，有合格结构的，滴加甘油明胶加压封片[5]。

备注：

（1）枸橼酸–氯化金液配方：枸橼酸10~20 g，葡萄糖5~7 g，1%氯化金水溶液0.5~1 ml，蒸馏水100 ml。

（2）颜色以金黄色为佳，变成棕色则表示镀染过度。

（3）组织呈紫色则已过染，呈蓝色则应丢弃重做。

（4）此步可长时间保存染色组织。

（5）加压勿过分用力，以免末梢和神经纤维断裂。

染色结果：神经纤维和终板为黑色，肌组织等为紫红色（图11-12）。

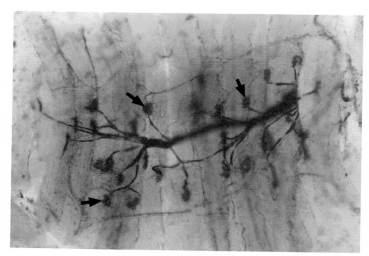

图11-12　运动终板氯化金染色示例

黑色结构为神经纤维和终板，➤示运动终板，背景为红染的骨骼肌；油浸100×物镜成像（供图：四川大学华西基础医学与法医学院，马玉琼）。

第三部分 特殊染色法与其他技术的联用

一、常规染色与特殊染色联用

特殊染色法包括了很多类型，其中既有染色结果相对复杂的（如Masson三色染色法、吉姆萨-瑞氏染色法、PAP染色法等），也有结果单一的（如Golgi-Cox法、神经束路示踪法和弹性纤维染色法等）。在科研工作中，经常将结果单一的特殊染色法与常规染色法联用。最常见的联用形式为特殊染色+苏木素复染胞核，目的是便于观察胞核的位置以及便于计数研究。这种联用操作中，苏木素原则上应采用Mayer配方，使胞核以外的结构尽可能少着色。尤其是神经组织、软骨组织、肝细胞和体外培养的细胞等，应避免采用Ehrlich苏木素配方。原因是这些组织中，要么细胞质呈嗜碱性，要么细胞外基质含有大量糖胺多糖等成分，势必被染成蓝紫色，可能遮蔽或干扰特殊染色的结果。

在两种染色技术联用时，还要考虑颜色的区分度。比如，苏木素复染胞核的方法在阿利新蓝染色等场合就不适用，此时应改用中性红等非蓝绿色调的胞核染色剂。但在显微技术中，颜色搭配要完全实现互补是不现实的。只要能在显微镜下良好地区分开，接近的颜色有时也可接受。比如，Golgi银染标本用尼氏染色法复染，可观察未镀银的紫色神经元胞体和镀银的黑色神经元全貌，二者很易区分。又如刚果红、地衣红、油红O等红色染色结果，与苏木素的蓝紫色之间也容易分辨。黑色的染色结果（如碘苏木素染弹性纤维、铁苏木素染髓鞘等）对联用技术的颜色最不挑剔，红、蓝两系颜色均能良好区分。不过，神经元还原银染色、网状纤维染色等方法一般不再与其他染色技术联用，否则可能使染色结构混杂，反而影响美观或干扰阅片。

在染色法联用时，还须注意一种方法对其他方法可能存在的破坏作用。比如，酸性地衣红染色法中，苏木素会被酸性液体洗脱，因此应在染完地衣红之后再染苏木素。只要将有破坏性条件的染色步骤前置，一般就能避免这类不利影响。

二、特殊染色与免疫组织化学联用

这类技术联用是当代生物医学研究中常用的套路。免疫组织化学检测后进行苏木素复染，须注意的问题与特殊染色后的复染类似，不再赘述。用免疫组织化学检测一种成分或结构，再用特殊染色法显示另一种，有时比免疫多重标记技术更便捷。免疫多重标记需要满足抗体种属不冲突等前提条件，且操作相对繁琐，时间耗用也更长。因此，如果能采用特殊染色法显示其中一种成分或结构，那么操作上就很简单了。比如，对于动脉粥样硬化的标本，可先进行血管内皮或平滑肌的免疫组织化学检测（DAB棕色或NBT蓝紫色），然后行弹性纤维的碘苏木素染色（黑色），最后染刚果红（红色）。

特殊染色与免疫组织化学联用最常见的领域为神经解剖学。神经束路示踪+免疫组织化学检测可显示丰富的信息量。示踪剂已经提前定位到标本的目标区域，切片后相当于进行两次显色，一次针对示踪剂，一次针对待检的目标分子。如果示踪剂为BDA等可以直接进行酶亲和显色反应的试剂，操作将十分简便。此时可直接在切片上进行免疫组织化学反应，按双酶双底物的方式显色（参见第9课）；也可先用不易褪色的显色系统进行第1次显色，然后按单酶双色的方式，洗脱后完成免疫反应检测（图11-13示例）。

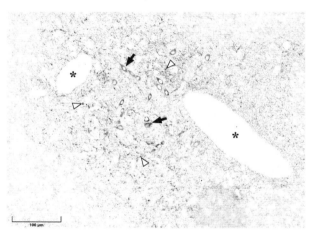

图 11-13　神经束路示踪和免疫组织化学联用示例

△示来自延髓孤束核的神经束路BDA示踪剂的阳性标记，Ni-DAB显色；➡示GAD67阳性神经元，常规DAB显色；*示血管腔；图像采自小鼠杏仁核区，显示孤束核向杏仁核区的GABA合成神经元群所在核团有纤维投射；石蜡切片厚4 μm；标尺＝100 μm。

延伸阅读

实验技术的标准操作规程

实验室操作和实验结果的质量与多种因素相关。其中，技术操作的稳定性、特异性和精确性是至关重要的因素。在实验室工作的人员，有研究学者、专业技师、研究生以及其他类型的实习生，通常学生的占比最高。不少实验操作需要学生练习掌握，一些实验还要经不同的人员在不同的时间、地点分工协作。怎样提高培训效率，保证不同的人在不同的地点用不同的设备进行的操作，能获得可重复、可比较的结果，是一个质控良好的实验室必须重视的问题。要解决这个问题，很大程度上依赖一套标准操作规程（standard operating procedures，SOP）。

SOP是实验操作方法的规范化文本，实验室所有操作者必须严格遵循。如果将研究项目比喻为一场攻克科学难题的战役，那么研究设计就是战略，技术路线和实验计划就是战术，SOP就相当于战斗条例。SOP是技术操作的经验和教训的结晶，是保证实验质量和避免操作失误的指南，通常应由专业技师通过试验和反复验证、定型，拟订一个具体技术操作的SOP；然后收录到实验室的SOP文献库中，供所有成员取用、参考。研究学者和研究生也可参与SOP的制订。正式的SOP文本必须明确署名，并标记制订的时间。所有信息务必准确和可追溯。

以显微形态学技术为例，每个SOP文本须具有材料清单、配方表、操作流程、技术细节备注、预期结果和质控要点等要素（本教程每课的第一部分就是以SOP的形式呈现），并具有唯一的名称代码。这样，平时操作严格遵循SOP，讨论和共享实验结果时，引用相应的代码即可，不必反复描述操作过程的相关内容，效率大为提高。教学培训和科研实验中，应杜绝随意变更SOP中的各项条件和步骤，以免实验结果无法相互参照比较。如果某个技术操作确有重大更新而必须改写SOP，应当在原有代码的基础上，创建一个新的有明显关联的代码，然后重写SOP文本；但原有的SOP及其名称代码不得删除或更改，要继续保持存在。这一做法有利于日后进行回顾研究和比较研究。

SOP作为实验室的规范化文本，虽然看起来有些死板，但在技术培训、实验质控和实验室的技术延续性方面具有十分重要的功能。初次接触实验操作的学生，追溯实验数据可靠性的研究人员，甚至长时间未进行某项操作的资深技师，如果手边有翔实、可靠的SOP，工作将变得更加简单和愉快。

（毕文杰，王红仁，郑翔）

第 12 课

无菌操作

本课内容提要

　　无菌操作是细胞培养技术的基础，是细胞培养成功与否的前提。本课的实验操作内容为灭菌准备与高压蒸汽灭菌，以及液体培养基的无菌分装。在细胞培养过程中，要求必须时刻保持无菌操作意识，熟练掌握无菌操作技术，严格遵循无菌操作规程，防止环境和细胞污染。无菌操作技术理论知识部分，应掌握常见微生物污染的判别和防范措施、超净台、生物安全柜和高压蒸汽灭菌器的操作方法；熟悉常用灭菌方法，了解无菌操作对体外实验的意义、消毒与灭菌的概念，以及常见污染微生物对灭菌条件的耐受能力。在此基础上，进一步了解体外培养实验室的无菌保障措施，以拓展视野。

第一部分　无菌操作训练

实验1　灭菌准备及高压蒸汽灭菌

➤ 【实验目的】

掌握灭菌准备及高压蒸汽灭菌的基本方法。

➤ 【实验材料】

试剂：无钙镁的杜氏磷酸盐缓冲溶液（Dulbecco's phosphate buffered saline，DPBS），超纯水。

用具：棉布，棉绳，牛皮纸，铝饭盒，螺口盖玻璃瓶（耐121 ℃高温），手术器械，移液器、吸头及吸头盒，烧杯，离心管，高压灭菌指示带。

设备：电热自动高压蒸汽灭菌器，干燥箱。

➤ 【操作指引】

1.清洗。

玻璃器皿：一般包括以下4个清洗步骤，①浸泡，将待清洗的玻璃器皿充分浸泡[1]；②刷洗，将浸泡后的玻璃器皿放入洗涤液中，用柔软毛刷全面、彻底洗刷[2]，然后用清水冲洗干净后晾干；③浸酸，将干燥后的玻璃器皿浸没于硫酸-重铬酸钾清洁液[3]中6 h以上，清洁液应充满器皿，不应有气泡；④冲洗，先用自来水将玻璃器皿灌满、倒掉，重复10次以上[4]，再用蒸馏水漂洗3~5次，在防尘条件下晾干备用[5]。

塑料器皿[6]：先充分浸泡于清水，用脱脂棉擦掉附着物，再用流水冲洗，必要时用软毛刷；晾干后用2%氢氧化钠溶液浸泡过夜，自来水冲洗，再用2%~5%盐酸浸泡30 min，自来水充分冲洗，最后用蒸馏水漂洗3~5次，在防尘条件下晾干备用。

橡胶制品：新的橡胶制品，先用自来水冲洗干净，2%氢氧化钠溶液煮沸15 min后再用自来水冲洗5次以上；然后2%~5%盐酸煮沸15 min后用自来水冲洗5次以上；最后蒸馏水煮沸10 min后晾干备用。用过的橡胶制品，用完后马上置于清水中充分浸泡，随后用2%氢氧化钠溶液煮沸10~20 min，再用1%盐酸浸泡30 min，分别用自来水和蒸馏水漂洗3次以上，最后蒸馏水煮沸10 min后在防尘条件下晾干备用。

金属器皿：新的金属器皿，先用沾有汽油的纱布擦去表面的防锈油；用过的金属器皿，则先用脱脂棉擦拭，去除表面杂物。随后用清水洗净后用酒精棉球擦拭，在防尘条件下晾干备用。

2.包装：对于较大器皿，可采用局部包装，用牛皮纸罩住瓶口并包扎好；对于较小器皿，可采用全包装，将其放入垫有一层纱布的铝饭盒内，再盖上一层纱布，最后用棉布将饭盒包裹扎好[7]。

3.灭菌[8]：向电热自动高压蒸汽灭菌器的套筒内加蒸馏水[9]至略高于低水位线，按机型要求调整放气装置。开盖，将待灭菌物品粘上高压灭菌指示带后放入[10]，待灭菌物品不应密闭，要确保蒸汽能渗透包装直达待灭菌物品，带盖子的器皿应盖上盖子并将盖子拧松。打开电源，设定灭菌条件（一般采用121~123 ℃、20~30 min的灭菌强度），开启自动灭菌。当灭菌完毕，显示屏温度指示可以开盖后，关闭电源，打开盖子，取出已灭菌物品并及时烘干[11]。

➢ 【备注】

（1）新玻璃器皿表面灰尘较多，常呈碱性，并带铅、砷等细胞毒性物质，可先用自来水冲洗，再放入5%稀盐酸溶液中浸泡过夜；用过的玻璃器皿表面常附着蛋白质、脂质等，使用后应立即浸没于清水，以防止蛋白质、脂质等风干后难以刷洗；用过且被污染的玻璃器皿应在含有效浓度杀菌剂（如次氯酸钠、过氧乙酸等）的浸泡液中浸泡2 h以上。

（2）洗涤液应能有效去除玻璃器皿上的残留物，对玻璃器皿无损害，且清洗后无有害残留物；洗刷过程中注意不要磨损玻面（如不要使用含沙粒的去污粉和硬毛刷），不要用力过大造成器皿碎裂。

（3）硫酸–重铬酸钾清洁液有多种浓度配比供选择，一般玻璃器皿清洗常用的配方为：重铬酸钾120 g，浓硫酸200 ml，蒸馏水1000 ml。配制时必须先溶解重铬酸钾，再十分缓慢地注酸入水，发热明显时暂停加酸，冷却后继续。新配制的清洁液呈深红色，多次使用、水分增多或遇有机溶剂后逐渐变为绿色而失效，此时应重新配制。

（4）若玻璃器皿为吸管，应用流水持续冲洗5~10 min。

（5）最好不要烘干，因为烘干常在玻璃器皿上留下水痕。

（6）塑料器皿包括培养器皿、培养板、移液器吸头、离心管、冻存管、瓶盖等，大多为一次性用品，一次性使用则无需清洗。

（7）常用的包装材料不局限于牛皮纸、棉布、铝饭盒，还有皱纹包装纸、硫酸纸、铝箔、较大培养皿及特制玻璃或金属消毒筒等，可根据实际需要选用；对于玻璃吸管，应在其尾端塞上松紧适宜、长约1 cm的脱脂棉；饭盒内物品间应留有空隙。

（8）高压蒸汽灭菌器有不同型号，应严格遵循相应的操作规程，本操作指引所述内容仅做参考。

（9）高压蒸汽灭菌器中应使用蒸馏水、去离子水等，以减少来自灭菌器凝结水的污染。

（10）待灭菌物品不应装得太满，以便灭菌器内气体流通，保证灭菌效果。

（11）带瓶盖的器皿可将盖子稍微拧紧，待瓶子的温度降到室温时再将盖子完全拧紧；高压蒸汽灭菌过程中常出现蒸汽薄雾，冷却后可能会残留在瓶壁上；高压蒸汽灭菌器需定期检查维护，确保灭菌效果，防止事故发生。

◆ 【结果与质量控制】

1. 洗净的器皿应无任何残留物质。其中，玻璃器皿应透明发亮，无划痕，内外壁水膜均匀，无油迹。

2. 待灭菌的物品应包装严密。

3. 高压灭菌指示带完全变色，指示物品已完全灭菌。

◆ 【思考】

1. 硫酸–重铬酸钾清洁液的配制、使用过程中需注意哪些事项？

2. 若平衡盐溶液中含葡萄糖，能否使用高压蒸汽灭菌？

3. 为什么高压蒸汽灭菌后需要立即烘干已灭菌物品？

实验2　培养基无菌分装操作

◆ 【实验目的】

练习掌握准确、无菌分装试剂的操作方法。

◆ 【实验材料】

试剂：无菌培养基，75%乙醇。

用具（均已消毒或灭菌）：实验服，外科手套，口罩，帽子，移液器，移液吸头，螺口盖玻璃瓶，离心管，封口膜，无屑纸，记号笔，离心管架，废液缸，培养瓶。

设备：超净台，冰箱，二氧化碳培养箱。

◆ 【操作指引】

1. 操作者洗净双手[1]，穿戴好实验服、外科手套、口罩和帽子，手套[2]上缘应和实验服袖口重叠，口罩应盖住口鼻，帽子应覆盖住头发和耳朵。

2. 清洁并用75%乙醇擦拭超净台工作区，将所需物品摆放入超净台[3]，拉下超净台挡板，开启电源后紫外照射消毒30 min，然后关闭紫外灯，打开照明灯和鼓风机，拉起挡板至适当高度[4]，运转2 min后，开始分装操作。

3. 从冰箱中取出培养基，用75%乙醇对外瓶壁全面喷洒或仔细擦拭消毒[5]，然后放入超净台。

4. 在工作区域中央进行培养基分装⁽⁶⁾，取待分装培养基，打开瓶盖⁽⁷⁾，倾斜瓶体，准确吸取适量培养基⁽⁸⁾；取待分装容器，同样打开盖子，倾斜容器，将吸头靠在内壁上，使培养基沿一侧内壁匀速流到底部，盖上盖子⁽⁹⁾。

5. 待分装完成后，拧紧所有瓶盖，用封口膜封口并做好标记，放入4 ℃冰箱储存备用。

6. 整理台面，用75%乙醇擦拭工作台，拉下挡板，打开紫外灯照射30 min。

➤ 【备注】

（1）穿短袖时最好连手臂一起清洗。

（2）戴好手套后应在操作前用75%乙醇擦拭消毒，操作中也应经常用75%乙醇擦拭，若手触及可能污染的物品和出入超净台都要重新用75%乙醇擦拭。

（3）超净台内物品的布置应遵循：①拿取方便，拿取时不需越过另一物品；②工作区域（注意不仅是前面）宽敞干净，方便操作；③只将进行某一特定操作所需的物品放入，物品不要放置太多以免影响超净台内气体的有效层流，物品也不要离操作者太近以避免物品间的相互碰触。

（4）挡板高度不应过高或过低，过高有污染风险，过低则操作不便。

（5）任何从外界移入超净台的物品均要用75%乙醇喷洒或擦拭消毒后才能放入；若培养基有外包装，应先在超净台外拆除后再用75%乙醇消毒。

（6）若超净台的层流为垂直式，不要在打开的容器上方操作；若超净台的层流为水平式，不要在打开的容器后方操作。

（7）关于盖子，事先可拧松但不要移去所有将要使用的容器盖子；放置盖子时应将其放在超净台无菌处，盖口朝上或朝下并无严格规定，但需注意盖口朝上放置时要保证操作时手或物品不会越过其上方；如果一次仅打开一个瓶盖，可把盖子夹在小指和手掌之间的掌弯处；若后续步骤还要使用容器，可暂时不盖，但若要离开超净台，一定要盖上盖子。

（8）若一次性移液量≤5 ml，可采用移液吸头；若5 ml＜一次性移液量≤100 ml，可采用移液管。使用移液吸头时，需注意移液器没有灭菌的杆部不能碰触容器的内侧面。若使用移液管，在安装洗耳球或移液器时，手应尽量握在移液管末端附近，管口应指向远离操作者的方向，不要朝向操作者，安装时不要过分使劲，以免移液管破裂；移液管若有独立包装，应从顶部打开包装，剥开包装纸，外皮卷向内面；移液吸头或移液管在使用过程中不能碰触其他物品，若不慎碰触，应立即弃去，以降低污染风险。

（9）若操作中有液体溢出或溅出，应及时擦去，并用75%乙醇擦拭该区域，以降低污染风险。

➡ 【结果与质量控制】

取适量分装的培养基于培养瓶中，拧松培养瓶的盖子（若培养瓶的盖子有透气膜，则不需拧松）后放入二氧化碳孵箱（37 ℃，5%二氧化碳）中1周，肉眼观察培养基澄清透亮，含酚红指示剂的培养基颜色为西瓜红，显微镜下观察无微生物，则表明无菌分装成功。

➡ 【思考】

1. 请思考移液中如何把握速度和精准性。

2. 请问无菌试剂的分装能否采用倾倒的方式？为什么？

第二部分　无菌操作技术理论知识

一、无菌操作对体外实验的意义

由于缺乏机体免疫系统等的保护，体外培养的细胞没有对微生物的防御能力。在体外培养环境中，有些微生物在摄取营养物质方面有竞争优势，并在短时间内排出大量代谢产物；有些微生物则附着在细胞表面或进入细胞内部。因此，微生物污染会对体外培养细胞的正常生存、生长及功能活动造成极大干扰，严重的可致细胞死亡。同时，实验结果的准确性和可靠性也大打折扣。所以，保持细胞生存环境无微生物污染是体外实验的前提条件。良好的无菌操作可大大降低细胞培养中的微生物污染风险。

二、常见的微生物污染及防范

微生物对细胞的影响因污染物和细胞种类的不同而表现各异，一般当污染物持续存在时，轻者细胞增殖生长缓慢，分裂相减少，细胞变粗糙，轮廓折光增强；重者细胞停止增殖，细胞质中出现大量堆积物，细胞变圆或从瓶壁脱落。

若发生微生物污染，一般应及时将被污染的培养物及相关试剂在灭菌后按正规程序丢弃，与被污染培养物接触过的器材也应及时消毒灭菌，防止污染的再次发生。微生物污染的消除非常困难，且应保持隔离并严密监控，因此不要轻易尝试消除污染，除非细胞至关重要且不可替代。由此可见微生物污染的预防十分重要。为此，首先介绍如何判断常见的污染。

常见污染细胞的微生物有细菌、真菌、支原体、病毒等，不同污染物对细胞的影响有区别，真菌和细菌繁殖迅速，能在很短时间内（如48 h）压制细胞生长或产生有毒物质，而支原体和病毒对细胞形态和机能的影响是长期的、缓慢的和潜在的。细菌、真菌的污染可通过肉眼和常规显微镜观察到，支原体、病毒污染的确定则一般需借助其他检测方法。

（一）细菌污染

细菌是一类细胞细而短（细胞直径约0.5 μm，长度约0.5~5 μm）、结构简单、细胞壁坚韧、以二等分类方式繁殖和水生性较强的原核微生物。细菌增殖速度很快，能短时间在培养系统内产生大量细菌，从而导致培养基浑浊（有时静置的培养基初看不浑浊，但稍加振荡，就有很多浑浊物漂起；有时在培养基表面会出现轻微的薄膜或泡沫，或在培养物生长表面出现点状物，移动培养器皿时则消散）并变为黄色等（细菌污染后大多能改变培养基pH）。用倒置相差显微镜观察，视野内可见点状的细菌颗粒，并可能出现由细菌迁移引起的闪动，一些细菌会成团或结合培养的细胞。

在细菌污染初期，若使用了抗生素，其繁殖处于抑制状态，细胞生长不受明显影响，污染情况用倒置相差显微镜也不易观察、判断，此时若怀疑有细菌污染，可用无抗生素的培养液常规培养观察。若未使用抗生素，培养液改变不明显，但又疑有污染，可取一份培养基样本接种到营养琼脂培养检测。

需注意细菌污染有时可能会和培养基组分的沉淀或细胞碎片混淆，但细菌形态一致，而沉淀或碎片则形态不同，并且通常大小不一；细菌团可能与沉淀的蛋白质混淆，但细菌团内可见很多单个或成串的细菌（特别是晃动后），蛋白质沉淀则不然。

细菌数量较多时会使原先清晰的培养背景变得模糊，甚至覆盖培养物，对培养物的生存构成直接的威胁。迅速增殖的细菌，会消耗营养液和产生毒素从而抑制细胞生长，毒性大的细菌会很快导致细胞崩解死亡。

（二）真菌污染

真菌是一类低等的真核生物，无法进行光合作用，以孢子进行繁殖，一般有发达的菌丝体，异养吸收型，陆生性较强。真菌种类繁多，形态各异，若发生真菌污染，大多肉眼可见白色或浅黄色小点漂浮于培养基表面，短期内培养基多不浑浊，某些真菌污染会导致培养基的pH升高；显微镜下观察，可见丝状、管状或树枝状菌丝纵横于细胞之间，悬浮在培养液之中，有时还会产生孢子团，酵母菌和念珠菌则表现为独立的卵圆形颗粒，并可能出芽。真菌生长迅速，能在短时间内抑制细胞生长或产生有毒物质杀死细胞，且会在培养板孔间蔓延而很快波及邻孔。

（三）支原体污染

支原体是介于细菌和病毒之间能独立生活的最小微生物，无细胞壁，形态多变，大小介于0.2~2 µm之间，多吸附在细胞表面或散在细胞之间。不同支原体的生物学性状有很大差别，一般对热敏感，对青霉素普遍有抗药性。由于支原体无致死细胞毒性且可与细胞长期共存，故培养基一般不发生浑浊，无明显变化，或有细微变化却由于传代和换液而被缓解。除了细胞培养状况不佳，采用常规显微镜并不容易观察支原体污染，其检出需借助荧光染色、PCR、ELISA、免疫染色、放射自显影术、微生物学分析等方法，其中采用核酸荧光染料进行DNA染色是最简单和最可信的方法之一。

当进行荧光染色时，在40×或100×物镜下支原体可被显示为细胞质上明确的微粒或丝状染色，一般大小、性质一致，此时同样被亮染的培养细胞的细胞核可作为阳性对照。确定是否存在支原体污染需尽可能多地观察染色样本，因为不是所有培养的细胞都会被污染。

用荧光染色法进行支原体检测时，培养物的细胞碎片可能会造成假阳性结果，但细胞碎片不会出现清晰的点状或丝状支原体形态，若仍不能确认，可吸取适量待检培养基与指示细胞（已明确无支原体污染且是支原体的适宜宿主，同时生长良好，有足够的细胞质以显示黏附的支原体，如MDCK、Vero细胞、3T6、NRK、A549等，其中MDCK被认为是最佳选择）共培养，然后荧光染色来观察指示细胞表面是否有支原体，从而避免误判。

运用荧光染色法有时会观察到细胞质存在均匀亮染，这可能是由RNA引起的，这类荧光会逐渐变暗。此时可将染色样本干燥避光保存后在第2天观察。如果对荧光检测的结果存在怀疑，可重复检测或采用其他方法再次检测。

支原体可黏附在宿主细胞表面，从细胞膜获取脂质和胆固醇，造成细胞膜损伤；还能抑制细胞代谢和生长，改变核酸合成，影响细胞抗原性，导致染色体畸变；干扰病毒复制以及具有类似病毒的作用。不同细胞对支原体的感受性和反应存在差异。

急性支原体污染可能会引起培养细胞状况的全面恶化，但很多支原体生长缓慢且不破坏宿主细胞（特别是连续培养的细胞株）。它们可通过很多不同的途径改变培养物的行为和代谢。若细胞被支原体长期污染，会出现增殖减慢、饱和密度下降等，污染严重的情况下细胞会从培养器皿壁脱落，另外悬浮培养的细胞还会出现凝集现象。

（四）病毒污染

病毒为一种大小以纳米计、不能独立地利用外界营养物质进行自体繁殖的微生物。病毒种类复杂，相应宿主细胞有特异性，而感染了病毒的宿主细胞形态学上不一定有显著的特异性改变，因此仅靠目测或显微镜观察不能达到检测目的，应根据不同的病毒选用不同的方法来检测，常规有红细胞吸附试验、动物接种检查、电子显微镜检查、免疫学检测和PCR等，因属病毒学的研究范畴，普通实验室不易推广。病毒进入细胞后，可改变培养物的生物学性状，影响培养细胞的生长或干扰实验结果的客观性（图12-1）。

为杜绝上述污染，可从以下几个方面做好预防工作。

（1）培养环境：

1）无菌室：保持清洁，经常擦洗，使污染物不易积聚。

2）超净台：①定期维护和保养，按厂家规定定期清洗和更换空气滤器，经常保持清洁并用75%乙醇消毒；②操作前提前30 min启动超净台及紫外灯消毒；③存放的物品应全面消毒，并尽可能只将立即使用的物品放入；④细胞培养操作时应尽量减少空气流动，防止气流紊乱干扰超净台的层流而使气雾状污染物进入培养器皿；⑤操作中溅出的液体应及时擦去，并用75%乙醇擦拭消毒；⑥实验完毕，移走所有物品，并彻底用75%乙醇擦拭工作台。

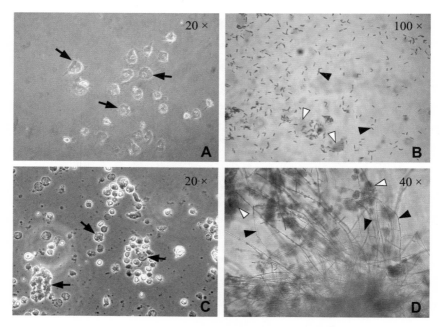

图 12-1　细胞培养实验常见微生物污染示例

（A）培养中的神经细胞被细菌污染的早期表现，从胞质开始出现形态改变（➡所示）；（B）杆菌污染的革兰染色诊断，▲示革兰阳性杆菌，△示细胞碎片；（C）支原体污染的表现之一，细胞出现萎缩和碎片化的改变（➡所示，确诊需要结合分子标志物检测）；（D）霉菌污染，硫堇染色，▲示菌丝，△示细胞碎片。

　　3）二氧化碳培养箱：①由于箱内潮湿，温度适宜，有利于微生物生长，故应定期对培养箱进行清洁和消毒处理，将隔板、水盘和可拆卸部分取出，按去污剂擦洗、清水冲洗、消毒剂擦洗、紫外线照射30 min的顺序处理，然后放回箱内；②水盘内使用灭菌蒸馏水或添加真菌抑制剂如硫酸铜（会腐蚀不锈钢等材质的水盘）或2% Roccal灭菌水，并注意及时更换新鲜水；③尽量减少开启次数，减少污染机会；④若取存细胞时不慎将培养液漏出，应及时用75%乙醇擦拭消毒。

　　（2）物品的消毒灭菌：①操作前应做好所用器皿、试剂的消毒灭菌工作；②高压蒸汽灭菌是最常用的方法，不能采用此法灭菌的器皿、试剂，应采用其他消毒灭菌方法，如培养基等试剂可过滤除菌，盖玻片等器械可用75%乙醇浸泡消毒后置于无菌环境中晾干；③若物品消毒灭菌后长时间未使用，应重新处理。

　　（3）个人卫生：操作前洗净双手，操作时穿清洁的长外衣，同时佩戴无菌的手套、口罩和帽子，手套常用75%乙醇擦拭消毒。

　　（4）无菌操作：防止污染的关键在于严格无菌操作，意识不强、动作不准确、操作不熟练等都可能造成污染。注意事项主要如下：①细胞培养的操作一定要在超净台等层流装置内进行，无菌的试剂、器械一定要在无菌区开封；②操作时减少交谈、咳嗽等，以防止唾沫和呼出的气流造成污染；③培养试剂不宜过早开瓶，操作时应尽可能保持瓶体倾斜，所有瓶口不能与超净台的风向相逆，使用后应立即封闭瓶口；④培养的细胞处理前也不要过早暴露于空气中；⑤不要在打开的器皿上方操作；⑥不允许用手触及器皿的无菌部分（如瓶口、瓶盖内侧）；⑦吸取液体时应专管专用，及时替换；⑧若无菌器物的尖端接触到非无菌物品表面，应及时更换；⑨为确保培养物的安全，应尽早冻存有价值的培养物；⑩对新引进的细胞株、血清等生物材料应先隔离培养观察，防止外来的污染源。

（5）抗生素：没有哪种抗生素能抑制所有微生物，即使联合使用也难以根除污染。抗生素对细胞生长有一定影响，由抑菌引起的共生现象亦可导致实验假象；持续使用会导致慢性微生物污染（在这种情况下，微生物被抗生素抑制，但没有被杀死，它们会在培养体系中存留，大部分时间检测不到，但当条件改变时会再次出现），同时还会使微生物产生抗药性的几率大大增加，因此其使用需谨慎，不要让培养物长期处于抗生素中，最好不添加。

三、消毒与灭菌

（一）消毒与灭菌的概念

消毒与灭菌的概念有区别。消毒（disinfection）在细胞培养中指杀灭或去除微生物使之减少到不致引起污染的水平，它并不要求完全杀灭所有微生物；而灭菌（sterilization）则是指杀灭或去除包含芽胞、孢子、病毒等在内的一切微生物，使之达到无菌水平。由此可见，消毒与灭菌要求达到的处理水平不同，相应选用的处理方法不同，应用范围也不同。

（二）灭菌的常用技术类型及应用

常用的灭菌方法有很多，主要可分为物理灭菌法和化学灭菌法两类，可根据实际情况自行选择，本课仅介绍一般细胞培养实验室常规使用的方法。

1. 物理灭菌法：是指采用物理因素杀灭或去除微生物的方法，包括热力灭菌、辐射灭菌、过滤除菌等。

（1）热力灭菌：可靠且普遍应用，包括湿热灭菌法和干热灭菌法。高温可使微生物蛋白质变性、凝固，细胞膜功能损伤而内容物漏出等，从而导致微生物死亡。细胞培养操作中常用的热力灭菌法如下。

①煮沸法：一般用于金属器械（如剪刀、镊子等）的灭菌，条件简单、使用方便，但灭菌后湿度太大，且不适合长时间保存，操作不慎时污染机会较多。需注意被灭菌物品要全部浸没在水中；玻璃制品从冷水煮起，橡胶类物品应在水沸后再放入，

以免久煮变质而失去弹性，刀、剪、针头等要先用纱布包裹锋刃，以免在水中撞击而变钝。

②高压蒸汽灭菌法：需在高压蒸汽灭菌器中进行，使用方法及注意事项见本课实验1，适用于耐高温、高压、潮湿物品（如玻璃器皿、布类、金属器皿、某些试剂等）的灭菌，穿透力强，是应用最普遍、效果最可靠的一种灭菌方法。

③干烤：将电热烤箱内物品加热到160~180 ℃，保持90~120 min，可杀死一切微生物，主要用于耐高温的玻璃器皿、金属器皿及不能与蒸汽接触物品（如粉剂、油剂等）的灭菌，但不适用于纸类、布类（易烤焦甚至烤燃）。此法操作简单，但因温度较高，使用时需注意安全，定时查看，尤其不要在无人情况下烘烤过夜。灭菌时，烘箱内物品要留有空隙，不要太靠近加热装置和风机，以使空气自由流通。灭菌后不要立即打开烘箱，以免温度骤降时箱内玻璃器皿炸裂，应关闭电源待物品逐渐冷却。

④直接烧灼：将待灭菌物品直接置于酒精灯等的火焰上，缓慢通过火焰、重复烧灼至少3次，从而直接将附着的微生物杀死，主要用于耐热的金属器材、玻璃口缘等的灭菌，操作简便，灭菌快速彻底，但使用时需注意安全，防止火灾事故的发生。

（2）辐射灭菌：细胞培养操作中常用紫外线灭菌法。紫外线是一种电磁波，波长在100~400 nm之间，其中在200~275 nm波段具有灭菌效应，在250~270 nm波段杀菌力最强。紫外线灭菌具有直接作用和间接作用两方面，直接作用是它易被核蛋白吸收，使DNA链上相邻嘧啶碱基形成嘧啶二聚体，从而干扰DNA复制，导致微生物变异或死亡；间接作用是紫外线照射可产生臭氧，臭氧具有一定的灭菌作用。

紫外线的灭菌效果与辐射强度和辐射剂量正相关，其中辐射强度随紫外灯与被照射物体距离的增加而降低，辐射剂量与照射时间成正比，离地面2 m的30 W紫外灯可照射9 m²房间，2~3 h/d，每次30 min。紫外灯的安装不应离地面过远，2 m以上需延长照射时间，超过2.5 m则效果较差。超净台等装置内的紫外灯照射工作台面的距离不应超0.8 m，照射培养器皿的距离不应超过0.3 m，照射时间一般为30 min。

紫外线应用广泛，适用于物品表面、空气、实验室等的灭菌，具有使用方便、成本较低、对物品损坏小等特点，但其穿透力低（如不能穿透尘埃），只适用于表面灭菌。需注意紫外线照射时间再长也不会达到完全灭菌的效果，一般需和其他消毒灭菌方法联合使用。

在使用前时应确保灭菌环境包括紫外灯在内清洁无尘；使用时待灭菌物品不要相互遮挡；需防护紫外线及臭氧对身体的伤害，切勿在紫外灯开启状态下操作，紫外线照射后如条件允许应尽量在不引入污染源的情况下将臭氧排出，或紫外线照射停止30 min后方进入实验室操作，现已有无臭氧型紫外灯可供选用；培养的细胞和使用的试剂等不要放置在紫外灯下照射。

（3）过滤除菌：利用滤菌器微孔滤膜的筛滤和吸附作用，机械去除体积比滤膜孔径大的微生物。滤膜孔径常见的有0.6 μm、0.45 μm、0.22 μm、0.1 μm四种规格，应根据实际情况选择使用，其中0.22 μm的规格常用于滤除细菌。液体过滤可采用负压或正压，通过一个蓄压容器或一个蠕动泵来进行，过滤少量液体时可使用注射器式过滤器，过滤的速度应以滤过的液体呈滴状而非呈直线形流下为宜。过滤除菌主要用于遇热容易变性失效的试剂如血清、胰酶等的除菌。需注意滤菌器不能去除支原体、L型细菌和病毒。

2. 化学灭菌法：是指利用化学试剂达到灭菌效果的方法。这些化学试剂的灭菌机理主要包括使微生物蛋白质变性、凝固，破坏微生物细胞膜和干扰微生物酶系统等。含氯灭菌剂、醛类灭菌剂和过氧化物灭菌剂等可短时间内杀灭所有微生物。细胞培养操作中常用的低毒型灭菌剂包括：

（1）过氧乙酸：无色液体，有强烈刺激性气味，有腐蚀性，主要通过较强的氧化能力杀灭微生物。具有杀菌谱广、高效、低毒、对金属及织物有腐蚀性、对皮肤有强刺激性、易受有机物影响、易挥发、稳定性差等特点，需现配现用。通常先配成16%~20%（g/100 ml）的母液，使用时再稀释成终浓度，稀释液应在2 d内用完。适用于耐腐蚀物品、环境等的灭菌。常采用浸泡法，将待灭菌的物品清洗晾干后浸没于1%的过氧乙酸溶液中30 min，然后无菌操作取出，用无菌蒸馏水冲洗干净，无菌擦干后使用。使用中需注意：①过氧乙酸有刺激性、腐蚀性，使用中应戴橡胶手套、口罩、帽子、护目镜等，若不慎溅入眼内或溅到皮肤上，应立即用大量清水冲洗；②配制时应将过氧乙酸缓缓倒入水中，顺序切勿颠倒，最好在塑料容器中配制；③用前应测定母液有效含量，若浓度低于12%则不要使用；④过氧乙酸对金属有腐蚀性，对织物有漂白作用，相关物品经浸泡后应立即用无菌蒸馏水冲洗干净；⑤过氧乙酸不稳定，应储存在留有安全气孔的聚乙烯塑料瓶中并置于通风阴凉处，严禁用玻璃瓶密闭装运。

（2）戊二醛：无色或淡黄色油状液体，有水果样香味，易溶于水、乙醇及其他有机溶剂，通过与微生物体内酶的氨基反应，阻碍其新陈代谢，从而杀菌。具有杀菌谱广、高效、低毒、对金属腐蚀性小、受有机物影响小、稳定性好等特点，适用于不耐热器械的灭菌。常采用浸泡法，将待灭菌的器械清洗晾干后浸没于2%碱性戊二醛溶液（将戊二醛原液稀释为2%水溶液，加入0.3%碳酸氢钠，然后调pH至7.5~8.5），加盖浸泡10 h（温度不要超过45 ℃）后无菌操作取出，用无菌蒸馏水冲洗干净，无菌擦干后使用。使用中需注意：①戊二醛对皮肤、黏膜有刺激性，接触戊二醛时应戴橡胶手套，并防止溅入眼内或吸入体内；②盛装戊二醛的容器应加盖，存放在通风良好处；③配制好的2%碱性戊二醛溶液一般有效期为2周，使用中应加强对戊二醛浓度和pH的检测；④戊二醛对碳钢制品有腐蚀性，使用前应先加入0.5%亚硝酸钠以防锈。

显微形态学实验教程

四、常见污染微生物对灭菌条件的耐受能力

不同微生物对灭菌条件的耐受能力不同，一般细菌繁殖体的耐受能力最弱，细菌芽胞和真菌孢子的耐受能力最强。

对煮沸法而言，将物品煮沸，100℃、5~15 min可杀灭一般细菌的繁殖体，100℃、2~3 h可杀灭芽胞；在水中加入1%~2%碳酸钠，可使沸点至105 ℃，这样既促进芽胞的杀灭，又能防止金属器皿生锈。

对紫外线灭菌法而言，一般革兰阴性菌对紫外线敏感，其次为革兰阳性球菌，细菌芽胞和真菌孢子耐受能力最强，病毒也可被紫外线灭活，其耐受能力介于细菌繁殖体和芽胞之间。杀灭一般细菌繁殖体时，应使照射剂量达到10000 $\mu W·s·cm^{-2}$，杀灭细菌芽胞则应达到100000 $\mu W·s·cm^{-2}$；一般致病性真菌对紫外线的耐受能力比细菌芽胞弱，但真菌孢子的耐受能力比细菌芽胞更强，有时需照射到600000 $\mu W·s·cm^{-2}$。在杀灭的目标微生物不详时，照射剂量不应低于100000 $\mu W·s·cm^{-2}$。紫外线灭菌法对部分常见微生物的杀灭效率见表12-1。

表 12-1　紫外线对常见微生物的杀灭效率（辐射强度为 30000 $\mu W·cm^{-2}$）

种类	名称	100% 杀灭所需时间（s）
细菌类	痢疾杆菌	0.15
	白喉杆菌	0.25
	大肠杆菌	0.36
	结核分枝杆菌	0.41
	沙门菌属	0.51
	霍乱弧菌	0.64
病毒类	流感病毒	0.23
	轮状病毒	0.52
	乙肝病毒	0.73
	脊髓灰质炎病毒	0.80
	烟草花叶病毒	16.00
霉菌孢子	毛霉菌属	0.23~4.67
	软孢子	0.33
	曲霉属	0.73~8.80
	产毒青霉	2.00~3.33
	大类真菌	8.00

过氧乙酸对细菌、真菌、芽胞和病毒均有较强的杀灭作用，其对细菌繁殖体最强，依次为真菌、病毒、结核分枝杆菌、细菌芽胞。过氧乙酸的杀灭浓度及时间对普通细菌繁殖体而言为0.01%~0.1%、10 min，对病毒为0.2%、5 min，对结核分枝杆菌为0.5%、5 min；对真菌的杀灭作用多数情况下可与细菌繁殖体相同，有时则与病毒

或结核分枝杆菌相同；对细菌芽胞为0.5%、10 min。杀灭抵抗力强的微生物，用1%过氧乙酸最多需10 min，但据现有资料，当芽胞被有机物保护时，用1%过氧乙酸需将作用时间延长至30 min，才能可靠地杀灭芽胞。

用2%碱性戊二醛溶液杀灭微生物，达到灭菌效果所需时间如下：细菌繁殖体一般需2~10 min（革兰阳性菌比革兰阴性菌对戊二醛更敏感），而结核分枝杆菌需30 min，无保护的细菌芽胞需1~3 h，有血清保护的细菌芽胞需3~5 h，真菌一般需5~30 min，病毒一般需10 min。

五、超净台与生物安全柜的操作

超净台为细胞培养的无菌操作装置，可保护实验材料不受外界污染。当进行具有潜在生物危害性和感染性实验材料的无菌操作时则需用生物安全柜（biosafety cabinet，BSC），其可同时保护操作者、实验室环境和实验材料。

（一）超净台

超净台具有高洁净度，移动灵活，所占空间小，使用方便，应用广泛。其工作原理为：内部鼓风机驱动空气通过粗过滤器进行初滤，然后通过高效过滤器［High efficiency particulate air（HEPA）filter］进行精滤，两次过滤后的洁净空气徐徐通过工作台面，去除超净台内包括微生物在内的各种微小颗粒，并阻止外界污染物的侵入，保持超净台内无尘无菌的高度洁净空间。一般在侧面配备有紫外灯，用于操作前紫外灭菌。

根据气流方向的不同可将超净台分为外流式（水平层流式）和侧流式（垂直层流式）两类。其中外流式为开放式，净化后的气流与工作台面平行，向操作者方向流动，不进行再循环，外方气流不易混入，但对操作者无保护作用。侧流式为封闭式，净化后的气流通过工作台表面由左侧或右侧流向对面，也有从上方或下方流向对侧，从而形成气流屏障保持超净台的无菌状态，并保证操作者免受病菌或毒物的侵害，但可能会在净化气流与外界气体交界处形成负压而使得少量未净化气体进入；大多数侧流式柜内的气体，70%再循环，30%被排出并通过吸入工作台面上方空气进行弥补，这样是为了尽量减少空气从工作区溢出。

超净台宜安置在无日光直射、清洁房间内，远离过道、门窗和能产生风力的装置（如空调、离心机、冰箱等）等，以避免灰尘、气流的干扰；应定期测试超净台各项功能是否达标；按厂家规定定期更换滤器、紫外灯（其光线强度会随时间逐渐减弱）等，一般HEPA 2~3年更换一次，粗过滤器中的过滤布3~6月进行一次清洗更换，更换滤器应请专业人员操作，以保持密封良好；操作前后用消毒剂例行清洁与消毒灭菌（含紫外灯），若超净台为新安装或长时间未使用则应在使用前对超净台及周围环境进行彻底清洁和消毒灭菌；柜内物品不要放置太多以免影响超净台内气体的有效层流；使用中要经常检查滤器是否淤滞，若气流变弱，说明滤器已阻塞应及时更换；超净台停止使用时最好用防尘布套好，避免灰尘积聚，尘土过多易使滤器阻塞，降低净化作用和滤器寿命。

（二）生物安全柜

BSC均为负压式，可分为Ⅰ、Ⅱ、Ⅲ级（表12-2）。Ⅰ级BSC，外界未净化的空气直接从挡板前开口处进入，经柜体后上方的HEPA过滤后排出，仅可提供人员防护，不能提供实验对象的无菌防护；Ⅱ、Ⅲ级BSC则二者兼顾（图12-2）。不同保护类型及BSC的选择见表12-3。

表 12-2　BSC 的分级

级别	空气入口	流速（m/s）	排出（%）	再循环（%）	气体排向	过滤器
Ⅰ级	前面	0.36	100	0	房间或室外	HEPA
Ⅱ级 A1 型	前面	0.38~0.51	30	70	房间或室外	HEPA
Ⅱ级 A2 型	前面	0.51	30	70	房间或室外	HEPA 和（或）病原体捕捉滤器
Ⅱ级 B1 型	前面	0.51	70	30	经专用管道排向外部	HEPA 和（或）病原体捕捉滤器
Ⅱ级 B2 型	前面；顶部经粗过滤器和 HEPA 过滤	0.51	100	0	经专用管道排向外部	HEPA 和（或）病原体捕捉滤器或活性炭
Ⅲ级	顶部经粗过滤器和 HEPA 过滤	NA	100	0	经专用管道排向外部	HEPA 和病原体捕捉滤器

注：NA：不适用。

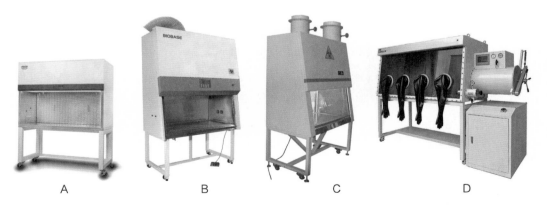

图 12-2　不同类型 BSC 图示
（A）水平式BSC；（B）Ⅰ级BSC；（C）Ⅱ级BSC；（D）Ⅲ级BSC。

表 12-3　不同保护类型及 BSC 的选择

保护类型	BSC 的选择
个体防护,针对 BSL 1~3 级微生物	Ⅰ、Ⅱ、Ⅲ级 BSC
个体防护,针对 BSL 4 级微生物,手套箱型实验室	Ⅲ级 BSC
个体防护,针对 BSL 4 级微生物,防护服型实验室	Ⅰ、Ⅱ级 BSC
实验对象保护	Ⅱ级 BSC、柜内气流是层流的Ⅲ级 BSC
少量挥发性放射性核素或化学品的防护	Ⅱ级 A2、B1 型 BSC
挥发性放射性核素或化学品的防护	Ⅰ、Ⅱ级 B2 型、Ⅲ级 BSC

注：BSL，biosafety level，生物安全等级（美国国家卫生研究院及疾病预防控制中心）。

　　超净台的使用注意事项同样适用于BSC。除此之外，BSC的使用还应注意：①在使用前，应先用消毒剂擦拭消毒，风机至少运转3~5 min以净化柜内空气；②在BSC内所形成的几乎没有微生物的环境中，原则上应避免使用明火，否则会对气流产生影响，且处理挥发性物品和易燃物品时也易造成危险，柜内物品同样不能放置太多以免干扰柜内气流，造成污染和（或）破坏防护能力，柜内一切材料均应远离前格栅，应靠近操作台面后缘，同样，易产生气溶胶的设备（如搅拌机、离心机等）也应安置在柜内操作台后部，大件物品（如灭菌包、吸滤瓶等）均应放置在一侧；③开始工作前应关闭工作台面下方的排气阀，这样当有溅出情况发生时，污染物就不会逸出安全柜；④手臂放进安全柜约1 min后才能进行操作，这可使安全柜恢复稳定状态，并让气流"冲刷掉"沾染在手臂和手表面的微生物；⑤使用中应尽量减少人员活动、手臂进出等对安全柜气流屏障的干扰；⑥所有操作都应在操作台上距前格栅10 cm以外的地方进行，以避免堵住前格栅；⑦实际操作应按照清洁区向污染区的方向进行；⑧当安全柜内有生物学危害的物品溢出时，应在工作状态下使用有效消毒剂立即进行清理，并尽可能减少气溶胶的生成，所有接触溢出物的材料都要进行消毒和（或）高压灭菌；⑨污染材料应放在密闭容器内后转移到高压灭菌器等消毒灭菌设备，可能污染的材料在表面消毒前，不能取出安全柜；⑩安全柜在移动及更换滤器前，必须清除污染。

六、高压蒸汽灭菌器操作及原理

　　高压蒸汽灭菌可杀灭细菌芽胞等在内的所有微生物。这种灭菌效果最好、应用最广的灭菌方法需使用高压蒸汽灭菌器。高压蒸汽灭菌器在使用前应将灭菌器内的空气排干净，否则会影响灭菌效果。只有全部空气都被排出的条件下，在压力100 kPa时，温度才能达到121℃（图12-3）。

高压蒸汽灭菌器有手动式和自动式两大类。手动式使用时需专人手动操作的步骤较多，现已极少使用，但操作训练仍有价值。自动式则可预先设置好所需的压力、温度和灭菌时间，仪器会自动达到预置的温度和压力，到预订的消毒时间后再自动关闭，停止灭菌。

手动高压蒸汽灭菌器操作程序如下：①首先查看灭菌器内的水是否充足，放入物品后盖好盖；②导气管要伸至罐底并防止堵塞；③接着加热灭菌器，加热升压前先打开放气阀，放气5~10 min，排净加热后灭菌器内残留的冷空气；④待灭菌器内水沸腾5 min后，关闭放气阀继续升温升压

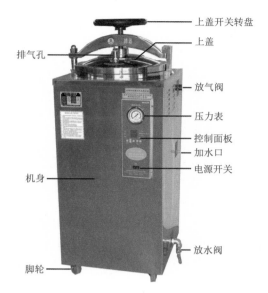

图 12-3　高压蒸汽灭菌器外形示例

至指定值，并保持一定时间；⑤待灭菌结束后，停止加热，等压力自然降至0时再打开放气阀排气，然后打开顶盖取出灭菌的物品，烘干备用。

自动高压蒸汽灭菌器的操作及注意事项详见本课第一部分实验1。

高压蒸汽灭菌器在使用时还应注意：①禁止用于任何含破坏性材料和含碱金属成分物品的灭菌，否则将导致爆炸或腐蚀内胆和内部管道，并破坏垫圈；②应使用蒸馏水、去离子水等，并保持灭菌器无水垢；③灭菌结束后，需旋开放水旋钮，排净灭菌器中的水等。

第三部分 体外培养实验室的无菌保障条件

一、层流系统

层流是流体流动的一种形式，当流体质点的轨迹是有规则的光滑曲线（最简单的情形是直线）时，这种流动形式叫层流。层流的使用可为体外培养提供简单、可靠的无菌环境。在层流柜内，持续、稳定的过滤气流通过工作台面，可使工作空间免受灰尘污染。层流柜与无菌室相比，成本低且无菌控制效果更好。

层流主要有两种：水平式和垂直式（详见本课第二部分"超净台与生物安全柜的操作"），其中水平式的气流最稳定，为培养物和试剂提供了最好的无菌保护；垂直式则为操作者提供更多保护。

层流对无菌状态的维持与空气通过滤器后的最小压降程度有关。当滤器阻力增大，气压落差增加，工作区的空气流速降低，当流速降至0.4 m/s以下时，层流稳定性减弱，无菌状态无法再维持。因此需用风速表密切关注层流柜内的空气流速。

二、生物安全防护级别

细胞培养操作需注重生物安全。生物安全防护是指避免有害生物因子造成实验室人员暴露、向实验室外扩散并导致危害的综合措施。有害生物因子包括病原微生物、来自高等动植物的毒素和过敏原、来自微生物代谢产物的毒素和过敏原、基因结构生物体等。各种生物因子的危险度是不一样的，世界卫生组织（World Health Organization，WHO）根据微生物的相对危险度将微生物分为4类（表12-4）。

表 12-4 微生物的危险度等级分类

危险度等级	危险性
1级（无或极低的个体和群体危险）	不太可能引起人或动物致病的微生物
2级（个体危险中等,群体危险低）	病原体能够对人或动物致病，但不易对实验室工作人员、社区、牲畜或环境造成严重危害。实验室暴露也许会引起严重感染，但对感染有有效的预防和治疗措施，并且疾病传播的危险有限
3级（个体危险高,群体危险低）	病原体通常能引起人或动物的严重疾病，但一般不会发生感染个体向其他个体的传播，并且对感染有有效的预防和治疗措施
4级（个体和群体危险均高）	病原体通常能引起人或动物的严重疾病，并且很容易发生个体之间的直接或间接传播，对感染一般无有效的预防和治疗措施

根据操作中生物因子危险度的不同，WHO将实验室的生物安全防护水平相应（不是"等同"）地也分为4级（不同国家、组织对生物安全防护水平的分类不完全相同），详见表12-5。在开展实验之前，应根据操作中生物因子确定生物安全防护级别，然后严格按照相关操作规程进行实验。

表 12-5　与微生物危险度等级相对应的生物安全防护水平、操作和设备

危险度等级	生物安全防护水平	实验室操作	安全设施
1级	一级	GMT	不需要；开放实验台
2级	二级	GMT 加防护服、生物危害标志	开放实验台，此外需 BSC，用于防护可能生出的气溶胶
3级	三级	在二级生物安全防护水平上增加特殊防护服、进入制度、定向气流	BSC 和（或）其他所有实验室工作所需要的基本设备
4级	四级	在三级生物安全防护水平上增加气锁入口、出口淋浴、污染物品的特殊处理	Ⅲ级 BSC 或 Ⅱ级 BSC，并穿着正压服，加双开门高压灭菌器（穿过墙体）、经过滤的空气

注：GMT，WHO微生物学操作技术规范。

三、物品灭菌后的保质期和储运

物品灭菌方法不同，相应无菌保质期也不同。如煮沸灭菌的物品，应在当日使用，超过6~8 h未使用，即便使用无菌布包好，也应重新处理；双层布包裹的物品，经高压蒸汽灭菌后，在干燥情况下，10~14 d内可保证无菌，超过此期限，物品虽未使用也必须重新灭菌，若采用阻菌能力较强的包装材料，无菌保质期限应进行相应的检验验证；电离辐射灭菌后的物品在使用耐辐射、不透菌的包装材料情况下，可在2~5年内安全使用。

潮湿环境中微生物容易滋生，因此灭菌后物品必须在干燥条件下储运，储运环境应清洁。灭菌后物品的包装若破损、潮湿、沾有水液或有明显水渍，均不可作为无菌包使用；当灭菌包掉落在地、误放不洁之处时，均应视为受到污染，不可再作为无菌包使用；已灭菌的物品不应与未灭菌物品混放。

四、非微生物污染

在细胞培养中，凡是与所培养细胞无关的物质混入培养系统对细胞造成的损害或变异，均称为污染。细胞污染物不仅仅指微生物，还包括所有混入培养环境中对细胞生存有害的成分和造成细胞不纯的异物，物理、化学及生物因素侵入培养环境都可能

造成污染。

物理性污染是一些物理因素通过影响细胞培养体系中的生物化学成分，进而影响细胞的生长与代谢。培养环境中的物理因素，如极端温度、放射线、辐射等都会对细胞产生影响，因此细胞、培养试剂等不要暴露于物理性污染条件下。

很多化学物质都可引起化学性污染。玻璃制品在清洗过程中残留于内表面的酸液和清洁剂是最常见的化学性污染物，未纯化的物质、试剂、水及储存试剂的容器等都可能成为化学性污染的来源。细胞生长所需的成分，如氨基酸，若浓度超过了合适范围，也会对细胞产生毒性。

生物性污染最多见的是微生物污染，除此之外细胞交叉污染也时有发生。细胞交叉污染是指一种细胞被另一种细胞污染，往往是由于同时操作两种或以上细胞，器材、试剂等混杂使用所致。细胞交叉污染会造成细胞种类不纯，也能影响原有细胞的正常生长与功能，有些影响较轻微不易察觉，有些则由于污染细胞具有的生长优势显著抑制原有细胞，甚至导致原有细胞的死亡，最终取而代之。因此，交叉污染后的细胞不能用来进行实验研究。鉴定细胞交叉污染可采用细胞形态观察、同工酶分析、DNA指纹测定、STR谱测定、核型分析、抗原抗体反应检测等方法。一旦发生细胞交叉污染，同样建议及时按正规程序丢弃。

有效防止交叉污染需注意以下事项：最好一次仅操作一种细胞；若需同时进行多种细胞的培养操作，应严格区分所用器材、试剂，不应同时打开不同种类细胞的培养瓶或培养试剂，且应将生长快的细胞最后处理；不同细胞应正确标记，防止错认，操作中应避免失误；对所培养细胞的形态、生长速度等状况应进行常规观察测定，以及时察觉是否有交叉污染的发生。

延伸阅读

超净台布置与无菌操作意识

体外培养实验的关键操作在超净台中进行，超净台的物品布置和台上操作的习惯对无菌条件有直接的影响。如果超净台中堆积很多物品，可能破坏内部空间的层流。此时局部稍有污染，可能更易四处扩散。过多的物品还可能阻碍紫外线对操作空间的灭菌。所以，超净台只摆放当次操作需要的物品，并在操作结束时及时取出。操作期间，操作台面的物品应按照"新月形"布局进行调整（如图12-4）。将所需物品以操作者为中心，排列成如新月的弧形，使伸手向各个方向拾取物品的距离相当且无遮挡。其中，左侧放置洁净备用物品，正中前方偏左放置要用的空容器、细胞标本等，正中前方偏右放置酒精灯、吸管架等，再向右放酒精棉球缸等。酒精棉球缸处是洁净区与污染区的分界处，从此处起，弧形的右方均为污染用品，如废液缸、封口胶带、剪刀、标记笔等。弧形的中央与操作者之间的区域为操作区。任何外来物品进入超净台，都必须从右侧递入，用酒精棉球充分擦拭后才能移入操作区（左利手者可将以上左右关系对调）。除了物品布置，在培养操作中还应牢记无菌操作规范，比如手和器械不要越过敞口容器的上方，右侧污染区的物品不能向左侧移动，用过的吸管不能再伸入新的或来源不同的样本，等等。有意识地维持物品的布置秩序和无菌操作规范，才能确保体外培养关键操作的无菌条件。

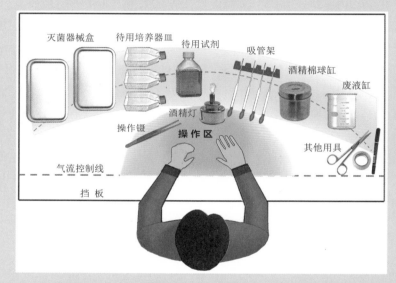

图 12-4　超净台的"新月形"布置原则

（潘倩，郑翔）

第13课

动物细胞原代培养

本课内容提要

　　动物细胞原代培养是指细胞从动物身上分离后至第一次传代前的培养阶段。原代培养是细胞培养的第一个也是最重要的阶段，是建立各种细胞系的第一步，因此它是细胞培养操作者应熟悉和掌握的基本技术。本课要求掌握的实验操作为动物细胞原代单层培养的一般操作方法。在理论知识拓展部分，应掌握原代外植、细胞纯化的方法；熟悉原代细胞的几种典型形态特征，细胞培养常用定量指标，常用的动物细胞培养液、培养添加剂和贴附底物；了解细胞培养技术的用途及历史发展，细胞系与细胞株。在此基础上，进一步了解神经细胞，星形胶质、少突胶质和小胶质细胞，巨噬细胞，脂肪细胞，成骨细胞，肥大细胞，间充质干细胞和胚胎干细胞等特种细胞的原代培养方法。

第一部分　原代细胞培养操作

实验　新生鼠肾上皮细胞原代培养

➤ 【实验目的】

练习掌握动物细胞原代单层培养的一般操作方法。

➤ 【实验材料】

动物：出生48 h内新生SD大鼠。

试剂：RPMI 1640培养液[1]，胎牛血清（fetal bovine serum，FBS），无钙镁的平衡盐溶液（DPBS或D-Hanks液，4 ℃预冷），胰蛋白酶溶液（0.25%，pH 8.0），75%乙醇。

用具：手术器械，移液吸头及吸头盒，烧杯（5 ml），离心管，不锈钢筛网（200目），培养皿，解剖板等。

设备：超净台，二氧化碳培养箱，冰箱，离心机，倒置显微镜等。

➤ 【操作指引】

1. 取材：断颈处死新生鼠，用75%乙醇仔细消毒全身后于无菌条件下取肾。将肾置于D-Hanks液中，去除周边组织，剥离肾包膜，再用D-Hanks液冲洗3~5次，每次均用新鲜无菌D-Hanks液。

2. 解离：将肾脏置于5 ml小烧杯中，加入少量D-Hanks液[2]，将肾脏反复剪成约1 mm × 1 mm × 1 mm组织块。弃D-Hanks液，向组织块加入适量胰蛋白酶溶液[3]，置于37 ℃消化，每隔10 min轻微振荡促进消化[4]。待组织块边缘毛样模糊时，加入与胰蛋白酶溶液等体积的生长培养液（10% FBS + 90% RPMI 1640）终止消化。用吸头反复轻轻吹打组织块使细胞分散，然后将其用200目不锈钢筛网过滤以去除未消化的组织块及较大的细胞团，收集网下滤液，1000 r/min离心5 min，弃上清。

3. 接种：向细胞沉淀中加入适量37 ℃预热的生长培养液，以2×10^4~2×10^5/cm^2密度[5]均匀接种于培养皿中，置于37 ℃、5%二氧化碳的培养箱中培养。

➤ 【备注】

（1）肾上皮细胞对培养液无特殊要求，RPMI 1640、DMEM、MEM、DMEM/F12等均可。

（2）D-Hanks液量以刚好能浸没肾脏组织为宜，量太多则不易将肾脏组织剪碎。

（3）胰蛋白酶溶液量一般为组织块体积5~10倍。

（4）若组织对胰蛋白酶耐受性差，可分次消化，即及时把消化液中已消化的细胞与待消化的组织分开，前者用生长培养液终止胰蛋白酶作用后略低于室温暂存，后者加入新的消化液再继续消化。

（5）接种密度可根据实际情况调整；当存活率不明确或难以预知时，细胞计数意义不大，此时建议按组织/培养液5~25 mg/ml的浓度接种。

❖ 【预期结果】

倒置显微镜下观察，肾上皮细胞未贴壁时呈圆形，一般于接种24 h后贴壁生长，细胞呈梭形、多角形，生长迅速，最后可成片生长。（图13-1）

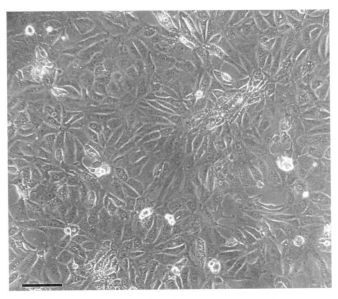

图 13-1　肾上皮细胞原代培养结果举例

小鼠肾上皮细胞酶消法培养7 d，倒置相差显微成像，
标尺＝50 μm。

❖ 【思考】

肾上皮细胞原代培养物中往往混有较多的成纤维细胞，请思考，如何进行肾上皮细胞的纯化？

第二部分　动物细胞原代培养理论知识拓展

一、细胞培养技术的用途及历史发展

细胞是生物体结构和功能的基本单位。细胞生物学家Wilson在1925年曾宣称"解决生物学问题的关键最终将在细胞中寻找"，可见以细胞为对象的研究在生命科学中有重要地位。细胞培养是将从活体取出的细胞置于模拟体内细胞生存环境的体外环境中进行培养，使其健康生长或分化发育的方法。得益于体外环境的可控性、研究样本的均一性、组织细胞的直观性等显著优点，如今细胞培养已成为研究生物体相应器官、组织和细胞正常与异常等生命活动最重要和最有效的方法之一。

细胞培养历史悠久，早期探索中具有重要意义的标志性事件如下：1859年，Vulpian将蛙胚尾部组织放入普通水中，观察细胞的生长和分化。1885年，Roux发现鸡胚髓板组织在体外温热的生理盐水中可存活数日。1887年，Arnold用蛙的体液浸泡赤杨木片，然后将其植入蛙的皮下或腹腔内，在不同时间取出木片，放入温盐水中，观察到从木片迁移入盐水的白细胞能短期存活。1897年，Loeb将成年兔的肝、肾、甲状腺和卵巢植块放在含有少量血浆块的试管中进行培养，这些组织块在3 d内仍能维持正常结构。1903年，Jolly采用悬滴培养法使蝾螈的白细胞在体外存活了近一个月。1906年，Beebe和Ewing用盖片悬滴培养法培养狗淋巴肉瘤细胞，使其存活了约72 h，并观察到了细胞生长。

在前人研究的基础上，1907年，Harrison创建了盖片覆盖凹窝玻璃悬滴培养法，他将蛙胚髓管部神经组织小块置于事先滴有从成体蛙淋巴囊吸取的新鲜淋巴液的盖片上，淋巴液很快凝固，组织小块得以固定，然后将盖片倒置于一块中间凹陷的厚载片上，盖片边缘用蜡固封。采用这种方法，在一定时间内更换培养用的淋巴液，上述组织细胞可存活数周，且能观察到神经突起的生长过程，由此Harrison建立了体外组织培养的基本模式，这标志着现代体外活体组织培养体系的建立。

在此之后有关细胞培养的研究方法、技术的发明和改进层出不穷，主要集中在以下两个方面。

（一）培养用液

（1）培养液。

1910年，Burrows在Harrison实验室工作期间学习了Harrison的细胞培养技术，考虑到蛙淋巴液获取量有限且形成的凝块不够坚实，他在悬滴培养法中改用鸡血浆作为鸡胚组织的支持和营养物质，效果良好。Burrows（1912年）和Carrel（1913年）采用胚胎浸出液培养了多种动物组织，Carrel等提出鸡胚浸出液可显著促进细胞生长。多位科学家陆续分析了血浆和胚胎浸出液的营养成分，为人工合成培养液奠定了基础。自此培养液从天然营养物质如淋巴液、血清、血浆及胚胎浸出液，逐渐向成分明确的人工合成培养液发展。人工合成培养液主要包括：Vogelaar和Erlichman人工培养液（1933年、1938年）、Baker人工培养液（1936年）、Baker和Ebeling人工培养液（1939年）、White培养基（1942~1949年，现主要用于植物）、Fischer辅助培养基V-614和V培养基（1948年）、Morgan等的M199培养液（1950年）、Parker和Healy的858培养液（1955年）、Evans等的NCTC107培养液（1956年）、Parker等的CMRL-1066培养液（1957年）、Eagle的MEM培养液（1959年）、Dulbecco和Freeman的DMEM培养液（1959年）、Waymouth的MB752培养液（1959年）、McCoy等的5A培养液（1959年）、Ham的F12培养液（1965年）、Moore等的RPMI 1640培养液（1967年）等。目前，由于血清等体液的确切成分尚未完全搞清，绝大多数人工合成培养液使用时还需添加血清。随着单克隆抗体制备、细胞生长因子和细胞分泌产物等的研究，迫切需要开发无血清培养液。1975年，Sato等用激素、生长因子替代血清，使垂体细胞株培养获得了成功。细胞的无血清培养仍在探索中。

（2）生理盐溶液。

1911年前后，W. H. Lewis和M. R. Lewis初步探明了NaCl、$CaCl_2$、KCl、$NaHCO_3$等无机盐成分对组织培养的不同影响，开始生理盐溶液的研制，不少至今仍广泛使用的配方相继问世，如Wilson等的盐溶液（1942年）、Earle盐溶液（1943年、1948年）、Gey盐溶液（1949年）、Hank的HBSS（1949年）、Dulbecco磷酸缓冲盐溶液（1954年）等。

（3）细胞冻存试剂。

1949年，Polge发明了利用甘油保护低温储藏细胞的方法。1959年，Lovelock等发现了在体外培养细胞低温和超低温保存中发挥重要作用的化学冷冻保护剂二甲基亚砜，细胞可通过冻存—复苏长期保存使用。在此基础上，建立了细胞库，如美国的ATCC（American Tissue Culture Collection）、HGMR（Human Genetic Mutant Repository）、CAR（Cell Aging Repository）等，以及中国科学院典型培养物保藏委员会细胞库。

（二）培养技术

要维持细胞在体外长期生存、生长，必须克服污染。1912年，Carrel首次将无菌概念引入体外培养。他采用外科无菌操作技术将7 d龄鸡胚的心肌组织培养在血浆和鸡胚提取液混合物内，观察到心肌细胞的搏动可长达104 d，并将这些细胞进行了连续传代培养数年，由此完善了经典的悬滴培养法，并确立了离体动物组织在较适宜环境条件下长时间的连续生长和繁殖的方法。

1914年，Thomson等成功进行了器官培养。1916年，Rous最早证明外植细胞可分离开，且这种分散的细胞随后可铺展。1923年，Carrel发明了卡氏培养瓶培养法，该法扩大了体外培养组织的生存空间，能较容易地避免组织的偶然性污染，同时也简化了许多维持长期培养所需的操作，后来卡氏培养瓶得到改进和充分应用，直至发展为目前实验室常用的培养瓶、培养皿、培养板等。

　　1925年，Maximow发明了培养液更换更容易且污染率大大下降的双盖片悬滴培养法。悬滴培养操作简便，其培养液中有纤维蛋白构成的支架，可供细胞立体生长，在此环境中，细胞既能增殖生长，又能分化；但它也有很多缺陷，如空间狭小、气体不足、培养液少、难以繁殖大量细胞、观察不便等，这限制了此法的广泛应用。

　　1926年，Strangeways发明了试管培养法。1929年，Robison和Fell发明了表玻璃器官培养法。1933年，Gey发明了旋转试管培养法，能使培养的组织和细胞重复接触培养液，利于组织生长。1948年，Sanford利用毛细管克隆技术从小鼠L细胞分离获得最早克隆的细胞株L929。1951年，Shannon和Earle发明了T瓶培养法、Pomerat发明了灌流小室培养法、Chen发明了擦镜纸培养法。

　　1952年，Dulbecco等采用胰蛋白酶消化处理分散组织，并应用液体培养液，获得了单层细胞培养，这大大推动了细胞培养的发展。此后单层细胞培养成为细胞培养中普遍应用的经典技术，人们应用此法建立了很多细胞系（如人宫颈癌细胞系Hela），细胞培养成为体外培养的主导技术。1954年，Earle发明了悬浮培养法。1955年，Puck和Marcus发明了饲养层培养法，克隆了Hela细胞。1960年，Barski发明了两种细胞共培养法。

　　单层细胞培养在操作简便、易于观察、应用广泛等方面具有一系列无可比拟的优势，但由于在单层培养中，细胞失去了原体内的立体微环境，大多数细胞的形态、功能等会发生改变（比如，不能充分表达原基因产物）。如果把培养的单层细胞植回体内，也难以取代原有组织。因此，20世纪90年代又发展出符合体内环境的三维培养。三维培养可为培养细胞提供与体内相似的支架系统，为细胞创建与原体内类似的条件，这不仅能促进细胞增殖，也可使细胞发生分化和表达体内生长条件下的某些产物。目前三维培养已成为组织工程学的重要组成部分，此法培养的细胞可用于修复人体组织损伤，增大了细胞培养的实际应用价值。

　　细胞培养技术和分子生物学、细胞工程等学科充分结合，其应用和发展进入了一个繁盛的阶段。1963年，Todaro和Green证明培养的细胞可发生自发性转化。1964年，Kleinsmith和Pierce证明胚胎干细胞具有多能性。Wezel（1967年）和Knazek（1972年）分别发明了微载体和中空纤维培养技术。1975年，Köhler和Milstein利用细胞融合方法制备了单克隆抗体。1998年，Thomason等首次成功培养了人胚胎干细胞系。2006年，Takahashi和Yamanaka将Oct3/4、Sox2、c-Myc和Klf4这4个转录因子基因导入小鼠成体成纤维细胞，建立了具有胚胎干细胞相似特征的诱导多潜能干细胞（iPS细胞）。如今，运用表观遗传操纵而非遗传学干预即可产生iPS细胞。

我国的体外培养技术起步于20世纪30年代。李继侗、沈同、罗宗洛、王伏雄、罗士韦、崔澂等是植物组织培养的先驱，张鋆、鲍鉴清、杨敷海等则最早将动物组织培养技术引入我国。1952年，鲍鉴清教授建立了我国第一个体外培养实验室。此后，组织/细胞培养在我国逐步开展。如唐仲章（1953年）、汤非凡（1956年）、王潜渊（1957年）将组织培养应用于微生物研究。20世纪50年代末，闻仲权将Hela等细胞系引入我国。1960年，顾方舟利用组织病毒培养研制出脊髓灰质炎疫苗，为我国脊髓灰质炎防治工作做出了巨大贡献。吴旻（1960年）用培养的细胞显示染色体，潘琼婧（1960年）、鄂征（1962年）培养肿瘤细胞，鲍璕（1962年）、邵文钊（1962年）、郭畹华（1963年）培养神经细胞。与此同时，细胞培养新技术的引入和改良也不断增多，如羊膜细胞培养技术（曾毅1963年、陈乃嘉1964年），培养细胞支原体污染和排除（萧顺1964年），显微缩时摄影（鄂征1975年）等。20世纪70年代以后，我国组织/细胞培养技术发展更快，已不再是个别实验室拥有的技术，而是成为生命科学领域研究中普遍应用的手段。

利用细胞培养技术，在基础方面，可进行细胞内活动（如能量代谢、DNA转录、蛋白质合成、药物代谢、细胞周期等）、细胞内物质的流动（如信号转导、钙动员、RNA加工、受体功能、代谢产物流动、膜运输等）、细胞内部与外界之间的作用（如细胞对外界刺激的反应、药物对细胞的作用、细胞内产物的分泌等）、细胞间相互作用（如形态发生、旁分泌调控、代谢协同、细胞黏附和运动、基质相互作用、侵袭、接触抑制等）、基因组学（如遗传学分析、转染、感染、转化、永生性、老化等）、蛋白质组学（如基因产物、细胞表型、代谢途径、分泌等）等方面的研究；在实用方面，有利于细胞产物（如生物反应器设计、产物收获、下游加工等）、免疫学（如细胞表面抗原决定簇、免疫应答、抗体生产、杂交瘤、细胞因子和信号、炎症等）、药理学（如药物作用、分子靶向、筛选、配体受体相互作用、药物代谢、药物抵抗等）、组织工程（如组织构建基质和支架、干细胞来源、诱导多能性、增殖、分化等）、毒理学（感染、细胞毒性、诱变、致癌作用、刺激作用、炎症、水和试剂纯度等）等方面的应用。

历史发展和科学实践显示，细胞培养技术已在众多学科的研究中得到广泛应用，具有广阔的发展前景。

二、原代外植的方法

原代细胞培养（primary cell culture）一般有两种方法：外植块培养和分散细胞培

养。其中，外植块培养是将组织小块（即植块）置于培养器皿固—液界面，在其贴壁后，细胞可从植块内向外迁移生长。分散细胞培养则是用机械或酶学方法将组织内细胞分散形成细胞悬液，然后将其培养在固体基质上获得单层细胞，或使其在培养液中呈悬浮状态生长（操作详见本课第一部分）。

外植块培养的初始培养对象是一定大小的组织小块（植块），因此所获得的是由多种细胞组成的混合群体。此法操作简便，成功率较高，特别适合组织量少的原代培养。但并非每个植块都能长出细胞，因为反复剪切和接种操作会对组织造成一定损伤；部分组织可能缺乏黏附性；另有一些向外生长的细胞具有选择性。

原代外植块培养的常规操作步骤如下：

从动物体内取出一定大小的待培养组织，去除坏死和多余部分，用平衡盐溶液漂洗3~5次。

→ 加入少量生长培养液[1]，将组织切割成约1 mm³大小的植块[2]。

→ 用事先润湿的移液管（以免植块黏附）将植块转移至无菌容器内，静置沉淀后，去除上清液，先后用平衡盐溶液和生长培养液重悬漂洗各1次，去除上清液[3]。

→ 将植块规则排布在培养器皿底壁[4]，植块间距0.3~0.5 cm左右，从培养器皿侧面缓慢加入少量生长培养液，以保持植块湿润且不使植块漂浮为宜，然后置于37 ℃、5%二氧化碳培养箱中孵育过夜[5]。

→ 次日再从培养器皿侧面缓慢添加适量生长培养液，使液体慢慢覆盖植块[6]，随后置于37 ℃、5%二氧化碳培养箱中静置培养。

→ 待从植块中迁移出的细胞足够多时[7]，将原有植块去除[8]，剩下单层细胞继续培养。

备注：

（1）生长培养液用量不宜多，以便于组织块切割。

（2）切割的目的是利于培养液中营养物质的渗透和利用，所用手术器械需锋利，以减小组织损伤。

（3）若只有少量血，此漂洗步骤可省略。

（4）对某些不易贴壁的组织，如神经组织植块，需事先用生长基质包被培养器皿底壁。

（5）也可在排布植块后，翻转培养器皿，置于培养箱中静置，待植块充分贴壁后，从培养器皿侧面缓慢加入适量生长培养液，使液体慢慢覆盖植块，随后在培养箱中静置培养。

（6）动作应轻、慢，防止已贴壁的植块重新漂起而造成培养失败。

（7）观察和移动中动作应轻，尽量不要引起液体振荡，防止植块漂起；应及时通过换液去除漂浮的植块、细胞碎片及残留的血细胞，以免影响原代细胞生长。

（8）也可将植块取出，转移至新的培养器皿中继续培养。

结果与质量控制：

大多数动物组织在植块培养1~3 d后，即可见细胞从植块向外迁移，随着培养时间延长，最终会在植块周围形成一圈细胞（图13-2A）。有些细胞迁移性不强的组织，如神经节，若植块附带的结缔组织不多，短时间培养，从植块迁移出的细胞可能会很少，甚至无细胞外迁；此时神经突起则可从植块放射状向外长出（图13-2B）。

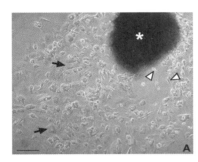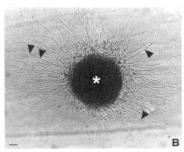

图 13-2　原代外植块培养结果示例

（A）新生大鼠大脑皮质植块法培养7 d；（B）鸡胚脊神经节植块法培养7 d。➡示成纤维样细胞，△示胶质样细胞，▲示神经细胞突起，✲示神经组织植块；倒置相差显微成像，标尺＝50 μm（供图：四川大学华西基础医学与法医学院，郑翔）。

三、细胞纯化的方法

利用体外培养细胞开展实验研究一般要求实验对象为单一种类细胞，而原代培养的细胞大都为多种细胞混合生长，因此对原代培养细胞进行纯化非常必要。细胞纯化一般分为自然纯化和人工纯化两大类，可根据具体情况选择。

（一）自然纯化

自然纯化是利用某一种类细胞的增殖优势来去除其他细胞。多种细胞混合培养时，某一种类细胞增殖较快，随时间推移，在细胞群体中占比越来越大，而其他增殖较慢的细胞占比则越来越小直至消失。此法只需常规培养即可达到纯化目的，但无法根据实验目的人为选择细胞，且所需时间长。

（二）人工纯化

人工纯化即采用人为手段获得单一种类细胞。常见方法如下：

（1）差速贴壁法。

利用待去除细胞和目的细胞贴壁快慢的不同，实现细胞纯化。待去除细胞大多能在短时间内贴壁，而目的细胞此时不能贴壁或贴壁不稳，稍加振荡即浮起。此法操作简单，收获细胞纯度高，对细胞影响小。以去除培养物中的成纤维细胞为例，操作步骤如下：

将细胞悬液接种后静置培养20 min。

→ 将培养器皿内的培养液稍加振荡后转移至另一培养器皿。

→ 重复上述操作，直至成纤维细胞和待纯化细胞逐渐分开。

（2）酶消化法。

利用待去除细胞和目的细胞对胰蛋白酶的耐受性差异，实现细胞纯化。用胰蛋白酶消化培养物，待去除细胞因对胰蛋白酶的耐受性差，常先行脱壁，而目的细胞则需消化相当长时间。操作过程如下：

取待纯化培养物，去除培养液，用平衡盐溶液漂洗2次。

→ 加入少量胰蛋白酶（以刚浸没细胞为宜），将培养器皿置于倒置相差显微镜下观察。

→ 当待去除细胞变圆，部分脱壁，立即加入等量含血清的生长培养液终止消化。

→ 吸取少量培养器皿内液体轻轻吹打，然后将培养器皿内的液体去除。

→ 可重复上述步骤1次，或向剩余培养物加入适量生长培养液继续培养，适时再进行上述操作，直至待去除细胞和目的细胞逐渐分开。

（3）机械刮除法。

原代培养的细胞虽混合生长，但同种细胞常聚集在一起呈区域性分布，因此可采用机械刮除的方法去除不需要的细胞。操作过程如下：

→ 将待纯化培养物置于超净台内的倒置相差显微镜下，用细胞刮子或移液枪头等工具在生长有不需要细胞的区域推刮，使细胞脱壁悬浮在培养液中；

→ 去除培养器皿内液体，用培养液将剩余培养物漂洗2次，加入生长培养液继续培养；

→ 若发现不需要的细胞又长出，可重复进行上述操作，经反复多次即可纯化细胞。

（4）克隆法。

当采用上述方法不能将生物学特性相近的细胞分开时，可采用细胞克隆的方法，即将待培养细胞分成单个细胞，使之分别生长成克隆，然后鉴定每一克隆，筛选出所需克隆进而培养。

（5）培养液限定法。

某些细胞的生存或生长必需或必须去除某种或某些物质，而其他细胞则不然，利用细胞的这种特性可达到细胞纯化的目的。如杂交瘤技术中常用的HAT限定性培养液，即可用来筛选杂交瘤细胞中的目的细胞。

（6）其他。

还可根据待纯化细胞特性，通过添加化学干扰试剂、离心、流式细胞仪、免疫磁珠等来分离纯化细胞。

四、原代细胞的几种典型形态特征

根据细胞的生长是否需要贴附在支持物上，可将其分为贴附型和悬浮型两大类。

（一）贴附型

大多数动物细胞为贴附型，它们需要贴附在适当的固体或半固体表面生长。当培养细胞贴附在器皿上后，容易失去它们在体内的原有特征，在形态上都呈扁平形，常表现出单一化特征，并常反映其胚层起源。供体年龄越小，这种现象越明显。在光学显微镜下贴附型细胞的形态一般可分为成纤维型、上皮型、游走型和多形型。

（1）成纤维型。

细胞形态类似体内成纤维细胞，胞体呈梭形或不规则三角形，细胞核卵圆形，位于中央，细胞质向外伸出2~3个长短不一的突起，细胞可单独移动，细胞群常连接成片，呈放射状、火焰状或漩涡状走势。除成纤维细胞外，血管内皮细胞、心肌细胞、平滑肌细胞、成骨细胞等起源于中胚层间充质的细胞在体外培养初期细胞数量稀少时常呈这种形态；血管内皮细胞在细胞数量增多后，还会呈铺路石形态。

（2）上皮型。

细胞呈扁平的不规则多角形，细胞核圆形，位于中部，细胞间紧密相连成单层膜，生长时呈膜状移动，膜边缘细胞总与膜相连，很少脱离细胞群单独活动。在特殊培养条件下，有的细胞也可呈管状（如肾脏细胞）或囊状（如乳腺、内分泌腺细胞）样生长。外胚层起源的细胞如皮肤表皮及其衍生物（汗腺、皮脂腺等）等细胞及内胚层起源的细胞如消化管上皮、肝、胰、肺泡上皮等细胞在体外培养时皆呈这种形态。上皮型细胞生长时，尤其是起源于外胚层的细胞，其群体排列形成的上皮细胞膜常有网眼状空洞，即"拉网"现象，这可能和细胞分泌透明质酸酶造成细胞相互分离卷曲有关。

（3）游走型。

细胞散在生长，形态多不规则，一般不连接成片，细胞质常伸出伪足或突起，可进行活跃的游走或变形运动，速度快且不规则。此类细胞的形态不稳定，可随培养条件或生长状态的变化而变为成纤维型、类似多角形等。起源于网状内皮系统的细胞皆属本型，如游走巨噬细胞。

（4）多形型。

此类细胞形态难以界定。体外培养常见的多形型细胞是神经元和神经胶质细胞，它们生长时胞体呈多边形，并可伸出较长的突起。

（二）悬浮型

悬浮型细胞在液体中呈悬浮状态生长，胞体呈圆球形，如某些肿瘤细胞、某些转化细胞、杂交瘤细胞、血液白细胞等。

一般当细胞处于较好且稳定的培养条件时，彼此的形态具有相对的一致性，这在一定程度上可反映细胞的起源及细胞是否正常。但需要注意的是，体外培养细胞的形态具有很大的可塑性，即其形态易受多因素影响而发生变化，这些因素包括温度，湿度，二氧化碳浓度，培养液成分、pH、渗透压，细胞接种密度，培养时的操作等。例如，小鼠3T3细胞在密度较低时呈成纤维样，在密度较高时则呈上皮样；Hela细胞在偏酸或偏碱环境中会停止生长，细胞形态也由上皮样变为梭形、多边形，pH适宜时又可恢复。有的细胞初次培养时的形态可在多次传代后发生改变，细胞转化后形态则变化更大；此外，通过改变培养条件，某些细胞可在悬浮型和贴附型之间转变。因此，在利用形态学指标判定细胞类型和其他一些变化时，应综合考虑多方面指标。

五、细胞培养常用定量指标

细胞培养的定量分析可用于不同细胞生长特性的描述及后续实验分析的开展，确保细胞培养的一致性和实验的可重复性。细胞培养常用的定量指标如下。

（一）细胞数量

细胞数量的测定方法有很多，可分为直接和间接两大类。利用血细胞计数板、基于阻抗的电子颗粒计数器、成像分析、流式细胞仪等可进行直接细胞计数；通过MTT分析、磺胺邻二甲氧嘧啶染色、结晶紫染色、考马斯亮蓝染色等可进行间接细胞计数。

利用血细胞计数板进行细胞计数是通过在显微镜下计数血细胞计数板上体积确定的小室中的细胞数量，推断悬液中的细胞数量。此法价格便宜，操作简单，不需昂贵的特定仪器设备，应用十分广泛。但需注意此法有耗时较长、敏感性相对较低、统计误差较大等不足。具体操作步骤为：

用75%乙醇清洁计数板表面，在其计数区盖上一块边缘轻轻润湿的盖玻片。盖玻片的边缘要盖住计数板最外边的凹槽；盖玻片和计数板之间应呈现牛顿环，这样盖玻片才算平整地盖到计数板上，计数小室的深度才为0.1 mm。

→ 充分混匀事先准备好的单细胞悬液，吸取20 μl滴加在盖玻片边缘，使细胞悬液通过毛细管作用充满盖玻片和计数板之间，去除多余液体（不要吸走盖玻片下方的液体）。往计数小室注入的细胞悬液不要太多，也不要太少，否则表面张力的变化会改变小室的容积，细胞悬液流到凹槽边缘即可；加样时不要带入气泡。

→ 将计数板置于显微镜下，在100倍镜下采用"计上不计下，计左不计右"的原则计数中央大方格（面积为1 mm²）内细胞（图13-3）。一般1 mm²可计数的细胞应为100~300个，计数的细胞越多越准确，对于更为精确的定量实验，应计数的细胞数量为500~1000个。

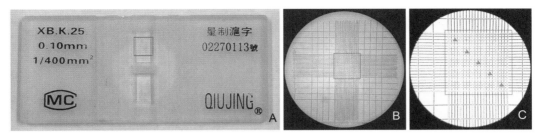

图 13-3　血细胞计数板的使用

（A）血细胞计数板，方框内为计数区；（B）显微镜4×物镜下的计数区，方框内为中央大方格；
（C）显微镜10×物镜下的计数区，方框内为中央大方格，▲示为穿过中央大方格对角线的5个小
方格。

→ 计数重复2次，然后计算细胞密度：细胞密度（/ml）= 2次计数的平均细胞数
$\times 10^{4}$。

补充说明：

（a）利用血细胞计数板进行细胞计数要求细胞密度最少是2×10^{5}/ml，否则统计
误差会很大。

（b）为减小该操作中出现的大部分误差，制备样品时一定要保证样品为单细胞
悬液，因为细胞聚集物会导致计数不准确，较大的聚集物进入计数小室的速度很慢或
者根本进不去；计数前细胞悬液要充分混匀；将细胞转移至小室前，不要让细胞沉下
去或粘连到移液管的顶端。

（c）若2次重复计数值差别大于20%，则数据不宜采用，应将血细胞计数板清洗
后重新加样计数。

（d）若可计数的细胞数量大于1000/mm^2，只需计数穿过中央大方格对角线的
5个小方格（每个小方格0.04 mm^2），此时细胞密度（/ml）= 2次计数的平均细胞
数$\times 5 \times 10^{4}$（图13-3）。

（e）若计数活细胞数量，可将细胞悬液先用相关染料如台盼蓝染液染色后进行
直接计数或采用MTT分析进行间接计数。

（二）DNA 和蛋白质含量

除了细胞数量，DNA和蛋白质的含量是定量细胞物质最有用的两个测量参数，
DNA含量可通过荧光染色分析（荧光染料常用的有DAPI、Hoechst 33258等）等方法
来测定，蛋白质总量可通过紫外（280 nm）吸光值、考马斯亮蓝Bradford反应比色分
析等方法测定。

（三）贴壁效率和接种效率

贴壁细胞在密度很低（2~50/cm^2）时，以单细胞悬液接种，细胞会生长为分离的
集落（通常每个集落约50个细胞），形成的集落数目÷接种的细胞数目×100%即为

细胞的贴壁效率。贴壁效率可用于分析细胞的增殖和存活，细胞群体中细胞的生长速度反映为集落大小，细胞存活情况则反映为集落数目。如果可确定每个集落是从单个细胞生长得到，则"贴壁效率"这一术语变为"克隆效率"。

对于较高细胞密度接种时贴壁细胞的复苏情况可用接种效率来界定，即贴壁的细胞数目÷接种的细胞数目×100%。该数据应在贴壁细胞达到最大数目而有丝分裂尚未开始时测定，但因这两个事件可能存在重叠，这一时间点很难确定，因此接种效率是一个粗略的测定结果。

（四）细胞增殖速率

细胞增殖速率可用于定量细胞生长，它对监测培养一致性、选择传代最佳条件等来说必不可少。同时，细胞增殖速率也常用于评估细胞对某一特定刺激的反应。检测细胞增殖的方法有很多，直接法包括细胞计数、传代后计算贴壁效率或克隆效率等；间接法包括用放射性同位素前体标记DNA、用荧光标记细胞周期特异性蛋白、用相关化学物质标记代谢物等。

六、细胞系与细胞株

原代培养物首次传代成功后即成细胞系（cell line）。细胞系不强调单一的细胞成分，可包含来自所取组织的多种细胞，但一般认为应以某种细胞为主。根据细胞系在体外能否持续传代，可将细胞系分为有限细胞系（finite cell line）与无限细胞系（infinite cell line）。在体外生存期有限的细胞系，称为有限细胞系，大多数二倍体细胞为有限细胞系。在体外可持续生存，具有无限增殖能力的细胞系，称为连续细胞系或无限细胞系，无限细胞系多为异倍体细胞。

通过选择或克隆化培养，从原代培养物或细胞系中获得的具有特殊遗传、生化性质或特异标记的细胞群称为细胞株（cell strain）。这些特性（如标记染色体、对某病毒的敏感性或抗性、特异抗原等）在以后的培养中必须持续存在。细胞株强调培养物细胞成分的单一性，所有细胞的遗传、生化性质等完全相同。不能继续传代或传代次数有限的细胞株，称为有限细胞株。可以连续传代的细胞株则称为连续细胞株。

建立的细胞系（株）应具有明确的档案信息，具体内容一般包括：

①来源，供体种属、年龄、性别、取材的器官或组织等。

②生物学特性，细胞的一般形态、特征结构、细胞生长曲线、倍增时间、贴壁效率等。有关的特异性状，如肿瘤细胞的异体动物接种致瘤性和对正常组织的浸润力、腺细胞特异分泌产物等也应包括在内。

③培养条件和方法，细胞生长适宜的温度、二氧化碳浓度、pH、所使用的培养液、血清及其使用浓度、是否需要添加剂及添加剂的浓度和添加方法、冻存液的配

制、冻存方法等。

对细胞系（株）的鉴定是使用的前提。鉴定内容一般包括：

① 细胞系（株）的纯度，对细胞系而言，应鉴定其主要细胞类群和次要细胞类群及其各自所占比例；对细胞株而言，应鉴定其细胞成分是否单一。

② 细胞学特征，细胞形态、结构、生长情况和特异性状等基本数据，以及所见细胞系（株）与来源细胞的异同。

③ 细胞系（株）的稳定性，在细胞连续培养过程中应鉴定其主要指标有无明显变异。遗传稳定性鉴定包括检查染色体数、染色体分组、染色体分带及有无标记染色体等。

④ 微生物污染检查，如有无真菌、细菌、支原体、病毒等污染。

⑤ 细胞系（株）交叉污染检查，通过同工酶检查、特异性抗原抗体反应、DNA指纹技术、短串联重复序列检测等来鉴定细胞系（株）有无交叉污染。

七、常用的动物细胞培养液

培养基（culture medium，动物细胞平面培养一般为培养液）向体外培养的细胞提供营养，维持体外培养细胞的生存和生长，是细胞培养最重要的条件。培养基除了要有细胞生命活动必需的各种营养物质，还必需提供调节细胞生长与功能活动的激素、生长因子及生长基质成分。不同细胞对培养基的要求不同。

培养基就其来源可分为天然培养基和合成培养基。天然培养基来自动物体液或由组织分离提取而得。天然培养基营养丰富，含各种细胞生长因子和多种激素等，渗透压和pH等也和体内环境相似；但由于其成分复杂、个体间差异较大、来源受限、制备繁琐等因素，天然培养基已逐渐被合成培养基取代。

（一）天然培养基

常用的天然培养基包括：血清、血浆、水解乳蛋白、组织浸出液等。

（1）血清。

血清是体外培养中应用最广泛的天然培养基，其组分复杂，功能全面。血清含有多种能维持细胞生长增殖的不可缺少的成分，且其中许多成分尚未研究清楚。合成培养基可能恰好缺少这样一些能影响细胞生长增殖和各种生物学性状的未知成分，因此目前只有向合成培养基补充血清，细胞才能更好地生长增殖和进行一定的功能活动。在现有技术条件下，绝大多数动物细胞的体外培养都使用血清。血清的使用浓度一般为5%~20%，具体添加剂量应根据培养需要确定。若剂量太小，促细胞增殖效果不明显；若剂量太大，容易使细胞（特别是二倍体的无限细胞系）发生恶性转化。

血清的优劣与体外培养实验的成败密切相关。即使同一物种来源和生产厂家的血清，不同批号间的血清也存在差异。这种差异与制备和消毒方法、储存条件、动物年龄、动物性别、动物种群、动物生理状态、营养条件、放牧条件、生存气候等有关，有些还存在不确定因素。正是这些原因造成血清难以标准化。在实验中应尽可能使用同一批号的血清，注意提前足量订购。

体外培养中常用的动物血清可来自牛、马、猪、兔等，其中以牛血清应用最广，它产量大，对于绝大多数细胞培养都比较合适。根据取材动物年龄的不同，细胞培养中常用的牛血清又分为胎牛血清和新生牛血清。目前商品化的胎牛血清一般取自剖宫产的胎牛，商品化的新生牛血清一般取自出生14 d内的新生牛。二者之中，因胎牛尚未与外界环境接触，其血清中的抗体、补体等对细胞生长有害的成分相对较少，故胎牛血清的品质最高；但需注意并非每种实验都适用胎牛血清。例如在体外用病毒载体转染细胞时，由于胎牛血清会降低转染效率，此时应选择新生牛血清。

质量好的牛血清透明清亮，呈土黄色或棕黄色，无沉淀或极少沉淀且较黏稠。如果血清浑浊、含沉淀物多，说明血清受到污染或有蛋白质变性；如果血清呈棕红色，说明血清中的血红蛋白量太高，取材时有溶血现象；如果摇晃血清时感觉液体稀薄，说明血清中掺入了过多的生理盐水。

除外观观察外，对牛血清的质量鉴定还包括对其化学性质、微生物水平、促细胞生长效果等进行检测。化学性质的检测内容包括蛋白含量、内毒素、渗透压、pH、激素水平等。其中蛋白含量包括血清总蛋白量，白蛋白、球蛋白、血红蛋白含量等；血清总蛋白含量不应低于35~45 g/L（血清中总蛋白含量会随着牛年龄的增加而相应增加），球蛋白含量不应高于20 g/L（血清中球蛋白主要是抗体，球蛋白含量高，表明胎牛或孕牛受感染，因此球蛋白含量越低，血清品质越高）。激素水平检测的对象应包括雌二醇、胰岛素、孕酮、睾丸素、甲状腺素等。微生物检测的对象应包括细菌、真菌、支原体、病毒等。促生长效果检测应通过培养的细胞进行，主要检测的是细胞特性的维持、细胞的克隆效率和生长曲线等。

血清在使用时应注意以下事项：

① 血清长期储存应置于-20 ℃以下，避免反复冻融。由于血清结冰时体积会增加约10%，因此冻存血清的容器应预留一定的体积空间，避免因容器胀裂造成污染。血清在4 ℃保存时间不应超过1个月。

② 冷冻的血清需逐步解冻，即先放入4 ℃全部溶解，再于室温下操作。切勿将血清从-70~-20 ℃直接置于37 ℃解冻，这样温度改变太大，容易造成蛋白质凝集而出现沉淀。血清溶解后最上层无色透明，活力最差，使用时应将血清小心摇匀。长时间冻存的血清，解冻后易出现沉淀物，应丢弃不用。

③ 有人认为，大部分血清在使用前需经灭活（56 ℃、30 min）处理，以灭活血清中的补体成分，从而减小对细胞的毒害作用。也有人认为，血清经灭活处理后会损

失一部分对细胞生长增殖有利的活性成分，还会造成血清沉淀物显著增多，因此除非必需（如补体成分较多），一般不应灭活。目前关于血清灭活与否尚无定论，实践中应以有利于实验为准。

另外，血清在使用时还应注意其缺点，这主要包括组分复杂、部分组分未知、阻碍分离细胞产物、生物性状具有变动性、难以标准化、含有生长抑制物、可能含有细胞毒性物质及可能向培养体系引入支原体、病毒等污染物等，尽量避免其对实验的不利影响。

（2）血浆。

血浆含血浆蛋白（白蛋白、球蛋白、纤维蛋白原等）、脂蛋白、酶、激素、无机盐和多种营养代谢物质，可为细胞的存活和缓慢长期生长增殖提供具有一定营养的支持结构。血浆凝固后可形成利于细胞三维生长的空间环境，从而用于特殊培养，最常用的是鸡血浆。血浆易发生液化，目前已很少单独使用。

（3）水解乳蛋白。

水解乳蛋白是乳白蛋白经蛋白酶和肽酶的水解产物，含有丰富的氨基酸，成分简单，容易制作，最初是为猴肾细胞培养设计的，后来也用于培养其他细胞。随着合成培养基的广泛应用，水解乳蛋白已逐渐被取代。

（4）组织浸出液。

将组织中可溶性成分溶于水形成的溶液称为组织浸出液，其成分是组织除去蛋白质后的耐热水溶性部分。组织浸出液是早期动物细胞培养中经常使用的天然培养基，有利于细胞的增殖和分化，可促进细胞向组织块外迁移。鸡胚浸出液是常用的组织浸出液，制备简单，成分稳定，含有丰富的生长因子、核蛋白、氨基酸等，有强烈的促进细胞生长效应。随着合成培养基的不断改良和普遍应用，组织浸出液已逐步被相应的生长因子或复合成分代替，但在某些特殊培养和器官培养中还在使用。

（二）合成培养液

合成培养液是在研究和了解细胞组成成分及其物质代谢机理的基础上，根据已知细胞所需物质的种类和剂量，经反复实验筛选严格配制而成的，主要成分是氨基酸、维生素、碳水化合物、无机离子、微量元素和一些其他辅助物质，其目的在于创造出与体内相似的生活环境。合成培养液配方明确，便于成分控制、调整和标准化；另外，合成培养液澄清透明，便于细胞观察。但由于缺乏多种促细胞生长增殖和促细胞贴附因子等物质，单独使用合成培养液，细胞的长期生存生长状态并不理想，因此实际工作中常将天然培养液（如血清）与合成培养液结合使用，以取得良好的培养效果。

为满足不同细胞的体外培养，已设计出多种合成培养液，并实现商品化。不同合成培养液的组分大同小异，大都含有一些共同成分，而个别成分含量差异较大。下面介绍几种常用的合成培养液。

（1）Eagle MEM。

经典的Eagle MEM（Eagle's minimum essential medium）由Eagle于1959年研制成功，最早用于培养正常哺乳动物成纤维细胞和特定Hela细胞亚系。这种培养液成分简单，仅含谷氨酰胺、12种细胞必需氨基酸和8种维生素及必要的无机盐，广泛适用于各种已建成的细胞系，也可通过添加或减少某些成分来配制特殊培养所需的细胞培养液。

（2）DMEM。

DMEM（Dulbecco's modified Eagle's medium）是由Dulbecco等在Eagle MEM的基础上研制而成的，共含有34种成分。与MEM相比，添加了甘氨酸、丝氨酸、$Fe(NO_3)_3$、丙酮酸盐，其他相同的成分大多增加了含量，营养成分浓度较高，有利于高密度细胞的培养。

根据葡萄糖含量的不同，DMEM分为高糖型（4.5 g/L）和低糖型（1.0 g/L）两种，可根据细胞对葡萄糖需求的高低、分裂活动旺盛程度等进行选择；另外，高糖型有利于细胞停泊在一个位置生长，所以对附着性较差，但又希望细胞不脱离原生长点的克隆培养采用高糖型效果较好。

（3）IMDM。

IMDM（Iscove's modified Dulbecco's medium）是Iscove等对DMEM的改良，共含有42种成分。与DMEM相比，IMDM增加了丙氨酸、谷氨酸、脯氨酸、生物素、维生素B_{12}、胆固醇、KNO_3、Na_2SeO_3、牛血清白蛋白、HEPES、大豆脂、转铁蛋白，去除了$Fe(NO_3)_3$，减少了$CaCl_2$、KCl、NaCl、$NaHCO_3$等无机盐的含量，葡萄糖含量为高糖型。IMDM适合培养密度较低、生长较困难的细胞，如细胞融合后杂交细胞、DNA转染后转化细胞的筛选培养等。

（4）RPMI 1640。

Moore等最初为培养小鼠悬浮生长的白血病淋巴细胞设计了培养液RPMI 1630，后来经几次改良直至PRMI 1640。PRMI 1640组分较为简单，包括21种氨基酸、11种维生素和其他一些成分，适合多种贴壁或悬浮细胞的生长，是目前应用最广泛的合成培养液之一。

（5）M199。

M199是Morgan等为培养鸡胚组织细胞而设计的。其组分多达69种，成分复杂，包括几乎所有氨基酸、绝大多数维生素、一些核酸衍生物、葡萄糖、脂类和Earle生理盐溶液。M199适合各类细胞培养。在M199的基础上，通过对其成分的改良，衍生出很多培养液，如109培养液。

（6）F12。

F12由Ham研制而成，含46种组分，与其他合成培养液相比，添加了铜、锌等微量元素的无机离子。F12适合血清含量较低（2%~10%）的情况下的细胞培养，较利于培养细胞的分化，也特别适合克隆化培养。根据DMEM营养成分浓度高和F12营养成分多的特点，Barnes和Sato将DMEM和F12按体积比1：1配成DMEM/F12培养液，这是神经生物学最常用的基本培养液之一，也是无血清培养液中常用的基础培养液。

（7）McCoy 5A。

McCoy 5A是McCoy等研制的一种专门用于肉瘤细胞培养的培养液，后来发现它特别适合原代细胞、组织活检细胞、淋巴细胞的培养和较难培养细胞的体外生长。

（8）L15。

L15由Leiboviz研制而成，它含有高浓度氨基酸，有助于提高培养液的缓冲能力；使用半乳糖作碳源，以阻止培养液中乳酸的形成；在难以维持较高浓度二氧化碳时（如长时间显微操作及生理学研究），可由丙酮酸代谢产生的少量二氧化碳作补充。L15适合快速增殖肿瘤细胞的培养，也应用于周围神经元的培养。

不少培养液都可以满足多种类型细胞体外生长的需要，但特定的细胞往往有其最佳的培养液，应根据细胞的生长情况确定合适的培养液。在选择培养液时一般采取两种办法：

① 经验法，即根据各实验室、文献报道或细胞库提供的信息为培养的细胞选择适宜的培养液；

② 实验法，即将待选培养液应用于要培养的细胞，通过细胞生长增殖等的实验结果选择适宜的培养液。一般检测指标为克隆效率和细胞生长曲线。

八、细胞培养的添加剂

除了细胞生命活动所需的各种营养物质和调节物质，还需向培养液中添加一些额外成分。

（一）pH 调整液

大多数细胞生长的最适pH为7.0~7.2，可忍耐的pH范围为6.6~7.8，pH调整液的添加可使培养液的pH适合细胞的生长。常见的pH调整液有$NaHCO_3$溶液和HEPES。

（1）$NaHCO_3$溶液。

$NaHCO_3$可保证培养液在常规5%二氧化碳环境下（即开放式培养）pH达到设计标准，且已证实HCO_3^-对细胞生长非常重要，因此$NaHCO_3$是培养液中必须添加的成分。不同培养液$NaHCO_3$的添加量不同。在添加时需注意，若采用封闭式培养，即培养体系不与5%二氧化碳环境发生气体交换，$NaHCO_3$溶液的添加浓度与常规开放式培养有所不同。采用$NaHCO_3$和H_2CO_3作为缓冲体系的培养液易受培养环境二氧化碳浓度的影响，pH波动较大。

（2）HEPES。

HEPES中文名称是羟乙基哌嗪乙磺酸，它是一种弱酸，对细胞毒性很小，可防止培养液pH的迅速变动，使用终浓度为0.01~0.05 mol/L。HEPES的pH调节能力较强，受环境中二氧化碳浓度的影响较小，在开放式培养条件下，当培养液脱离了5%二氧化碳环境（如观察细胞的操作），二氧化碳气体会迅速逸出，pH则迅速升高，HEPES可在这种情况下维持培养液pH在7.0左右。有些培养液已含有HEPES，如IMDM，这类培养液偏橘红色，细胞生长过程中培养液的颜色变化不大，在这种情况下，就不能依靠培养液颜色来判断细胞的密度和营养状况等。

（二）酚红

培养液酸碱度不合适会对细胞造成不利影响，在细胞培养过程中要密切关注培养液的pH变化，以便出现问题时及时处理。酚红可作为酸碱指示剂添加在培养液中，溶液变酸时呈黄色，变碱时呈紫红色，中性时呈西瓜红色，通过溶液颜色可大致判断溶液的酸碱度。为了熟悉酚红所呈现的颜色与pH值的关系，可用pH计测量，或准备一系列已知pH范围的含酚红的培养液，观察其颜色的变化。在常规条件下，酚红对培养的细胞无毒，但若长时间暴露于强光，如长时间置于显微镜光源或其他强光源之下，可能产生对细胞有毒性的物质。

（三）谷氨酰胺

谷氨酰胺在细胞代谢中起重要作用，合成培养液中均含有谷氨酰胺。但谷氨酰胺在溶液中很不稳定，4 ℃下放置7 d即会分解约50%，因此当培养液在4 ℃放置2周以上时，需重新加入原定量的谷氨酰胺。但频繁补加谷氨酰胺会造成培养液中毒性氨的水平增加，现已有较为稳定的谷氨酰胺替代物可供选择，如二肽谷氨酰胺（L-丙氨酰-L-谷氨酰胺）。二肽谷氨酰胺稳定不易降解，释放毒性氨很少，能被细胞的氨肽酶水解产生L-谷氨酰胺和L-丙氨酸，二者可被细胞有效利用。

（四）抗生素

在培养液中加入适量抗生素，如青霉素、链霉素、卡那霉素、庆大霉素、两性霉素等，可预防微生物污染。最常用的抗生素是青链霉素（即俗称的"双抗"），其中青霉素的作用对象主要为革兰阳性菌，链霉素的作用对象主要为革兰阴性菌，这两种抗生素的使用可预防绝大多数的细菌污染。一般情况下，青霉素的使用终浓度为100 U/ml，链霉素的使用终浓度为0.1 g/L。

随层流超净台的应用，再加上严格的无菌操作，抗生素的添加并非必要。另外，抗生素的使用容易降低操作者的无菌意识，增加微生物的抗药性，掩盖低水平或隐蔽性污染，支原体污染等，产生抗细胞代谢效应（尤其是抗霉菌药物对细胞毒性很大），因此添加抗生素应慎重。需注意，若已发生微生物污染，通常情况下较难杀灭，除非是非常有挽救价值或无法再引种的细胞，一般应弃去培养物，不提倡用抗生素除菌。

（五）其他

大多数种类的细胞，尤其是已建立的细胞系，配合使用合成培养液和血清基本能满足其体外生长需要。但有些细胞的生长增殖、部分功能活动的进行乃至定向分化等，需在培养液中添加某些特殊的附加成分，如胰岛素、T3、氢化可的松、孕酮、硒、过氧化氢酶、超氧化物歧化酶、2-巯基乙醇、各类生长因子等，应根据具体情况适当添加。

九、细胞贴附的底物

贴附型细胞需附着在适宜底物上才能生长。这种细胞贴附在底物（注意其与酶组织化学中的"底物"有相同中英文形式，但意义不同）上生长的性质为贴壁依赖性。底物必须带有适合细胞附着或至少适合附着因子吸附的电荷，附着因子会进一步促进细胞的附着和铺展。凡是对细胞无毒害作用的物质都可作为细胞的贴附底物，但不同的细胞，对贴附底物的要求不同。若底物不合适，细胞的生长就会受到影响，甚至死亡。常用的底物有塑料、玻璃、饲养层细胞、微载体等。

（一）塑料

常用作细胞贴附底物的塑料是聚苯乙烯。聚苯乙烯材料制成培养器皿后，透光性好，生长面平滑，能提供质地均匀、重复性好的单层培养物，适合培养大多数常见细胞，如正常二倍体细胞、转化细胞、无限细胞系和肿瘤细胞等。聚苯乙烯本来是疏水性的，表面并不适合细胞生长，因此用聚苯乙烯制成培养器皿后需经γ射线照射、化学处理或电离辐射等，以使其产生亲水的带电表面。

聚四氟乙烯也可用于塑料培养器皿的制作，分为充电荷和非充电荷两种，前者具有亲水性，适合一般单层细胞的培养，后者具有疏水性，适合巨噬细胞、转化细胞等非贴壁依赖性细胞的培养。聚四氟乙烯还可制成薄膜，剪成小块后可置于培养器皿中使细胞贴附于其上生长，这样便于将薄膜小块取出后对其上细胞进行染色等后续操作。

商品化的塑料培养器皿一般已经灭菌和电荷处理，使用方便。原则上是一次性的，清洗处理后再次使用，部分表面性质可能发生改变。

（二）玻璃

培养器皿的制作材料以中性玻璃为佳。玻璃培养器皿透明，便于观察，易清洗灭菌，可重复使用，适合各种细胞附着生长；但玻璃培养器皿易破碎。新的玻璃培养器皿，为使其带有适合细胞附着的表面电荷，需要通过强碱（如氢氧化钠或腐蚀性去污剂）处理后酸洗中和来实现。使用过的玻璃培养器皿不需上述处理即能达到比新玻璃培养器皿更好的细胞生长效果。由于需要反复清洗，现在玻璃培养器皿在多数实验室已被塑料制品取代。

一般细胞可直接贴附于塑料、玻璃等底物上，若培养细胞贴壁性不良（如分化程度较高的细胞），可在接种前用胶原、层粘连蛋白、多聚赖氨酸等附着物对培养器皿进行包被。

（三）饲养层细胞

饲养层细胞一般选用成纤维细胞或其他易培养的贴壁细胞，待细胞长成单层后，用大剂量射线照射或细胞毒丝裂霉素C作用，使饲养层细胞失去增殖能力但尚存活和有代谢活动，再将目的细胞接种于其上。饲养层细胞的代谢产物有利于目的细胞的贴附和生长。这种贴附底物最初用于单细胞克隆培养，也可用于培养特殊且较难培养的细胞，如胚胎干细胞、神经元等。

（四）微载体

单层培养所提供的细胞数量，在营养充足的情况下，与培养容器的有效底面积呈正比。实验室若需大量细胞，用单层培养的方法既不方便，成本也高。用聚苯乙烯、Sephadex、聚丙烯酰胺、胶原或明胶等制成的微载体可支持贴壁依赖性细胞的高产量生长。微载体作为一种安全无毒的细胞贴附底物，在搅拌培养条件下有利于细胞的快速附着、高密度生长，且不影响细胞代谢产物的合成和分泌，也适合易脱落细胞的培养，但存在成分高、制作工艺复杂、有的不能重复使用等缺点。球形微载体因制造容易而普遍使用，多孔微载体则可提供较大的细胞表面积（或体积）比率和较大的细胞密度。

第三部分　特种细胞的原代培养方法

一、神经元

神经细胞（也称神经元）是神经系统的结构和功能单位，具有接受刺激、整合信息和传导冲动的能力。神经元形态不一，但都可分为胞体、轴突和树突三部分，每个神经元只有一个轴突，但可有一至多个树突。

神经元的原代培养与常规原代细胞培养操作相比，其主要特别之处在于：

（1）体外培养神经元的组织来源一般为胚胎动物或出生2 d内的新生动物。如果神经元的分离培养是在突起广泛分支发育之前进行，神经元就不易在分离过程中受到损伤。并且神经元是高度分化的细胞，在发育的早期阶段，神经元对靶细胞营养的依赖性较低，动物年龄越小，神经元的体外存活能力越强，尤其是分化程度较低的胚胎动物神经元。但这并不意味着神经元的取材来源胚胎动物一定比新生动物更好，应根据培养细胞的具体类型确定，例如出生前大鼠的小脑浦肯野细胞增殖能力较强，而大多数颗粒细胞则在出生后的头两周生长良好，因此，小脑浦肯野细胞最好取自胚胎动物，颗粒细胞则应取自出生后的动物。

（2）对神经元的解离可用胰蛋白酶溶液，但更为常用的是较为温和的木瓜蛋白酶溶液，工作浓度为每毫升20单位，溶解于1 mmol/L半胱氨酸水溶液中，同样可用血清终止消化；由于脑组织较软，也可采用机械分离法直接轻缓吹打使细胞解离，但细胞的伤亡率较高。

（3）在制备神经元悬液的过程中，应尽量减少处理时间和步骤，以提高神经元的成活率。

（4）神经元对底物要求较高，其培养结果明显依赖于底物的合适程度。培养器皿一般需用胶原、多聚赖氨酸、层粘连蛋白或者神经胶质细胞饲养层包被后才能使神经元很好地存活并长出突起。但需注意，随培养时间的延长，上述包被分子逐渐减少，神经元可能将与底物脱离，或其突起呈束状生长。

（5）神经元的生长需极高的营养条件，除了高糖型合成培养液（如DMEM/F12）和高质量胎牛血清，神经元的生长培养液中往往含有胰岛素、转铁蛋白、神经生长因子等添加剂，也可选择商品化的神经元专用培养液。

（6）目前暂无完全排除非神经元的方法，但多数神经元在体外培养条件下难以增殖，培养过程中可用有丝分裂抑制剂5-FudR或阿糖胞苷抑制非神经元的增殖。

神经元在接种3~5 h后即可贴壁，胞体较大，核大而圆，核仁明显；接种24 h内大部分神经元可长出细小突起；接种3~5 d后，细胞突起明显变长；10 d后，细胞往往开始退化死亡，很难传代培养。如需维持较长时间，可将其接种在神经胶质细胞饲养层上。神经元的鉴定可通过对其标志物（如神经元特异性烯醇化酶、神经丝和微管相关蛋白2等）的免疫细胞化学检测来实现。

二、胶质细胞

在神经元与神经元之间，神经元与非神经元之间，除了突触部位，一般都被神经胶质细胞分隔，以保证信息传递的专一性和不受干扰。神经胶质细胞对神经元不仅起支持、保护、营养和绝缘等作用，也参与神经递质和活性物质的代谢。与神经元相比，神经胶质细胞的体外培养较容易，且有分裂增殖的能力，可进行传代培养。大多数神经胶质细胞的培养不需对培养器皿包被，它们在塑料培养器皿上生长良好，但有时在无包被处理的玻璃表面生长欠佳，这可能与它们分泌的表面黏附分子与玻璃材料结合能力较差有关。中枢神经系统的神经胶质细胞包括星形胶质细胞、少突胶质细胞、小胶质细胞等。

（一）星形胶质细胞

星形胶质细胞是神经组织内数量最多、分布最广的胶质细胞，分为纤维性星形胶质细胞和原浆性星形胶质细胞两种，前者多分布在白质，后者多分布在灰质。由于星形胶质细胞的分裂增殖高峰发生在动物胚胎晚期及出生以后，因此出生7 d内新生动物的大脑皮质是其较为理想的材料来源。

星形胶质细胞在原代培养中特别容易存活和生长。分离的大脑皮质细胞在原代培养3~4 d后，细胞数量明显增多。由于星形胶质细胞的增殖速度远大于神经组织的其他细胞，随培养时间的延长，培养物中星形胶质细胞的比例将越来越大。9~10 d，细胞长满培养器皿底壁后，细胞将分层生长，星形胶质细胞在底层，其他细胞一般生长在其上。37 ℃条件下于轨迹摇床上以260 r/min振荡12~18 h，可选择性地使在星形胶质细胞层上生长的细胞脱壁，从而达到对星形胶质细胞的纯化。

体外培养的星形胶质细胞胞体较大、很扁、形状不规则，细胞核圆形或卵圆形，常偏于胞体一侧，内有1~2个核仁，突起尤其是初级突起较多较长。用胶质原纤维酸性蛋白免疫细胞化学染色可鉴定星形胶质细胞。

（二）少突胶质细胞

少突胶质细胞分布于白质神经纤维之间和灰质神经元胞体周围，其突起末端扩展成扁平薄膜，包裹神经元的轴突形成髓鞘。大多数少突胶质细胞的培养都先从新生动物脑中分离培养它们的前体细胞，当增殖到一定数量后，可通过振荡等措施将前体细胞从含有星形胶质细胞的培养物中分离出来，并控制培养条件诱导其分化为少突胶质细胞。

也可直接从脑白质取材，脑白质组织的细胞悬液制成后，需在4 ℃用Percoll分离液进行密度梯度离心（14000 r/min，45 min），离心后自上而下呈现3层，依次为髓鞘层、少突胶质细胞和星形胶质细胞层、红细胞层。小心吸取靠近髓鞘层的少突胶质细胞（避免吸出下方的星形胶质细胞），经洗涤离心后用培养液重悬后即可接种。

接种24 h后，大部分少突胶质细胞已贴壁生长，其胞体较小，呈圆形或三角形，胞质少，核较大而圆，核仁不明显；大多具有典型的双极或三极突起，突起短且分支较少。若使用有丝分裂抑制剂，少突胶质细胞在体外培养时长可达2月。传代培养时少突胶质细胞不容易存活。

可用半乳糖脑苷脂、髓鞘碱性蛋白的免疫细胞化学染色鉴定少突胶质细胞。前者与少突胶质细胞的发育状态有关，如果培养物取材于胚胎神经组织，在体外培养7~10 d后才能表达半乳糖脑苷脂；后者是少突胶质细胞在髓鞘形成前表达的一种特异性蛋白，培养数周后方可检测到。

（三）小胶质细胞

小胶质细胞在中枢神经系统神经胶质细胞中最小，正常生理状态下，小胶质细胞不大活跃，然而当中枢神经系统损伤时，小胶质细胞会被激活并增殖，吞噬细胞碎屑及退化变性的髓鞘等。

体外培养的小胶质细胞一般从脑灰质取材。由脑灰质制成的细胞悬液接种后经两周左右的培养，可得到神经胶质细胞的原代培养物。此时可在37 ℃恒温摇床上以150 r/min摇动处理神经胶质细胞原代培养物2 h，随后收集被摇晃下来细胞的培养液。由于小胶质细胞具有类似巨噬细胞的较强黏附性，将其接种到不包被的培养器皿短期培养（如1 h），弃去未贴壁的漂浮细胞及培养液，即可得到较高纯度贴壁的小胶质细胞。

体外培养中的小胶质细胞可有不同的形态，它们可以是扁平的、胞质带有颗粒的圆形细胞，也可以是长有突起的、分枝状的细胞。小胶质细胞在体外培养条件下一般不分裂，加入星形胶质细胞产生的活性物质或单核巨噬细胞系统体外存活、增殖或分化特异的某些生长因子如CFS后可在体外增殖。用Mac-1（又名CD11b）或Fc受体的免疫细胞化学检测可鉴定小胶质细胞。

三、巨噬细胞

巨噬细胞属免疫细胞，主要分布于机体肺、脾、淋巴结、胸腹膜腔等部位，行使多种功能，参与免疫应答。巨噬细胞容易获得，便于培养，可纯化，在体外培养条件下仍保留原有的形态特点和吞噬异物的功能，但由于不增殖，难以在体外长期生存，条件较好时仅能生活2~3周。

巨噬细胞多从动物血液、肺、脾和胸腹腔获取，以腹腔取材最为常用。腹腔取材时，若不向腹腔注射任何刺激物，所获得的巨噬细胞大多无炎症反应，冲洗处理即可用于培养；若想获得大量巨噬细胞，可于取材前3~5 d，向动物腹腔注射刺激物（如牛血清、矿物油、硫羟乙酸盐肉汤等），但需注意，很多刺激物能激活巨噬细胞并被其吞噬，培养后这些刺激物常残留在巨噬细胞内，干扰细胞代谢。

体外培养的巨噬细胞中常混有其他细胞，如淋巴细胞、中性粒细胞、血小板、成纤维细胞等，对巨噬细胞的纯化一般采取附着分离法，巨噬细胞黏附性较强，接种后往往能最先贴壁，在接种数小时后去除培养液中尚未附着的细胞即可得到较高纯度的巨噬细胞；而中性粒细胞虽也可附着，但会随着培养时间的延长（如24 h）变性死亡。

巨噬细胞对胰蛋白酶不敏感，若要将其从培养器皿上分离，可用胶刮刮除，但这可能会损伤细胞；也可结合使用利多卡因（4 mg/ml）和EDTA（5 mmol/L），37 ℃作用5 min即可使巨噬细胞变圆，此时稍加吹打，即可使细胞分离，但需注意控制作用时间，以免细胞丢失。

正常的巨噬细胞大小介于10~50 μm之间，胞质延展，细胞核呈卵圆形、肾形或不规则形，偏居于细胞一端。未被激活的巨噬细胞为静止性细胞，圆形，伪足不明显；被激活的巨噬细胞可呈梭形、三角形或不规则形等，有伪足和突起，具极强的吞噬和黏附能力。细胞状态不良时，胞质常不延展，胞体变圆，不透明，或脱离培养器皿底壁并失去吞噬能力。可用吉姆萨染色、非特异性酯酶检测、ED-1免疫检测、乙酰化低密度脂蛋白荧光染色、吞噬实验等对其加以鉴定。

四、脂肪细胞

按分化程度的不同，脂肪组织中的脂肪细胞可分为成熟脂肪细胞和脂肪前体细胞，前者多呈圆形、椭圆形或多边形，胞浆内聚集着脂滴，无分裂增殖能力，其分离培养很困难；后者形态类似成纤维细胞，胞浆内虽未聚集脂滴，但可分裂增生，在胰岛素、地塞米松等诱导剂的作用下，随体外培养时间的延长，脂肪前体细胞在经历至少一次的分离后会逐渐分化为成熟脂肪细胞，因此体外培养脂肪细胞一般从脂肪前体细胞的培养开始。

脂肪前体细胞的原代培养可采用外植法或酶消化法。血清可抑制脂肪前体细胞的分化，因此若要使脂肪前体细胞向脂肪细胞分化，一般使用添加有生物素、泛酸盐、转铁蛋白、bFGF等成分的无血清培养液。在培养初期，获得的脂肪前体细胞中混有脂肪细胞，但随不断的分裂增殖，脂肪前体细胞所占比例会越来越高。

　　脂肪前体细胞一般于接种数小时后贴壁，细胞从类圆形逐渐伸展为长梭形或多角形。分化时脂肪前体细胞会逐渐变圆、增大，胞质内从核周开始积聚脂滴，脂滴逐渐增多、增大，甚至布满胞质，将核挤至细胞边缘。可用苏丹Ⅲ、苏丹黑鉴定脂肪细胞，其胞质会分别被染成红色、黑色，胞核多位于一侧，不着色；也可用油红O对脂滴进行染色或丙酮酸脱氢酶活性检测来鉴定脂肪细胞。

五、成骨细胞

　　成骨细胞位于成骨活跃的骨组织表面，可分泌类骨质（即有机质的骨胶纤维和基质）和基质小泡（是使类骨质钙化的重要结构，小泡内含钙、小的骨盐结晶和钙结合蛋白等）。当成骨细胞被类骨质包埋后，便成为骨细胞。按成骨细胞的位置及来源，其常用的原代培养方法可分为骨内成骨细胞的培养和骨膜成骨细胞的培养。

　　骨内成骨细胞的培养一般选择新生或胚胎动物的扁骨或长骨，培养方法可采取外植法或酶消化法。由于扁骨表面积大，成骨细胞容易从中迁出，骨外植法常取材扁骨；而酶消化法取扁骨、长骨均可。酶消化法所使用的消化酶除了常用的胰蛋白酶，还可使用较为温和的胶原酶，但需注意胶原酶的消化作用不能被血清终止，必须经离心洗涤才能将其去除。

　　骨膜成骨细胞的培养一般取长骨或扁骨的骨膜进行培养，骨膜有大量可增殖分化为骨细胞的骨祖细胞。与骨内成骨细胞的培养相比，骨膜成骨细胞的培养取材更简单，材料中成骨细胞更丰富，且对实验动物的年龄没有特殊要求，培养出的成骨细胞增殖能力和骨形成活动都更优越。

　　体外培养的成骨细胞呈梭形或多边形，低浓度接种时呈克隆性生长，细胞汇合后接触抑制不明显，常呈重叠生长。在体外培养过程中，成骨细胞能自发地形成钙盐沉积，以细胞克隆性生长的中心最多，可形成特征性的白色钙结节，肉眼即可观察到。

　　成骨细胞的原代培养物经常混杂有成纤维细胞，二者形态类似，在传代培养中亦能平行生长。因此，在取材阶段应尽可能地去除结缔组织。若仍有成纤维细胞混入，可用差速贴壁等方法进行细胞纯化。可用碱性磷酸酶化学染色或骨钙素、骨玻璃样蛋白、Ⅰ型胶原免疫组织化学染色等对成骨细胞进行鉴定。

六、肥大细胞

　　肥大细胞在皮肤、呼吸道和消化管的结缔组织内较多，其胞质内含有多种嗜碱性颗粒，通过释放颗粒中的活性物质可参与机体的炎症反应、抗凝血和过敏反应等。

对于皮肤肥大细胞的培养而言，一般联合使用胶原酶和透明质酸酶对皮肤组织进行消化。得到的细胞悬液中，不仅有肥大细胞，还有成纤维细胞、内皮细胞、巨噬细胞等。由于肥大细胞贴壁能力较弱，可在细胞悬液接种12 h后，轻轻摇晃培养器皿，收集培养液重新接种即可获得纯度较高的肥大细胞。

对于肺肥大细胞的培养而言，一般需使用链霉蛋白酶+弹性蛋白酶、胶原酶+弹性蛋白酶对肺组织进行重复消化。为了从消化得到的有核细胞中纯化肥大细胞，可采取Percoll溶液密度梯度离心，所使用的Percoll溶液密度分别为1.090 g/ml、1.080 g/ml、1.070 g/ml和1.062 g/ml，其中1.062 g/ml的Percoll溶液中预先混有待分离纯化的细胞悬液，离心后在密度1.070 g/ml与1.080 g/ml、1.080 g/ml与1.090 g/ml两个Percoll溶液界面处收集细胞即可获得高纯度的肥大细胞。但需注意上述对肥大细胞的分离纯化方法中离心操作次数多，除了密度梯度离心时温度为20 ℃，其他离心应尽量在4 ℃进行以保持细胞活力。

对于肠肥大细胞的培养而言，多数步骤与肺肥大细胞的培养相同，主要不同之处在于所使用的Percoll溶液只有一种密度，即1.037 g/ml，将细胞悬液加于其上，离心后收集细胞沉淀进行后续操作即可。

培养的肥大细胞呈圆形，可用0.1%甲苯胺蓝或0.5%Alcian蓝（0.3%乙酸配制）染色、0.1%番红复染对其进行鉴定。

七、间充质干细胞和胚胎干细胞

干细胞一般指有机生命体从最初形式发展成为完整个体的过程中，始终保留着的部分未分化的、具有无限或长期自我维持和自我更新能力的，至少可向一种成熟功能细胞分化的细胞群体。依组织发生来源，干细胞可分为胚胎干细胞（embryonic stem cell, ESC）、胚胎生殖细胞（embryonic germ cell, EGC）和组织干细胞（tissue stem cell, TSC）。其中ESC和EGC是全能干细胞，可分化形成完整个体；TSC则只能向一种或多种组织分化，是单能或多能干细胞，如间充质干细胞（mesenchymal stem cell, MSC）可分化为成骨细胞、软骨细胞、脂肪细胞、心肌细胞、内皮细胞、神经细胞等。

ESC常取材于胚胎期卵裂球或胚泡的内细胞团（inner cell mass, ICM），不同动物早期胚胎的发育进程不同，相应取材的胚龄也不同，应综合考虑所获得ESC的全能性、数量、增殖能力、生理生化状态等多种因素。用于ESC培养的胚胎常接种于小鼠胚胎成纤维细胞或小鼠成纤维细胞系STO细胞等饲养层上，接种一定时间后，将生长良好、未分化的ICM与胚胎滋养层细胞和饲养层细胞分离，再将其消化离散成小细胞团块，移入新制备的饲养层上，静置培养即可。饲养层细胞分泌的FGF等促有丝分裂因子可促进ESC的增殖，同时分泌的LIF等又可抑制其自主分化。除饲养层细胞之外，使用条件培养液（常使用Buffalo大鼠肝细胞、大鼠心肌细胞等制备）和分化抑制因子也可抑制ESC的自主分化。

ESC呈圆形或扁圆形，表面平滑，体积小，核质比大，有一个或多个凸起的核仁。经培养后紧密聚集，呈岛状或巢状克隆状生长。若培养条件不合适，ESC会分化，细胞克隆随之变得松散，甚至脱壁漂浮，显微镜下可见多个圆形的单个细胞。可通过集落形态、AKP特异性染色、标志基因（如Oct-4）的RT-PCR、标志蛋白（如表面标志物SSEA）的免疫细胞化学检测或免疫印迹、核型与分化能力等对ESC进行综合鉴定。培养的ESC可使用特定的诱导剂将其定向诱导分化为造血细胞、血管内皮细胞、神经细胞、心肌细胞、脂肪细胞、软骨细胞、胰岛细胞等。

MSC主要存在于骨膜和骨髓腔中，在肌肉、胸腺和皮肤中也有分布。从骨髓中获取、分离纯化MSC都较容易，因此应用广泛。可采用全骨髓直接培养法培养MSC，获得的原代培养物成分复杂，形态多样，需经传代对MSC进行纯化，一般传代2次后细胞会较纯，相应形态较为均一。也可通过Percoll密度梯度离心、流式细胞仪分选等对骨髓内的细胞进行分离，从而获取MSC进行培养，其中Percoll密度梯度离心由于所需仪器、试剂简单，分离所得细胞成分较单一而被广泛采用，所使用的Percoll工作液密度为1.073 g/ml，离心后取单个核细胞层的细胞，经反复离心洗涤后接种培养即可。

骨髓中的TSC除了MSC，还有造血干细胞（Hematopoietic stem cell, HSC），MSC贴壁生长，HSC悬浮生长，通过换液即可将二者分开。培养的MSC形态类似成纤维细胞，呈纺锤形，可形成平行状或漩涡状的致密贴壁层，具有在特定条件下的多向分化潜能。由于缺少特异性标志物，骨髓MSC的鉴定主要是综合鉴定，包括细胞形态、增殖能力及多向分化潜能，部分基因表达产物（如CD105、CD44、CD90等）的流式细胞仪检测等。

（潘倩）

延伸阅读

实验用水的级别和要求

显微形态学实验室属于需要大量用水的实验室（wet lab）。不同的技术，对水质的要求有所差别。细胞的体外培养就属于需要高质量纯水的技术操作。操作者应当熟悉实验用水的质量和选择，才能又好又省地完成实验。

我们在生活中接触到的水主要有天然水和加工后的自来水。其中，天然水又分未经过滤的河流、湖泊、集雨器收集的水，以及经过地层过滤的井水和地下水。在显微研究领域，除非观察对象是天然微生物，其他实验均不能使用未过滤天然水。井水和地下水是实验室可用的质量级别最低的水。这些水含较高浓度的无机盐，有微生物污染，pH受当地环境的影响较大。净化加工的自来水主要用于工作台清洁、器械清洗等，偶用于实验配液。自来水中的无机盐浓度也较高，但微生物污染少，一般为微碱性（pH7.2~7.8）。有些地区的自来水中余氯含量偏高，配液时可能意外氧化某些强还原性的试剂。即使配制诸如中性缓冲甲醛、平衡盐溶液等常规试剂，自来水中的钙镁离子碰到磷酸根，也会生成沉淀而使所配的液体浑浊，试剂效能大受影响。

水质合格的实验用水，必须经过纯化加工。按国际和国家标准，分析实验的纯化水分为3级（表13-1）。其中，3级水即蒸馏水或去离子水，可用于配制大部分试剂（如漂洗、浸润用PBS，固定液，麻醉剂，染液等），也常用来浸泡经自来水冲洗干净的器皿。细胞培养、核酸分析和银染实验等，3级水含有的杂质会造成干扰，不能满足要求。2级水则可胜任绝大部分显微实验。1级水在某些对精度要求很高的操作中使用。高精度分析试剂、某些RNA反应、细胞培养液的制备等，常用到1级纯水。由于空气中的氧化物及杂质很容易混入水中，故1级水是不能长时间保存的；原则上使用前临时从纯水发生仪制备。

表 13-1　分析实验用水的级别和参数（室温测定）

指标名称	1级	2级	3级	备注
pH 范围	—	—	5.0~7.5	1、2级水无法准确检测
电导率（ms/m）	≤ 0.01	≤ 0.1	≤ 0.5	
电阻率（$M\Omega \cdot cm$）	≥ 10	≥ 1	≥ 0.2	超纯水为 $18.2\,M\Omega \cdot cm$
可氧化物质（按 O 计，mg/L）	—	< 0.08	< 0.4	1级水无法准确检测
蒸发残渣（105 ± 2 ℃，mg/L）	—	≤ 1	≤ 2	1级水无法准确检测
吸光度（254 nm，1 cm 光程）	≤ 0.001	≤ 0.01		
可溶性硅（以 SiO_2 计，mg/L）	< 0.01	< 0.02		

（郑翔）

第 14 课
体外培养细胞的操作、检测与应用

本课内容提要

　　为观察和验证体外培养细胞的生长情况并实现技术质控，需进行一系列操作和检测，以确保体外培养细胞处于良好状态，并获得可靠的研究数据。本课要求掌握的实验操作为传代培养与生长曲线绘制。在理论知识拓展部分，应掌握细胞的冻存与复苏；熟悉培养细胞的染色观察、活性检测与运动检测；了解细胞鉴定可采用的方法。在此基础上，进一步了解细胞培养技术在单克隆抗体制备、基因转染和移植供体制备中的应用。

第一部分　实验操作

实验　传代培养与生长曲线绘制

➢ 【实验目的】

练习掌握贴附型单层细胞传代培养和生长曲线绘制的常规操作方法。

➢ 【实验材料】

样本：提前备好状态良好的待操作细胞。

试剂：DMEM培养液（高糖型，37 ℃预热），FBS，D-Hanks（37 ℃预热），胰酶溶液（0.25%，pH 8.0，37 ℃预热），75%乙醇。

用具：移液器、吸头及吸头盒，离心管，24孔培养板，血细胞计数板，盖玻片等。

设备：超净台，二氧化碳培养箱，冰箱，倒置显微镜等。

➢ 【操作指引】

先进行传代培养操作：

1. 取待传代的细胞[1]，弃去培养器皿内的原有培养液，用适量D-Hanks清洗细胞1~2次。

2. 加入适量胰酶溶液[2]，来回倾斜培养器皿使胰蛋白酶充分接触细胞。将细胞置于倒置显微镜4×或10×物镜下观察，待大部分细胞变圆但未从底壁脱落时[3]，立即用与胰酶溶液等量的含血清培养液终止消化。

3. 吸取培养器皿内的液体以适中力度吹打培养器皿底壁，得到单细胞悬液。

4. 混匀单细胞悬液，将其以一定密度接种于新的培养器皿中，加入适量生长培养液后于37 ℃、5%二氧化碳培养箱中静置培养[4]。

然后绘制生长曲线[5]：

5. 将相同数量的细胞接种到24孔培养板上[6]，分成7~10组，每组至少3个复孔。

6. 从接种时间0 h算起，各组在相同的常规条件下培养，每隔24 h计数复孔内的细胞数目，每孔计数2~3次，得到细胞密度平均值；连续计数7~10 d，每日计数1组[7]。

7. 以培养时间为横坐标，每日计数的细胞平均密度为纵坐标绘制生长曲线。

➢ 【备注】

（1）传代时机需根据细胞的具体培养情况确定，一般于细胞将要长满培养器皿底面（达到底面积的80%）时进行；提前或推后传代都可能对细胞生长产生不利影响。

（2）胰酶溶液的加入量不宜过多，以能覆盖细胞为宜；若胰酶溶液加入过多，应在得到单细胞悬液后进行离心操作。

（3）若出现细胞层大片脱落现象，应适当延长消化时间，这样才能通过吹打得到单细胞悬液。

（4）也可直接在单细胞悬液中加入适量生长培养液，再将得到的新单细胞悬液按一定比例平分（一般为3等分）至新的相同培养器皿中。

（5）生长曲线可显示每一代细胞的生长过程。该过程分潜伏期、指数生长期和平台期（也称停滞期）三个阶段（图14-1）。潜伏期是细胞的适应期，以应对培养操作带来的损伤和生长环境的变化。指数生长期是细胞增殖最活跃、活力最旺盛的时期。平台期的细胞已相互接触，或将培养器皿底面占满；细胞虽仍有活力，但生长停滞，不再分裂增殖。存活一段时间后，细胞进入衰退期。由于营养物质耗尽、代谢废物积累、培养液pH降低等原因，细胞会发生中毒性改变，甚至脱落死亡。不同细胞的生长曲线各有特点。

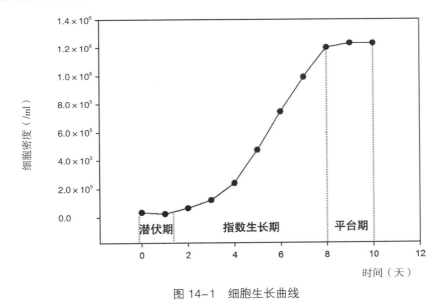

图 14-1　细胞生长曲线

（6）细胞接种数量一般以7~10 d长满培养器皿底面而不发生生长抑制为宜。数量过少将导致细胞潜伏期延长，数量过多易使细胞快速进入平台期。

（7）对各孔细胞的操作要一致；制备用于计数的单细胞悬液时，消化要彻底，以使细胞完全从底壁上脱离；但也要防止消化过度造成细胞损伤；3 d后未计数的细胞要换液并保持原培养液的量。

❖ 【结果与质量控制】

传代培养的细胞状态良好；细胞边缘清晰，结构清楚，折光度强。生长曲线形似横向拉长的"S"形；潜伏期不过长，一般为6~24 h；指数生长期一般持续3~5 d；在细胞进入平台期之前传代。

❖ 【思考】

1. 绘制细胞生长曲线有什么意义？

2. 生长曲线的绘制基于细胞计数，如果细胞不分裂增殖（如神经元），又该如何定量检测？

第二部分　体外培养细胞理论知识拓展

一、细胞鉴定的方法

　　细胞鉴定是细胞使用和分析的前提。细胞鉴定的内容一般包括细胞的种属来源、生物学特征、遗传稳定性等。其中，细胞的生物学特征又包括细胞的形态结构及表达特征等；细胞的遗传稳定性，具体指细胞的染色体性状、DNA遗传特征、同工酶等主要指标在连续培养过程中无明显变异。使用形态较均一、生物性状较稳定的细胞，方可保证实验结果的准确性和可重复性。

　　（一）形态学鉴定

　　在倒置相差显微镜下观察，活体细胞或经固定、染色后的细胞在形状、大小、细胞核形状及位置、细胞间排列等方面应具有其典型形态特征。如果要观察细胞器、细胞骨架、分泌颗粒、细胞连接等超微结构，可将细胞经相应处理后置于电子显微镜下观察。根据细胞生长形态特征可初步鉴定细胞类别，但需注意不同培养条件下细胞形态具有可塑性，对比性地观察细胞形态应在相同条件下进行。（图14-2）

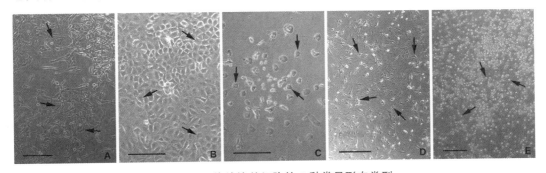

图14-2　体外培养细胞的5种常见形态类型

（A）成纤维细胞型，胞体呈"荷包蛋"样扁平形或不规则形，铺展较宽且细胞轮廓变异大，胞核饱满；常见于结缔组织来源的细胞和肿瘤细胞，不少其他类型的细胞也会呈现该形态；（B）上皮型，呈"铺路石"样，胞体饱满，相互密集贴附，胞核圆而居中，常见于上皮组织来源的细胞；（C）树突型，突起长而饱满，有的可见分支，胞体饱满，核大而圆，常见于神经元等；（D）胶质型，典型特点是突起细长而有坚实感，胞体紧凑，核小而与胞体延伸方向一致，常见于胶质细胞及其来源的肿瘤细胞等；（E）悬浮型，这类细胞沉降后均为圆球状。各图为倒置相差显微镜成像，标尺＝100 μm（供图：四川大学华西基础医学与法医学院，郑翔）。

　　（二）特异性标志物的免疫化学鉴定

　　每类细胞均有其特异性表达的标志分子，针对该标志物进行免疫细胞化学检测

（详见第9课），如出现阳性显色，可鉴定为目标细胞类型。细胞分泌至培养基中的特异性抗原可采用酶联免疫吸附测定（enzyme-linked immunosorbent assay，ELISA）等进行鉴定。此外，流式细胞术（flow cytometry）也可基于细胞物理性质和（或）免疫检测的原理对细胞类型进行鉴定或分选（该技术非本教程的内容，有兴趣可参阅书末的推荐资料）。

（三）染色体分析

不同细胞的染色体各有一定的数目、形态和微细结构，这些特征在细胞的正常生命周期中保持稳定。染色体分析可用于鉴定细胞的种属来源和性别，检测细胞的遗传物质是否稳定，分析细胞在体外培养条件下是否发生转化等。染色体分析一般选择处于分裂中期的细胞，此时染色体螺旋化状态最好，长短适宜，是研究染色体结构和功能的最好阶段。具体步骤包括制备中期细胞分裂相样本，将得到的分散染色体进行核型分析、显带分析等（详见第7课）。

核型指染色体组在有丝分裂中期的表型。核型分析是指按照染色体的数目、长度、着丝粒的位置、次缢痕及随体的有无等形态特征，对细胞核内的染色体进行分组、排列、配对并进行分析的过程。当前，可采用计算机染色体分类软件及图像分析技术快速、准确地进行核型分析。

（四）DNA 遗传特征分析

（1）DNA含量与合成测定。

每个细胞的DNA含量相对稳定，且在正常细胞（即非恶性细胞）中具有种属特异性。除此之外，DNA含量的测定还可用于鉴定细胞是否发生转化。富尔根反应是一个经典的DNA定性、定量方法，染色稳定，颜色鲜明，在一定范围内，对550~570 nm光波的吸收值与DNA含量成正比。另外，DNA含量的检测还可通过DNA的荧光染色剂来实现，若结合应用流式细胞仪可使DNA含量测定更快速。常用的荧光染色剂有Hoechst系列、DAPI、PI、EB等；前两种荧光染料能特异性结合DNA的A-T碱基对，在紫外光激发下发蓝色荧光；PI和EB则可嵌入双链核酸之间，在包括紫外光在内很宽的光谱激发下发橘红色荧光。

DNA合成测定可采用放射性同位素标记胸腺嘧啶核苷（TdR），它作为DNA合成的前体可掺入新合成的DNA中。通过测定细胞的放射性强度，可较为准确地反映细胞DNA含量的动态变化。也可采用TdR类似物5-溴脱氧尿嘧啶核苷（BrdU）作为DNA合成前体，在BrdU掺入新合成的DNA后，将DNA变性，然后用荧光素标记的BrdU单抗孵育，通过检测荧光强度可判断DNA的合成情况。比BrdU更方便的是5-乙炔基-2’脱氧尿嘧啶核苷（EdU），不需固定或变性DNA，操作便捷，能快速检测新合成的DNA。

（2）基因定位。

基因在显微镜下很难识别，可采用基因定位的方法对细胞的特异性基因进行定位鉴定。基因定位是指在保持细胞和染色体大体状态不发生改变的情况下，采用一定的技术方法显示基因的存在位点。细胞鉴定最常用的基因定位方法为原位杂交技术，它采用标记的DNA或RNA探针与细胞内相应互补的核苷酸进行杂交，从而检测相应互补核苷酸在细胞内的存在及数量（详见第10课）。

（3）DNA指纹技术。

细胞染色体上小卫星DNA的高度可变区（hypervariable region, HVR）由头尾相连的串联重复序列（tandem repeat, TR）组成，TR的核心序列同源性很高。等位HVR的长度由于TR的重复次数不同而有很大差别，具高度多态性，经限制性内切酶消化，在Southern blot杂交图上表现为丰富的限制性内切酶片段长度多态性（restriction fragment length polymorphism, RFLP），这样的序列称为可变数目串联重复序列（varialbe number of tandem repeat, VNTR）。

若用TR的核心序列为探针进行RFLP分析，可检测到许多HVR，并产生相应图谱。这种图谱具有如同人类指纹的高度个体特异性，因此被称为DNA指纹，是鉴定细胞的有力方法，适用于提取的DNA量足够且DNA分子较完整的情况。将限制性内切酶消化的待鉴定DNA经琼脂糖凝胶电泳、变性、与放射性同位素或地高辛标记的探针杂交、放射自显影或酶促反应显色等处理后，即可得到DNA指纹图谱。

（4）短串联重复序列（short tandem repeat，STR）检测。

STR是仅为2~4 bp核心序列的串联重复序列，在个体间重复单位的重复次数呈高度可变性和遗传多态性，是个体细胞的遗传学标记（即细胞"ID"）。STR检测具有位点突变率低、扩增成功率高、电泳易分离、对目标DNA的质和量要求低等特点。这种方法有效、准确、快速，正逐步取代DNA指纹技术成为从个体水平鉴定细胞的金标准，适用于种内细胞的鉴定。STR检测方法首先要针对基因组特定的STR多态性区域设置引物进行PCR扩增，然后对扩增产物进行电泳鉴别。不同个体来源的细胞DNA STR核心序列重复次数不同，扩增形成的片段大小不等，由此即可绘制STR图谱。由于目前只建立了人源细胞STR图谱比对数据库，STR检测一般只用于人源细胞的鉴定。非人源细胞STR图谱的测定目前也在逐渐增加。

（五）同工酶分析

同工酶功能相同，但结构各异，是由不同基因位点或同一位点的复等位基因编码的多肽链组成的单体、同聚体或杂聚体，大多情况下表型稳定。同工酶具有种属特异性、发育特异性和组织特异性，因此可作为细胞特征指标。根据其在不同物种、不同种族、不同个体或同一物种不同组织中的多态性，可用于细胞鉴定。一般采用电泳法将同工酶分离后，用带色酶底物染色即可将其检出。常用于检测的同工酶有核苷酸磷酸酶、腺苷酸脱氢酶、酯酶D、葡萄糖-6-磷酸脱氢酶、苹果酸脱氢酶、乳酸脱氢酶等。

二、培养细胞的染色观察

在保持细胞原有形态、结构的基础上，直接对细胞进行生物染色操作，是传统的快速鉴定方法。染色法具有耗时少、成本低的特点。常用的方法简述如下，其中具体操作均已在第4、8、11课介绍过。与切片染色最大的不同点是：培养的细胞膜结构完整，因此在固定的环节一般用95%乙醇、甲醇、丙酮等，在发挥沉淀固定作用的同时，增加膜的通透性。甲醛极少用于固定光镜观察的培养细胞。

（一）吉姆萨–硫堇染色

经典的吉姆萨染色（见第4课）用于培养细胞染色，和涂片染色的技术条件一致。染色前先去除培养器皿内的培养液，用平衡盐溶液漂洗细胞2次，甩去多余的水，用95%乙醇或无水甲醇固定。培养的细胞几乎不用HE染色，因为体外细胞的HE染色结果与切片上的细胞不同，胞质嗜碱性增强，结构对比和细节分辨能力均不及吉姆萨法。

吉姆萨法对染液的pH和沉淀控制方面有严格要求，在实验室中如需临时进行快速染色，硫堇染色不失为上佳的选择。该法原理与尼氏染色法相似，但只需1步即可完成，染色结果优于HE法，与吉姆萨法相近。平衡盐溶液漂洗并固定细胞约10 min后（固定液种类不限，甲醛、95%乙醇、甲醇等均可），水洗1次，甩去水分后加入尼氏染液（见第6课第一部分），浸染1 min后倾去染液即可于镜下观察，观察期间密闭培养瓶或盖好培养皿，不必水洗。观察后如需进行其他染色，还可用75%乙醇漂洗3 min，颜色可完全脱去。（图14-3）

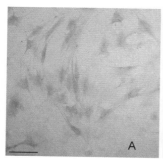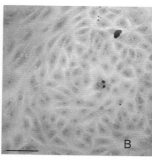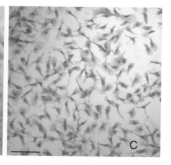

图 14-3　吉姆萨、硫堇与 HE 染色的培养细胞

（A）吉姆萨染色的成纤维细胞；（B）硫堇染色的肾上皮细胞；（C）HE染色的传代后的脑白质胶质细胞。标尺＝50 μm。吉姆萨和硫堇染色的细胞，核仁和胞质颗粒均较清楚（供图：四川大学华西基础医学与法医学院，郑翔）。

（二）核酸、糖和脂的染色

组织化学和特殊染色法部分学习的诸多方法，也可用于培养细胞的染色观察。比如富尔根反应或甲基绿染色显示DNA，PAS反应显示多糖，苏丹染色剂显示脂质等。

操作时务必选用每种染色法对应的最佳固定液。

（三）荧光染色

在具有便利的荧光显微观察条件的实验室，还可用吖啶橙（acridine organge，AO）荧光染色同时显示DNA和RNA。AO是一种常用的荧光染色剂，与细胞内DNA和RNA都可结合。AO与相对致密的DNA结合度低，呈亮黄绿色；与RNA结合度高，呈桔红色至红色。此法简便快捷，直接染色观察活细胞或固定后染色均可。AO对活细胞毒性小，配成 $1 \times 10^{-4} \sim 2 \times 10^{-4}$ mol/L可直接染色活细胞，但不持久。用固定染色观察法效果更好，方法如下。

从培养器皿内取出细胞盖片，用平衡盐溶液漂洗盖片3次；

→ 用95%乙醇固定细胞15~30 min，用滤纸接触盖片边缘快速吸去多余液体；

→ 用1%乙酸酸化30 s；

→ 入AO工作液[1]染色30~60 s；

→ 在0.1 mol/L $CaCl_2$溶液浸30 s~2 min；

→ 平衡盐溶液漂洗3次，每次数秒；

→ 用平衡盐溶液封片，置于荧光显微镜下观察[2]。

备注：

（1）AO工作液配制方法：先用生理盐水配制1%的AO母液，临用前用PBS稀释50~60倍即为工作液。

（2）观察中如果玻片变干，应添加平衡盐溶液，勿使细胞干燥。

染色结果：细胞核黄绿色，细胞质红色。

三、细胞活性检测

细胞活性检测有助于了解培养的细胞状态是否良好。活细胞数占总细胞数的百分比称为细胞活力，常使用下面几类方法检测。

（一）染色剂排除法

细胞损伤或死亡时，某些染色剂可穿透变性的细胞膜进入细胞内，从而使细胞着色。活细胞的细胞膜能阻止这类染色剂进入细胞内，因此不着色。常用的染色剂有台盼蓝、伊红Y、苯胺黑等。通过染色剂排除法对活细胞计数可得出细胞活力。此法操作简单，价格便宜，但耗时较长，误差较大，只能粗略地检测存活细胞，不能准确地反映细胞活性的差异。

具体操作（以台盼蓝为例，此法最常用）如下：制备单细胞悬液，并将其与0.4%台盼蓝染液以体积比9∶1混合，染色2~3 min（时间不宜超过10 min，若染色时间过长，部分活细胞也会着色，从而影响准确性）。然后对活细胞计数，活细胞无色（需注意有些严重受损如溶解的细胞也不着色），死细胞蓝色。细胞计数操作可用血细胞计数板或仪器直接读取，具体详见第13课。

（二）四唑盐比色法

最常用于细胞活力测定的四唑盐是MTT（methylthiazolyldiphenyl- tetrazolium bromide），商品名为噻唑蓝，是一种黄色染色剂。活细胞中的琥珀酸脱氢酶可将外源性的MTT还原为不溶性的蓝紫色结晶甲臜（formazan），沉积于细胞，而死细胞没有这种功能。二甲基亚砜（dimethyl sulfoxide，DMSO）等试剂可溶解甲臜，在一定范围内，甲臜溶解液颜色深浅与甲臜量成正比，甲臜量又与细胞活力成正比。通过测定溶解液的OD值，可间接得知细胞的活性。此法简捷、灵敏、重复性好，应用广泛。除了MTT，还有类似化合物XTT、MTS、WST等可用于细胞活力测定。

具体步骤（以贴壁细胞为例）如下。

（1）将待检细胞接种于96孔板内，注意设置空白对照、3~5个复孔等，向每个培养孔内加生长培养液100 μl，于37 ℃、5%二氧化碳培养箱中静置培养。细胞接种量的确定需进行预实验，以防影响MTT检测时甲臜量与细胞数量间的良好线性关系（OD值在0.2~0.8之间误差较小）。

（2）培养一段时间后，向每个培养孔内加入10 μl 5 mg/ml的MTT溶液，在37 ℃、5%二氧化碳培养箱中继续孵育4 h。孵育结束后可在显微镜下观察到甲臜结晶。

（3）小心去除培养液，向每个培养孔内加150 μl DMSO，将96孔板置于摇床上室温低速振荡10 min，使甲臜充分溶解。也可使用其他溶解剂（需注意后续检测波长和参考波长与DMSO溶解剂可能不同），如SDS-酸性异丙醇溶解剂。虽然溶解甲臜比较耗时，但使用时不需去除培养液，可减少去除培养液时对甲臜量可能造成的损失，且甲臜溶解液OD值短时间内较稳定。

（4）显微镜下观察甲臜全部溶解后，及时在检测波长490 nm（DMSO溶解剂）和参考波长570 nm下检测各孔OD值（使用DMSO溶解剂，甲臜溶解液OD值不稳定，其颜色会随时间推移而变深，一般应在甲臜溶解后10 min检测）。

各孔细胞的实际OD值 $= OD_{490} - OD_{空白对照490平均值} - OD_{570} + OD_{空白对照570平均值}$

（三）荧光发光法

用于定量分析活细胞的荧光探针很多，比如在近中性条件下，荧光性的酯酶底物calcein AM能被活细胞内的酯酶代谢为带绿色荧光的物质；还有许多其他酯酶特异的染料如双-羧甲基羧基荧光素、二乙酸盐荧光素等可用于活细胞的标记；也可采用过氧化物酶的底物如二氢罗丹明对活细胞染色；Hoechst 33342可透过正常细胞的细胞膜，与细胞内的DNA特异结合而使活细胞发蓝色荧光。

另外，三磷酸腺苷（adenosine triphosphate，ATP）是活细胞的基本能量单位，仅存在于活细胞。细胞死亡后，ATP活性也随之消失。细胞内ATP值与活细胞数量呈正相关，因此通过荧光素-荧光素酶标记细胞ATP，化学发光仪测定发光强度，可测得细胞ATP的含量，进而间接反映活细胞数量。

具体步骤（以贴壁细胞为例）如下：

（1）取待检细胞，去除培养基，用无血清培养基漂洗1次。在4 ℃或冰上加入适量ATP抽提剂，轻轻吹打细胞。4 ℃、12000 g离心5 min，取上清（即ATP抽提液）。

（2）将ATP标准溶液用ATP抽提剂稀释成适当浓度梯度的ATP标准品（具体浓度需根据样本中ATP的浓度确定），以绘制标准曲线。

（3）吸取100 μl 荧光素-荧光素酶检测工作液放入化学发光仪的样品槽内，室温放置3~5 min，以降低本底ATP。随后向其中加入10~100 μl待检ATP样本或ATP标准品混匀，反应5 s，立即测定发光强度。ATP样本和ATP标准品的加入体积要相同，具体体积需根据样本实际情况确定。

（4）根据标准曲线计算样本中ATP的浓度。

（四）乳酸脱氢酶释放法

乳酸脱氢酶（lactate dehydrogenase, LDH）可催化乳酸生成丙酮酸，同时产生ATP，在细胞能量代谢（糖酵解）中起重要作用。正常情况下LDH不能透过细胞膜，但当细胞损伤或死亡时，细胞膜通透性增强，LDH会从胞浆溢出至培养基中，和底物发生显色反应。在一定范围内，底物溶液颜色深度与LDH释放量成正相关。通过检测显色后底物溶液的OD值，即可推算细胞损伤情况，进而反映细胞活性。

具体步骤（以贴壁细胞为例）如下：

（1）取培养在96孔板内的待检样本（应设置空白对照、3~5个复孔等），吸取上清培养液于另一培养孔内，置于37 ℃预热10 min。

（2）每孔加入新鲜配制的底物溶液0.1 ml，室温避光反应10~15 min。底物溶液配制方法是取4 mg硝基氯化四氮唑蓝（NBT）、10 mg氧化性辅酶Ⅰ、1 mg吩嗪二甲酯硫酸盐（PMS），加2 ml蒸馏水溶解，混匀后取上液1.6 ml，加1 mol/L乳酸钠0.4 ml，最后加入0.1 mol/L pH 7.4的PB至10 ml。

（3）每孔加入1 mol/L枸橼酸终止液30 μl，以终止酶促反应。

（4）在检测波长492 nm和参考波长650 nm下检测各孔OD值。

四、细胞运动检测

细胞运动是细胞生物学的基本特征之一，具体包括细胞的附着、伸展、迁移等。细胞运动主要有下述几种检测方法。

（一）噬动轨迹法

噬动轨迹法一般事先用一层疏松的胶体金颗粒覆盖盖玻片，再将细胞接种于其上，细胞在运动过程中会吞噬、推移胶体金颗粒，培养一定时间后，即可通过胶体金颗粒的缺失观察细胞的运动轨迹。此法适用于成纤维细胞、上皮细胞、中性粒细胞和肿瘤细胞等的运动检测，但不适用于巨噬细胞，因为巨噬细胞吞噬胶体金颗粒后前进运动不明显。由于制备胶体金覆盖层相当繁琐，此法在实际研究工作中并不常用。

（二）细胞刮除法

细胞刮除法是当细胞生长形成单层时刮除一定范围的细胞，然后观察细胞向刮除区域的运动情况。此法常用于血管、淋巴管形成，组织愈合等的研究，但对无血清培养基耐受力较弱的细胞不适合此实验。

具体步骤如下：

（1）取6孔培养板，在其底壁背面用记号笔划直线，一般每个培养孔横竖各划3条，为后续测定细胞生长迁移提供定点依据。

（2）将待检细胞接种于上述培养板内，常规培养一定时间。待细胞状态良好，汇合度在90%以上（原则上实验时应为100%）时，用微量枪头垂直于细胞平面在细胞生长的中央区域划痕（一般1~3条），并确保划痕区无细胞残留。划痕力度要适中，若用力过猛，会在培养器皿底壁上留下刮痕，从而影响细胞迁移；若用力太轻，则划痕区有残留细胞，会影响实验结果。

（3）弃培养液，用平衡盐溶液清洗3次，洗去不贴壁的细胞，使划痕清晰可见，然后加入适量无血清培养液（使用无血清培养液可降低细胞增殖对实验结果的影响，但也会使细胞迁移的速度减慢），置于37 ℃、5%二氧化碳培养箱中继续培养至特定时间（如24 h）。

（4）观察划痕后培养的细胞，一般以特定细胞和划痕边界的距离为依据判断细胞的生长迁移能力。

（三）细胞培养池法

细胞培养池法一般使用可嵌入培养板孔的细胞培养小室进行，可作单一种类细胞培养，也可作两种细胞共培养。培养小室将细胞在培养板孔内的培养空间分隔为上、下池，培养小室底部为特定孔径的生物材料膜（如PC膜、PET膜等），孔径范围一般为0.1~12 μm，可根据实际情况选用（图14-4）。由于底部生物材料膜具有通透性，上、下池的培养液成分可相互渗透、相互影响，又由于底部生物材料膜具有一定孔径，细胞可穿过比自身大的孔

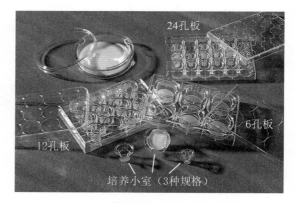

图14-4　细胞培养板及配套的培养小室

径，因此细胞培养池法常用于上皮细胞、内皮细胞、巨噬细胞的趋化迁移实验和肿瘤细胞的侵袭迁移实验。

具体操作步骤如下：

（1）将细胞均匀接种至培养小室的底部内面，再将小室放入添加有特定培养液（内可含趋化因子等）的培养板孔内。不要产生气泡，以免影响细胞的趋化作用。若进行肿瘤细胞的侵袭迁移实验，需事先在培养小室的底部内面涂布肿瘤基质Matrigel。

（2）培养细胞一定时间后，取出培养小室，用棉签擦拭内部细胞。若进行肿瘤细胞的侵袭迁移实验，还需擦拭残余的Matrigel。

（3）用PBS清洗3次，对培养小室底部背面穿过膜孔的细胞进行固定、染色、计数等分析操作，可将生物材料膜裁下封片后长期保存。另外，还可对培养板孔底壁上的细胞进行相关分析。

（四）数字影像法

数字影像法一般使用活细胞工作站，对培养中活细胞的运动情况（如运动的方向、路径、速度等）进行实时拍摄观测。操作时细胞密度不宜太大，以免影响对单细胞运动的观测。此法对仪器设备要求较高，可在有条件的实验室开展。

五、细胞冻存与复苏

（一）细胞冻存

培养细胞的传代及日常维持需耗费一定的人力和物力。另外，随着培养时间的延长、传代次数的增加或培养条件的变化，体外培养细胞的一些生物学特性会逐渐发生变化。因此，及时冻存细胞进行保种十分必要。

细胞冻存（cell cryopreservation）就是将体外培养的细胞悬浮在冻存液中，以一定冷冻速率降至相对安全的低温，并在此温度下长期保存。冷冻保存的温度可以不同，液氮温度（-196 ℃）是目前最佳的细胞冻存温度。在此温度下，细胞生命活动几乎停止，复苏后细胞结构和功能完好，理论上可对细胞进行无限时间的储存。实际应用中，如果冷冻过程得当，一般的生物样品在-196 ℃可保存10年以上；若用-80~-70 ℃保存细胞，数月内对细胞活性无明显影响，但随冻存时间的延长，细胞存活率会明显下降；-40~0 ℃保存细胞效果不佳。

如果直接冻存细胞，胞内的水分会形成冰晶，导致细胞发生机械损伤、电解质浓度升高、渗透压改变、脱水、pH改变、蛋白质变性等一系列有害变化，甚至死亡。因此，要尽可能减少细胞内冰晶的形成，并减少细胞内水结冰时高浓度电解质浓缩带来的冷冻损伤。基于这种原因，细胞冻存一般采取以下措施：①慢速冻存，让水离开细胞；但又不能太慢，否则将促进冰晶形成。在某些情况下，如胚胎和胚胎干细胞的冻存，则不使用慢速冻存法，而是在液氮中急速冻存，通过形成玻璃化物质而不是缓慢排出水分来减少冰晶的形成。②使用冷冻保护剂。最常用的冷冻保护剂是DMSO。它易穿透细胞，可使冰点下降，能提高细胞膜对水的通透性；但对某些细胞有一定毒性，或导致某些细胞分化。尽管如此，对于绝大多数复苏的细胞，将DMSO去除后，生长基本不受影响。③将细胞保存在尽可能低的温度以减少冰内微团中高盐浓度对蛋白质的变性作用。

具体步骤（以贴壁细胞为例）如下：

（1）取对数期晚期生长状态良好的细胞进行冻存，在冻存12~24 h前更换新鲜生长培养液。

（2）用胰蛋白酶消化细胞，制备单细胞悬液，估计细胞数量，800~1200 rpm离心3~5 min，弃上清。

（3）向细胞沉淀中加入适量冻存液重悬（冻存液的配方通常会随细胞的不同而不同，需预先配好，避免因临时配制产热而伤害细胞），使细胞密度为（1~10）×10^6/ml；然后分装至2 ml塑料冻存管内，每管0.5~1 ml，贴好标签。冻存管需密封，防止保存时液氮进入其中，使得其从液氮取出时由于温度升高导致液氮急剧气化而炸裂。

（4）将细胞依次按以下顺序逐级冻存，4 ℃（20 min）→ -20 ℃（30 min）→ -80 ℃（16~18 h）→ -196 ℃（长期）。逐级冻存程序可根据实际情况做适当调整。此步骤也可采用商品化的程序冻存装置进行。由于冻存管在转移中会以10 ℃/min的速度升温，细胞在不同温度间的转移必须迅速完成（＜2 min），以避免细胞伤亡。冻存管最好不要放置在液氮内。操作液氮时要注意避免冻伤。

（二）冻存细胞的复苏

复苏（resuscitation）是以一定的复温速率将冻存的培养物恢复到常温的过程。复苏的基本原则是快融，以使细胞内外冰晶在很短的时间就融化，避免由于缓慢融化，水分渗入细胞，形成胞内再结晶而对细胞造成损伤。冻存细胞复苏后的存活率一般为50%~80%。

具体步骤如下：

（1）将装有待复苏细胞的冻存管从液氮中取出，于37 ℃水浴中快速、轻轻摇动使冻存管内容物迅速（1~2 min内）完全融化。注意液面不要高于冻存管盖子以防污染。

（2）吸取细胞悬液，缓慢（10 ml在2 min内完成）加入10倍以上的培养液（尤其是使用DMSO做冷冻保护剂），一开始逐滴加入，然后稍微快一点，逐渐稀释细胞和冷冻保护剂，以免引发渗透损伤。混匀后800~1200 rpm离心3~5 min。

（3）弃上清，向细胞沉淀加入适量生长培养液重悬；接种后静置培养，一般接种密度以5×10^5/ml为宜。24 h后更换新鲜生长培养液继续培养。

注：如果细胞对DMSO不敏感，也可复苏后不离心，用生长培养液稀释后直接接种培养，12~24 h后换液。

第三部分 细胞培养技术的应用

一、单克隆抗体制备

单克隆抗体（monoclonal antibody）是指从单个B淋巴细胞繁殖的细胞克隆获得的大量均质抗体。它与常规免疫获得的血清抗体的不同之处在于，常规的血清抗体是由许多不同的B淋巴细胞针对一个抗原的不同抗原决定簇产生的多克隆混合体；而单克隆抗体针对的是抗原的某一个决定簇，是一种均质的高特异性抗体，具有专一性、均质性及可无限量稳定制备等优点。对特异性和区分度要求很高的免疫检测，如酶联免疫吸附测定（ELISA）和某些多重标记，依赖单克隆抗体。

单克隆抗体技术通常指杂交瘤技术。1975年，Köhler和Milstein利用细胞融合技术，将经绵羊红细胞免疫的、难以在体外长期培养的小鼠致敏B淋巴细胞与可在体外无限快速增殖、却不能产生抗体的小鼠骨髓瘤细胞融合，获得了既能在体外连续培养又能持续定向产生抗绵羊红细胞单克隆抗体的杂交瘤细胞株，由此创立了单克隆抗体技术。单克隆抗体技术的出现是现代生命科学非常重要的进展之一。很多用动物免疫难以制备的抗体可通过此技术简便地获得，使人类能够按照自己的意愿在体外生产针对某一抗原决定簇的特定抗体。该技术为所有需要制备和使用抗体的研究领域提供了全新的手段和制剂，促进了生命科学诸多学科的发展。

由于单克隆抗体针对的是单一抗原决定簇，因此其制备无需纯化抗原。产生单克隆抗体的杂交瘤细胞株可长期冻存于液氮中，单克隆抗体可重复、稳定地制备，不会因批号不同而产生差异。单克隆抗体的制备周期长、连续性强、步骤较多，具体过程包括两种亲本细胞的选择和制备、细胞融合、杂交瘤细胞的选择性培养、抗体检测、杂交瘤细胞的克隆化、冻存以及单克隆抗体的生产、鉴定和纯化等。整个制备过程如图14-5所示，其中主要的步骤有下面4个。

（一）细胞融合

细胞融合是单克隆抗体制备的重要环节，时间很短（几分钟），但对成功建立杂交瘤细胞十分关键。有包括物理的、化学的或生物的多种方法可促进细胞间的融合，一般实验室最常用的是聚乙二醇（polyethylene glycol, PEG）化学促融法。PEG可能是通过使细胞膜上脂类物质的物理结构重新排列，导致相互接触的细胞膜易于融合。相对分子质量1000~4000的PEG促融效果好，对细胞的毒性也较小。

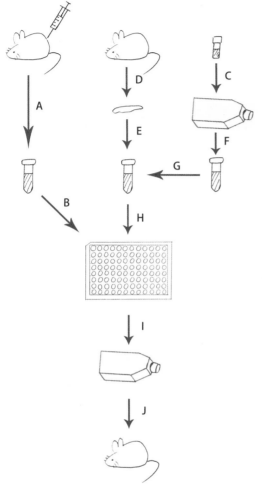

图 14-5 单克隆抗体制备的常规流程

（A）向小鼠腹腔注入培养液并回收注入的培养液和腹腔细胞；（B）离心收集腹腔细胞接种于96孔培养板内制备饲养层，以促进融合后目的杂交瘤细胞的增殖生长和克隆形成；（C）复苏骨髓瘤细胞，并扩增培养；（D）免疫动物，取脾脏；（E）将脾脏制成单细胞悬液；（F）收集骨髓瘤细胞制成单细胞悬液；（G）将脾脏细胞和骨髓瘤细胞用50%PEG融合；（H）将融合处理后的细胞混合物接种在有饲养层的96孔内，HAT培养液选择培养；（I）目的抗体检测，克隆阳性孔细胞，再对细胞克隆进行目的抗体检测，扩大繁殖阳性孔细胞；（J）将目的杂交瘤细胞接种于小鼠腹腔，大量制备单克隆抗体。

（二）杂交瘤细胞的选择性培养

用于融合的脾脏细胞包含多种细胞，将它们与骨髓瘤细胞混合后，再施加PEG，可产生多种细胞成分的混合体。这些混合体包括未融合的脾脏细胞、骨髓瘤细胞，同种细胞融合形成的同核体，不同种脾脏细胞融合形成的异核体，骨髓瘤细胞与骨髓瘤细胞融合形成的同核体，多种脾脏细胞分别与骨髓瘤细胞融合形成的异核体等。因此，必须将B淋巴细胞与骨髓瘤细胞融合形成的杂交瘤细胞筛选出来。筛选因素有下述3方面。

（1）由于B淋巴细胞在体外难以生长，在培养过程中，未融合的B淋巴细胞，B淋巴细胞与B淋巴细胞融合形成的同核体经5~10 d便会自行死亡。

（2）未融合的骨髓瘤细胞、骨髓瘤细胞与骨髓瘤细胞融合的同核体在体外则生长迅速，从而排挤目的杂交瘤细胞的生长。目前通用的办法是选择次黄嘌呤鸟嘌呤磷酸核糖基转移酶缺陷型（HGPRT⁻）或胸腺嘧啶脱氧核苷激酶缺陷型（TK⁻）的骨髓瘤细胞作融合亲本；在细胞融合后，用HAT培养液对经过融合的细胞混合物进行筛选。HAT培养液含有次黄嘌呤（hypoxanthine，H）、氨基蝶呤（aminopterin，A）和胸腺嘧啶脱氧核苷（thymidine，T）。正常细胞合成DNA有主路和旁路两条途径。HAT培养液中的氨基蝶呤A可阻断DNA合成主路中二氢叶酸到四氢叶酸的途径。因此，只有同时具有HGPRT和TK进而能利用次黄嘌呤H和胸腺嘧啶脱氧核苷T进行DNA

326

旁路合成的细胞，才能在HAT培养液中存活。HGPRT⁻或TK⁻的骨髓瘤细胞在DNA合成主路被阻断后，也无法用旁路合成DNA，因此在HAT培养液中无法存活。但它们与脾脏细胞融合形成的异核体兼具两种亲本的性质：既有HGRPT和TK，又可分泌抗体，还易于体外培养，于是在HAT选择性培养液中可存活并生长繁殖。

（3）HAT选择性培养液中生存下来的细胞，可能是B淋巴细胞多克隆杂交瘤细胞的混合群体，也可能是其他脾脏细胞及其与骨髓瘤细胞融合产生的不分泌抗体的杂交瘤细胞，此时应分别对培养板各孔内的上清液进行2~3次反复的抗体检测，以确定分泌目的抗体的细胞群体，然后用有限稀释等方法对其进行克隆化培养，以分离筛选出单克隆的目的杂交瘤细胞。

使用PEG等传统方法融合细胞进而获得目的杂交瘤细胞随机性强且效率较低。为解决这一问题，近年来发展出了一些新的杂交瘤细胞建立技术，如B细胞靶向（B-cell targeting, BCT）技术和立体特异性靶向（stereospecific targeting, SST）技术，它们可使致敏B淋巴细胞特异性地与骨髓瘤细胞结合，然后再通过电击进行细胞融合，经后续HAT培养液选择培养从而获得目的杂交瘤细胞。

（三）抗体检测

特异性抗体筛选检测是单克隆抗体技术的关键步骤之一。在单克隆抗体的制备过程中，应尽早检测有无目的抗体分泌。检测抗体的方法有很多，如ELISA（最常用）、放射免疫测定、流式细胞技术、免疫荧光实验、细胞毒实验、空斑实验、间接血凝实验、旋转黏附双层吸附实验、免疫金实验等。根据具体情况来选择，一般以快速、简便、特异、灵敏为原则。抗体检测的内容可参考书末的推荐资料。

（四）单克隆抗体的大量制备

获得分泌特异性单克隆抗体的杂交瘤细胞克隆后，应设法提高抗体分泌效价，扩大生产。规模制备单克隆抗体一般有体内和体外两种方法。体内法一般将目的杂交瘤细胞接种于同系动物的腹腔内，导致接种动物形成腹腔杂交瘤细胞肿瘤，从而产生含单克隆抗体的小鼠腹水。此法抗体浓度可达1~10 mg/ml，方便有效，是最常用的方法；但腹水中可能混有接种动物本身的蛋白而给抗体纯化带来困难，实际临床应用还需检测污染情况，且要消耗大量动物。体外法即直接在体外培养目的杂交瘤细胞，收集培养液上清即可。实验室用此法获得的单克隆抗体产量极低，工业上则通过使用生物反应器等来实现单克隆抗体的大规模生产。

二、基因转染

基因转染（gene transfection）是指将目标基因通过质粒、噬菌体、病毒等载体导入体外培养的细胞中，使之形成含特定基因的细胞群，借以分析导入基因在细胞中的表达和功能，并可获得目的基因的大量表达产物。

基因导入细胞后，按表达的持续性可分为瞬时表达和稳定表达两类。瞬时表达，是基因导入受体细胞的细胞质，并不进入基因组，导入后可较快地观察到基因表达的现象（一般为基因转染后1~4 d），但导入基因不能稳定存在，表达也不持久，会随时间推移逐渐减弱或消失。稳定表达，是基因导入受体细胞的基因组，可稳定存在，长期表达，但不易检测，需借助筛选标记才能测知。

基因转染实验的一般程序如下。

（一）导入基因的获取

导入基因主要包括参与机体生长发育、与机体代谢调节相关的蛋白基因，抗病、抗感染等抗性基因，可产生经济效益的主效基因，与疾病治疗相关的蛋白基因等。可通过基因组文库或cDNA文库信息分离筛选基因，然后用人工方法合成，并应用PCR技术获得导入基因。

（二）受体细胞的准备

受体细胞常采用已建立的稳定细胞系，根据研究需要也可采用原代培养的细胞。基因导入后的表达与受体细胞的性状、种类等密切相关。同一基因导入不同细胞，可能产生不同的表达效果。

受体细胞的培养采用常规方法即可，但需注意基因转染往往对细胞的生长状态和密度有特定要求。例如，用磷酸钙沉淀法进行基因转染时，为取得较高的转染率，要求细胞处于分裂旺盛期（细胞密度达70%~80%）且相互之间留有少量空隙。究其原因：（1）分裂旺盛的细胞对沉淀在细胞表面的DNA-磷酸钙复合物的吞噬能力、对其毒性的抵抗能力较强；（2）预留的少量空隙为转染后细胞的分裂提供适当的空间，防止因接触抑制对细胞产生不良影响；（3）细胞具有社会性，数量太少不利于细胞生长。

（三）选择合适方法实现基因转染

基因转染的方法大致可分为生物、物理和化学三类，各有优缺点，应根据实际情况选择。

生物类方法目前最常用的是病毒感染法，即以病毒为载体，通过病毒感染将外源基因导入细胞中。这类方法转染效率较高，并能在一定条件下实现对特定细胞的靶向性；但存在导入的基因片段较小、容易出现假阳性、具有一定的毒性、所需生物安全防护级别较高、病毒载体的成功构建对人力、物力的耗费较多等问题。

物理类方法包括电击法、冲击波法、基因枪粒子轰击法、超声波法等。其中电击法应用较多，它比较容易实施，将细胞悬液置入特制杯中再施以高压电脉冲即可进行转染。此法操作方便，重复性好，转染率高，能允许完整的大分子渗入细胞；但需用特殊仪器，细胞和核酸用量较高，且对有些细胞（如悬浮生长的淋巴细胞）不适用。

化学类方法包括磷酸钙沉淀法、脂质体介导法、DEAE-葡聚糖法等。磷酸钙沉淀法和脂质体介导法适合贴附生长细胞的基因转染；它们利于基因附着在细胞表面，而后被细胞吞入。二者操作简便，但前者转染率较低，且对人细胞的转染效果不十分理想，尤其对上皮型细胞不适用。DEAE-葡聚糖法操作简便，转染率高，用于瞬时转染时比磷酸钙沉淀法重复性好；但成本较高，将DNA导入细胞后可能带来较高的突变率，不适合稳定转染。

（四）转染细胞的筛选和鉴定

由于基因导入细胞的概率高低不同，且无法达到100%，后续需进行细胞筛选，以排除未导入基因的细胞。转染细胞的筛选一般借助目的基因载体所携带的标记基因来完成。常用的标记基因有新霉素磷酸转移酶基因（neo）、胸腺激酶基因（tk）、二氢叶酸还原酶基因（thfr）、氯霉素乙酰转移酶基因（cat）、次黄嘌呤磷酸糖基转移酶基因（gpt）等。成功导入目的基因的细胞同时会表达载体的标记基因，从而使其在添加相关筛选试剂的选择性培养基中存活。

此外，还需对导入基因的产物进行检测，以进一步鉴定转染细胞。可采用细胞的分离提取技术，如提取RNA进行逆转录PCR（RT-PCR）检测和Northern blot检测，提取蛋白质进行免疫印迹（Western blot）检测等；也可对相应核酸和蛋白质进行原位检测。

三、移植供体制备

组织器官的移植治疗长期受限于供体紧缺、受体与供体间的免疫排斥反应等。体外扩增培养的细胞可为组织器官的移植提供丰富的原材料，且细胞经体外扩增培养后再移植回同一个体的体内，就细胞本身而言不存在免疫排斥反应，这就很好地解决了上述问题。尽管目前将细胞培养应用于心、肝、肾等三维结构复杂、涉及多种细胞类型的组织器官移植仍有许多问题需要解决，但细胞培养仍不失为一个较好的移植供体制备的切入点。

（一）表皮的体外再生

表皮由角质形成细胞和非角质形成细胞构成，从外至内依次为角质层、透明层、颗粒层、棘层和基底层。基底层含表皮干细胞，具有活跃的分裂增殖能力，不仅能自我更新维持干细胞的存在，还能不断分化为表皮的其他角质形成细胞并移动到皮肤表面，由此表皮得以自我更新。

取皮片用中性蛋白酶Ⅱ消化分离表皮与真皮后，再用胰酶和EDTA溶液消化表皮制成单细胞悬液，接种于Ⅳ型胶原包被的培养器皿，可获得较纯的表皮干细胞。也可在得到单细胞悬液后，应用整合素α6和CD71抗体标记角质形成细胞，再通过流式细胞仪分选富集整合素α6$^+$/CD71$^-$的表皮干细胞，继而将其接种于培养器皿中培养。培养的表皮干细胞高表达CK-19和p63，可通过免疫细胞化学检测对其进行鉴定。

当皮肤受到严重创伤时，大面积深度皮肤缺损创面不能自行修复。而体外培养的表皮干细胞具有在体外分化为表皮的能力，可应用于修复皮肤机械创伤、烧伤和进行植皮手术，实现皮肤的创伤修复和组织再生。将体外培养的表皮干细胞接种于生物材料（如胶原凝胶、胶原海绵、合成膜、透明质酸膜等）构成的人工真皮上，再培养一段时间，就可得到含4~6层表皮细胞层和真皮层的人工皮肤。人工皮肤可避免单纯表皮细胞膜片移植不耐磨、易收缩、存活率低等的缺陷，又避免了单纯人工真皮移植仍需移植自体薄皮片的不足。它具有生物活性，能够自行分泌胞外基质蛋白及生长因子，已进入产业化发展阶段，在治疗顽固性溃疡和严重烧伤等方面疗效较好，在皮肤组织修复领域显示出了巨大潜力。但目前人工皮肤还不能产生皮肤的附属器（如汗腺、皮脂腺等），因而还无法在严重损伤的情况下重建皮肤的全部生理功能。

（二）胰岛细胞移植

胰岛是由多种内分泌细胞组成的球形细胞团，主要有A、B、D、PP四种细胞。目前以血糖升高为特征的糖尿病已严重威胁人类健康。B细胞可分泌胰岛素，降低血糖，在1型糖尿病中受损严重。因此，B细胞移植治疗1型糖尿病一直是研究热点。

供体细胞来源是胰岛细胞移植中亟待解决的难题。目前体外培养的细胞模型有两大类，一类是从肿瘤细胞克隆产生的胰岛细胞系，其不能如实反映生物体功能，且存在免疫排斥；另一类是从成体胰腺分离的胰岛细胞，但其可获得的组织量少，有效期短且不好掌握。

2000年，Ramiya等从未发病糖尿病小鼠的胰岛导管中分离出胰岛干细胞（pancreatic stem cell，PSC），在体外将其诱导分化为可产生胰岛素的B细胞。移植实验表明，接受移植的糖尿病小鼠血糖浓度控制良好。这一实验为PSC治疗糖尿病奠定了实验基础。

PSC可由胚胎干细胞或成体干细胞分化而来，也可从成体胰腺导管组织获取。迄今尚未得到公认的可用于PSC分离和鉴定的PSC表面标志分子。用于移植的PSC体外培养一般是将胰腺组织消化为单细胞悬液后接种在滋养层细胞上生长，PSC呈克隆性生长。将球形克隆轻轻吹打成单细胞悬液后接种到新的培养器皿内，细胞将逐渐生长成胰岛样结构。经胰蛋白酶消化传代后，PSC逐渐被纯化。去除培养基内的EGF和bFGF，降低FBS浓度到2%~5%（也可使用无血清培养基），再用葡萄糖、维A酸等诱导剂将PSC诱导分化为B细胞。常通过测定培养基中的胰岛素来鉴定实验结果，另外PDX-1、nestin、GLUT2等分子标志的免疫细胞化学染色也可辅助鉴定B细胞。

PSC为胰岛细胞移植提供了新的材料来源，解决了胰岛细胞供体不足和免疫排斥问题。虽然目前还处于实验研究阶段，但将PSC进行大规模体外扩增和定向诱导分化，为各种胰腺损伤、胰腺炎，特别是糖尿病的治疗带来了美好的前景。

（三）干细胞诱导再生

干细胞诱导再生是指将经过筛选的限定转录因子或小分子化合物转入分化成熟的体细胞，诱导体细胞基因发生重编程，从而使其获得不断自我更新且具有多向分化的潜能。这种具有多向分化潜能的体细胞称为诱导多能性干细胞（inducible pluripotent stem cell，iPS cell）。它与胚胎干细胞在基因表达、表观遗传修饰、细胞倍增能力、分化能力等方面都完全相似，具有生成所有胚层细胞并继续分化为多种成体细胞的能力，可比照胚胎干细胞对iPS细胞进行鉴定。

2006年，Takahashi和Yamanaka首次通过反转录病毒载体将4个经筛选的基因（Oct3/4、Sox2、c-Myc、Kif4）转入小鼠成年成纤维细胞，使其逆转为多能干细胞，由此掀起了iPS细胞的研究热潮。iPS细胞可作为细胞移植治疗的材料来源，它避免了免疫排斥反应，且不受伦理道德和组织材料来源的限制，为脊髓损伤、心血管疾病、神经退行性病变等的治疗带来了曙光。但iPS细胞在应用于临床实践前，关于其诱导效率的提高、稳定性、均一性、致瘤性、毒性等都还需深入的研究。

（潘倩）

第 15 课
显微图像采集、分析与处理

本课内容提要

　　本课将学习显微图像采集和图像分析与处理技术。图像技术是显微形态学实验工作的最后一环，与高质量的显微成像和展示效果密切相关。通过本课学习，要求掌握显微拍摄和全景数字化切片扫描的操作，掌握描述形态学的图像报告规范以及显微结构基本几何参数的测定技术；熟悉反应强度检测的光度学方法和系列图像的加工和报告的方法，了解切片三维重建技术。

　　学习本课之前，请先安装 Photoshop 图像处理系统，并实践基本的图像操作。

第一部分　图像分析处理操作

实验　小鼠卵巢连续切片图像分析处理

❖ 【实验目的】

掌握显微图像从数码采集到分析报告的全程操作，以及各环节的基本操作规范。

❖ 【实验材料】

样本：4周龄小鼠单侧卵巢的HE染色连续切片全套（片厚6 μm）。

设备：生物显微镜，全景扫描数字化切片系统，电子计算机，打印机。

❖ 【操作指引】

1. 在显微镜下初筛，检查切片结构是否完整，各部位染色结果是否清晰明确；检查连续切片的排放顺序，并对每张切片进行规范化标记。

2. 全景扫描数字化切片系统[1]开机，等待系统自检完成。

3. 将切片放入标本匣，生成预览图像。

4. 选定每张切片的采图范围，分别命名并设定扫描参数。

5. 启动扫描，等待系统生成数字化切片数据。

6. 按设备要求取出切片，然后重复步骤3~6，直到完成全部切片的图像采集。

7. 调出全套切片的第1张切面[2]，计算含有卵母细胞胞核的原始卵泡[3]的数量。

8. 每隔3张切面（即取第1、4、7、10……张切面），计算该切面上原始卵泡的数量。

9. 从全套切片的第1张切面开始，每隔5张（即取第1、6、11、16……张切面）计算单层上皮初级卵泡的数量。

10. 按上述方法，每隔7张计算复层上皮初级卵泡的数量。

11. 按上述方法，每隔10张计算次级卵泡的数量。

12. 保存显微图像及计数结果，加工并出具报告。

❖ 【备注】

（1）显微扫描系统有多种机型，本教程的操作指引针对一般流程；实际操作参数请提前熟悉具体的机型说明书，或咨询设备管理员。

（2）由于是连续阵列切片，此处的"切面"指的是每张玻片上裱贴的众多卵巢标本的一个断面，而"切片"指一张裱贴了多个卵巢断面的载玻片。

（3）小鼠卵泡按发育阶段可分为原始卵泡、单层上皮初级卵泡、复层上皮初级卵泡和带有液囊的次级卵泡，4周龄时尚无成熟卵泡。各级卵泡的形态特点如图15-1示例。计数卵泡时要求出现卵母细胞的胞核，这一要求在后续操作相同，不再赘述。

◆ 【要求】

1. 报告包含以下信息：各级卵泡的高倍镜显微形态至少1例，各级卵泡的计数结果，操作人姓名和日期。

2. 显微形态照片应清晰展示目标结构，具有指示符、参考标尺等要素，排列布局整齐、合理；计数数据的呈现方式自行选择，符合数据处理规范即可。

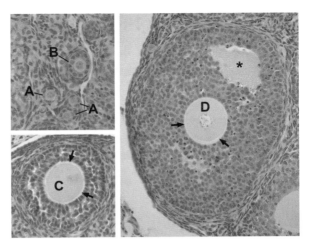

图 15-1　小鼠（4周龄）各级卵泡的 HE 染色形态特点示例

（A）原始卵泡，上皮为扁平形；（B）单层上皮初级卵泡，此时上皮细胞为立方体，卵母细胞已开始变大；（C）复层上皮细胞初级卵泡，此阶段透明带（"➝"指示）明显可见；（D）含有液囊（"*"指示）的次级卵泡。各图均在40×的物镜视野下采集。

3. 图像分辨率足够，图上标识和其他注解文字的大小基本一致。

◆ 【思考】

1. 你是否理解了本实验中分成几次，按不同间隔距离分别计数各级卵泡的原理？

2. 你知道诸如"每隔 N 张切面"中的 N 是怎样确定的吗？试试看，如果减小或增大这个数值，计数结果将呈现怎样的变化趋势？

3. 本实验计数得到的卵泡是否真正准确，你能想到哪些方法来验证？

4. 对显微切片标本进行批量采图的操作，你是否还有更快、更好的办法？

第二部分　显微图像采集、分析与处理理论知识铺垫

一、显微图像采集与呈现

　　前面各次课中，已经对技术操作和技术原理进行了较为全面的学习。用这些技术制备的生物显微标本，必须通过显微成像设备观察，并以图像数据的形式记录，才能用于存档、文献报告和学术交流。因此，采集显微图像，并以恰当的方式呈现，是显微形态学实验技术的一个不可缺少的末端环节。鉴于胶片成像的技术和相关的整个支持体系已逐渐被高分辨率和高保真度的数字化技术取代，本教程不再介绍胶片相关操作。显微手绘图和模式图的绘制尚有重要应用价值，将在下一课介绍。本课先学习原始图像的采集、分析和处理。

　　（一）数字图像的分辨率、格式与颜色模式

　　显微图像采集装置的关键参数之一是图像分辨率，此外，数字图像采用的格式、颜色模式等，也影响到图像数据的准确度。

　　1.图像分辨率。

　　图像分辨率是度量图像中可辨别的最小细节的尺度，换句话说，也就是图像细节的清晰程度。数字化图像通常用单位面积含有的像素来表达。"dpi"（dot per inch，每英寸点数）是数码技术中实用的一种单位，意义是1英寸距离上含有多少个信息点。同样的距离，点数越多，细节表现得就越清晰。比如，尺寸相同的情况下，300 dpi的数码照片比75 dpi的清晰很多，前者放大数倍后结构细节仍比较清楚（图15-2）。

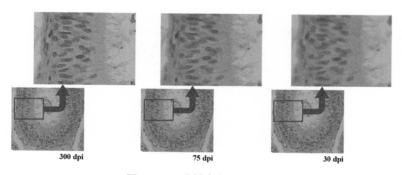

图 15-2　分辨率概念示意图

图片采自人附睾管HE染色；300 dpi的图像放大2~4倍后，清晰度尚可接受；75 dpi显示同一结构，因屏幕本身的清晰度良好，与300 dpi的图像无明显差别，但放大后明显模糊，细节不清；30 dpi的图像清晰度不足，本身就比较模糊，放大后无法看清细节。

　　第1课讲过，显微镜只提升放大倍率而不提升分辨率，图像数据采集也是如此。根据经验，显示相同的结构，分辨率达到72 dpi即可确保荧光屏成像的清晰度；达到150 dpi时在海报、宣传册、专业书籍的印刷中可有良好的细节分辨能力，300 dpi以上更佳；一般600 dpi以上就可满足各类打印和绘图的需要。不少数码相机拍摄的图像只有72 dpi，但这并不意味着清晰度不够。数码相机的图像为屏幕显示而生成，只要表现某个结构的总像素点足够，清晰度是有保证的。因此屏幕成像设备往往以总像素800万、1900万等数据来衡量光学分辨率。800万像素的数码彩图设备可生成3264×2448像素的图像，是目前多数显微采图系统的标配；5120×3840像素的图像有1900万像素，性能已非常优秀。

　　图像分辨率在采图之前就已确定，与采图设备的光学性能密切相关。对于已经生成的图像，任何调节操作实际上均不能提高分辨率。比如在印刷环节认为某图像的分辨率不够，此时用图像处理软件调高dpi值无济于事。调高后，两点之间多出来的点是通过计算插值生成的，并非真实的图像细节，如此改动过的图像放大后会更模糊。

　　2. 数字图像的格式。

　　数字图像的格式是指组织和储存图像数据的特定方法。图像格式是怎样储存数据的，并非本课的教学内容，有兴趣的可参阅书末的推荐资料。显微成像实验中需要了解的是不同图像格式的特点和应用场合。

　　目前与显微技术关系最密切的图像格式有TIFF、PNG、JPEG等。

　　TIFF全称为"标记图像文件格式"（tag image file format），文件后缀为".tif"，数据结构复杂，但十分灵活，无信息损失。该格式支持多种颜色模式，可包含多通道的处理信息，且独立于操作系统，易于移植和数据交换。TIFF特别适合需要在图像数据中保存大量标记信息的场合，如保存卫星图像的坐标数据，显微图像的比例尺，等等。在绘制模式图时，一般以TIFF保存，以便保留各种加工信息和批注。TIFF图像信息保存完整，占用磁盘空间相对较大，一般用于原始资料保存、图片加工母版的保存和模式图绘制等。

　　PNG全称为"便携式网络图形"（portable network graphics），文件后缀为".png"，是一种压缩率很高，无信息损失的全彩图像格式。PNG常用于网络传输，可在占用内存和带宽尽可能小的情况下保存图像的细节质量。同样的单层图像，PNG占用的磁盘空间（即文件大小）要比TIFF小很多，而显示质量相同。此外，PNG还支持透明通道，在某些情况下可通过背景透明实现特殊的效果。

　　JPEG是开发该格式的"联合图像专家组"（joint photographic experts group）的首字母缩写，文件后缀为".jpg"或".jpeg"。JPEG压缩率很高，占用磁盘空间比PNG更小。但JPEG格式采用了有损压缩的方法，压缩率越高，图像细节信息丢失越多，甚至可达到失真的程度。因此，JPEG一般用于网络传输和小尺寸屏幕的显示，在移动终端普及的信息化时代颇受欢迎。不少数码相机拍摄的照片可能是JPEG的，如需修改，应首先转变为PNG或TIFF，待修改完成，再把成品保存为JPEG，避免中间操作环节进一步丢失图像信息。JPEG2000是JPEG的升级格式，文件后缀为".jp2"，其压缩率更高，支持的功能更多。

3. 数字图像的颜色模式。

数字图像的颜色模式常用的有CMYK、RGB和HSI等，分别主要应用于印刷、屏幕显示和特征分析。

CMYK是青（cyan）、紫红（magenta）、黄（yellow）、黑（black）4种颜色的代表字母的缩写（"B"已经被蓝色占用，故黑色取末尾字母）。用4种基本颜色的组合来表达实际的颜色，有利于绘图和印刷设备准确调色，达到精确的反光色效果。因此，CMYK颜色模式特别适合于需要彩色打印的图像。

RGB是光学三原色红（red）、绿（green）、蓝（blue）的首字母缩写。RGB颜色模式能准确模拟人眼看到的发光色效果，故适合用于屏幕显示。如果将RGB模式的彩图打印出来，由于打印设备需将光学色调转换为颜料的色调，可能图像的最终颜色与屏幕上看到的有明显区别。

HSI是色调（hue）、饱和度（saturation）、亮度（intensity）的首字母缩写。在该模式下，亮度参数与颜色无关，适于进行图像特征的定量分析；而色调和饱和度参数较好地模拟了人眼观察颜色的感受。因此，HSI颜色模式适合用来进行图像分析。

尽管会产生一定偏差，但上述三种颜色模式之间是可以进行相互转换的，其中RGB和HSI之间的转换偏差很小。

（二）显微拍摄

直至20世纪初，显微镜影像的记录还靠徒手绘图。随着胶片相机的普及，显微拍摄技术逐渐成为主流。直到今天，显微拍摄仍然是记录显微影像数据的主要方式，只是拍摄设备已历经彩色胶片相机、数码相机和数字CCD–屏幕显示系统。用于拍摄的显微镜，通常采用双光路设计（图15-3），光线可在目镜和拍摄接口之间转换，两个目镜镜头加一个拍摄转接口，一共3个结构矗立在镜体上方，故过去又称其为"三目"显微镜。

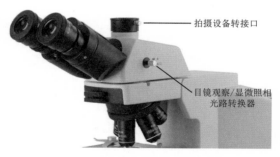

图15-3　拍摄用明场显微镜的光路转换示例
此机型的光路转换器推入时为目镜观察，拉出后光线不通过目镜而转向拍摄通道，可接数码相机或与电脑屏幕相连的数字CCD。

与拍摄质量有关的主要因素是物镜和CCD的性能。物镜性能决定了成像的质量。物镜成像不清晰，拍摄设备再好也无法拍出高分辨率的显微图像。物镜的性能参数中，以数值孔径最为重要，详见第1课。CCD即电偶合器件（charge coupled device），为感光半导体芯片，是拍摄设备的关键感光和换能装置。评价彩色CCD性能的指标有很多，其中像素尺寸、感光度、信噪比等与拍摄应用密切相关。带有数字CCD的相机或摄像头还应考虑其光学性能。在不启用数码变焦功能时，光学变焦倍数越大、颜色还原度越真实的拍摄设备，性能越优秀。

（三）全景扫描数字化切片

与传统的拍照不同，全景扫描数字化切片（whole-slice scanning for numeral sections）是1990年代后发展起来的一种图像采集和呈现的模式。该模式下，显微形态数据不仅是一张张彼此分隔的固定图像，而是完整的、虚拟的数字化切片，可以像镜下观察那样在显示屏上放大、缩小和移动视野，且图像的放大倍率还能连续变化。全景扫描模式使不少工作的时间和经费成本都显著下降。比如远程病理会诊不再需要邮寄染色玻片；教学时不仅不必进行繁琐的切片分发，还能保证人人都能够观察到相同的高质量图像；以展示、教学为目的的制片工作，只需集中精力做好精品切片，而不必无数次重复制片再进行高淘汰率的检片；显微标本的保存也更可靠，只要做好数据备份，就可既不担心褪色、损坏，也不需额外投入维护的费用。虽然数字化图像有可能通过编程进行改动，诸如医药监管和法医物证等部门尚对这种图像数据持十分谨慎的态度，但由于它具有显而易见的优势，在教学和科研中已逐渐普及。

1. 工作原理。

全景扫描采图的基本操作要素是显微成像和图像拼接这两个方面。目前主要的实现方法还是逐一拍摄切片选定区域的全部视野，然后通过数据算法将各视野的图像拼接起来。为了实现可变倍率（可变视野大小）的实时观察，一次性将全部图像数据调入内存是不现实的，可能因占用太大空间而导致系统卡顿或崩溃。这就需要借助"图像金字塔"的数据形式来实现。

图像金字塔是一系列以金字塔形状排列的分辨率逐步降低的图像集合。金字塔的底部是全部图像的高分辨率数据，而顶部是低分辨率的近似数据（图15-4）。比如以40×物镜扫描生成了小鼠整个脑断面的图像后，如果需要观察2×物镜的图像（此时视野范围很大），大量高倍的细节信息是没有用的，系统会调用金字塔上部的近似数据予以呈现；需要

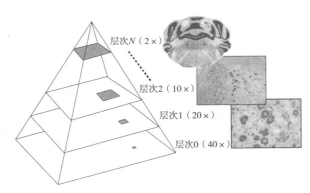

图 15-4　图像金字塔的概念图

图像层次已做简化处理；各层的灰色框代表该放大倍率相应的一个视野。

看20×物镜的图像，金字塔中部的近似数据就会呈现出来；只有观察最高倍数40×物镜的图像时，才会调用金字塔底层的原始数据，不过此时视野很小，调用的数据并不占用很大空间。

2. 全景扫描采图的优势。

与显微拍摄相比，全景扫描采图有以下明显的优势：

① 各视野的图像数据以无缝拼合的算法储存起来。需要观察某区域时，屏幕就调用该区域对应的拍摄视野而释放其他数据，避免占用过多内存拖慢显示速度。因此，用全景扫描模式获得的图像观察起来更灵活和快捷。

② 全景扫描以较高倍数的物镜采集图像后，可缩小观察任何更低放大倍数的图像（通过数据金字塔）。显微拍摄只能获得特定倍数的图像。

③ 全景扫描成像的数据中，参考标尺和其他条件参数是整合在一起的，这对脱离显微镜后截图进行展示报告有利。比如拍摄的显微照片，尺寸标尺是固定的，当需要显示局部时就必须重新加工一个标尺放上去，容易产生较大误差。全景扫描图像上自带可随着视野放大或缩小的标尺，任何局部展示都很准确。

④ 对整个断面或涂片平面的显微结构进行计数时，全景扫描图像远较显微图像方便。显微拍摄模式下，要么只能逐一拍摄全部视野（通常办不到），要么必须坐在显微镜前专心地数上几个小时。而全景扫描图像只需要呈现在屏幕上，就可轻松地计数和标记。

3. 全景扫描采图设备。

全景扫描采图的设备分为显微镜式、箱式和复合式（镜头开放的半箱式）三种结构。图15-5示例了这三类机型。各型的核心功能都以精确电动载物台、电动物镜和电脑软件的拼接算法为基础，并无实质性的功能差别。其中，箱式结构防尘效果好，擦碰损伤几率小，单次可放入的切片数较多，总体性能优于显微镜式，但不利于油镜观察和镜头清洁。复合式结构，既可防尘，又能方便地使用油镜观察，但现有机型一次性可放入的切片数均较少，操作速度慢于箱式结构。

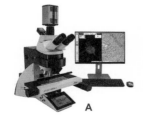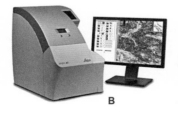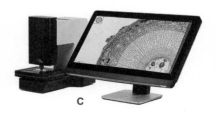

图 15-5　全景扫描采图设备的不同机型
（A）显微镜式结构；（B）箱式结构；（C）镜头开放的半箱式结构。

要提高全景扫描系统的性能，主要应提高物镜的数值孔径，同时采用高信噪比的

CCD，并提高电脑内存速度和硬盘读写速度。这3个关键性能提升了，整个系统的采图质量、速度和准确率就有了保障。

4. 全景扫描采图的操作类型和应用场合。

不论哪种型号，全景扫描系统均具备单视野定焦拍照、单视野变焦拍照、可变倍率拍照、选区全景扫描这几种操作类型。应根据标本种类和图像呈现的要求，灵活选择操作类型。表15-1列举了各种操作的应用场合。其中，单视野定焦拍照与传统的显微拍照等同，它与选区全景扫描，是使用频率非常高的操作类型。

表 15-1　全景扫描采图的基本操作类型和应用场合

操作类型	模式	应用场合
单视野定焦拍照		普通薄切片显微拍照,展示的结构不超过单个视野
单视野变焦拍照	分层变焦拍照	1)拍摄清晰的微小结构(如神经元的树突棘); 2)厚切片拍照,从中选取较清晰的单视野图像
	Z 轴融合拍照	涂片、花粉等特殊标本的单视野拍照(将分层聚焦的图像融合)
可变倍率拍照		任意放大倍率和范围的成像(不高于所选镜头的放大倍率)
选区全景扫描	定焦快速扫描	厚度均匀薄切片的小范围扫描成像
	多点聚焦扫描	厚度均匀切片的大范围扫描成像
	实时聚焦扫描	有局部凹凸或厚度不均一的薄切片扫描成像
	Z 轴融合扫描	血管灌注染色、神经组织银染等厚切片扫描成像

5. 全景扫描采图应注意的问题。

全景扫描采图的具体操作中，应了解下述经验和教训。熟悉这些常见问题，才能使工作事半功倍。

① 上机采图前，务必在普通显微镜（细胞样本在倒置显微镜）下进行阅片和筛选。不能将成像和采图的工作全部放在扫描系统上完成，那样耗费时间长，工序更多。阅片后认为有价值采图的地方，用标记笔在玻片背面画圈以限定观察范围。

② 避免目的性不强地进行全片扫描，忽视单视野拍照和可变倍率拍照。绝大部分的论文和学术报告需要的是局部的清晰图像。预先阅片找出需要采图的区域，然后上机快速采集图像即可完成任务。其实，仅有达到教学级或个别达到展示级（质量级别参见第4课，用于计数研究的切片或涂片可降低要求至展示级）的切片有必要进行全景扫描。若达不到上述质量级别，即使进行了扫描采图，这些图像数据也没有进一步使用的价值。

③ 不要盲目使用高倍物镜。有的实验，目的是观察计数或呈现某个整体结构，此时就没有必要用高倍镜扫描。换成20×甚至10×的物镜能满足需要的，就不要选用40×或更高倍数的物镜。中、低倍镜下每个视野大得多，扫描用时远远短于高倍镜。

④ 太厚的切片没有必要进行实时聚焦扫描。比如150 μm厚的脑组织Golgi镀银染色，反而应采用20×物镜进行定焦快速扫描，成像质量清晰。如果换成实时聚焦扫描

模式，甚至换用高倍镜，那么由于系统不可能保证每个相邻视野的聚焦平面相同（因为在一定厚度范围内结构的高低分布本来就不同），势必会在拼合图像时产生"接缝"，严重影响图像的使用。

⑤ 可以用系统自带的软件分析图像，但不要用来处理图像。处理图像的工作应在备份原始图像数据后，用专业的图像软件在复制的图像上完成。这样既不损伤原始图像的质量，又能保证处理的专业水准。

二、描述形态学的报告规范

报告显微形态学的实验结果，经典的方法是展示关键的图像数据，并配上有描述和解释功能的注解。这种给出图像并进行描述的方法即描述形态学（descriptive morphology），盛行于显微镜诞生之初至1990年代的数百年间。现在虽然重视定量分析，靠单纯的形态描述已难服众，但描述形态学仍然是基本功。在论文、学术报告中使用生物显微图像的场合，恰当而专业的描述必不可少，可提供有关技术条件和标本的形态特点等重要信息。

（一）生物染色

生物染色结果的描述，主要针对显示的结构。HE染色法等常规广谱染色法可显示多种组织结构，因此描述时应讲究方法，否则用了很多词句，可能还没说清楚或抓不住重点。动物及医学研究中，一般可先描述整体形态特点及细胞构成，再逐类描述细胞，然后关注细胞外基质等成分，最后描述脉管与神经支配。经验不足或对观察的结构不熟悉时，可参考经验流程（图15-6），一般不会遗漏重要的信息。

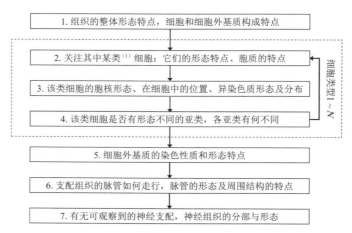

图 15-6　描述生物染色结构的参考内容和方法

从需要优先观察的细胞类型开始，无优先目标的也可从数量最多的类型开始。

上述方法仅涉及显微结构，而未包括实验条件和技术的信息。要正式描述实验结果，还需再补充下面几项内容才算全面：

1）实验动物的种属、品系来源（临床标本则为人种），性别和年龄；

2）处理方法（实验分组）；

3）显微制片、染色或显色的主要技术参数；

4）图像的放大倍数或参考标尺；

5）用符号明确指示出描述的关键结构。

如果描述特殊染色的结果，也可参考上面的内容，需要描述的项目更简单。图15-7以脊神经节组织HE染色图像为例，用图注示教了基本信息要素。注意在规范化的论文和报告写作时，显微结构的详细信息（即图15-6所示的内容）还应在正文相应位置用陈述性语句进行描述。

思考：你能用一段不超过400字的话描述一下图15-7的组织结构吗？该组织在三维空间中的形态可以用什么东西来类比？把自己的描述和其他形态学教科书的描述比较，看看是否不同。

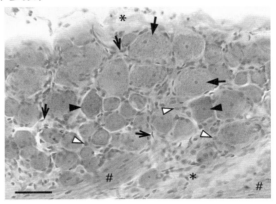

图 15-7　12 周龄健康雄性 SD 大鼠腰 4 节段脊神经节 HE 染色形态

➤示胞体较大、染色较浅的神经元（明细胞）；▲示胞体较小、染色较浅的神经元（暗细胞）；△示卫星细胞的核；⇒示穿梭于神经元和卫星细胞之间的毛细血管，内皮细胞的核断面上呈梭形；*示结缔组织；#示平行成束的神经纤维，零星分部的神经膜细胞的核呈长椭圆形（未专门指出）；中性缓冲多聚甲醛固定，6 μm石蜡制片，HE染色；Olympus BX41转接Olympus C5060wz数码相机拍摄；标尺＝50 μm。

（二）分子原位检测

组织化学等技术中，除了上述形态结构的描述，还要包括分子分布特点、表达量（或含量）、对照实验结果等。其中，对照实验有时需要同时给出图像。所以，生物染色结果的描述要点仍然要满足，额外又增加了新的描述信息。图15-8以免疫组织化学检测坐骨神经压榨损伤后脊髓小胶质细胞对神经元的包围为例，用图注示教了基本的描述信息要素。

（三）体外培养实验

体外培养物的显微图像，除了描述形态结构和基本技术条件，还需交代体外培养的条件。图15-9及其图注示教了活细胞相差显微成像的基本描述方法。如果培养物经过染色或化学反应检测等处理，则须描述相应的技术条件。

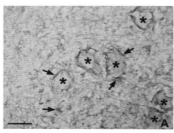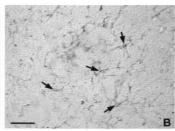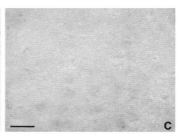

图 15-8　16 周龄雄性 SD 大鼠腰 4 节段脊髓灰质前角 CD11b 免疫组织化学检测

（A）坐骨神经干慢性压榨7 d，CD11b阳性小胶质细胞包围运动神经元胞体；（B）坐骨神经压榨假手术组未见小胶质细胞分布改变；（C）第一抗体非免疫动物血清的替代对照实验未见阳性显色；➡️示CD11b阳性小胶质细胞；*示神经元胞体的位置；中性缓冲多聚甲醛固定，15 μm冷冻制片，CD11b免疫组织化学SABC法，DAB-H_2O_2显色；Olympus BHT转接Olympus C5060wz数码相机拍摄；标尺 = 50 μm。

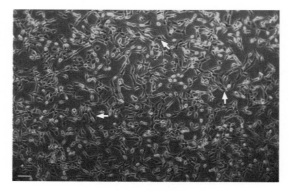

图 15-9　小鼠结肠癌 C26 细胞系

胰酶常规消化传代，含10%胎牛血清的DMEM培养液，5% CO_2分压，
37 ℃培养2 d；Zeiss Axiovert 40CFL倒置相差显微拍摄；⇨示贴壁生长的细胞；标尺 = 50 μm。

三、半定量指标的报告

　　各实验组间比较的结果，以类似"染色更深""阳性反应更强"的形式报告的，都属于半定量（semi-quantitative）结果。这类数据只能用来比较，显示相对强度和数量等，不能显示绝对数值。造成定量不准的原因，一般是结果（应变量）与条件（自变量）之间不存在固定的函数关系。以免疫组织化学检测实验为例，TMB显色剂一旦启动沉淀反应，可能不受反应剂量的控制，会在阳性反应结构的周围产生远超实际范围的蓝色沉淀，故TMB显色的颜色深浅与抗原分子的含量没有准确关系。DAB虽然可控制条件使之不过度反应，但由于其阻碍透光（见下文），也无法用光度法计算出准确的阳性反应剂量。所以，TMB和DAB显色的组织化学检测实验，条件控制得再好，也只能用半定量的形式报告相对结果。

通常采用分级的方式分析和报告半定量数据。仍以组织化学显色结果为例，在定性实验中，用两个级别即可：阳性或阴性。阳性结果之间需要比较，可分为弱阳性、中等阳性、强阳性和很强的阳性等级别，分别以"＋""＋＋""＋＋＋"和"＋＋＋＋"等来表达。分级太多时，难免掺杂主观判断的成分，故考虑科学性和客观性的要求，应采用明确的基准反应强度而不是主观臆断来分级。常用的基准强度有如下几个标准：

阴性（－）：至少3位专业技术员（或经过足够训练的学生）均判断未观察到显色结果；

弱阳性（＋）：至少3人（同上）判断有阳性反应，但低倍镜下看不清或标准操作条件下显色5~10 min才能出现不强的阳性显色；

中等阳性（＋＋）：低倍镜下即可见阳性反应，且标准操作条件下显色反应的时间不超过5 min，但阳性强度未达到强阳性的基准；

强阳性（＋＋＋）：显色深度达到或超过标本上的强阳性对照结构（比如DAB-H_2O_2显色时，目标结构的显色深度如果超过未消除内源性过氧化物酶的、显色时长相同的红细胞，则算作强阳性）。

此外，各实验组之间，还可根据互相比较的需要，额外设置一个级别（增设级别可在上面的3个阳性级别中的任何一级中插入）。

在"不同抗原修复条件下NMDA$_{2A}$受体蛋白的免疫检测"实验中（图15-10），就严格地贯彻了上述分级基准，结果说明修复液水温越高，阳性反应的显色越强。

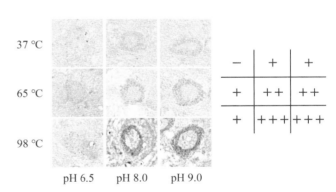

图 15-10 NMDA$_{2A}$ 受体蛋白免疫检测的抗原修复条件的实验结果示例

四、定量形态学

形态科学的研究，有时以某种结构的数量、分布密度、长度或某种分子的表达量为观测目标，这就属于定量形态学（quantitative morphology）的范畴。定量形态学关注的是绝对数值，该数值必须可测定、有科学的定量依据和经得起重复实验的检验。在测定定量指标时，切不可忽略标本在三维空间中的真实结构特点。平常多数显微标

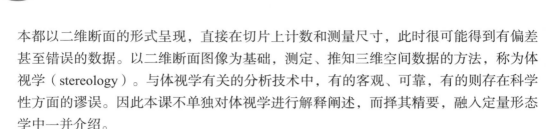

本都以二维断面的形式呈现，直接在切片上计数和测量尺寸，此时很可能得到有偏差甚至错误的数据。以二维断面图像为基础，测定、推知三维空间数据的方法，称为体视学（stereology）。与体视学有关的分析技术中，有的客观、可靠，有的则存在科学性方面的谬误。因此本课不单独对体视学进行解释阐述，而择其精要，融入定量形态学中一并介绍。

（一）影响形态定量测定的因素

由于显微水平的定量形态学大多以染色和显色切片为研究对象，因而凡是可引起标本收缩、膨胀、分离、挛缩或变形的因素，以及改变待检分子反应强弱的因素，都可能影响测定结果。制片技术环节对形态参数的影响请参考前面学习过的内容。特别不能忽视的因素有脱水收缩、肌组织反应性收缩造成的结构改变以及某些染色技术并不能显示全部结构（如Golgi、Cox银染法等）。本课将介绍在成品切片（或单层培养细胞）的测定环节中可能遇到的几个主要影响因素。下面先笼统地集中说明，然后通过不同指标的测定实例来具体学习。

（1）待测结构的空间分布特点。

待测结构在空间中极少以均匀的形式分布。比如粗细不同的神经纤维一般集束而行，纵切面上的神经纤维要么密集排列，要么完全没有。又如血液涂片中的血细胞，如果涂片手法不熟练，很可能出现某些区域细胞密度高，某些区域密度则很低的情况。这些情况下，不论是计数还是测量长度、密度等指标，都要十分谨慎。统计选区如果有偏差，测定结果将误导我们做出错误结论。

（2）标本切面的厚度。

在医学和动物学的定量形态学实验中，应牢记一个数值：8 μm。这是人类红细胞的平均直径，也是哺乳动物不少类型的细胞的胞核直径。在涉及细胞计数的研究中，切片厚度过大，必然包含多层胞核，有高估细胞密度的风险。这种风险在冷冻切片、振动切片、火棉胶切片和部分石蜡厚切片上不可忽视。

（3）成像光源的性质。

在需要测定吸光度或鉴别多色反应产物的场合，显微镜（或其他检测设备）的光源必须具有稳定和物理性质明确的发光特性。有的显微镜光源老化或电压不稳，发光忽明忽暗，过去有的机型还经常出现忽黄忽绿的变化。这种成像条件不能满足定量测定的要求。此外，荧光显微镜的激发波长、光度分析设备的发光波长等必须准确，否则测定的数据不可靠。

（4）反应产物或显色剂的吸光性。

组织化学反应虽然具有明确的反应机理，但产物也并非都能用于定量。前面讲过，酶显色剂的有色沉淀物中，很多也不能通过光学手段精确定量。能否通过光度法定量，要看反应产物是否能特异性地吸收某个波长的光。富尔根反应、PAS反应的紫红色产物具有特异性吸收波长，故可以做定量分析。酶组织化学和免疫组织化学的显色剂中，仅有AEC等少数能特异性吸光，可较准确地定量组织中抗原的含量。

（二）形态学计数

数清细胞、管道断面、纤维等结构的数目，本来非常简单，但是，必须重视3个因素，否则计数结果不可信。一是目标结构的三维空间分布特点。当目标结构在空间中分布不均且无固定规律时，随机抽样误差很大，结果通常是无效的。费时而相对准确的办法是计算整个标本中所有该类结构的数量；稍省事的方式是限制计数区域，然后进行各个实验组之间的计数比较。比如计数脊髓断面上小胶质细胞的数量，受该类因素的影响就很大。如图15-11，坐骨神经损伤后第3天和第7

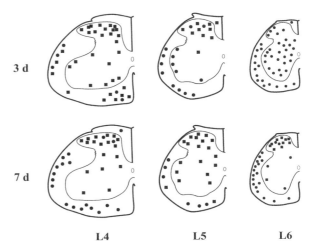

图 15-11　坐骨神经损伤后第 3 天和第 7 天脊髓 L4~L6 节段小胶质细胞的分布

●示活化型阿米巴样小胶质细胞；■示多突起的普通形态小胶质细胞。

天，腰段脊髓L4~L6的小胶质细胞的分布变得很不均匀。大量小胶质细胞向背侧、外侧和腹侧聚集，灰质中央的细胞密度大幅降低；活化型小胶质细胞则仅分布于脊髓的周边。此外，第3天和第7天脊髓L6断面上活化型小胶质细胞由均匀分布转变成周边分布。这种情况下，计数研究必须先限定区域。比如各实验组或时间组之间分别比较背角、外侧索、腹角、腹侧索等处的细胞计数，切不可在整个脊髓断面上随机地选择视野或区域。

二是分类计数进行组间比较时，构成比是最准确的数据，而绝对个数和密度的数据是不科学或不可靠的。比如在血液涂片上计数各类白细胞。受涂片手法、血液稀释度或细胞边集等影响，单位面积有多少细胞总数是不确定的。此时不论以何种单位或范围给出细胞计数的绝对值，都难以在切片之间进行比较。但是，每种白细胞占白细胞总数的比例却相对稳定，只要选区和计数的方法得当，用诸如"淋巴细胞占白细胞总数的百分比"的数据，比"淋巴细胞的密度"要可靠得多。

三是除了考虑断面（X、Y轴）区域，还要考虑层次（Z轴）范围。为了提高数据的可靠性，必须控制切片厚度。在切片操作环节确保制备厚度不超过单层细胞的切片，是定量研究场合最省事的办法。怎样的厚度才不会超过单层细胞呢？假设待计数的同类细胞均为直径相同、核质比不太大且恒定的球体，再假设所有同类细胞按最密

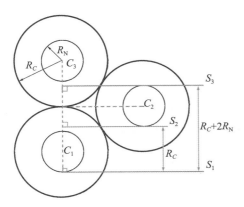

图 15-12　组织切片厚度估算模型

集的方式紧贴排列（如图15-12），如果切片的底面刚好齐平细胞C1的胞核底面（S1平面），这种情况下，以图15-12中所示方向，该切片的顶面最多也不能达到细胞C2的胞核底面（S2平面），否则就会牵涉另一层细胞，增加平面计数的不确定性。如果切片顶面已达到细胞C2的胞核顶面（S3平面），则必然包含很多不属于细胞C1所在层次的其他细胞，计数结果受细胞排列方式的影响很大。因此，切片的最佳厚度应不超过目标细胞的平均半径（即图15-12中的R_C值）；在此基础上尽量厚一些，有利于增强显微结构在镜下的立体感。按这个原则计算，计数红细胞时，血凝块的切片厚度最大不超过4 μm（红细胞半径平均为4 μm）；计数肝细胞时，肝组织切片厚度不超过8 μm（肝细胞平均半径为12.5 μm，但半径为8 μm的也不少见），等等。如果核质比过大（如小淋巴细胞和某些肿瘤细胞），则以胞核半径代替胞质半径进行估计。注意细胞的平均半径是考虑了制片收缩后的数据。

　　思考：如果同类细胞的半径差别很大，或者需要计数的不同细胞彼此尺寸悬殊，又该以何种厚度进行计数操作？

　　（三）长度测定

　　显微结构的长度测定有三种方式。第一种方式是镜下直接读数，适用于快速测定长度不超过单个视野，且显微镜光路中有刻度标尺的情况。用这类显微镜进行目镜观察时，不同倍数的视野中均带有清晰的标尺，将待测结构移动到标尺范围即可测出长度数据。只要出厂校准良好，直接读数法获得的结果稳定性（重复性）很好。但需要多单位分工合作的场合，如果其他单位的显微镜不具备该类标尺，就有运送切片标本的麻烦。

　　第二种方式是借助专用的测微目镜（图15-13）。使用该装置时须取下一个目镜或通过拍摄通道转接，并将一张刻有微细标尺的标准载玻片放在显微镜的载物台上校准。旋转测微目镜的镜筒，使视野中的标尺与标准载玻片上的标尺一致；然后取走标准载玻片，换上厚度相当的待测标本的玻

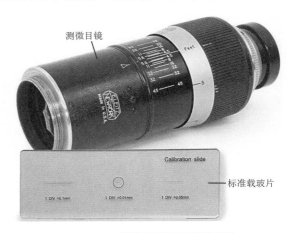

图 15-13　测微目镜和标准载玻片

片进行尺寸测定。此法可在任何一台明场和荧光显微镜上使用，测微目镜及标准载玻片的携带比较方便，可避免经常搬运切片标本。在数码技术普及以前，使用测微目镜是长度测定的主要方式。

第三种方式是显微镜连接电脑进行数码成像和实时读数。这种方式的准确性依赖设备内部的一套自动校准系统，而灵活性在三种方式中是最高的。屏幕显示各放大倍数的影像时，参考标尺始终跟随影像变动，可避免采图时遗忘图像的尺寸信息。这种连机同步生成的图像标尺，在文献发表时也是最可靠和准确的尺寸信息。前两种方式虽然测量准确，但展示图像时如需事后补充标尺，难免造成一定误差。

如果切片较厚，用普通显微镜进行长度测定须注意某些结构的方向。比如神经突起或肌纤维，只有延伸方向平行于载玻片平面，才能测得准确长度；如果与载玻片平面夹角较大，测量的仅是载玻片平面上的投影，短于实际长度。

（四）面积测定

不论是传统的方法还是借助电脑的数字化成像，面积测定一般都采用"数格子"的办法。先看传统方法，如图15-14示例。将与待测切片的采图条件相同的、经测微尺校准过的正方形方格图像与待测图像重叠；计数落

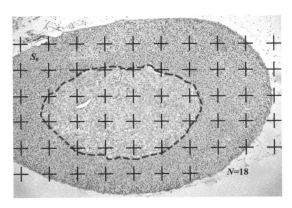

图 15-14　用正方形测试格计算面积示例

本例测试格单位面积较大，格子数目不足，最大可能有约17%的误差；如果将方格边长减半，$N=63$，最大误差将缩减至2.4%。

在待测区域内（图中蓝色虚线轮廓内）的"＋"形顶点的数量N；然后用1个方格的面积S_0乘以顶点数，即$S_x = S_0 \times N$，就得到待测区域的总面积S_x。只要覆盖待测区域的方格（顶点）数量不少于50，该方法的精度均能满足科研需要。有些标本的断面结构具有较多或较细长的突起，此时需要当心，如果"＋"形顶点很多都没有落在细长突起结构的范围内，就有必要进一步缩小测试格的单位面积以减少误差。

数字成像模式下，面积测定时数的"格子"就是显微图像的像素。在图像上选定待测区域后，软件立即给出该区域的总像素；只要知道每个像素对应多大实际面积，就可算出待测区域的面积。因此，主要的误差来自每像素对应面积的换算。过去常采用人工多次校准的方法，现在连机测定时一般依赖设备内置的自动校准机制。虽然操作者不需要知道这个校准过程是怎样进行的，但最好在同一系统上测定需要相互比较的切片，避免不同系统间存在过大的误差。

测量断面面积应注意所得数据是否具有科学意义。比如在胰腺切片上测定胰岛断

面的面积，通常就是无意义的。胰岛的空间形状不规则，胰岛在某个断面的面积和该胰岛的体积无关。此时要么计数胰岛不同类别细胞的构成比，要么进一步测算出胰岛的体积，如此才能获得具有科学意义的结果。

（五）体积测定

在切片这种二维断面标本上测定体积这一三维空间参数，需要其他操作辅助。最直接的辅助办法是连续切片或等距离取片，使切片序列覆盖待测结构的整个范围。只要序列切片的彼此距离相等，就可以先专心测定每个待测断面的面积（S_i），然后用这些面积的代数和乘以取片间距（D），就得到待测结构的体积（V）。这就是体积测算中常用的卡瓦列里原理（Cavalieri principle，图15-15）。卡瓦列里原理使体积问题降维成为面积的加和，而不用关心断面彼此之间的位置关系。

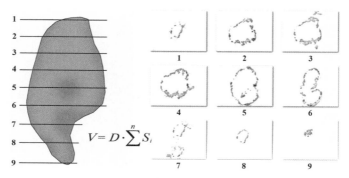

图 15-15　卡瓦列里原理示意图

同小鼠胰岛序列切片计算该胰岛的体积。本例中断面数$n=9$，用高血糖素免疫阳性反应标记出胰岛的边界。

思考：请用一个生活中的例子，形象地描述一下卡瓦列里原理。

应用卡瓦列里原理测算体积需要注意4个问题。第一，该方法的技术基础是序列切片；如果标本能用不切片的方法直接测知体积，就没有必要多此一举。比如有界膜肿瘤组织，可通过没入小量筒中使水面上升，从刻度变化算出体积。第二，切片本身的厚度也应考虑在内，不能只关注取片间距而忽略切片厚度。连续切片每张都测定面积，是一种最耗时但有时准确性最高的办法，此时间距D就是切片厚度值。第三，如果标本有较多或细长的突起结构，或者表面呈大幅度的凹凸，取片间距不可太大，否则既可能遗漏结构而低估体积，也可能遗漏空隙而高估体积。第四，序列切片的取片范围一定要覆盖整个待测标本。再用胰岛举一例：有的胰岛可能呈"哑铃"状，当等距抽取的序列切面缩小到只有几个细胞时，不能认为已覆盖整个胰岛而停止取片，而应再观察几张切面；否则后续切面可能又逐渐变大，使计算的体积数据远低于实际情况。

（六）显色强度测定

生物分子原位检测实验中，测定显色强度是进行末端（产物）定量的有效方法。

明场显微成像条件下，多数反应产物只能用来定性和定量，这是需正确认识的问题。要能定量分析，必须同时满足两个条件：一，检测反应是定量进行的，不会局部不反应或过反应；二，产物具有特异性吸光能力，可依据比尔－琅勃特定律（即单色光通过某一吸光物质时，被吸收的光与吸光物质的浓度及吸收层厚度正相关）计算产物浓度（切片上的有色产物密度）。因此，仅有富尔根反应、PAS反应、AEC显色的免疫组织化学反应（按CSA法操作的例外）等有限的检测反应可用于定量研究。

　　DAB在涉及过氧化物酶显色的反应中使用很广泛，但遗憾的是没有特异性吸光的性质。DAB颗粒完全阻挡和散射光线，而不是吸收特定波长的光，故用单色透射光减弱的量来测算DAB的密度没有科学基础。反而在电子显微镜下可用DAB的颗粒疏密来定量，不过光镜的分辨率还无法看清这种尺度的颗粒。酶显色免疫组织化学检测的诸多技术类型中，可准确定量的是直接法——AEC显色；相对准确的是间接法、SABC法、PowerVision法等结合AEC显色。后几种技术类型在放大信号的过程中会产生某些不易控制的差异，故可用于组间定量比较，而不具有绝对定量的准确性。CSA法不仅易受生物素拟似物干扰，放大步骤也容易产生非特异性反应，故即使用于组间比较也存在较大的不确定性，应慎用。

　　明场显微成像场合，测定显色强度的常用指标为光密度（optic density，OD）。依据比尔－琅勃特定律，OD值的意义和计算式如图15-16所示。实际测定时，仅能得到某个区域光密度的平均值，故称平均光密度（mean OD）。一般在图像上通过特定色调选区并测定的都是平均OD值。

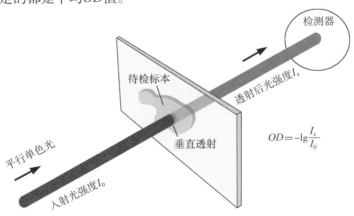

$$OD=-\lg\frac{I_x}{I_0}$$

图 15-16　光密度（OD）值的测算原理

　　测定OD应该在显微成像设备上实时进行，否则无从知晓透射光被吸收前后的实际强度。如果离开成像设备，用单张图片来测算OD值是不科学的。基于图片的测定，一方面应通过图像的灰度（可理解为亮度或发光强度；全黑为0，全白为255）来间接估计OD值；另一方面至少要知道关闭显微镜光源后所获图像的灰度（此时并不是0）I_{min}和去除标本切面后纯玻片部分的灰度I_{max}（达不到255），然后将待测区域的平均灰度值I_x代入下面的算式，方可估计出相对准确的平均OD值：

$$OD = -\lg \frac{I_x}{I_0}$$

荧光产物的定量不受吸光性限制，可直接选定待检区域，测定发光的强度（类似图像灰度I）。

不论透射式明场成像还是落射式荧光成像，显色强度仅在一定范围内才能准确反映待检分子的量。如果OD值（或荧光的强度值）过低或过高，检测效能将变得迟钝。在需要精准定量的场合，必须通过人工制作待检分子的定量梯度，预试确定显色强度的线性区间（图15-17示例）。正式实验中OD值或发光强度位于此区间内时，才能算出反应产物的准确含量。

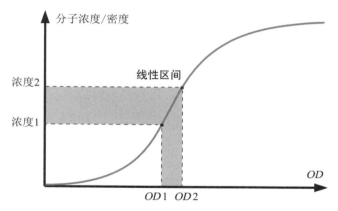

图 15–17　OD 值定量分析的线性区间示意图

思考：如果用发光强度来定量，其线性区间的预试图像与用OD值时有无区别？

OD值不在线性区间内，实验结果一般仅能进行相对含量或相对反应强弱的比较。

（七）成分总量的测定

切片和细胞爬片上进行的化学定量分析，一般通过平均OD值与待测区域面积的乘积来计算目标成分的总量。该乘积又称"积分光密度"（integral optical density，IOD），在电泳、色谱和免疫印迹分析等实验中广泛使用，显微形态学实验中使用较少。IOD用于测定成分总量，比OD用于测定局部反应强度的误差大，主要原因是IOD除了有OD测定的误差，还累积了面积测算的误差。因此，测定IOD的实验，不仅要考虑OD测定的技术问题，还要留心面积测算的注意事项。

第三部分 显微图像采集、分析与处理的应用实践

一、论文中系列图片的加工和报告

论文写作中如需展示并比较不同条件下的显微结构，最好按主题、取材部位或观察指标将同类的或相关的图像排放在一起，构成系列图片（或称拼版图片）。这样处理有多方面好处，如便于比较和描述、便于读者观察和理解以及节省版面成本，等等。将单独的显微图像直接并排在图文处理软件（如Word）中也能做成系列图像，但不便标注文字和符号，且难以达到专业图像应有的印刷水平。因此，有必要在Photoshop等绘图系统中进行拼合操作，并做好标注，然后生成图形格式的系列图片文件。该操作技术上比较简单，但需要注意一些规范，否则会影响系列图片的美观性和可读性。下面通过优化小鼠腺胃显微制片条件的技术论文配图来示教这个操作过程。

（一）选定原始图像

首先，根据论文内容的设计，从实验获得的图像数据中筛选出符合内容要求的一批图像；在这些图像中仔细比对，决定用哪一张来展示。比如本例中，需要展示3种不同固定液配方和3种不同渗透压条件下胃组织的显微形态，就需要从9组图像中选择。每组都要先筛出一些制片质量和拍摄效果均良好的图像。各组再确定1张用于拼合系列图片。每组最后选出的这张图像应考虑视野范围、结构伸展方向等因素，以便拼合后与其他图像协调一致。也就是说，初筛看质量、终选看需要。

（二）统一调整图像尺寸

原始图像从参数条件未改动的相同拍摄设备获取时，相互的尺寸可能已保持一致，此时不必对尺寸进行调整。如果尺寸不齐，应在拼合之前统一调整为相同的长宽。基本原则是迁就尺寸最小的，尽可能以裁切的方式处理尺寸大的图像（图15-18），争取使拼合在一起后同类结构看上去一样大。将尺寸不齐的图像在拼合过程中临时进行放大、缩小，不方便也不准确。系列图片中有的结构明显小于其他，很可能就是随意缩放所致。有时为了美观的需要，部分图像也可采用不同尺寸（如本课的图15-1），此时仍然要在拼合前统一调整尺寸。

（三）拼合图版

拼合图像构成一个整版图片时，先选定任意一张图像，观察其四周还需容纳的图像数量；用这个数量与单张图像的相应边长相乘，再加上图像之间的间隙距离，可得到背景画布需要扩展的具体尺寸。用Photoshop的"图像"→"画布大小"功能，向各

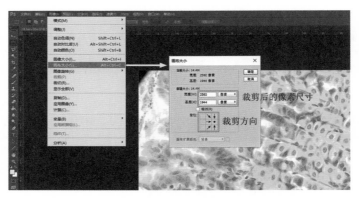

图 15-18　Photoshop 中按尺寸裁切图像的操作示例

个方向扩展画布（此时图像大小不变，如图15-19A）。画布扩开后，将图像逐张粘贴到画布中，并通过设定位置参考线，将图像边缘对齐（图15-19B）。图像之间间隙的大小，以能清楚辨别为准，不宜太大。

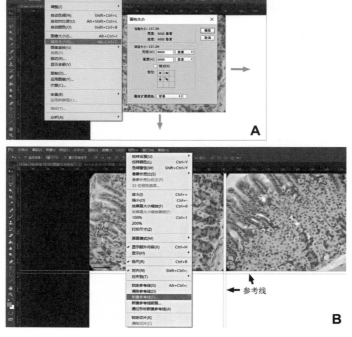

图 15-19　Photoshop 中拼合各个图像的操作过程
（A）画布定向扩展，本例从左上方第1张图开始，仅需向右、下两个方向扩展画布；（B）设定位置参考线后以此对齐新粘贴的图像。

（四）标注指示符号

凡需要描述或比较的结构，在图中都应明确指示出来。常用于指示具体结构的符号有黑色实心箭头、黑色线条箭头、黑色三角、白色箭头和白色三角；指示某个区域的符号有星号（"＊"）、井号（"#"）、雪花符号（"※"）等。指示符号一定要用与显微图像不同的图层来绘制，以便修改。指示符号定位务必准确，标注时不要遮挡重要结构。当目标结构数量较多时，至少应指示其中的2~3个，以增进读者的理解。标注开始前，应缩小整个系列图片版面到实际打印的尺寸，确认指示符号的大小等于或略小于图注文字。系列图片中相同类型或性质的结构要用相同的符号，不同类别的则要确保符号不同，不要随意变更，否则会增加读者理解图像的难度。因此，指示符号不要在原始图像上或尚未拼合时进行标注。

（五）标注图像编号

到这一步，系列图片中各图像的次序和符号的尺寸都已确定，可在恰当的位置标注图像的编号（如A、B、C等）。关于编号在图像上的方位，全文的所有图像必须统一。由于目前大部分图像采集系统都将自动生成的标尺放在左下角，因此编号标注在右下角最为稳妥；如果论文中有较多图像或关键图像的右下角有不能遮挡的结构，把编号统一放在左上角或右上角也可。编号的尺寸应与图注字号相等；如果图上有密集的小号字标注，为了放大突出标注，编号也可比图注字号略大，但太大了看起来会突兀。本步骤完成后，除了画布边缘还有一截多余的空白区，主要的加工处理已全部完成（图15-20）。

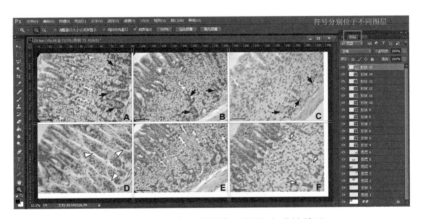

图 15-20　系列图片拼接、标注完成的效果

（六）调整边界，设定打印分辨率

选定软件的图片裁切功能（图15-20左侧第5个图标），将系列图片边缘多余的空白区域裁掉。然后打开图像大小的设置面板（图15-21），将分辨率调高到符合打印要求的数值（如300 dpi），但宽和高的像素尺寸不能改变。整个图版保存为TIFF或PSD（Photoshop系统的可加工格式）文件。至此，系列图片的加工制作全部完成。

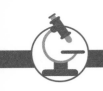

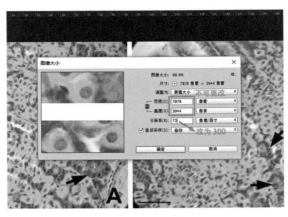

图 15-21　调整为适合打印的分辨率的操作（注意原像素值不能改动）

（七）保存正式提交的系列图片

　　完成的系列图片文件通常有几十到几百兆字节（MB），含有加工调整所需的所有图层、通道等新信息。论文打印只需要图像，并不需要这些额外的信息。在定稿后需要正式提交图片之前，将各图层合并（图15-22A），然后另存为PNG格式（图15-22B）。此时图片的打印清晰度不变，但文件尺寸通常可大幅缩减到几千字节（kB）到几个兆字节，有利于网络传输。即使大功告成，建议仍不要删除原来的可加工图片文件。如果图片需要小幅改动，用带有加工信息的图片修改是非常快捷的，否则就要从原始图像重新加工。

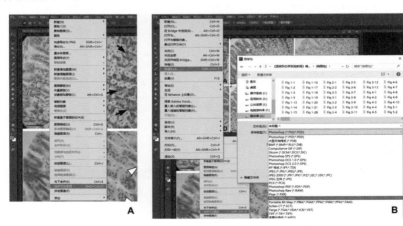

图 15-22　Photoshop 中合并图层后保存图片文件的操作
（A）合并图层；（B）另存为PNG图像格式文件。

　　应当牢记的是，为了报告、展示显微图像而进行的一系列工作中，最关键的是实验技术操作。技术因素对最终能否展示出优良的显微图像起决定性作用。其次是显微拍摄。性能优秀的拍摄设备结合恰当的视野选择，可将真实、精细的显微结构生动地表现出来。这就是"七分标本制样、三分显微拍摄"的道理。如果标本的前期实验操作欠佳，或者拍摄的条件太差，不要指望借助软件进行图像处理来达到满意的质量。Photoshop等图像处理系统功能强大，但所有处理操作在科学研究中都合理合规。表15-2列出了显微图像处理工作中Photoshop可以做和不能做的事项。不能做的事项通常是因为违背了组间对比的同质性这一基本科学原则。用不能做的操作来美化或修改图像，严格地说属于造假，请在学习和工作中务必留意。

表 15-2　Photoshop 等软件在显微图像处理工作中可以做和不能做的事项示例

可以做	不能做	原因解释
维持长宽比缩放图像尺寸	改变长宽比缩放图像尺寸	结构的几何角度参数须恒定
将图像拼合制作成系列图片	将图像拼接成更大的图像	成相伪差使图像边缘不能准确对合
系列图片整体调亮度、反差、颜色	调个别图像的参数 *	参比图像彼此背景条件应相同
裁切图像	擦除局部图像 *	原始图像不能改动
在图像上标注符号和文字	在图像上修饰或粘贴图像 *	原始图像不能改动
用显眼或统一的标尺代替原标尺	后期加工时补画标尺	参考标尺须来自原始图像
改设图像的分辨率（DPI 值）	改变图像的像素尺寸	像素尺寸变动影响图像的准确信息

注：* 严重违反规范的操作，查实后可能承担学术不端的相关责任和后果。

二、切片三维重建

本课程此前观察和描述的形态学结构几乎是二维断面的透射影像。从技术角度讲，研究二维断面也是精度最高、化学反应可接近性最好的方式。生物标本从整块染色演进到原位分子检测，全靠薄切片的技术支撑。观察切片的断面结构已成为显微形态学研究的标准套路。但是，生物结构是立体的，二维断面信息最终要还原到三维空间，才能显示标本的真实形态。在有的研究中，靠观察断面结构很难想象出目标结构的周边环境。有时为了显示整体数据，如某种分子在实验动物全脑的分布，采用立体模型来展示，比呈现一系列断面图像更形象、直观。三维重建（three dimensional reconstruction）就是以二维断面图像为素材，还原重现三维立体结构的技术。随着计算机图形学的发展，基于切片的三维重建操作已大为简化。本课介绍的是切片信息叠加的重建模式，不涉及表面三维建模。

（一）实现切片三维重建的条件

要进行切片三维重建，必须满足两个技术条件：充分的二维断面信息与合理的叠加算法；其中，二维断面信息最为关键。所谓"充分"，既要求每张切片的结构准确、变形少，还要求序列切片的数量足够，连续性好，彼此之间的处理和呈现条件高度一致。可见，三维重建对显微制片技术具有较高的要求。本课不再赘述序列切片的制备要求，请复习第3课的相关内容。

二维断面数据叠加生成三维立体数据的算法，过去须通过Delphi、C++等编写电脑程序来实现，故普通生物医学工作者难以完成。R、Python、MATLAB等属于通用数据分析系统，有强大而灵活的三维重建功能；但操作中需编写命令，对于多数实验人员来说仍有较大学习难度。现在已经有多种开发好的三维重建专用集成软件，非计算机专业的实验人员只要学会操作这些软件，就能胜任全流程的任务。这类专用集成软件有Mimics、3D Doctor、3DMed、3D Slicer、Amira等。它们均为图形操作界面，以菜单和按钮操控，学习难度不大。

（二）切片三维重建的一般操作过程

为帮助大家快速学习切片三维重建的方法，此处以小鼠胰岛高血糖素免疫组织化学检测的序列切片（即图15-15所用）为素材，用Mimics软件，介绍整个操作的一般流程和规范。由于其他几种专用软件的操作方法大同小异，在领会本例的方法后，可触类旁通。

（1）切片图像采集和预处理。

首先应保证序列切片的质量和连续性，保证这两点就已成功一大半。连续性并非要求一张不落地集齐全部断面。对于轮廓相对平滑的结构，只要间隔均匀，相邻切片的轮廓无突然变化即可。本例为简便起见，就只等距抽取了覆盖1个完整胰岛的9张切片。

对于某些尺寸较大的标本，须考虑序列切片的方向。比如啮齿动物的全脑，做三维重建者应沿矢状面切片，且在不需要两侧重复检测的场合，仅切半个脑即可。这样所需的序列切片的张数最少，工作量最小，另一半立体图像可通过镜像复制的办法生成。如果按习惯行冠状面切片，则必须切完全脑，工作量是矢状面切片时的3~4倍。

切片图像的采集最好使用全景扫描系统。与数码拍摄相比，全景扫描生成的图像更平整，同批图像的差异更小，有利于图像对齐和叠加。生成的序列切片的图像文件按顺序用数字命名，并保存为软件能够读取的图像格式。为缩短电脑加工的时间，应在能区分目标结构的前提下，适当缩小所有图像的像素尺寸。

（2）图像对齐与微调。

切片三维重建工作中，须将两张断面图像准确对齐，恢复原有位置关系。熟悉电脑编程的人员自有一套基于图像数据的配准（matching）算法。本课不对配准算法做详细介绍，有兴趣的可参阅书末的推荐资料。在显微形态学领域，目前多数软件提供基于配准算法的自动对齐功能。虽然自动对齐的速度快，但在多数场合，精准度不如人工操作。人工对齐有三种方式。其一，笔直的条、柱形或整体形态较规整的标本，可直接将两张相邻断面的轮廓重合，基本上就能对齐。其二，条件允许的情况下，可在标本包埋前用锋利刀片沿垂直于切削平面的方向在标本上某个不重要的边角切去一小部分，形成贯通的斜面。切片后，把相邻断面的该斜边彼此对合整齐，就能实现整体对齐。其三，太小且形状不规则的标本，包埋时可在其周边垂直于切削平面插入2~3根笔直的染色软凝胶条；切片对齐时，只要将这几个点重合即可。此法需注意染色的稳定性和凝胶条的质地，不要采用伊红等可能完全褪色的染色剂，也尽量不要用明胶，否则可能妨碍精细制片。

切片对齐的操作可借助Photoshop进行。方法是：

→打开第1张切片的图像，另存为以序号1命名的文件；

→ 新建一个图层；

→ 打开第2张切片的图像，将其复制到新建的图层中；

→ 设置新建图层的透明度为30%~70%（如图15-23），以能同时看清上下两张图像为准；

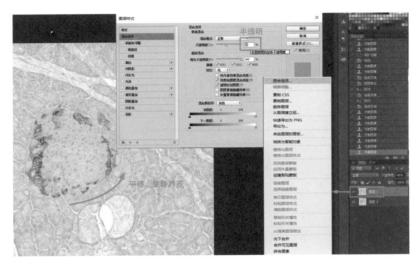

图 15-23　设置图层透明度和旋转、平移图像的操作

→ 通过自由变换的功能，旋转、平移半透明新图层的图像，通过特征结构的重合使之与背景图像对齐；

→ 从图层面板选定背景图层并删除；

→ 将当前图层（即留下的半透明图层）的不透明度改为100%（不透明）；

→ 将当前图层另存为以序号2命名的文件；

→ 新建一个图层，打开第3张切片的图像，复制到新图层中，按上面方法操作，直到对齐全部切片。

对齐操作可能让一些图像产生空白边角。多数三维重建针对的是某个特定结构（如胰岛），此时不必处理这些空白。

本例中胰岛右下方的血管为对齐操作的主要参考结构，胰岛的阳性细胞为辅助参考结构。

（3）导入电脑软件并调整参数。

序列切片全部对齐以后，打开Mimics软件，将所有图像选定并导入（图15-24A）。目前多数三维重建软件是针对临床影像学设备如CT机、核磁共振仪等设计的。这些设备自动生成DICOM格式（文件名后缀".dcm"），软件可自动识别图像方位，且尺寸的单位一般默认为mm/像素（每像素对应几毫米）。显微图像通常不具备这一便利条件，需要人工设置方向参数，并将尺寸单位设为微米（图15-24B；有的软件版本仅有毫米，需将毫米想象成微米）；然后再调整确认图像的左（L）、右（R）、前（A）、后（P）方位（图15-24C；另一方位X为图像重建的叠加方向）。

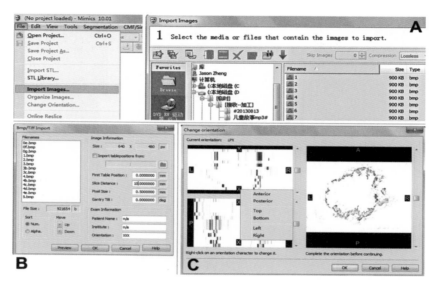

图 15-24　导入、调整序列图像的操作示例
（A）导入序列图像；（B）设置像素和断面间隔的尺寸参数；（C）调整
确认断面图像的方位。

（4）选区并叠加生成三维信息。

导入的序列切片图像将以俯视图（即普通断面图）和两个方向的侧视图显示在3个观察窗口；在俯视图窗口通过特定的颜色参数选定待重建的目标结构（图15-25）。本例以高血糖素阳性细胞的棕色区域为重建目标，可标记出胰岛边界的空间轮廓。选定后点击叠加按钮，软件自动进行断面图像数据的叠加，完成后将在三维预览窗口显示重建的结果。

（5）平滑与突出或减淡显示。

如果非连续的二维断面之间间距较大，直接叠加重建的图像往往轮廓断续，不够

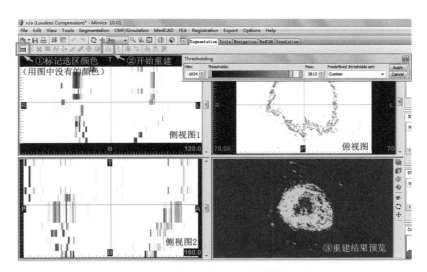

图 15-25　选区、叠加重建的操作示例

选区的精度可通过调整颜色阈值来控制；右下窗口的重建结果可用光标或触
屏进行旋转观察。

平滑自然。此时有两种优化方案：一是借助软件集成的表面平滑功能进行修饰，使立
体结构的轮廓变得更平滑，此法对于一般用户简单易行。二是利用"插值"的算法在
每两张断面之间生成一张新的、参数相当于两张原有断面的均值的假断面，然后再次
重建。当断面数量太少（如本例）或断面之间间隔太远时，表面平滑的操作结果可能
造成较大误差。

　　如果需要在三维空间观察的目标结构有2个或更多，就需要设置不同的颜色，使
相互之间能区分开。如果有一种目标结构位于另一种目标结构内部的情况，或者有局
部遮挡，就必须将位于外围的结构做半透明处理。这些功能都可通过软件的菜单和按
钮方便地实现（图15-26）。

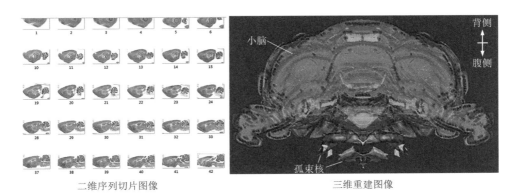

二维序列切片图像　　　　　　　　　　三维重建图像

图 15-26　小鼠延髓孤束核三维形态及其与小脑－延髓结构的位置关系（后面观）

本例中切片标本仅做了左侧半脑，右侧半脑是通过镜像复制生成的；重建时，前脑和延髓已隐藏，小脑结构做了半透明处理。

有的断面图像上阳性结构为尺寸很小的点状，缩小后看不清；有的目标结构虽然断面面积不小，但如果取片间距过大，三维重建后进行旋转观察时会呈明显的"片层"状。此时就应采用连续取片的方法，确保空间结构的连续性和真实性（图15-27）。

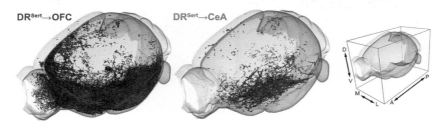

图 15-27　背侧中缝核向眶额皮质和中央杏仁核的血清素投射纤维的空间分布
本例仅显示左侧半脑的三维重建结果；DR：背侧中缝核，OFC：眶额皮质，CeA：中央杏仁核，Sert：血清素，D：背侧，V：腹侧，M：内侧，L：外侧，A：前，P：后；图片引自 Ren J, et al. *Cell*，2018，175: 472-487。

延伸阅读

图像识别与人工智能阅片

图像识别（image identification）是通过智能化电脑程序判断图像中的目标物体的技术。图像识别属于计算机视觉的范畴，旨在让计算机拥有与人类一样的视觉分析能力，代替人类对大量图像进行判断和处理。图像识别技术通常利用机器学习算法训练一个分类器，让分类器对图像内容进行自动分类。图像识别算法的实现可分为多个步骤，包括图像处理、特征提取和训练分类器等，是一个复杂的过程。

人工智能（artificial intelligence, AI）的概念于1956年正式确立。人工智能是指通过机器来模拟人类智能，其中包括了图像识别。AI的发展几经沉浮，直到2011年深度学习（deep learning）技术的兴起以及数据和图形处理器（GPU）的支持，使AI开始取得突破并逐渐走向应用。手机人脸解锁、刷脸支付、安防监控、医学图像辅助诊断等，都是AI在图像识别中的应用实例。

AI图像识别依赖的深度学习是以卷积神经网络（convolutional neural networks）为代表的一类机器学习方法，在图像识别领域取得了巨大成功，是推动人工智能应用发展的重要因素。该技术于2015年已在某些特定任务中超过了人类的图像识别效率。与传统机器学习算法不同，卷积神经网络不需要人工特征提取，而是以一种"端到端"的方式进行训练，即输入一张图像，神经网络自动提取特征，并输出识别结果。卷积神经网络经过一定频次和足够样本的训练，便可以逐步优化内部各数据层次的结构和参数，从而对图像内容作出较为准确的识别。

　　显微成像是研究生物形态学的重要手段，对显微图像的自动分析将极大提升实验研究和临床诊疗的效率。在显微切片的阅片分析中，我们希望人工智能技术准确地回答：①图像来自哪个器官或组织？②图像中的组织和细胞有无异常？③图像中有哪些细胞类型？④异常结构的位置在哪里？⑤图像中的细胞个数有多少？诸如此类。前三个问题属于图像识别的范畴，第四个问题属于图像检测，最后一个问题则归属于图像分割（图15-28）。前三个问题可通过直接输入整张图像，训练一个卷积神经网络的方式来解决。但是图像检测和图像分割涉及从组织、器官水平的分类到细胞水平的分类，以及从二分类到多分类，问题更复杂。借助图像检测和分割，结合图像整体、局部乃至像素的信息来实现更精细的分析，可辅助提高图像识别的准确性。

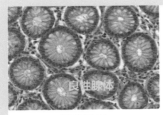 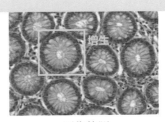 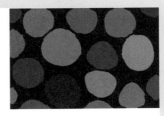

图像识别　　　　　　　　图像检测　　　　　　　　图像分割

图 15-28　人工智能阅片和图像识别示意图

　　目前AI深度学习方法已开始在自动化显微阅片中应用并发挥作用。乳腺癌细胞的组织学分类、癌细胞定位、细胞分割、眼底疾病分类、青光眼自动诊断、胸片分割等领域，深度学习方法能达到堪比专业人员的水平。不过，AI深度学习的训练过程，依赖高质量、专业的人工标注数据。在显微阅片领域，实验室的生物、医学专业人员依然发挥着基础而关键的作用。

（郑翔，汪洁）

第 16 课
显微手绘图与二次图像绘制

本课内容提要

　　显微图像的手绘和计算机辅助绘制是显微形态学实验相关的一项重要技能。本课的主要学习目标是掌握显微手绘图的基本绘制手法，掌握显微结构套色模式图的绘制方法，并熟悉这两种绘图法的常用表现技巧。要画出优良的显微形态学图像，还需要课外经常揣摩和练习，争取画什么像什么，从而使显微研究工作更上一层楼。

第一部分　绘图练习

实验1　手绘血细胞的显微形态

❖ 【实验目的】

练习掌握生物显微结构绘图的规范和基本方法。

❖ 【实验材料】

标本：吉姆萨染色的血液涂片。

用具：黑、红、蓝铅笔（硬度2H~HB，课前削尖），绘图纸，橡皮擦，直尺，镜油瓶，擦镜纸，卫生纸。

设备：生物显微镜，扫描仪。

❖ 【操作指引】

1.油镜下仔细观察显微结构。

2.将绘图纸展平，压实，用黑铅笔轻画，限定绘图范围和设定图像布局。[1]

3.用光滑的实线描绘细胞和其他显眼结构的外部轮廓。[2][3]

4.密集打点描绘其他结构的轮廓。[4]

5.用密度不同的点描绘其他非轮廓结构，并尽可能模拟染色的深浅。

6.用黑铅笔引线、标注。[5]

7.用橡皮擦擦去辅助绘图的标记线。

8.书写图题、图注。

❖ 【备注】

（1）过去要求绘图纸铺展在显微镜旁，一只眼睛通过目镜观察显微结构，另一只眼睛睁开，同时进行绘图操作。现在不少显微镜都配有成像屏幕，似无一边目镜观察一边绘图的必要。但本课的目的是训练基本功，所以仍采用这种绘图方法。通过目镜观察，比屏幕成像的速度更快，且对细节和层次的分辨力更好。

（2）下笔描绘实线之前，先构思好运笔路线，落笔后争取不间断地画完一段，中间不要停顿或弯折。如果停顿，应将停顿处小心连接，不要留下明显的"补笔"痕迹。实线的粗细应在观察和构思环节设计好，比如细胞的外部轮廓粗一些，内部结构（如胞核）细一些，也可各处粗细均等，以美观自然为准。注意运笔姿势！

（3）从此步开始，注意灵活运用红、蓝铅笔，表现镜下结构的基本染色属性。

（4）手绘图中，呈现显微结构时只能出现连续实线和点这两种元素，没有虚线、点划线等形式。当需要描绘浅色的分界线结构时，请用"点"构成的线列来表达。打点的动作应干脆，点应为圆形或近圆形，不要拖尾（图16-1）。除了细胞轮廓、纤维等结构的外部轮廓，图中的其他结构全部用点来表达。

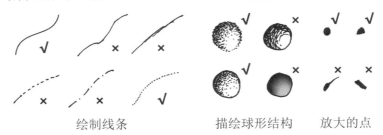

绘制线条　　　　　　描绘球形结构　　　放大的点

图 16-1　规范和不规范的点线绘图手法示例

√示规范画法，×示不规范画法。

（5）引线仍用连续实线，注意合理控制粗细。引线不得交叉、弯曲，但斜行引线端点不便于标注时，可折为水平方向走行，终止于适于标注的位置。其间不能与别的引线交叉。标注请采用规范字，用词简洁、准确，用楷体端正书写。字号大小与图题和图注一致。

【质量控制】

全图布局合理，展现的结构真实、准确、美观；图中仅有实线和点两种元素，点线画法规范、准确；层次和染色深浅表现清楚；引线布局规范合理，无交叉，标注规范、美观；图题、图注信息准确，字号大小合理，书写工整；全图没有明显的改动和擦除痕迹。

【思考】

1.在数码摄影条件十分方便的今天，为什么还要训练手工绘图？

2.本课的绘图任务中，红、蓝铅笔分别适于绘制哪些结构？

3.绘制的图像要和镜下观察到的结构完全一样吗？

实验2　借助电脑绘制不同物种血细胞的形态比较

【实验目的】

通过绘制不同形态的血细胞比较图像，熟悉套色模式图的基本绘制方法。

【实验材料】

标本：鸡、胎鼠、成年小鼠的吉姆萨染色血液涂片。

用具：镜油瓶，擦镜纸，卫生纸。

设备：生物显微镜，电子计算机（安装Photoshop软件），打印机。

【操作指引】

1. 油镜下仔细观察3种血液涂片，归纳显微结构的差别，构思绘图的内容和布局方式。

2. 启动Photoshop软件，建立尺寸为3000×1000像素、分辨率为300 dpi（像素/英寸）、颜色模式为CMYK（8位）的白色空白画布。

3. 新建一个图层，专用于建立色卡。

4. 在色卡图层上罗列需要区分的结构名称，并设计相应的标准颜色。[1]

5. 在背景图层上，参考标准色用细线勾画血细胞的轮廓线。[2]

6. 参考标准色，用合理、美观的方法，绘制胞核、颗粒等结构。

7. 对胞核、胞质内含结构、胞质和背景进行填充标准色[3]的操作。

8. 根据各结构的几何特点和实际的染色特点，用渐变工具或模糊画笔为主的方式进行渲染[4]。

9. 新建一个图层，专用于引线和标注。

10. 在新生成的图层上完成引线和注字的操作。[5]

11. 对全图的各部分进行调整[6]，使整体布局更美观。

12. 裁剪画布边缘多余的空白区域。[7]

13. 保存制图母本为TIFF格式，然后合并图层，另存为需要的成品格式。

【备注】

（1）颜色选用的原则是：优先保证与实际染色结果一致；如果结构众多而颜色不能达到一致，要使序列图像之间达成一致，并尽量采用符合习惯认识和审美的颜色。标准色选定后，用画笔涂在该结构名称的后面，以便绘图过程中吸取选用。

（2）实现手段不拘，可采用任意形状工具、选区描边、画笔直接描绘等方法。注意线条尽可能细，并采用该细胞胞质的标准色。

（3）先用"魔棒"工具或多边形工具选区，然后再填色，避免颜色扩散到目标结构以外。

（4）渲染所用的颜色必须以标准色为基准进行减淡或加深的调整，不得更换颜色。

（5）每次画直线或输入文字，系统会自行生成新的图层。在最后完稿前不要急于合并这些图层，避免出现难以改动的局面。引线和标注的基本规范与手绘图相同。

（6）调整局部图像的位置以前，注意提前链接相关图层，避免有的部分或标注没有跟着移动。

（7）如果在画图过程中图片达到画布边缘，有必要扩大绘图区域，可适当扩展画布。

❖　【质量控制】

模式图各结构的边界清晰、平滑，填色和渲染恰当，符合几何和光影规律，结构展示清楚、美观；图中无擦除、着色不均或修补痕迹；序列图像之间的用色、标注统一；图像表意明确。

❖　【思考】

1. 哪些情况下，绘制套色模式图具有比手绘图和显微照片好得多的效果？

2. 怎样将显微结构的手绘图改成套色模式图？

第二部分　显微手绘图与二次图像绘制的基础知识与技能

一、生物显微手绘图的表现方式与基本要求

　　在没有显微拍摄技术的年代，徒手绘画是唯一向外界展示镜下结构的方法（图16-2）。显微镜的早期观察者列文虎克（荷兰）、现代细胞病理学奠基人菲尔绍（德国）、神经解剖学先驱卡哈尔（西班牙）等著名科学家都曾留下不少显微手绘图。显微拍摄技术普及后，手绘图在科研工作中退居次要地位。而在专业教学和科普领域，手绘图仍然充满活力。直到1980年代，手绘图在有生物、医科专业的高校仍然是一项重要技术，不少形态学相关科室都配有专门的绘图员。1990年代后，电脑图像处理技术日趋普及，学术界对手绘图的需求下降了。随着老一批绘图员相继退休，显微手绘技术逐渐淡出人们的视野。但是，手绘图可通过恰当的突出、简省等方式，呈现原始照片上难以辨认的结构特点，表现手法也比拍摄更加生动。因此，目前各类教科书和博物馆仍然沿用着大量经典手绘图。掌握这门技术，可以在必要的场合自行绘图表意，使观察结果更容易被理解和接受。

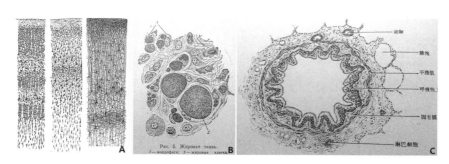

图 16-2　不同历史时期的手绘图示例

（A）1899年卡哈尔的手绘图，用不同染色法显示的人大脑皮质分层结构；
（B）1958年苏联《人体解剖学教科书》的脂肪组织手绘插图；（C）1979年南京医学院（现更名为"南京医科大学"）绘制的人肺终末细支气管的常规染色图像。

　　显微形态学手绘图与风景、人像和工程的手绘图有诸多方面的不同。第一，显微镜焦深不大，不同层次的结构通常表现为模糊程度的区别，使用浅一点的颜色或轻一点的笔触就能准确表达层次区别。显微图像的层次差别不会动用几何变换和透视原

则。第二，显微染色法和组织化学反应的结果一般只有2~4种颜色，偶有单色（如镀银染色），色调变化也不显著。用单色铅笔或红、蓝铅笔即可完成绝大多数绘图任务。如果再增加黄色，则所有染色的结果均可准确画出。第三，生物组织的显微形态虽然千差万别，但不外乎细胞、胞外纤维、胞外颗粒、液腔、斑块等基本结构要素。画法和表现形式并不复杂。

可见，显微手绘图较之艺术绘画和工程制图，实际上要简单很多。学会基本手法，严格按规范作图，就不难画出符合科学标准的图像。

（一）基本绘图笔法

显微绘图与一般生物学绘图在用笔上基本一致。黑色或红、蓝二色铅笔最好采用2H（硬）和2B（软）两种，前者用于绘制精细结构，后者用于勾边或绘制很显眼的结构。黑色铅笔通常用来勾勒边界和结构分区，故准备2H勾边，2B则用来标注文字。最好选用断面为六角形的笔，因为手握原柱形笔杆时难免滑动或位移，易造成图线不均匀。如果用削笔刀，笔尖角度较大，很易变钝，须经常在平整细腻的砂纸上磨尖。用刀削铅笔应使笔尖稍长一些，角度更尖锐。绘图时应使笔杆竖立，与纸面夹角加大（70°~80°为宜，如图16-3），这样可灵活控制力度，且笔尖不易断裂。

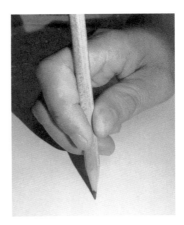

图 16-3　绘图的运笔姿势

绘图时，纸要平铺在光滑的桌面上，身体坐正、坐稳，全神贯注地绘制。构思好图像布局后，首先要用黑铅笔在白纸上很轻地勾勒出分区和定位的标志，避免绘制过程中走样。包括勾勒在内，落笔前一定要想清楚，尽可能避免或减少橡皮擦的使用，避免纸面起毛甚至破损。非用不可时，要用橡皮擦的棱角处顺着一个方向轻轻擦，且擦之前一定要确保橡皮是干净的，否则会在纸上留下痕迹。除非要获得抽象的效果，显微结构一般不会呈现非常规则的正圆形。所以不要使用圆规，屏气凝神把圆形结构画好即可。这样既逼真，又不会在纸上留下孔洞。

（二）要求与规范

显微手绘图有如下3条基本要求和规范，练习时务必时刻牢记。

（1）只能含有圆点和平滑实线，不能出现别的笔迹。不要小看简单的点和线，灵活搭配应用可表现出丰富的形态结构。如果要画虚线，必须用点来表达，不能画成断续实线或点划线。阴影和颜色深浅也须用点来表达（见下文），不可像素描那样用粗笔涂抹。一般遵循的习惯是：胞核的轮廓、结缔组织的弹性纤维、镀银染色结构的轮廓等反差很大的边界用实线，其余结构一概用点。

（2）手中通常只有黑、红、蓝3种颜色的铅笔可用，故应适当抽象和简化才能模拟出真实效果。比如HE染色的胞核事实上为蓝紫色（如图16-4），绘图时直接用蓝色铅笔绘制；胞质和某些细胞外基质也不一定都是红色，可用红色铅笔绘制基本形态，然后用蓝色描绘嗜碱性的细节部位。如果手中有黄色铅笔，可获得具有照片效果的图像，但学术场合无此必要（不如拍照）。

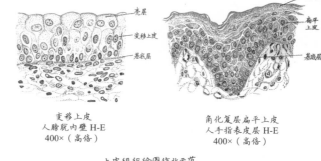

上皮组织绘图作业示范

图 16-4 变移上皮与角化复层扁平上皮形态比较的手绘图

画纸尺寸为15 cm×8 cm，使用红、蓝二色2B铅笔绘制，标注用黑色2B铅笔。

（3）引线位置合理，不遮挡关键区域，线条互不交叉。采用手写注字时，字体端正，笔画清楚，大小适中（如图16-4）。

用铅笔绘图是标准的方法，表现手法细致，绘图过程可局部修正。但是，用中性笔、钢笔等绘图也是可以的。这些材质的画笔虽然不如铅笔细腻，且绘图过程中一定不能出错，但画大尺寸图像时颜色更浓厚，有利于远观（图16-5）。

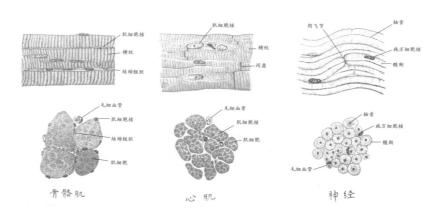

骨骼肌、心肌、神经HE染色片比较
放大倍数：100×10倍示教

图 16-5 骨骼肌、心肌、神经三种纤维结构的形态比较

画纸尺寸为35 cm×20 cm，用红、蓝二色笔尖0.5 mm的中性笔绘制，手写图注用黑色0.5 mm中性笔；引线注字为后期电脑补充。

二、常用绘图表现方法

尽管只能用点和线来绘图，但只要掌握了方法技巧，准确表现生物组织的显微形态并非难事。绘图时要想既清楚展示目标结构，突出结构特点，又做到基本逼真，一定要在动笔前稍加揣摩，决定哪些需要画、哪些可以舍弃。不要舍不得忽略一些与主题无关的结构，将其画在图上可能反而干扰理解。通常重要的目标结构画清一两个即可，没有必要看到什么都画下来，那样还不如直接做显微拍照。所以，决定画多大范围，突出哪些结构，需要画多少内容，是完成显微手绘图的首要环节。做好了计划，余下的技术性操作就需要一定的技巧了。

绘制生物组织的结构，有以下基本画法原则（示例见图16-6）。

（1）细胞核的轮廓一般均用实线。

（2）植物细胞的细胞壁用实线，动物细胞的细胞膜用点。

（3）细胞内的一切结构原则上都用密度不等的点来描绘。

（4）脂肪泡、空腔等内部可留白（图16-6A）；但特殊制片苏丹染料显示的脂滴（图16-6B）和甲状腺滤泡（图16-6C）等，内部有填充物，不能留白，必须如实描绘出这些物质。

（5）颜色深浅用点的密度来表达，颜色越深，点的密度越高（图16-6D）。

（6）染色切片上呈深色（黑、紫、深蓝等）的纤维或小斑块，可用实线［如地依红染出的弹性纤维，银染显示的神经元（图16-6E）、网状纤维，硫堇染出的骨小管（图16-6F）等］或粗点（尼氏体、嗜碱性粒细胞颗粒等）描绘。

（7）淋巴组织等的低倍镜图像，可用粗大的圆点表示细胞，整张图只有点没有线，同样可逼真地描绘出这些组织的显微结构（图16-6G，H）。

三、手绘图的文字标注

显微手绘图的文字标注也要遵循显微照片的要求（见第15课）。此外，由于经常引线到图旁进行标注，还要额外注意两个问题。其一，所有引线必须为粗细一致的实线；引线可全部水平延伸，可朝图像相对空白的区域自然延伸，可辐射状均匀展开，等等；引线相互不交叉，看上去不混乱（图16-7）。其二，标注文字的字号和字体原则上要相同，与引线末端的距离要一致，每行文字左侧的起始位置要顾全整幅图的美观性（图16-7）。

手绘图的文字标注靠手写的年代，绘图员必须训练书法。曾有专门的手册教授怎样借助"田"字或"井"字方格书写接近印刷体的标注文字。现在用电脑在后期加工环节加注字符非常方便，绘图人员可专心完成画图，书法训练在业务工作中已不必要。

四、二次图像的意义和用途

显微镜拍摄或扫描成像获得的图像数据，如实地反映了微观结构，是学术论文、

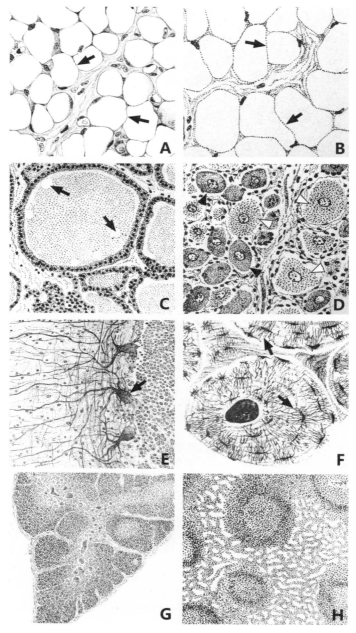

图 16-6 显微手绘图常用表现方法

（A）作为主要展示对象的白色脂肪组织，➡示用多排小点描绘的胞膜，较为细密；（B）作为次要陪衬的白色脂肪组织，➡示胞膜的位置，仅用一列点大致示意即可；（C）甲状腺滤泡内容物用均匀小点描绘，➡示其中的小泡，此区域可留白；（D）脊神经节，△示明细胞，▲示暗细胞，暗细胞胞质染色深于明细胞，故点的密度更高；（E）➡示还原银染色显示的小脑浦肯野细胞，可用实线描绘其中的神经原纤维；（F）➡示硫堇-苦味酸染色显示的骨小管，也可用实线描绘；（G）幼儿胸腺低倍镜形态；（H）人脾实质20×物镜下的形态；（G）、（H）都只有点而没有线。

研究报告等场合必不可少的一类图像。这类图像未经过加工和修饰，属于原始数据。原始数据图像虽然真实，但信息量相对单一，有时需要用多张图像共同呈现一个现象、展示某种过程或解释相应的机制。这种场合就需要把原始图像进行整合、加工，并增加一些原始图像难以反映的信息，以便在一张图上达到展示和解释的目的。这样的图像经过了二次加工修饰，就是我们所说的"二次图像"（图16-8）。

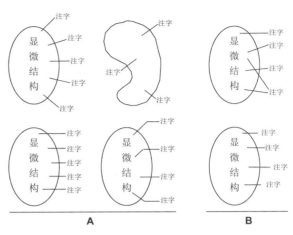

图 16-7　引线注字的常见样式
（A）符合规范的样式；（B）不合规范的样式。

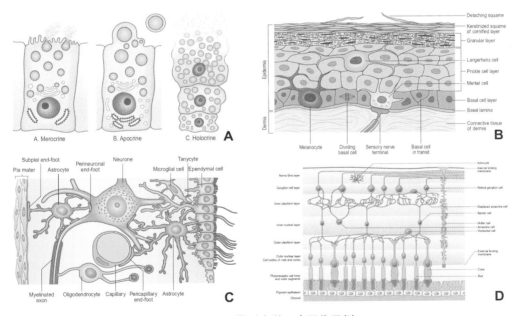

图 16-8　显微形态学二次图像示例

（A）腺细胞的3种分泌方式，为抽象后的示意图；（B）表皮的组织结构；（C）神经组织的细胞成分；（B）、（C）根据多种染色的结果综合绘制；（D）视网膜换能相关结构，结合显微、超微结构和生理研究的结果绘制。以上图片均引自 *Gray's Anatomy*（第41版）。

　　与原始图像相比，二次图像有其独特的优势。其一，一张二次图像通常能表达4张以上原始图像的信息；信息量大的还能达到数十张的水平。不需要反复呈现原始图像的场合，二次图像更节省时间和版面。其二，二次图像往往经过适当的抽象或直观化处理，理解起来很容易，不必像原始图像那样必须配备足量的注释。其三，二次图像可加入绘图者对原始图像信息的理解和解读，这是死板的原始图像无法体现的。因此，在教科书编写和学术汇报时，二次图像表意更明确和生动，往往比原始图像的视觉冲击力和说服力更强。

其实上面介绍的手绘图就是一种二次图像。手绘图可将分属几张原始图像的结构绘制在一起（比如血液涂片的几种白细胞），也可以把原始图像上本来不太显眼或不规则的细节适当突出（如心肌闰盘），甚至还可以把不同功能状态结合在同一图中展示（如变移上皮在膀胱充盈和空虚时的形态等）。此外，常见的二次图像还可以是线条模式图、套色模式图等。可根据表达的需要采用不同的画法，没有固定的法则。

五、套色模式图的绘制方法

套色模式图是一种带有颜色、表意较生动的二次图像。其基本特点是图像各部分元素的搭配组合相对灵活，色彩渲染方法简单明确。不少国际权威期刊和书籍中看上去十分精美的配图，都可以用套色模式图的方法绘制出来。只要掌握基本技术，勤于想象和练习，画好套色模式图是不难的，并不需要专业的美术训练。

生物医学领域的套色模式图绘制方法尤为简单，可分为绘制基本图像元素、组合定型、套色、渲染、标注5个步骤。此处以"神经信号远程传递假说"的示意图（图16-9）为例，分步骤讲解套色模式图的绘制过程。

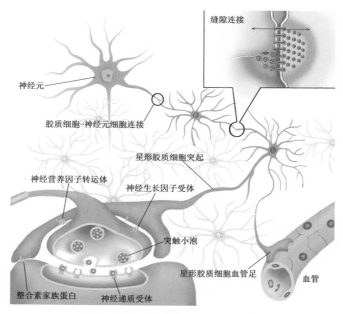

图 16-9 "神经信号远程传递假说"的套色模式图成品

（一）绘制基本图像元素

必须对整张图需要表达的意思、如何构成，以及需要哪些基本元素进行计划，并草绘稿子，直到确定绘图方案才可开工。本例的绘图主要为了展示这样一种假说：神经元一个接一个的换元并传递冲动，耗时长，不能解释一些高速神经反射现象。有可能存在远程跳跃式传递的机制，即依靠星形胶质细胞的电突触（缝隙连接）将一个神经元的兴奋信号瞬间传递到远处与之没有突触联系的另一个神经元（原理的解释本课从略）。为了表达这个意思，就需要画至少两个神经元，并且要体现出相互远离。还要画出二者之间的星形胶质细胞，以及胶质细胞之间的缝隙连接。由于缝隙连接的尺寸远小于胶质细胞，势必要用到局部放大的框图来显示。有了构图计划，就可以动手画图了。

首先要自己绘制或从现有图像上修改加工获得各个必要的图像元素。本例的图像元素有：神经元、星形胶质细胞、突触、突触区域的分子、血管（示教用，非必须）等（图16-10）。其中，神经元、突触、星形胶质细胞、血管、小泡和各个分子是自行绘制的。可用细铅笔画好扫描，然后加大对比度和亮度；也可直接用绘图软件制作，轮廓线尽可能细。画图时不必拘泥细节和尺寸，大致画出形象即可。同一元素多次重复时，只需画出其中1个，留待最后进行复

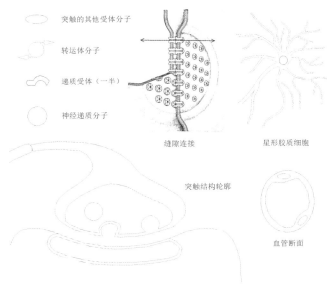

图 16-10　找齐可用的基本图像元素

其中神经元的图像元素直接用铅笔绘制，此处未显示；缝隙连接的图像引自*Basic Histology*（第4版）。

制，节省时间。其中缝隙连接的图像画起来较麻烦，故采用加工现成图片的办法，以书中的黑白线条模式图为模板。各元素以TIFF格式保存为独立的图片文件。

（二）组合定型

这一步要按照整体设计，将各元素摆放到位，并拼接成完整的图像。基本原则是：

（1）符合基本几何和视觉常识（如物体应近大远小），在有远近、高低层次的地方，适当放大或缩小图像元素；

（2）调整角度，使各结构看上去更自然；

（3）将各元素按设计的方案连接起来，变成有机的整体；

（4）通过补绘、复制或擦除等方法，把图像元素中并不存在、最终图像中必须具备的结构画出来（如星形胶质细胞包绕突触的部分）。

这一步需要把整个图像的布局和结构确定下来，以后不再修改。细节和轮廓平滑度等仍可不必调整。多人协作绘图时，本步定稿前一定要进行商讨，确定没有问题再进入下一步。

（三）套色

到这一步，学术性的信息，除了必须用颜色来表达的，已经完全反映在图中了。后面两步操作的主要目的是美化。套色的意思是向封闭的空间内填充颜色，基本方法是用画图软件中的"油漆桶"工具直接把颜色填进去。

在学术绘图中，填色的方案很重要。即使只绘制1张图，也要先确定用色方案。制作标准色卡，每次填色时从中吸取颜色，是应当坚持的好习惯。本例中，神经元用浅红色，胶质细胞用绿色，二者形成鲜明反差。血管为了和红细胞及神经元区分，用橙色。细胞核用蓝色，红细胞用血红色，这是为了与组织学染色的结果一致。此外，突触受体分子用黄色，神经递质用青色，纯粹为了与周围结构形成良好对比。选用的标准色除了红细胞这类约定俗成的对象，建议不要大红大紫。只要区分度好，适当选用浅一些的或中性的纯色或混合色，可使图像显得更柔和。

如果为教材或报告绘制系列图像，就更要确保各图用色的一致性，否则会使前后文配图的颜色混乱，增加理解的难度。图16-11示范了本例和我们曾经在胚胎早期发生中为绘制系列发育模式图所使用过的标准色卡和一张样图。

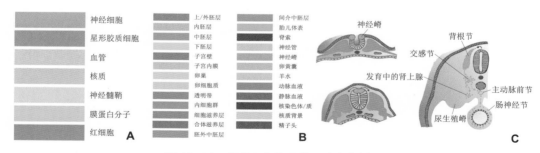

图16-11　标准色卡和人体胚胎发育样图
（A）本例使用的标准色卡；（B）胚胎发育系列图像的标准色卡；（C）人体胚胎发育样图。

套色操作完成后，各区域该填充什么颜色已经确定。个别位置的颜色仅仅提示了该部位的属性，但相关结构看上去还很生硬，没有层次感和真实感。下一步就要通过渲染来实现最后的美化。

（四）渲染

渲染的意思是通过改变色调和颜色深浅，使图像具有更强的立体感或层次感。渲染操作是整个套色模式图绘制工作中唯一需要掌握一定技巧的环节。这些技巧学习起来并不难，但实际工作中需要根据绘制的结构灵活使用。

1. 圆柱形结构。诸如肠管、血管、瓶身、瓶盖等圆柱形的结构，要根据表面的弯曲特点进行颜色渐进式加深的操作。如图 16-12A，在用标准色填充圆柱的侧面后，选定侧面的范围（渲染只在该范围内进行）；换用略深的颜色（此时可根据经验而不必严格按数字进行加深），并将画笔的尺寸调大，硬度调到最低（渐变模糊度最高），沿圆柱形两边以恰当的距离涂一次（图 16-12B）。然后把画笔尺寸调小一些，颜色再适当深一些，沿圆柱形两个边缘再涂一次（图 16-12C）。此时，立体感就呈现出来了（图 16-12D）。

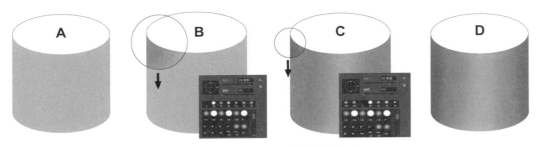

图 16-12　圆柱形结构的渲染方法

（A）套色后的效果；（B）选定套色区域，用粗的模糊画笔加深；（C）稍细的模糊画笔再次加深；（D）渲染后的效果；○ 示画笔范围；➡ 示画笔涂抹的方向。

2. 球形结构。球体的渲染与圆柱是一样的原理，即套色后，先选定套色区域，用粗的模糊画笔加深涂一次，再用稍细的模糊画笔以更深的颜色再涂一次。与柱形结构不同，球体通常还需要考虑光照的方向，使渲染效果更逼真。方法是在迎着光的位置用浅于标准色的模糊画笔涂抹。图 16-13 示例了球形结构的渲染效果。

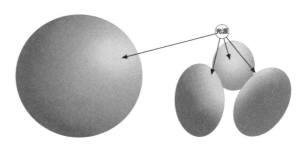

图 16-13　球形结构的渲染

注意所有结构都要考虑假想光源的位置。

3. 不规则形体。仍然遵循"选区+模糊画笔加深（或减淡）"的操作套路，使凹陷的部位颜色加深，凸出的部位颜色减淡，从而显示出表面的凹凸感（如图16-9的突触结构、缝隙连接两侧的细胞膜、星形胶质细胞血管足及血管腔等）。

4. 层次和主次关系。需要重点显示的内容保持原色调或适当加深，次要或起衬托作用的则将颜色减淡，或调整为半透明状，使重点内容和主题更突出。本例中，除了信号传递主线上的两个星形胶质细胞，其余的星形胶质细胞均做减淡处理。

5. 遮挡结构的半透明处理。本例未用到这种渲染的方法。绘制立体效果图，有的被遮挡结构需要适当的展示，否则影响理解。这时，半透明处理就是一个较好的办法。基本的操作方法是：先绘制底层结构，然后新建一个图层画遮挡物的可见部分，再在遮挡物上选定区域，使之半透明（图16-14）。

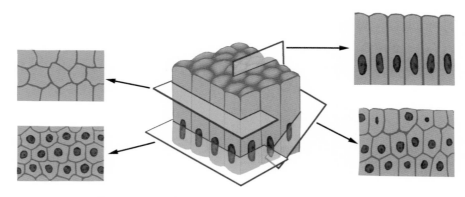

图 16-14 示意单层柱状上皮断面假象的套色模式图

此外，还有其他根据实际需要临时采取的渲染手段，此处无法一一罗列。

（五）标注

套色模式图的标注与显微照片的标注遵循相同的方法和要求（见第15课），此处不再赘述。与原始图像不同的是，套色模式图属于二次图像，故标注的位置、文字和引线的布局更加灵活，有时甚至不必将文字排列成规整的行或列。比如展示微循环的快捷通路、肝内血液流动方向等，可将箭头和文字沿相关结构排列，形象直观，更有助于理解。

本例最后完成的效果如图16-9。图中所有的星形胶质细胞是在同一图像元素的基础上缩放和旋转后生成的。远处的神经元和各个胶质细胞的胞体并未进一步渲染，因为表意已清楚了，避免喧宾夺主。

（郑翔）

附录　常用数据和参考信息

原子 / 分子	计算值*	原子 / 分子	计算值*
可能用到的原子量:		可能用到的原子量:	
氢（H）	1.01	钴（Co）	58.93
锂（Li）	6.94	镍（Ni）	58.69
铍（Be）	9.01	铜（Cu）	63.55
硼（B）	10.81	锌（Zn）	65.41
碳（C）	12.01	砷（As）	74.92
氮（N）	14.01	硒（Se）	78.96
氧（O）	16.00	溴（Br）	79.90
氟（F）	19.00	锶（Sr）	87.62
钠（Na）	22.99	钼（Mo）	95.94
镁（Mg）	24.31	钌（Ru）	101.07
铝（Al）	26.98	银（Ag）	107.87
硅（Si）	28.09	锡（Sn）	118.71
磷（P）	30.97	锑（Sb）	121.76
硫（S）	32.07	碘（I）	126.90
氯（Cl）	35.45	铯（Cs）	132.91
钾（K）	39.10	钡（Ba）	137.33
钙（Ca）	40.08	钨（W）	183.84
钛（Ti）	47.87	锇（Os）	190.23
钒（V）	50.94	金（Au）	196.97
铬（Cr）	52.00	汞（Hg）	200.59
锰（Mn）	54.94	铅（Pb）	207.20
铁（Fe）	55.85		

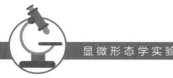
续 表

原子 / 分子	计算值*	原子 / 分子	计算值*
常用缓冲盐成分：		常用其他固体试剂#：	
结晶水（H_2O）	18.02	硫酸钠（Na_2SO_4）	142.04
氯化钠（NaCl）	58.44	亚硫酸钠（Na_2SO_3）	126.04
磷酸二氢钠（NaH_2PO_4）	119.98	亚硫酸氢钠（$NaHSO_3$）	104.06
磷酸二氢钠（2 水）	156.02	焦亚硫酸钠（$Na_2S_2O_5$）	190.09
磷酸二氢钾（KH_2PO_4）	136.09	钨酸钠（Na_2WO_4）	293.82
磷酸氢二钠（Na_2HPO_4）	141.96	高锰酸钾（$KMnO_4$）	158.03
磷酸氢二钠（7 水）	268.10	硫酸铝钾 $KAl(SO_4)_2$	258.22
磷酸氢二钠（12 水）	358.20	硫酸铝钾（12 水）	474.46
氯化钾（KCl）	74.55	硫酸铬钾 $KCr(SO_4)_2$	283.24
氢氧化钠（NaOH）	40.00	硫酸铁铵 $NH_4Fe(SO_4)_2$	266.04
盐酸（HCl）	36.46	硝酸银（$AgNO_3$）	169.87
碳酸氢钠（$NaHCO_3$）	84.01	氯化汞（$HgCl_2$）	271.49
枸橼酸钠（$Na_3C_6H_5O_7$）	258.08	氧化亚汞（Hg_2O）	417.18
枸橼酸（$C_6H_8O_7$）	192.14	氯化钙（$CaCl_2$）	110.98
氨丁三醇 /Tris（$C_4H_{11}NO_3$）	121.16	氯化镁（$MgCl_2$）	95.21
四氢硼钠（$NaBH_4$）	37.84	三氯化铁（$FeCl_3$）	162.20
乙酸钠（$C_2H_3O_2Na$）	82.04	硫酸亚铁（$FeSO_4$）	151.92
常用其他固体试剂#：		亚铁氰化钾 $K_4Fe(CN)_6$	422.42
碳酸锂（Li_2CO_3）	73.89	铁氰化钾 $K_3Fe(CN)_6$	329.24
重铬酸钾（$K_2Cr_2O_7$）	294.18	溴化钾（KBr）	119.00
铬酸钾（K_2CrO_4）	194.19	碘化钾（KI）	166.00
硝酸钾（KNO_3）	101.11	叠氮钠（NaN_3）	65.01
硝酸钠（$NaNO_3$）	84.99	三硝基苯酚（$C_6H_3N_3O_7$）	229.10
亚硝酸钠（$NaNO_2$）	69.00	苯酚红（$C_{19}H_{14}O_5S$）	354.38

备注：*该表所列为准确的理论计算值，化合物的实际摩尔质量可能略有出入（误差可忽略不计）；#染液的配方和染色剂用量通常根据预试与经验确定，一般不采用精确计算的方式配制，故本表未列出染色剂分子量的数据。

附录2　常用危险化学试剂信息

1. 易制毒化学品（2018 年目录）

该类化学试剂可直接或辅助制备精神毒品，须严格管控。购买、出入库和废弃处置必须遵循国家的相关法律法规，按单位的规定手续执行，不得私自运输和操作。少量私自携带即可入刑，务必警惕。该目录今后可能还会新增试剂，请注意查询最新的信息。

第一类（制造毒品的原料）：1-苯基-2-丙酮，3,4-亚甲基二氧苯基-2-丙酮，胡椒醛、黄樟素、黄樟油、异黄樟素、N-乙酰邻氨基苯酸、邻氨基苯甲酸、麦角酸、麦角胺、麦角新碱、麻黄素、伪麻黄素、消旋麻黄素、去甲麻黄素、甲基麻黄素、麻黄浸膏、麻黄浸膏粉等麻黄素类物质，N-苯乙基-4-哌啶酮，4-苯胺基-N-苯乙基哌啶，N-甲基-1-苯基-1-氯-2-丙胺，羟亚胺，1-苯基-2-溴-1-丙酮，3-氧-2-苯基丁腈，邻氯苯基环戊酮；

第二类（制造毒品的辅助原料）：苯乙酸，醋酸酐，三氯甲烷，乙醚，哌啶，1-苯基-1-丙酮，溴素；

第三类（制造毒品的配剂）：甲苯，丙酮，甲基乙基酮，高锰酸钾，硫酸，盐酸。

2. 易制爆危险化学品（根据 2017 年目录）

显微技术中常用的下述试剂，因为可用于制造爆炸物，对社会安全造成威胁，而被严格管控。申领和处置须注意遵照单位的相应规章手续，不得私自运输和操作：

硝酸钾、硝酸钠、硝酸银、硝化纤维素及其溶液（火棉胶）、重铬酸钾、过氧化氢（>8%）、四氢硼钠、三硝基苯酚（苦味酸/TNP）、高锰酸钾。

3. 显微形态学实验常用的易燃易爆化学品

特别易燃：乙醚、乙醛、戊烷、异戊烷、硝化纤维素等；

高度易燃：甲醇、乙醇、异丙醇、丁醇、丙酮、吡啶、四氢呋喃等；

中度易燃：松节油、二甲苯、甲酸、乙酸、乙二醇、苯胺等。

注意：易燃度较低的化学品，一旦引燃，由于本身温度更高，扑灭难度通常更大，危害不亚于易燃度高的试剂。因此，日常预防工作特别重要。

分解易爆：叠氮化物、重氮盐、银氨溶液等；

爆炸品：三硝基苯酚等。

4. 剧毒化学品

显微形态学标本处理所用的试剂，绝大部分有生物毒性。其中，有的试剂可能导致肝肾等细胞中毒损伤，有的引发严重炎性反应，还有的属于明确的致癌物。其中下面几种由于使用频繁、易与人体皮肤或呼吸道接触，应特别小心。

三氯甲烷：具有强挥发性，容易吸入呼吸道而侵入组织和血液。入血后有强烈的肝毒性，慢性作用可致肝硬化。三氯甲烷如果暴露于强光下或加热，易产生光气（碳酰氯），可能导致急性呼吸道中毒症状。如果出现肺水肿的呼吸困难典型征兆（如严重呼吸困难、端坐呼吸、发绀、大汗、阵发性咳嗽伴大量白色或粉红色泡沫痰，双肺广泛对称性湿啰音），严禁行人工呼吸。日常应在通风橱中进行操作，操作期间避免强光照射。

甲醛：已列入一类明确致癌物名录。具有强刺激性，接触后可引起毛发病变、黏膜和皮肤的严重炎性反应。应戴手套在通风橱中操作。

苯酚：虽然目前苯酚被归入三类致癌物，但其毒性不应被低估。根据动物实验和相关单位工作人员的长期观察报告，接触强度和频率相同的条件下，苯酚对健康的长期危害绝不亚于甲醛。苯酚可散发特殊气味，闻到后应警惕。苯酚有神经抑制作用和强烈的肝肾毒性，对呼吸道和皮肤的刺激性强，可引发严重炎性反应。日常应戴手套操作，且容器置于通风橱为宜。

重金属盐：这类试剂多数有剧毒，排放后对环境的污染和危害很大。重金属离子的价态与溶解度和生物毒性的大小有密切关系。通常价态越高，氧化性越强，毒性相应越大。比如，6价铬盐为剧毒物，且具有明确的一类致癌作用；而3价铬的毒性则要小很多。溶解度和毒性的关系比较复杂。对于飘散在空气中的重金属盐粉尘，一般溶解度越小，对呼吸系统的毒性和致癌性越大，有害效应越持久；而经口摄入或皮肤接触者，溶解度大的反而更易吸收，产生更严重的毒害作用。由于重金属盐普遍具有体内蓄积的特点，因此半数致死量和最低接触限量等数据的意义不大。此类试剂的安全防护主要注意两点：一是称量时不要形成粉尘，二是戴手套操作，并避免残留溶液沾染非实验用品。显微技术可能用到的重金属盐有：氯化汞、氧化亚汞、重铬酸钾、铬酸钾、硫酸铬钾、四氧化锇、氯化镍、硫酸镍铵、氯化钴、硝酸钴、氯化金、醋酸铅、柠檬酸铅、硝酸铀等。此外，硫酸铜、亚铁氰化钾、铝盐和含砷化合物等也有剧毒，应归入有毒金属或类金属试剂管理。

丙酮：急性接触可致神经系统麻痹和黏膜刺激；慢性接触有严重肝肾毒性和炎性反应。

标本透明剂：目前使用量较大的透明剂（或浸蜡前的终末脱水剂）为二甲苯、丁醇和四氢呋喃。其中，丁醇的刺激性和毒性最小，而考虑挥发性和溶解性等因素，四氢呋喃对健康的危害相对最大。虽然三种试剂的危害不如其他剧毒试剂，但由于使用频率很高，几乎每天都可能接触，对健康的长期威胁不可忽视。因此，三种试剂的操作都应在通风良好的场所或通风橱中进行。其他的透明剂如二恶烷、苯等，毒性及危害更大，除非特殊需求，现一般极少采用。

溴乙锭等：溴乙锭可与DNA大沟镶嵌，在紫外线激发下显示与DNA相关的红色荧光。由于结合DNA的能力，溴乙锭具有明确的致突变和致癌作用，操作时务必戴手套。

生物染色剂：有的生物染色剂也有较高的毒性。虽然人体接触这些试剂的机会很少，但仍应预防意外沾染。配液和染色操作中应戴手套。

5. 强腐蚀性化学品

这类化学品常见的有硫酸、硝酸、盐酸、氢氧化钠、氢氧化钾、过氧化氢等。重铬酸钾、高锰酸钾的溶液也因有强氧化性而具有腐蚀作用。

6. 危险化学品的警示标志

与化学试剂有关的危险警示标志常见的有如下几个。如果实验场所有张贴，务必保持警惕并严格按规范进行操作。

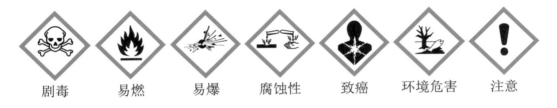

剧毒　　易燃　　易爆　　腐蚀性　　致癌　　环境危害　　注意

附录3　小型哺乳类实验动物麻醉剂量

近年在麻醉效果和动物伦理等方面达成的共识是：麻醉剂应确保使动物失去意识和疼痛知觉。因此，镇静催眠效果好但镇痛和意识消除效果不良的水合氯醛等麻醉剂不能用于创伤性手术操作。小型实验动物较常用且效果优秀的麻醉剂为戊巴比妥钠（sodium pentobarbital）。只要给药剂量恰当，戊巴比妥钠无明显的呼吸和循环抑制作用，可降低神经系统的代谢率，维持时间足够完成形态学研究涉及的各类操作。有时为了防止长时间精细操作（如神经束路示踪剂注射）期间动物抽动，在确保麻醉深度恰当的前提下，可额外增加肌松剂成分。一般文献均按"g/kg"（每千克体重需要的克数）记录麻醉剂用量。我们在实际操作中，往往采用固定浓度的麻醉剂（于4 ℃冰箱保存半年不影响药效），按动物体重直接吸取一定体积，这样更快捷。根据经验，常用动物麻醉剂的剂量可参考下述经验数据（实际用量还受到体脂、温度和动物年龄等影响，可微调或术中少量追加）。

实验动物	麻醉剂浓度	给药方式	手术麻醉剂量	维持时间[*]	终末麻醉剂量
小鼠	2% 戊巴比妥钠	腹腔注射	0.0046~0.0050 ml/g	2.5~3.5 h	0.0060~0.0080 ml/g
大鼠、豚鼠	2% 戊巴比妥钠	腹腔注射	0.004~0.005 ml/g	2.5~3.0 h	0.008 ml/g
猫、狗、兔	3% 戊巴比妥钠	腹腔注射	1.30~1.65 ml/kg	2~3 h	1.80 ml/kg
		静脉注射	0.95~1.00 ml/kg	1.5~2.5 h	1.10 ml/kg

备注：[*]可稳妥实施手术操作的时间长度。

附录4　组织脱水剂的主要理化参数比较

石蜡制片法使用的组织脱水剂，有脱水速度、挥发性、标本硬化收缩和操作便利性等多方面的差异。其中，饱和蒸气压数值与挥发性强弱正相关；挥发性很强的试剂，操作中对密闭容器和场地通风的要求更高。粘度数值与渗透入标本的速度反相关，可根据该数值选择恰当的脱水剂和估计脱水时间。熔点、密度等则关系到操作条件。比如叔丁醇熔点高，冬季须在恒温箱中操作；又如三氯甲烷密度高，标本浸于其中必然漂浮露出，须用脱脂棉覆盖。具体数据如下表。

试剂名	化学式	熔点 (℃)	沸点 (℃)	密度 (g/ml)	饱和蒸气压 (kPa)*	粘度 (mPa·s)
甲醇	CH_4O	-97.8	64.7	0.79	12.3	0.55
乙醇	C_2H_6O	-114.1	78.3	0.79	5.8	1.07
异丙醇	C_3H_8O	-88.5	82.5	0.79	4.3	2.43
正丁醇	$C_4H_{10}O$	-88.9	117.3	0.81	0.8	2.95
叔丁醇	$C_4H_{10}O$	25.7	82.4	0.78	4.1	3.35
丙酮	C_3H_6O	-94.6	56.5	0.78	24.7	0.32
环氧己烷	$C_6H_{12}O$	NA	117.1	0.87	NA	2.81
四氢呋喃	C_4H_8O	-108.5	66.0	0.89	19.3	0.55
二恶烷	$C_4H_8O_2$	11.8	101.3	1.03	4.1	1.26
间二甲苯	C_8H_{10}	-47.9	139.0	0.86	1.3	0.75
苯	C_6H_6	5.5	80.1	0.88	11.0	0.65
三氯甲烷	$CHCl_3$	-63.5	61.3	1.48	13.8	0.56
甲基丙烯酸甲酯	$C_5H_8O_2$	-48.0	101.0	0.94	5.3	0.58

注：*室温条件下测定，该值越大挥发性越强；NA，未确定。

附录5　常用缓冲液的配制参数

本教程中使用了多种缓冲液，其配方一部分已在正文中介绍。其他未在正文列出的，此处一并列出。

（1）磷酸缓冲盐溶液（PBS）：

除非特别说明，本教程所有涉及PBS漂洗、浸润的操作，均采用下述配方：氯化钠8~8.5 g，磷酸二氢钠（2水）0.56 g，磷酸氢二钠（12水）5.87 g，蒸馏水定容到1000 ml。此液室温pH值约为7.4。磷酸盐缓冲液（PB）可在此基础上去掉氯化钠成分。

（2）Tris-HCl缓冲液：

首先分别配制Tris和盐酸的储备液。0.2 mol/L Tris储备液：Tris 2.42 g，蒸馏水100 ml；0.1 mol/L 盐酸储备液：0.85 ml浓盐酸，蒸馏水100 ml，注酸入水。然后根据需要的pH，固定0.2 mol/L Tris为20 ml，按下表量取0.1 mol/L 盐酸储备液进行混合（以100 ml计）。

室温 pH	0.1 mol/L 盐酸（ml）	水（ml）
9.0	4	76.0
8.7	8	72.0
8.4	14	66.0
8.2	18	62
8.0	22	58
7.8	26	54
7.6	30	50
7.4	34	46
7.2	36	44

（3）0.1 mol/L碳酸盐缓冲液：

首先分别配制两种碳酸盐储备液（密闭备用）。碳酸钠液：无水碳酸钠1.062 g，蒸馏水100 ml；碳酸氢钠液：碳酸氢钠0.84 g，蒸馏水100 ml。然后根据需要的pH，按下表体积比例量取储备液混合。注意该液禁用于有钙镁离子的场合，否则生成沉淀而失效。

室温 pH	0.1 mol/L 碳酸钠：0.1 mol/L 碳酸氢钠
8.5	1：20
8.8	1：2
9.1	1：9
9.4	1：4
9.5	3：7
9.7	2：3
9.9	1：1
10.0	3：2
10.2	7：3
10.5	4：1
10.8	9：1

（4）pH 2.2的甘氨酸-盐酸缓冲液：

配方：甘氨酸0.4692 g（少量现配时可按0.47 g称取），浓盐酸748 μl，蒸馏水100 ml。

（5）0.2 mol/L乙酸盐缓冲液：

首先分别配制两种储备液。0.2 mol/L乙酸：冰乙酸1.15 ml，蒸馏水稀释到100 ml；0.2 mol/L乙酸钠：乙酸钠1.64 g，蒸馏水100 ml。然后根据需要的pH，按下表体积比例量取储备液混合。

室温 pH	0.2 mol/L 乙酸：0.2 mol/L 乙酸钠
3.6	12：1
3.8	7：1
4.0	40：9
4.2	25：9
4.4	7：4
4.6	1：1
4.8	7：10
5.0	3：7
5.2	7：29
5.4	1：6
5.6	1：10
5.8	1：16

附录6　常用明矾苏木素染液配方

除第4课已详细介绍的Ehrlich与Harris两种苏木素染液，还有下述苏木素染液配方较为常用。

（1）Mayer苏木素配方：

苏木色精1 g，钾明矾50 g，碘酸钠0.2 g，枸橼酸1 g，水合氯醛30 g，蒸馏水1000 ml。配制过程参考Harris配方的加热–骤冷方法。

（2）Delafield苏木素配方：

苏木色精4 g，95%乙醇125 ml，饱和硫酸铝铵400 ml，丙三醇100 ml。配制方法参考Ehrlich配方的自然成熟法。

（3）Carazzi苏木素配方：

苏木色精5 g，丙三醇100 ml，钾明矾25 g，碘酸钾0.1 g，蒸馏水400 ml。配制过程参考Harris配方，但碘酸钾应单独加热后混入染液，不要对苏木素溶液进行加热，以免氧化过度。

（4）Gill苏木素配方：

苏木色精2 g，乙二醇250 ml，碘酸钠0.2 g，硫酸铝17.6 g，冰乙酸20 ml，蒸馏水750 ml。除蒸馏水外，各试剂按序加入，不加热。密闭放置1周后使用。此液保存性好于Harris配方（但不如Ehrlich和Delafield配方），缺陷是背景着色较深。

附录7　常用酶显色液配方

除正文中介绍的3,3'-二氨基联苯胺（DAB）和四氮唑蓝（NBT）显色液外，下述显色液在组织化学显色反应中的应用也很普遍，可根据酶的类型和检测目的灵活选用。

（1）3-氨基-9-乙基咔唑（AEC）显色液。

配方：AEC 0.02 g，二甲基甲酰胺（DMF）2.5 ml，pH 5.5乙酸缓冲液50 ml。临用前加入过氧化氢（终浓度与DAB的要求相同，即每0.5 ml加3%过氧化氢1 μl，下同）。此液适宜于过氧化物酶的显色反应，阳性结果为红色。复染核首选不含醇的苏木素染液，复染胞质和胞外基质可用亮绿等。AEC的有色沉积物可特异性吸收光，可用于定量检测。AEC溶于乙醇等有机溶剂，故封片不能经过常规脱水流程，须风干或采用甘油明胶。显色结果不宜久存，应尽快分析和采图、存档。

（2）4-氯-1-萘酚显色液。

配方：4-氯-1-萘酚0.1 g，无水乙醇10 ml，溶解后加入pH 7.6的Tris-HCl缓冲液190 ml；临用前加入过氧化氢。此液适宜于过氧化物酶的显色反应，阳性结果为深蓝色。4-氯-1-萘酚也易被脱水剂溶解，须风干或采用甘油明胶封片。

（3）四甲基联苯胺（TMB）显色液。

配方和显色方法：A液，TMB 0.005 g，无水乙醇2.5 ml，密闭37 ℃温热至完全溶解；B液，亚硝基铁氰化钾0.1 g，pH 3.6的乙酸盐缓冲液5 ml，蒸馏水92.5 ml。临用前将A、B两液混合，立即室温孵育标本20 min（液体应呈澄清的黄绿色）。然后加入过氧化氢混匀，继续孵育10~20 min（须预试确定）。显色后切片要充分漂洗3~5次，每次浸5 min，再入封片流程（脱水时每步宜快速涮洗以防褪色）。此液适宜过氧化物酶显色，阳性结果为深蓝色。由于阳性沉积物有放大特性，灵敏度很高，而精细定位时可能有扩散假象。各成分均应在显色前配制，不能存放。

（4）快蓝/红（Fast blue/red）显色液。

配方：α-萘酚AS-BI磷酸盐 0.001 g，二甲基甲酰胺40 μl，溶解后加入底物缓冲液2 ml；临用前加入快蓝/红0.002 g。其中，底物缓冲液配方为：氯化镁0.02 g，左旋咪唑0.02 g，pH 9.0的Tris-HCl缓冲液加足至100 ml。该显色液适用于碱性磷酸酶的显色反应，阳性结果为蓝色或红色。有色产物易被脱水剂溶解，须风干或采用甘油明胶封片。

（郑翔，毕文杰）

推荐的扩展学习资料

有的知识本教程未涉及，还有一些仅介绍了应用层面的信息。为了掌握显微形态学技术，以及应用这些技术解决实验问题，可能暂不需要深入学习这些知识。但是，如果已经系统性地掌握了技术，要想在理化机制、新技术研发等方面取得进步，有必要进一步钻研相关内容。限于篇幅，此处按教程正文中对应的先后顺序，推荐课外的扩展学习资料，供学有余力和有兴趣的同学参考。

第1课

❧ 显微镜技术发展史

章效锋.显微传——清晰的纳米世界[M].北京：清华大学出版社，2015.（本书介绍了显微镜发展的整个历史过程，包括了光学显微术和电子显微术，后者占更大篇幅。全书语言平易生动，对显微镜这一观察工具的演进、科学原理和技术研发过程都讲解得准确到位。）

❧ 超高分辨率光学成像技术

该主题包含几篇经典综述，如有兴趣可以延伸阅读：

Huang B，Bates M，Zhuang X W.Super-resolution fluorescence microscopy[J]. Annual Review of Biochemistry，2009，78：993-1016.（本文是STORM技术原创团队写作的综述，总结了STED、STORM/PALM、SIM/SSIM三大超高分辨率成像技术成型时，各技术的特点和应用。）

Weisenburger S，Sandoghdar V. Light microscopy: an ongoing contemporary revolution[J]. Contemporary Physics, 2015，56(2)：123-143.（本文主题与上面2009年的综述类似，代表了2015年的发展。）

Baddeley D，Bewersdorf J. Biological insight from super-resolution microscopy: what we can learn from localization-based images[J]. Annual Review of Biochemistry，2018，87: 965-989.（本文对单分子定位的超高分辨率成像技术进行了总结，主要针对的是STORM/PALM类型的成像模式。）

Vicidomini G，Bianchini P，Diaspro A. STED super-resolved microscopy[J]. Nature Methods，2018，15(3): 173-182.（本文详细介绍了STED超高分辨率显微成像技术的应用发展和实验操作中的具体问题。）

第9课

抗体制备

G. C.霍华德，M. R.凯瑟.抗体制备与使用实验指南[M].张权庚，张玉祥，丁卫，等主译.北京：科学出版社，2010.（本书系统性介绍了多克隆抗体和单克隆抗体的制备原理、制备方法、纯化与鉴定技术和实验研究中的应用技术。本教程未讲解抗体制备的相关技术，因为通常实验室并不自行生产抗体。如果有自制抗体及相关试剂的需求，应学习本书的内容。）

抗原修复

石善溶，顾江，吴秉铨.抗原修复技术——免疫组织化学发展史上的里程碑[M].北京：北京大学医学出版社，2014.（本书为免疫组织化学热抗原修复法的创始人之一——石善溶教授参与的著作，详细叙述了抗原修复技术的发展、意义和在石蜡标本免疫化学检测中的应用技术。）

第10课

核酸分子杂交基本知识

马文丽，郑文岭.核酸分子杂交技术[M].北京：化学工业出版社，2007.（本书较全面地介绍了核酸杂交的理论和实验方法。要了解除原位杂交以外的其他杂交技术，如各类固相杂交、液相杂交、菌落杂交等，阅读本书是不错的选择。）

核酸探针制备和标记技术

M. R.格林，J.萨姆布鲁克.分子克隆实验指南[M].4版.贺福初主译.北京：科学出版社，2017.（本书全面、系统地介绍了分子克隆相关的生物化学技术。中译本分上、中、下3册，其中，中册包含了核酸探针制备和标记的技术。对核酸原位杂交技术的全流程和全套制备技术有学习需求的，可参考本书。）

第14课

流式细胞术

梁智辉，胡豫.流式细胞术——从基础研究到临床医学应用[M].武汉：华中科技大学出版社，2019.（本书较全面地介绍了流式细胞术的原理、基本方法和在科研与临床工作中的应用。流式细胞术并未纳入本教程，如果对此有兴趣，本书是不错的学习材料。）

❖ 细胞的生物分子鉴定

John M. Butler.法医DNA分型——STR遗传标记的生物学、方法学及遗传学[M].侯一平，刘雅诚主译.北京：科学出版社，2007.（本书是法医学DNA个体识别的经典专著。对DNA STR遗传标记感兴趣的同学可参阅本书。）

G. P.曼琴科.酶的凝胶电泳检测手册[M].2版.华子春，郑伟娟，等译.北京：化学工业出版社，2008.（本书详细介绍了生物酶的电泳分离和化学反应检测的方法，对细胞中同工酶的鉴定有帮助。）

❖ 实验性转基因技术

T.弗里德曼，J.罗西.基因转移——DNA和RNA的转运与表达[M].殷勤伟，等译.北京:科学出版社，2008.（本书介绍了对病毒和非病毒载体进行转基因操作的技术及原理。体外培养细胞的基因转染并非本教程重点内容。如对此有兴趣，推荐这本内容比较全面、技术呈现较详细的手册。）

第15课

❖ 数字图像处理

Rafael C. Gonzalez，Richard E. Woods.数字图像处理[M].3版.阮秋琦，阮宇智，等译.北京：电子工业出版社，2017.（本书是数字图像处理的基础性著作，在全球众多的国家享有盛誉。我们的教学主要关注生物显微技术，并未深入介绍图像分析和处理的理论知识。图像处理在显微图像的后期加工和优化上有一定用途，如滤波、图像复原、小波分析、图像分割与目标识别等。如果对这些知识有兴趣，本书值得阅读。）

❖ 三维重建技术

冯筠，崔磊，贺小伟，等.从二维到三维——医学影像分析及器官三维重建[M].北京：科学出版社，2016.（本书以医学断层影像的三维重建为主要内容，但技术方法与组织切片的三维重建相同。本教程并未对三维重建的数学原理和软件操作等进行深入介绍。如果对该领域的基础性技术有兴趣，可参考本书。）

全书主要参考文献

陈佛痴.组织学实验技术[M].长春：白求恩医科大学，1980.

程宝鸾.动物细胞培养技术[M].广州：中山大学出版社，2006.

杜卓民.实用组织学技术[M].北京：人民卫生出版社，1982.

鄂征.组织培养技术及其在医学研究中的应用[M].北京：中国协和医科大学出版社，2004.

R. Ian Freshney.动物细胞培养——基本技术和特殊应用指南（原书第7版）[M].章静波，徐存拴，等译.北京：科学出版社，2019.

关伟军，马月辉，等.家养动物细胞体外培养原理与技术[M].北京：科学出版社，2008.

黄炳权.冰冻显微免疫标记技术[M].北京：化学工业出版社，2007.

Ishikawa-Ankerhold H C，Ankerhold R，Drummen G P C. Advanced fluorescence microscopy techniques—FRAP，FLIP，FLAP，FRET and FLIM[J]. Molecules，2012，17（4）：4047-4132.

Lanciego J L，Wouterlood F G. A half century of experimental neuroanatomical tracing[J]. Journal of Chemical Neuroanatomy，2011，42（3）：157-183.

李和，周莉.组织化学与细胞化学技术[M]. 2版.北京：人民卫生出版社，2014.

李继承.组织学与胚胎学实验技术[M].北京：人民卫生出版社，2010.

梁英杰，凌启波，张威.临床病理学技术[M].北京：人民卫生出版社，2011.

Ling C，Hendrickson M L，Kalil R E. Resolving the detailed structure of cortical and thalamic neurons in the adult rat brain with refined biotinylated dextran amine labeling[J]. PLoS ONE，2012，7(11)：e45886.

倪灿荣，马大烈，戴益民.免疫组织化学实验技术及应用[M].北京：化学工业出版社，2006.

Schermelleh L，Heintzmann R，Leonhardt H. A guide to super-resolution fluorescence microscopy[J]. The Journal of Cell Biology，2010，190（2）：165-175.

S. Kim Suvarna，Christopher Layton，John D. Bancroft. Bancroft's theory and practice of histological techniques[M]. 7th ed. London：Churchill Livingstone / Elsevier，2013.

王伯沄，李玉松，黄高昇，等.病理学技术[M].北京：人民卫生出版社，2000.

郑翔.绘制形态学套色模式图[J].解剖学杂志，2011，34（3）：422-424.

郑翔，毕文杰.以四氢呋喃为脱水剂的石蜡显微制片经验及优势分析[J].解剖学杂志，2014，37（4）：560-562.

郑翔，毕文杰.卵巢显微制片及观察计数的规范化方法[J].实验科学与技术，2016，14（5）：37-40，73.

郑翔，毕文杰.显微切片扫描系统的应用与管理经验探讨[J].实验技术与管理，2019，36（11）：60-64，74.

郑翔，马玉琼，章为.避免Golgi银染标本表层产生铬银沉淀的一个方法[J].解剖学杂志，2008，31（6）：871-872.

郑翔，苏璐，马玉琼，等.特殊生物显微标本的火棉胶包埋制片法[J].实验科学与技术，2017，15（6）：42-47.